妇产科疾病宜忌与食疗方

主　编

孟昭泉　孙树印

副主编

杨星林　乔　森　王　伟　孟靓靓

编著者

王　琼　袁　健　吴　菲　孟会会

张瑞容　米亚南　王海慧　种　转

刘　梅　孟现伟　毕　颖　毕见杰

路　芳　陈夫银　卢启秀　刘厚林

张成书

金盾出版社

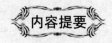

内容提要

本书简要介绍了 50 余种妇产科常见疾病的临床表现、常用治疗药物;详细介绍了上述疾病的饮食宜进、饮食搭配、食疗药膳方、饮食相克、药物与饮食相克、药物相克、药物与药物相克等。该书内容全面,言简意赅,通俗易懂,科学实用,适合各级医护人员及社会各界人士应用,亦是每个家庭必备的科普用书。

图书在版编目(CIP)数据

妇产科疾病宜忌与食疗方/孟昭泉,孙树印主编 .—北京:金盾出版社,2018.2

ISBN 978-7-5186-1387-8

Ⅰ.①妇… Ⅱ.①孟…②孙… Ⅲ.①妇产科病—药物—禁忌②妇产科病—忌口③妇产科病—食物疗法 Ⅳ.①R71②R155③R247.1

中国版本图书馆 CIP 数据核字(2017)第 243497 号

金盾出版社出版、总发行

北京太平路 5 号(地铁万寿路站往南)
邮政编码:100036 电话:68214039 83219215
传真:68276683 网址:www.jdcbs.cn
封面印刷:北京印刷一厂
正文印刷:北京万博诚印刷有限公司
装订:北京万博诚印刷有限公司
各地新华书店经销
开本:850×1168 1/32 印张:15.5 字数:387 千字
2018 年 2 月第 1 版第 1 次印刷
印数:1～5 000 册 定价:46.00 元
(凡购买金盾出版社的图书,如有缺页、
倒页、脱页者,本社发行部负责调换)

前　言

　　随着经济社会发展和人民物质生活水平的提高,人们对自身保健的意识愈来愈强。在日常生活中,人们一日三餐不仅要吃得饱,而且要吃得好,讲究科学饮食,提倡膳食平衡。随着科学饮食的发展和营养卫生知识的普及,人们在注意科学膳食的同时,更注重饮食搭配。而当患病后,更需了解中西药间及食物之间相克,以及疾病与药物、食物相克等有关知识,这个问题已引起医药研究机构的关注,并进行了相关研究。

　　食物或药物相克,是指食物与食物之间(包括各种药物或营养、化学成分)存在着相互拮抗、相互制约的关系。如果搭配不当,会引起中毒反应。这种反应大多呈慢性过程,往往在人体的消化吸收和代谢过程中,降低药物或营养物质的生物利用率,从而导致营养缺乏、代谢失常,产生疾病。食物或药物相克的研究是属于正常人营养卫生学及药理学范畴,目的在于深入探讨食物或药物之间的各种制约关系,以便人们在安排膳食中注意趋利避害。提倡合理配餐,科学膳食,避免食物或药物相克,防止食物或药物中毒,提高食物营养素或药物在人体的生物利用率,对于确保身体健康,有着极其重要的意义。

当患了某种疾病之后,饮食和用药上需要注意什么;哪些食物或药物吃了不利于疾病的治疗,甚或加重病情;哪些食物吃了不利于患者所服药物疗效的发挥,甚至降低药效或发生不良反应;哪些药物不能同时服用,需间隔用药;哪些药物与药物及食物相克,这些都是患者、医者及患者家属十分关心的问题。为此,依据人们日常生活的实际需求,我们组织医学、药学、营养学专家及专业技术人员,博采众访,搜集中外,熔铸古今,编写了《妇产科疾病宜忌与食疗方》一书。

本书简要介绍了 50 多种妇产科常见疾病的临床表现、常用药物;详细介绍了上述疾病的饮食宜进、饮食搭配、食疗药膳方、饮食相克、药物与饮食相克、药物相克、药物与药物相克等。该书言简意赅,内容全面,条理清楚,科学性及实用性强,是适合各级医护人员及社会各界人士阅读的科普读物。

该书在编写过程中,曾得到有关专业技术人员的积极配合与大力支持,在此一并表示感谢。本书虽经我们反复推敲,但仍感未臻完善,不妥之处敬请同仁及广大读者批评指正。

孟昭泉　孙树印

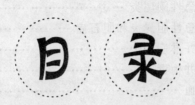

第一章 产科疾病

一、妊娠期 ………………………………………………… (1)

二、异位妊娠 ……………………………………………… (38)

三、妊娠高血压综合征 …………………………………… (44)

四、妊娠剧吐 ……………………………………………… (53)

五、自然流产 ……………………………………………… (67)

六、产后及人工流产后 …………………………………… (80)

七、早产 …………………………………………………… (88)

八、前置胎盘 ……………………………………………… (100)

九、胎盘早剥 ……………………………………………… (107)

十、羊水过多 ……………………………………………… (114)

十一、胎儿宫内发育迟缓 ………………………………… (119)

十二、胎膜早破 …………………………………………… (128)

十三、妊娠合并心脏病 …………………………………… (133)

十四、妊娠合并急性病毒性肝炎 ………………………… (148)

十五、妊娠合并贫血 ……………………………………… (157)

十六、妊娠合并糖尿病 …………………………………… (166)

十七、妊娠合并肺结核 …………………………………………（195）

十八、妊娠合并慢性肾炎 ………………………………………（206）

十九、妊娠合并急性阑尾炎 ……………………………………（217）

二十、妊娠合并急性胆囊炎和胆石症 …………………………（226）

二十一、妊娠合并淋病 …………………………………………（235）

二十二、妊娠合并梅毒 …………………………………………（241）

二十三、产后出血 ………………………………………………（244）

二十四、产后缺乳 ………………………………………………（251）

二十五、产褥感染 ………………………………………………（258）

二十六、产褥中暑 ………………………………………………（293）

第二章　妇科疾病

一、非特异性外阴炎 ……………………………………………（299）

二、滴虫阴道炎 …………………………………………………（303）

三、念珠菌性阴道炎 ……………………………………………（307）

四、细菌性阴道炎 ………………………………………………（310）

五、老年性阴道炎 ………………………………………………（315）

六、宫颈炎 ………………………………………………………（319）

七、盆腔炎 ………………………………………………………（329）

八、生殖器结核 …………………………………………………（339）

九、功能失调性子宫出血 ………………………………………（349）

十、痛经 …………………………………………………………（359）

十一、经前期紧张综合征 ………………………………………（369）

十二、闭经 ………………………………………………………（378）

十三、围绝经期综合征 …………………………………………（390）

十四、子宫内膜异位症 …………………………………………（399）

十五、子宫脱垂 …………………………………………………（408）

十六、不孕症 ……………………………………………………（414）

目　录

第三章　妇科肿瘤

一、外阴癌 ………………………………………………（422）

二、宫颈癌 ………………………………………………（429）

三、子宫肌瘤 ……………………………………………（437）

四、子宫内膜癌 …………………………………………（443）

五、卵巢囊肿 ……………………………………………（449）

六、卵巢癌 ………………………………………………（454）

第四章　乳腺疾病

一、急性乳腺炎 …………………………………………（460）

二、乳腺囊性增生病 ……………………………………（467）

三、乳腺癌 ………………………………………………（475）

第一章　产科疾病

一、妊娠期

妊娠全过程系指从末次月经第一日算起至胎儿及附属物娩出共 280 日,以 4 周为一个妊娠月,全程 40 周共 10 个妊娠月。其可分为 3 个时期:妊娠 12 周以前称早期妊娠;第 13~27 周末称中期妊娠;第 28 周及其后称为晚期妊娠。妊娠满 37 周至不满 42 周称为足月妊娠。由于妊娠是一个非常复杂的生理过程,在妊娠期间孕妇会出现各种生理变化,在此期间,一方面孕妇新陈代谢加强,胎儿逐渐增长,每日所吃的食物,除维持自身代谢和消耗所需要的营养物质外,还要供给胎儿的生长发育。如果供给孕妇的营养物质不足,易致孕妇发生营养缺乏病,如孕妇贫血、手足抽搐、骨质软化症等;另外,孕妇营养不良还易引起流产、早产、死产、胎儿畸形等,而且还会使胎儿发育不良、体重下降,出生后易患病、智力低下等。但营养过剩也不好,会使孕妇过胖,胎儿过大,出现难产的机会较大。另一方面,由于孕妇自身抵抗力差,易患各种疾病,如果用药选择不当会引起流产、早产、死产、胎儿畸形等。因此,妊娠期间孕妇应注意合理营养及饮食用药禁忌。

【饮食宜进】

1. 进食原则

(1)富含优质蛋白质的食物:食物中蛋白质的主要来源是蛋、奶、瘦肉及豆类。因此,孕妇应进食足量的蛋、奶、瘦肉及豆类食物。孕期母体内蛋白质增加 950 克,其中包括胎儿的迅速发育与维持母体的氮平衡。摄入的蛋白质亦需考虑其消化率和利用率,所以我国的供给标准在怀孕第 4～6 个月应在原有供应量的基础上增加 15 克,而在第 7～9 个月增加 25 克,此量相当于一个轻体力劳动妇女的蛋白质供应量的 1/2 以上。另外,孕妇从尿中排出的氨基酸比孕前高,在 8 种必需氨基酸中,蛋氨酸、色氨酸及赖氨酸的排出都增加。血浆氨基酸的水平则比孕前稍低。因此,孕妇进食足够的优质蛋白质是非常重要的。

(2)富含钙质的食物:胎儿的骨骼、牙齿是靠食物中的钙、磷构成的。而钙的主要来源是奶、豆类、绿叶菜及海米、虾皮等。因此,孕妇宜进食足够的奶、豆类、绿叶菜及海米、虾皮等食物。新生儿体内全部钙的含量为 22 克,大部分在怀孕的后半段纳入其骨骼中,估计胎儿在头 3 个月每日吸收 30 毫克,第七个月每日吸收 120 毫克,而在最后一个月每日吸收达 450 毫克。虽然孕妇对钙的吸收能力高于孕前,但食物中钙的吸收率视不同种类的食物而有差异。同时,钙的吸收还受膳食中的蛋白质、脂肪与植物性食物的干扰的影响。所以,我国建议在孕期的第 4～6 个月钙的供给量为每日 800 毫克,而在 7～9 个月钙的供给量为每日 1 500 毫克。这一数量在一般食物中不易得到完全满足,而应在怀孕的后半段食物的选择上予以注意,必要时可给合适的钙制剂作为补充。

(3)富含铁的食物:铁的良好来源是动物的肝、肾、血及蛋黄、豆类、绿叶菜,故孕妇宜进食足够的动物的肝、肾、血及蛋黄、豆类、绿叶菜等食物。孕期需要补充比日常更多的铁,这是因为胎儿的需要,并为其出生前完成一定量的铁储备。同时,母体血容量逐渐增加,这种增加是孕期的需要,为了胎盘及胎儿的氧运输增加血容量,也为分娩时丧失一些血液做准备。有的学者估计,孕妇每日约需要吸收 3.5 毫克的铁,由于食物中铁的吸收率很低,故供应量应比这个数值大。我国的供应标准为每日 28 毫克。

铁的吸收与利用受食物种类的影响,动物性食物在热能中占的比例越大,铁的吸收与利用越高。

(4)富含碘及其他微量元素的食物:孕妇血浆中碘的水平一般比孕前下降,而蛋白质结合碘在血中逐渐增加至分娩前,这种现象在分娩后才消失。主要可能是由于碘的消耗增加所致,故一部分孕妇在妊娠中甲状腺有轻度肿大的现象。因此,孕妇应多进食富含碘的食物,如肝、蛋、豆类、蔬菜、海带等。有的国家建议孕妇碘的供应量为每日125毫克。微量的锌、镁亦为孕妇所需,但膳食中的草酸、植酸等都可干扰它们的吸收。估计镁每日需要量为450毫克,而锌的需要量为25毫克。大豆及豆制品含镁量较高,紫菜、蘑菇、干小虾、芝麻等也有较高的镁含量。在肉类、肝脏、蛋类及硬果中锌含量较高,牡蛎的含锌量也较高,故孕妇也应多进食上述食物。

(5)富含维生素的食物:孕妇需要足够的维生素A以适应胎儿发育,其供给标准为3 300国际单位,而FAO/WHO则建议2 500国际单位,有的国家规定为5 000国际单位。孕妇需要充足的维生素A供给,但与维生素D一样,过多是无益的,甚至可以引起中毒。维生素D的供给为10微克。一些国家维生素E的供给量为15国际单位。妊娠期机体代谢活跃、B族维生素及维生素C均需满足母体与胎儿的需要,其需要量一般比孕前为高。维生素B_1的需要除应与糖类的进食相配合外,一般都主张在这个基础上再增加0.1~0.2毫克以满足需要。有人认为,孕妇有时会出现疲乏、肌肉痉挛和神经炎等,都往往与维生素B_1的不足有关,我国建议供应量为1.8毫克,亦即较孕前增加0.2毫克。烟酸与维生素B_2的需要也有相似情况,随热能的增加而相应增加,故供应量分别为每日18毫克及1.8毫克。吡哆醇为蛋白质代谢过程所必需,故妊娠期的需要较孕前高,而一般孕妇血浆中吡哆醇的水平也倾向于偏低,故有的国家的供应量从一般妇女的2.0毫克增加至2.5毫克。妊娠期一些妇女的贫血不仅与铁的供给有关,而且与叶酸的摄入也有关(巨细胞性贫血),由于胎儿对叶酸的需要,以及尿中的排出量增加,往往使一些孕妇血浆中叶酸水平比孕前为低。FAO/WHO建议,叶酸每日的供应量应双倍于孕前的需要量,即每日400微克,而一些国家还加至800微克。在整个孕期中,维生素B_{12}的浓度下降,但婴儿血浆中的浓度比母体高1倍,并在出生后肝中储备有30微克的维生素B_{12},可见需要量是高的。FAO/WHO建议,维生素B_{12}每日的供应量为3微克。肝、蛋、豆类、新鲜蔬菜和水果等含有极其丰富的维生素,因此,孕妇应多进食上述食物。

总之,孕妇的饮食营养有一个总的原则,就是保证胎儿的正常发育和维持母体的健康。这就要求孕期饮食必须优质、适量、全面。优质:就是孕期选择食物必须是营养丰富、质地优良、新鲜而易于吸收,如优质蛋白质、脂肪、新鲜蔬菜和水果等。适量:营养缺乏固然影响胎儿生长,但营养过剩时,也可引起婴儿先天性畸形。全面:就是指营养素要全,不可偏废,如蛋白质、脂肪、糖类、各种维生素、无机盐、微量元素都不能缺少。否则,就会引起流产、早产、死产、胎儿畸形或影响胎儿正常发育。较为合理的膳食组成为:热能以9 623～10 460千焦为宜,营养素的供给标准为蛋白质80～90克,钙1 000～1 500毫克,铁18毫克,维生素B_1和维生素B_2各1.5毫克,维生素C 80毫克,维生素A 3 300国际单位。为达到营养素供应标准,孕妇每日的膳食组成可以是:粮食400克,牛奶250毫升,豆浆粉或豆制品50克,蔬菜500克(其中绿叶菜100克),瘦肉或蛋类50～100克,土豆100克,虾皮10克,水果100克,植物油、糖各40克,每周吃猪肝或海带1～2次(每次猪肝250克,干海带10克)。

2. 孕期的食物选择

(1)主食:米、面不要过分精白,尽量采用中等加工程度的米

— 4 —

面。主食不要太单一,应米面、杂粮、干豆类掺杂食用,粗细搭配,有利于获得全面营养和提高食物蛋白质的营养价值。

(2)蔬菜:应多选用绿叶蔬菜或其他有色蔬菜。孕妇膳食中蔬菜的2/3应为绿叶蔬菜。鲜豆类(如豇豆、毛豆、四季豆等)蛋白质含量丰富,并且其中所含铁吸收率较好,也可选用。对竹笋一类无色、价高,且含草酸高的蔬菜,应尽量少用或不用。

(3)水果:柑橘、大枣、山楂含维生素C丰富,价格相对低廉,尤其冬季蔬菜少时,可较多选用。

(4)动物性食物:尽量选择蛋白质含量高,脂肪含量低的品种。由于畜禽内脏,尤其是肝脏维生素A和铁等微量元素含量丰富,孕中期和孕晚期妇女应多选用。鸡肉脂肪含量低,肉质细腻,蛋白质含量丰富,炖汤味鲜美,有刺激消化液分泌的作用,适合孕妇食用;鱼类肌肉纤维细嫩,含蛋白质丰富,脂肪以不饱和脂肪酸为主,含维生素B_2、锌、硒较丰富,尤其深海鱼类脂肪中有丰富的二十二碳六烯酸(DHA),对胎儿脑和神经发育有益,孕妇应多食用;蛋类蛋白质中必需氨基酸的含量和组成较其他动物性食物更为理想,蛋白质的生物价值甚高,是已知天然食物中最优质的蛋白质,蛋黄中还含有丰富的钙、铁、维生素B_1和维生素B_2,故为孕妇比较理想的食物。

(5)奶类食品:奶类蛋白质主要成分酪蛋白为含磷复合蛋白质,具有足够的必需氨基酸,也是一种完全蛋白质。奶中脂肪熔点低,颗粒细小,易于消化吸收,尤其是奶含钙丰富,易吸收,是膳食中钙的良好食物来源,为孕妇供钙更为适宜。奶类几乎含有一切已知的维生素,尤以维生素A和维生素B_2突出,是孕妇理想的食品,每日应饮用250毫升以上。

(6)大豆类食品:大豆是植物性食物中含蛋白质量最高,质最佳的食物,其蛋白质中除蛋氨酸外,其他必需氨基酸的含量可与动物性蛋白质相媲美,尤其大豆蛋白质的赖氨酸含量较高,与谷类同时食用可提高谷类蛋白质的营养价值。大豆脂肪含有丰富的亚油酸,对防止孕妇血脂升高和胎儿生长发育皆为必需。大豆食品中钙、铁、维生素 B_1 及维生素 B_2 含量较多,且价格低廉,每日最好能摄入 100 克以上。有的豆制品,如素鸡、卤干、腐乳、豆腐钙含量很高,亦为钙的良好来源;臭豆腐中还含有丰富的维生素 B_{12},每 100 克为 1.88~9.60 微克。

3. 孕早期膳食要求及食谱举例 孕早期在营养需要上与孕前没有太大区别,但为了保证胚胎发育和孕妇生理变化的需要,要合理调配膳食以保证热能和营养素的供给。

(1)保证优质蛋白质的供给:孕早期母体子宫和乳房已开始增大,胚胎、胎盘开始发育,羊水也已产生,此时胚胎生长虽然缓慢,但机体已有一定量的蛋白质储存,妊娠 1 个月时,每日储存蛋白质 0.6 克。由于早期胚胎缺乏氨基酸合成的酶类,不能合成自身所需的氨基酸,必须由母体供给,所以孕早期必须供给足够的优质蛋白质。

(2)确保无机盐和维生素的供给:无机盐、维生素具有建造身体、调节生理功能的作用,缺乏易影响胚胎的分化,细胞的分裂和神经系统的发育。

(3)食物可口能促进食欲:妊娠初期常有恶心、呕吐、食欲缺乏等妊娠反应,呕吐严重还会失水,所以食物应含水分多,含有丰富的维生素和钙、钾等无机盐;可具有一定的酸辣味,以促进食欲,烹调方式以清淡为宜。

(4)食物容易消化,少食多餐:选择易消化的食物,如烤面包片、烤馒头片、饼干、粥等,在胃内储留时间短,可减少呕吐。少食多餐对减轻恶心、呕吐有帮助。

(5)孕早期的食单与食谱举例

①一日食单。粮食 320 克,豆制品 60 克,蛋 50 克,牛奶 250 毫升,肉、鱼、虾、鸡 100 克,蔬菜 500 克,水果 50~100 克,烹调用

油 20 克。可供热能 8 786 千焦（2 100 千卡）。

②一日食谱举例

早餐：牛奶 250 毫升，白糖 10 克，烤馒头片 50 克，红腐乳 5 克，酱猪肝 10 克。

午餐：米饭（大米 150 克）；豆腐干炒芹菜（芹菜茎 100 克，熏豆腐干 50 克）；海米烧油菜（油菜 200 克，海米 10 克）；蛋花汤（鸡蛋 50 克，紫菜 5 克）。

晚餐：花卷（标准面粉 100 克）；清蒸鳊鱼（鳊鱼 100 克）；拌白菜心（白菜心 150 克，海蛎肉 6 克，香醋 10 克）。

晚点：苏打饼干 50 克，芦柑 100 克。

全日烹调用油 20 克。

本食谱可供蛋白质 91.3 克（热比 17.4%），脂肪 55 克（热比 23.6%），糖类 308.8 克（热比 59%），维生素、无机盐、微量元素全部达到极轻体力劳动孕早期妇女供给量要求。

4. 孕中期膳食要求及食谱举例 妊娠第 13～27 周为中期妊娠阶段，此时妊娠反应减轻，食欲增加。孕中期胎儿消化器官、神经系统、骨骼系统都在生长发育，基础代谢率增加。母体为了适应胎儿发育的需要在生理上也发生了较大变化，如子宫增大、乳房增大、血容量增加等，故应增加营养素的摄入量以满足胎儿和母体的需要。

（1）增加热能：孕中期孕妇基础代谢加强，糖利用增加，在孕前基础上增加 836 千焦（200 千卡），每日主食摄入量应达 400 克或 400 克以上，并与杂粮搭配食用。

（2）保证优质足量的蛋白质：孕中期是母体和胎儿增长组织的快速时期，尤其是胎儿脑细胞分化发育的第一个高峰。孕妇每日应在原基础上增加 15 克蛋白质，50% 以上应为优质蛋白质，来源于动物性食品和大豆类食品。

（3）增加维生素的摄入量：孕中期由于热能的增加，物质代谢增强,相应地需要增加维生素 B_1、维生素 B_2 和烟酸的摄入量。为了防止巨幼红细胞性贫血的发生和胎儿发生神经管畸形,维生素 B_{12} 和叶酸的摄入量亦需增加,为了胎儿骨骼的发育,维生素 A 和 C 需要量都需加大。为此,孕中期孕妇应在主食中加粗、杂粮,经常选用动物内脏,多食用新鲜蔬菜和水果。

(4)增加无机盐与微量元素的摄入:多吃无机盐和微量元素丰富的食物,尤其应多选用富含钙、铁、锌的食物,有些地区还要注意碘的供给。孕中期应每日饮奶,经常食用动物肝脏、水产品和海产品。植物性食品首选豆制品和绿叶蔬菜。

①孕中期一日食单。可在孕早期食单基础上加 100 克粮食,动物性食品可加至 150～200 克。

②一日食谱举例

早餐:牛奶(牛奶 250 毫升,白糖 10 克);豆沙包(标准面粉 50 克,红豆馅 10 克)。

午餐:米饭(籼米 150 克);猪肝炒菠菜(猪肝 70 克,菠菜 100 克);番茄汤(番茄 100 克)。

午点:牛奶(牛奶 250 毫升),豌豆黄 50 克。

晚餐:花卷(标准面粉 100 克,植物油 3 克);小米粥(小米 50 克);排骨炖海带(排骨 100 克,干海带 50 克);鲫鱼汤(鲫鱼 50 克,香菜 10 克)。

晚点:芦柑 100 克。

全日烹调用油 28 克。

以上食谱供给蛋白质 97 克,脂肪 81 克,糖类 335 克,热能 10 460 千焦(2 500 千卡),蛋白质热比 15%,脂肪热比 29%,糖类热比 56%。多种维生素、微量元素已达轻体力劳动者孕中期的供给量要求。唯维生素 B_1 尚不足 1.8 毫克,可用制剂补充。

5. 孕晚期膳食要求与食谱举例 妊娠第 28 周至分娩前为孕晚期。此时子宫更加增大,升至上腹,并向上顶压胃和膈肌。孕妇饭量减少,但又有饥饿感。胎儿此时生长迅速,细胞体积速增,大脑增殖到达高峰,表现为神经细胞繁殖和髓鞘化迅速,此时母亲的营养至为重要,尤其对脑发育影响最大。

(1)孕晚期膳食

①增加蛋白质的摄入。孕晚期胎儿生长迅速,由第 28 周的 1 000 克增至 40 周的 3 000 克,是妊娠过程中储存蛋白质最多的时期,胎儿约储存 170 克,母体约储存 375 克,这些蛋白质均需从膳食中得到。孕晚期蛋白质的膳食供给量比未孕时要增加 25 克,应多食用动物性食物和大豆类食物。

②供给充足的必需脂肪酸。孕晚期是胎儿大脑细胞增殖的高峰,神经髓鞘化迅速,需要充足的亚油酸转化为花生四烯酸,满足大脑发育所需。另外,二十二碳六烯酸(DHA)为神经突触发育所必需。多吃海鱼有利于 DHA 的供给。

③增加钙和铁的摄入量。孕晚期对钙和铁的需要增加,胎儿体内的钙 50% 以上是在怀孕期的最后 2 个月储存的。此时,钙的供给对胎儿骨骼和牙齿的发育十分重要。所以,孕妇在怀孕晚期钙的供给量比孕中期增加 500 毫克,每日应摄入 1500 毫克,同时应摄入足够的维生素 D,但不要过量。孕晚期胎儿肝脏以每日 5 毫克的速度储存铁,直至出生时达到 300～400 毫克的储存量,同时母体还要储存一定量为分娩失血所需。铁的摄入量应达到 28 毫克,比未孕妇女多增加 10 毫克,且应大多来自动物性食品的血色素型铁。此时,孕妇应经常摄取奶类、鱼和豆制品,最好将小鱼炸枯或醋酥后连骨吃,饮用排骨汤。虾皮含钙丰富,汤中可放入少许;芝麻酱含钙很高,可经常食用。动物肝脏和血液含铁量很高,且为血色素型铁,利用率高,可经常选用。

④充足的维生素。孕晚期需要充足的水溶性维生素,尤其是维生素 B_1。孕晚期维生素 B_1 摄入不足,易引起呕吐、倦怠,分娩时子宫收缩无力,使产程延缓。

⑤热能。孕晚期热能的供给量同孕中期,不需补充过多,尤其在孕晚期最后1个月,要适当限制脂肪和糖类的摄入,以免胎儿过大影响顺利分娩。

(2)孕晚期的食单、食谱举例

①孕晚期食单。粮食370～420克,豆制品60克,蛋50克,牛奶500毫升,肉、鱼、虾、鸡150克,蔬菜500克,水果100克,烹调用油20克。

②食谱举例

早餐:牛奶(牛奶250毫升,白糖10克);麻酱烧饼(标准面粉100克,芝麻酱10克)。

午餐:米饭(籼米150克);肉末雪里蕻(猪瘦肉70克,雪里蕻100克);素炒油菜薹(油菜薹150克);鱼汤(胖头鱼50克,香菜10克)。

午点:牛奶加鸡蛋(牛奶250毫升,鸡蛋50克,白糖10克)。

晚餐:米饭(籼米150克);炒鳝鱼丝(黄鳝100克,柿子椒50克);素炒菜花(绿菜花150克)。紫菜汤(紫菜10克,虾米皮10克)。

水果:芦柑100克。

全日烹调用油25克

此食谱可供给蛋白质118克,脂肪70克,糖类360克,热能10 639千焦(2 543千卡),维生素B_1 1.92毫克,维生素B_2 2.88毫克,烟酸25.9毫克,维生素C 269毫克,维生素E 14.6毫克,钙、铁、锌分别为1 471毫克,32.1毫克、19.6毫克,基本上达到孕晚期轻劳动妇女的推荐供给量。孕妇不能达到每日饮用500毫升牛奶者,需用其他含钙食物或钙制剂补充。

【饮食相克】

1. 滑利食物 薏苡仁是一味药食兼用的植物种仁,性质滑利,药理实验证明,薏苡仁对子宫有兴奋作用,促使子宫收缩,因而有诱发流产的可能；马齿苋既是药物又可食用，但其性寒而滑利，经实验证明，马齿苋汁亦对子宫有明显的兴奋作用，使子宫收缩增多、强度增大易致流产；燕麦滑利下趋，有明显的催产作用，妊娠有先兆流产者食用，容易导致流产。

2. 咖啡　咖啡对胎儿的正常发育有着较明显的不利影响，孕妇饮用过多，可以导致婴儿肌肉张力降低，肢体活动能力差，或会导致神经系统发育异常，甚至出现弱智、痴呆，故孕妇不宜过量或长期饮用。

3. 水产品　许多水产品有活血软坚的作用，食用后对妊娠会造成出血、流产之弊。螃蟹虽然味道鲜美，但性质寒凉，有活血祛瘀之功，尤其是蟹爪，有明显的堕胎作用；甲鱼味咸寒，具有较强的通血络、散瘀块作用，因而有堕胎之弊，鳖甲（即甲鱼壳）的堕胎力比鳖肉更强；海带性味咸寒，功能软坚散结化痰瘀，因而亦有堕胎之功。

4. 杏及杏仁　杏味酸性大热，且有滑胎作用，由于妊娠期胎气胎热较重，故一般应遵循"产前宜清"的药食原则，而杏的热性及其滑胎特性，为孕妇之大忌；杏仁中含有剧毒物质氢氰酸，能使组织窒息而死亡，小儿食用 7～10 个杏仁即能致死，故为了避免其毒性物质透过胎盘屏障影响胎儿，孕妇应忌食杏仁。

5. 黑木耳　黑木耳具有活血化瘀之功，不利于胚胎的稳固和生长，故忌食。

6. 山楂　山楂具有活血化瘀的作用，同时又具有收缩子宫的功效，如果孕妇大量食用，就会刺激子宫收缩，甚至导致流产，故孕妇应忌食。

7. 忌多食温热性食物　妊娠时体内多热，多食温热性食物（如羊奶、肉桂、白鳝等），容易加重胎动不安的病情，重则损伤胎元之气，故妊娠胎动不安者不应多食。

8. 棉籽油　棉籽油所含的某些成分有兴奋子宫、加强子宫收缩的作用孕妇,食用容易导致先兆流产,故不宜食用。

9. 荠菜 实验表明,荠菜的醇提取物有催产素样的子宫收缩作用,煎剂灌胃具有同样的作用,孕妇食用容易导致妊娠下血或胎动不安,甚至导致流产,故孕妇不宜食用荠菜。

10. 酒 孕妇饮酒,可使母体内的胎儿受到酒精的直接毒害,即使摄入微量酒精,也能通过胎盘进入胎体,使胎儿细胞分裂受到阻碍而发育不全,影响中枢神经系统的发育而形成弱智。酒精也是一种致畸物质,可破坏生长发育中的胎儿细胞,使胎儿发育缓慢,导致某些器官的畸形。

11. 浓茶 孕妇饮浓茶,不仅易患缺铁性贫血,影响胎儿的营养物质的供应,由于浓茶内含咖啡因浓度高达10%左右,还会加剧孕妇的心跳和排尿,增加孕妇的心、肾负担,不利于母体和胎儿的健康,故孕妇不宜饮浓茶。

12. 醪糟 醪糟主要成分是酒精,但浓度比一般酒低。当孕妇进食醪糟时,摄入的酒精就会直接使胎儿受到毒害,也能毫无阻挡的通过胎盘进入胎儿体内,使胎儿大脑细胞的分裂受到阻碍,导致大脑发育不全,并造成中枢神经系统发育障碍。同时,还会导致胎儿某些器官的畸形,因此孕妇不宜食醪糟。

13. 可乐型饮料 可乐型饮料是用可乐果汁配制而成的,含有2.4%~2.6%的咖啡因、可乐定等生物碱。实验证明,孕妇饮用含咖啡因的可乐型饮料后,咖啡因可通过胎盘吸收,使胎儿发生畸形,因此孕妇不宜大量引用可乐型饮料。

14. 水果罐头 水果罐头食品在生产过程中,为了达到色佳味美和长时间保存的目的,往往加入一定量的添加剂,如人工合成色素、香精、甜味剂和防腐剂等。据有关资料表明,妊娠早期大量食用含有食品添加剂的水果罐头,对胎儿胚胎发育是不利的,长期大量食用也会引起慢性中毒,甚至引起孕妇流产或胎儿畸形,故妊娠早期勿多吃水果罐头。

15. 忌桂圆　桂圆中含有葡萄糖、蔗糖、脂肪、蛋白质,营养极其丰富,是传统的名贵滋补品。中医学认为,桂圆有补心安神养血益脾之功效,但桂圆性味甘湿,凡阴虚内热体质者及热性病患者均不宜食用。孕妇大多阴血偏虚,易于滋生内热,这时孕妇食桂圆,往往于补身养胎无益,反而易出现胎动不安、腹痛漏红等先兆流产症状,所以孕妇不宜吃桂圆。

16. 忌辛辣油腻食物　孕妇过用辛辣(辣椒、姜、葱、蒜等)油腻(油炸食品、肥肉等)的食物易导致胎热、胎动、难产,还可使小儿出生后易患疮疡疹毒、目赤眼烂等病,故孕妇不宜食用。

17. 忌谷物　谷物含有较多的纤维素,会影响机体对矿物质的吸收,进而导致锌、铁等微量元素的缺乏,使胎儿出生后智力低下和发育迟缓,因此孕妇不宜多吃谷物。

18. 忌食盐、腌制食品　妇女在怀孕期间常发生下肢水肿,使体内水分过多,影响血液渗透压,导致妊娠高血压综合征,危害胎儿安全,故孕妇应少吃食盐。此外,咸肉、火腿、咸鸭蛋、榨菜、雪里蕻等腌制食品及海鱼、海虾等含食盐量较高,也应少吃。

【饮食搭配】

1. 猪肉与泡菜　泡菜是将蔬菜浸泡在食盐水中,经过乳酸发酵而制成的一种咸菜,泡菜与猪肉搭配食用,含有丰富的营养,尤其蛋白质、钙、磷、铁含量丰富,适用于妊娠早期食用。

2. 苹果与枸杞子　妊娠期间多食苹果,能增加营养,防治因频繁呕吐而导致的酸中毒,枸杞子含有天然多糖、维生素 B_1、维生素 B_2、维生素 E、胡萝卜素等,若苹果与枸杞子搭配食用,营养更加丰富。

3. 乌鸡肉与桃仁　乌鸡肉与桃仁搭配食用,能大大提升补锌功效,适用于妇女怀孕期间食用。

4. 黄瓜与鲤鱼　黄瓜可抑制糖类转化为脂肪,并有降胆固醇的作用;鲤鱼性平味甘,营养丰富,有健脾开胃、利尿消肿、安胎的功效。两者搭配,特别适合孕产妇食用。

5. 大米与菟丝子 菟丝子性平,味甘,有益气明目、轻身延年的功效,它不温不燥、补而不腻、滋补肝肾,无论阴虚阳虚均可服用,自古以来被视为补虚安胎之上品;大米性平,味甘,补脾胃、养五脏、益气血等作用。两者搭配,具有补虚损、益脾胃、安胎等功效,适合妊娠期妇女食用。

【食疗药膳方】

1. 乌鸡汤 雌乌鸡1只,大枣50克,生姜2片,食盐适量。将乌鸡去毛及内脏,洗净,和生姜、大枣一起放入锅内,加水、食盐煮汤食用。适用孕妇。

2. 鲫鱼赤小豆汤 鲫鱼2条,赤小豆30克,冬瓜200克。将赤小豆洗净,放于锅内先煮至七成熟时,放入冬瓜和洗净的鲫鱼,加水适量,煮至豆酥鱼熟即可。适用孕妇。

3. 牛奶粥 粳米100克,鲜牛奶200毫升。粳米淘净,煮粥,将熟时加入鲜牛奶,食之。适用于妊娠期贫血。

4. 菠菜粥 粳米、菠菜各适量。粳米淘净,煮成粥,将菠菜放入沸水中烫数分钟后,切碎,放入粥内食之。适用于妊娠期贫血。

5. 甜浆粥 鲜豆浆100毫升,粳米100克,冰糖适量。粳米淘净,与鲜豆浆煮粥,熟后加冰糖。适用于妊娠期贫血。

6. 鸡汁粥 母鸡1只,粳米100克。母鸡宰杀,去毛杂和肠脏,煮成汤汁;粳米淘洗干净,用汤汁与粳米煮粥。孕妇可常食,适用于妊娠期贫血。

7. 香菇大枣 水发香菇20克,大枣20枚,鸡肉150克,姜末、葱末、食盐、料酒、白糖各适量。将香菇、大枣、鸡肉隔水蒸熟,加姜末、葱末、食盐、料酒、白糖调味。每日1次。适用于妊娠期贫血。

8. 雪里蕻炖豆腐 豆腐5块,腌雪里蕻150克,熟猪油40克,食盐、味精、葱丁、姜末、清汤、花椒水各适量。将雪里蕻洗净,

用冷水稍泡,挤去水,切成末;豆腐切成方块,放入沸水中烫一下,捞出控水。炒锅上火,放油烧热,下葱丁、姜末略炸,放入雪里蕻,炒出香味,添汤下豆腐,用大火烧开,转小火炖,加食盐、花椒水,炖4分钟;待豆腐入味,汤汁不多时,放味精,起锅装盘即可。补中益气,美肤养颜。孕妇常食,有利于钙、铁的补充,并有利于皮肤健美。

9. 鸡脯扒小白菜 小白菜1 000克,熟鸡脯1/2个,植物油50克,食盐4克,味精2克,料酒10毫升,牛奶50毫升,水淀粉、葱花、鸡汤各适量。将小白菜去根,洗净,每棵劈成四瓣,切成约10厘米长的段,用开水焯透,捞出用凉水过凉,理齐放入盘内,控去水分。炒锅上火,放入植物油烧热,下葱花炝锅,烹料酒,加入鸡汤和食盐,放入鸡脯和小白菜(顺着放),用大火烧开,加入味精、牛奶,用水淀粉勾芡,滑入盘内即可。佐餐食用。

10. 香椿拌豆腐 豆腐300克,香椿100克,香油10毫升,食盐适量。把豆腐用水烫一下,切成0.7厘米见方的小丁,放入盘内;香椿择洗干净,用开水烫一下,挤去水分,切成末,放在豆腐上面;加入食盐、香油,拌匀即可食用。适用于怀孕早期的妇女食用,并有嫩肤美颜功效。

11. 脆爆海带 水发海带200克,植物油100毫升,蒜蓉、白糖、水豆粉、醋、料酒、酱油、食盐、面粉、味精各适量。将水发海带洗净,切成斜角块,用面糊挂糊,放入油锅中炸,待面粉色泽黄亮时捞出;锅中留底油,烧热,放酱油、食盐、白糖、醋、料酒、蒜蓉,加点水,烧开后用水豆粉勾芡;将炸好的海带倒入芡汁之中,翻炒,上盘,倒入香油,加味精,拌匀后即可食用。滋养肝肾,安胎养胎,洁肤营养。

12. 大枣核桃酪 大枣、核桃仁各1 000克,粳米50克,白糖20克。将大枣洗净,放入沸水锅内煮至膨胀时捞出,去皮,去核;核桃仁用沸水浸泡后去皮,用冷水洗净;粳米淘洗干净,用温水浸泡 2 小时。将核桃仁和大枣一起切成细末,放入盆内,加入泡好的粳米和清水 200 毫升,搅匀,用小磨磨成黏稠的浆汁;将磨好的浆汁放入钢精锅内,加白糖和清水 500 毫升搅匀,置中火上,用勺不断推搅,待烧沸后,盛入汤碗内即可。妊娠期常食,有利于胎儿骨质发育及孕妇皮肤健美。

13. 鲤鱼小豆汤 鲤鱼 1 条,赤小豆 200 克,川椒 2 克,大蒜(剥皮)1 头。将鲤鱼去鳞、鳃和内脏,洗净,和赤小豆、川椒、大蒜共煮熟烂。分 3 次吃鱼,喝汤。

14. 人参粥 人参末、冰糖各少量,粳米 100 克。粳米淘洗干净,煮成粥,加入人参末、冰糖。适用于贫血孕妇常食。

15. 鲤鱼羹 赤小豆 50 克,陈皮 10 克,花椒 2 克,草果 5 克,鲤鱼 1 条,姜、葱、食盐各适量。先将鲤鱼去鳞、鳃及内脏,洗净备用。将其余药物洗净,塞入鱼腹,并放入姜、葱、食盐,蒸熟。吃鱼,喝汤。

16. 黑豆红糖汤 黑豆 100 克,大蒜 30 克,红糖 30 克,干姜 5 克,肉桂 3 克,茯苓 30 克。将干姜、肉桂、茯苓用干净纱布包裹,与黑豆、大蒜(洗净并切片)同煮,至黑豆熟透后加红糖即可食用。

17. 鲤鱼汤 白术 10 克,当归 12 克,白芍 12 克,茯苓 15 克,陈皮 10 克,生姜 10 片,泽泻 10 克,鲤鱼 1 条。将鲤鱼去鳞、鳃及内脏,余药洗净,用干净纱布包裹,与鲤鱼同煮 1 小时,去药包。饭前空腹吃鱼,喝汤。

18. 补肾鲤鱼汤 杜仲 30 克,菟丝子 15 克,枸杞子 30 克,干姜 10 克,鲤鱼 1 条。将鲤鱼去鳞、鳃和内脏,余药洗净用干净纱布包裹,与鲤鱼同煮 1 小时,去药包。饭前空腹吃鱼,喝汤。

19. 固胎八珍鸡 西党参、川杜仲各 15 克,白茯苓 12 克,炙甘草 5 克,熟地黄、当归身、白芍、炒白术各 10 克,猪瘦肉 250 克,老母鸡 1 只,葱、食盐、味精、生姜末、料酒各适量。将以上 8 味中药洗净,装入干净纱布袋内,扎口;宰杀老母鸡,去内脏,洗净,放沸水中烫 2 分钟,捞出,控水;洗净猪肉,切块。将鸡、猪肉、药袋共放入大砂锅中,加清水,先用大火烧开,撇出浮沫,加入少量生姜末、葱、料酒及食盐,再用小火煨 60 分钟,加味精,起锅。将药袋捞出,喝汤,吃鸡肉、猪肉。益气补血,固肾安胎,健身美容。气血两虚型的胎动不安者服此药膳,大有裨益。习惯性流产者在怀孕早期出现先兆流产之前享用此药膳,有预防作用。

【药物相克】

1. 抗生素类药

(1)四环素族抗生素:包括四环素、多西环素均为典型致畸药物,可导致胎儿软骨或胃生长障碍、指畸形,婴儿长大后会出现牙齿色素沉着和牙釉质发育不良,故孕妇禁用。

(2)氨基糖苷类抗生素:如链霉素、庆大霉素、卡那霉素,肾毒性、耳毒性较常见,对孕妇及胎儿均有一定危害,故孕妇应禁用。

(3)氯霉素:可透过胎盘屏障,有抑制骨髓的报道,较大剂量使用后,可引起"灰婴综合征",表现为新生儿腹泻、呕吐、呼吸功能不良、发绀、皮肤发灰,甚至死亡,故妊娠晚期(后 3 个月)不宜使用。

(4)喹诺酮类抗生素:包括诺氟沙星、环丙沙星等,作用机制为抑制细菌 DNA 旋转酶,影响胎儿软骨发育,故孕期禁用。

(5)磺胺类药物:如磺胺甲噁唑动物实验有致畸作用,人类无报道。但磺胺类药物易透过胎盘进入胎体,与胎儿血中的胆红素竞争血浆蛋白的结合部位,使血浆游离胆红素增高,导致胎儿核黄疸,孕期应避免使用。

(6)抗结核药:如利福平,动物实验有致畸作用,人类虽未发现,但孕期应慎用;异烟肼为抗 DNA 药物,其代谢产物乙酸异烟肼可引起肝中毒,孕妇应禁用或慎用。

(7)甲硝唑:甲硝唑对啮齿类动物的染色体有突变作用,在人类是否有致畸作用尚无定论,故孕妇应慎用。

(8)呋喃唑酮:孕晚期应用呋喃唑酮可致新生儿溶血,故孕妇应避免使用。

(9)乙胺嘧啶:乙胺嘧啶有潜在致畸作用,故孕妇应禁用。

(10)阿昔洛韦:阿昔洛韦对细胞的 α-DNA 聚合酶有抑制作用,故孕妇应禁用。

2. 维生素 A　近年各国医学实验已证明,孕妇大量使用维生素 A 及其衍生物可导致胎儿畸形。因此,孕妇应避免使用大量维生素 A。

3. 解热镇痛药　水杨酸钠、阿司匹林、吲哚美辛等可引起胎儿脑畸形和骨骼畸形,孕晚期应用还可能影响母体和胎儿的凝血机制,故孕妇应禁用。

4. 激素类　性激素包括雌激素和雄激素。雌激素可使女胎生殖器官发育异常或青春期发生阴道腺病或透明细胞癌;雄激素可使女胎男性化。可的松、泼尼松、泼尼松龙可导致兔唇、腭裂、无脑儿、生殖器或肾上腺异常及早产、死胎,故孕妇应禁用激素类药物。

5. 抗癫痫药　扑痫酮、苯妥英钠、苯琥胺可导致胎儿兔唇、腭裂和先天性心脏病,故孕妇应禁用。

6. 抗组胺药　苯海拉明、氯苯那敏、美克洛嗪、茶苯海明可造成骨骼畸形、兔唇,故孕妇应禁用。

7. 降血糖药　甲苯磺丁脲、氯磺丙脲、格列本脲可导致胎儿多发性畸形或死胎,故孕妇应禁用。

8. 抗抑郁药　精神病患者所用的药物(如丙米嗪)会造成胎儿短肢畸形;苯丙胺会引起脑畸形或肢体畸形,孕妇应禁用。

9. 抗疟药　奎宁、乙胺嘧啶可造成胎儿智力障碍、脑积水、耳聋或四肢缺陷,故孕妇应禁用。

10. 抗甲状腺药　碘化钾、甲巯咪唑、丙硫氧嘧啶可导致克汀病、智力迟钝,故孕妇应禁用。

11. 抗恶性肿瘤药　氨蝶呤、甲氨蝶呤可引起腭裂、脑积水、无脑儿;环磷酰胺可引起四肢、腭、外耳缺损;白消安可造成多发性畸形;硫唑嘌呤可导致脑积水。因此,孕妇应避免应用抗恶性肿瘤药。

12. 其他　有许多中药亦必须禁忌,这些药物均具有不同程度的滑胎、堕胎或毒性作用,服用后会对胎儿造成不利的影响,甚至会导致流产等严重后果。总之,妊娠期间以尽量不服药物为好,因为很多药物均有一定的不良反应,况且有些药物的不良反应尚未发现。因此,如果不得已必须服药,则一定要在医生的指导下慎重地选择有关药物,以免对婴儿造成无法弥补的先天缺陷,不利于优生优育。

(1)具有峻下滑利作用的药物:如大黄、芒硝、甘遂、大戟、芫花、牵牛子、商陆、巴豆、续随子、芦荟、番泻叶等。

(2)具有辛香走窜功能的开窍药:如麝香、樟脑、冰片、苏合香、蟾酥、安息香等。

(3)具有寒凉平肝的药物:如牛黄、代赭石、蜈蚣、全蝎等。

(4)具有辛热燥烈的药物:如附子、干姜、肉桂、桂枝等。

(5)具有活血祛瘀作用的药物:如蒲黄、川芎、月季花、王不留行、益母草、牛膝、红花、桃仁、苏木、姜黄、穿山甲、三棱、水蛭、虻虫等。

(6)抗肿瘤药物:如斑蝥、马钱子、莪术等。

(7)麻醉镇痛药:如川乌、天仙子、八角枫、两面针、曼陀罗等。

(8)具有破气作用的药物:如枳实、青皮、厚朴、薤白等。

(9)含有上述某种成分的中成药:如十滴水、牛黄解毒片、大活络丹、小活络丹、苏合香丸、人参再造丸等。

【妊娠期用药的选择】

孕妇用药首先要考虑的是对胎儿的致畸和不良反应。我国有的学者根据药物对胎儿的危险程度将药物分为4类,即比较安全、相对安全、具有一定危险及妊娠期禁用。1979 年，美国食品和药品管理局（FDA）根据药物对动物和人类所具有的不同程度致畸危险，将其分为 5 级（表 1-1），并规定应在药品说明书上明确标明。

A 级：已在人类进行过病例对照研究，证明对胎儿无危害。

B 级：动物实验对胎仔无危险，但尚无人类的研究，或动物实验有不良作用，但在人类尚缺乏很好的对照研究。

C 级：尚无很好的动物实验及在人类的研究，或已发现对动物有不良作用，但在人类尚无资料说明问题。

D 级：对胎儿有危险，但孕妇因其利大于弊，有时仍需使用。

X 级：已证明对胎儿的危险弊大于利，可致畸形或产生严重的不良作用。

表 1-1　孕妇用药选择参考

药物分类	B	C	D	X
抗感染药	青霉素、红霉素、对乙酰氨、林可霉素、甲硝唑、制霉菌素、两性霉素及呋喃类、磺胺类、头孢菌素类	甲氧苄啶、阿昔洛韦、叠氮胸腺嘧啶	四环素类	
解热抗炎镇痛药	氨酚、布洛芬（D）、吲哚美辛	阿司匹林（D）		
镇静安眠镇痛药	哌替啶（D）、吗啡（D）	可等因（D）	地西泮、氯氮草及巴比妥类	

药物分类	B	C	D	X
抗精神失常药	氯丙嗪	吩噻嗪类	阿米替林、丙咪嗪	
抗癫痫药			苯妥因、三甲双酮(X)、丙戊酸(X)、苯巴比妥(X)	
心血管及抗凝药	地高辛(C)、肝素	β受体阻滞药、奎尼丁、维拉帕米	香豆素类及氢氯噻嗪	
抗过敏及平喘药	异丙嗪、美克洛嗪、色甘酸钠、特布他林及抗组胺类(C)		麻黄碱、异丙肾上腺素	
激素类	可的松类(C/D)	孕激素	氯米酚、雌激素、避孕药	
抗肿瘤			硫唑嘌呤、苯丁酸氮芥、环磷酰胺、顺铂、甲氨蝶呤、丙卡巴肼、长春新碱	
其他	海洛因(D)、胰岛素、噻克利嗪	三甲氧苯扎胺、愈创木醇甘油醚	右苯丙胺类(D)及乙醇(X)、硫脲类	异维A酸

＊A类药迄今尚未确定

【药物禁忌】

1. 妊娠期禁用的药物　人类主要的致畸药物列于表中,仅在特殊情况才用于孕妇。如果表中的抗肿瘤药物与孕妇的生命攸关,必须使用,那就有理由终止妊娠(表1-2、表1-3)。

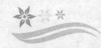

表 1-2　人类的主要致畸药物

药物分类	药　　物	作　　用
抗生素	四环素	乳齿变色和釉质发育不全
抗有丝分裂药（早期妊娠给予）	烷化剂抗有丝分裂药：苯丁酸氮芥	流产率增加，存活的异常胎儿达 100％
	白消胺	流产或活胎儿可能异常
	放线菌素	流产或存活胎儿异常的危险性极大
	抗代谢药：巯嘌呤、氨甲嘌呤	胎儿甲状腺肿
放射性化学药	放射性^{131}碘	神经系统异常，短肢畸形

表 1-3　已知的致畸药物

血管紧张素转化酶抑制药	异维 A 酸
乙　醇	锂　盐
氨基蝶呤	甲巯咪唑
雄激素	甲氨蝶呤
卡马西平	青霉胺
氯化联苯	苯妥英钠
双香豆素	放射活性碘
环磷酰胺	四环素
达那唑	三甲双酮
己烯雌酚	丙戊酸
苯壬四烯酯	

2. 妊娠期肯定或可能有致畸作用的药物　表 1-4 的大多数药物在治疗上如能慎用，可减少或消除其致畸的危险。

表 1-4　肯定或可能有致畸作用的药物

药物分类	药　物	对胎儿的危害	注　释
局部麻醉药	丙胺卡因	持续硬膜外麻醉后，胎儿可患高铁血红蛋白血症	宜用丁哌卡因
全身麻醉药		对胎儿的不良作用均与供诱导麻醉用的大剂量巴比妥类及缺氧症有关	用巴比妥类做诱导麻醉宜给较小剂量，避免缺氧
镇痛药	阿司匹林及其他水杨酸类	在人类几乎未有阿司匹林致畸或引起死产、新生儿死亡及出生体重减少的报道。晚期妊娠服大剂量阿司匹林偶尔能引起新生儿出血过多和淤斑，是由于胎儿血小板功能不良和凝血因子Ⅻ减少所致	晚期妊娠禁止过量服用水杨酸类
	非那西丁	大剂量可引起胎儿高铁血红蛋白血症或溶血性贫血	孕妇不用
	麻醉性镇痛药	孕妇应用可减弱胎儿的宫内活动，认为与新生儿呼吸抑制有关。大剂量可引起突发性呼吸暂停、心动过速、肌张力减退和低体温的新生儿戒断综合征	分娩时使用的麻醉性镇痛药应选择适当的剂量，用复苏设备和麻醉药拮抗药有效

续表

药物分类	药 物	对胎儿的危害	注 释
抗微生物药	氨基糖苷类（庆大霉素、卡那霉素、新霉素、链霉素、妥布霉素）	稍有耳毒性危险	给予代用抗生素或使用时监测母体血药浓度
	氯霉素	"灰婴综合征"（灰白青紫、低体温、软腭，以致循环衰竭、呼吸衰竭和心跳停止）的报道仅出现于幼儿及2个月以内的婴儿，妊娠期应用氯毒素发生此征仅系理论推测。而妊娠期使用氯毒素引起胎儿骨髓抑制的可能性较大	给予代用抗生素
	新生霉素	可夺取蛋白结合点和阻止新生儿胆红素灭活，使新生儿溶血性脑损伤的危险增加。有发生核黄疸的报道	晚期妊娠不用
	磺胺类（长效）	有使动物致畸和发生核黄疸的报道，有产生新生儿黄疸的危险	妊娠期不用，改用短效磺胺类
抗胆碱酯酶药	新斯的明、溴吡斯的明	过量可引起新生儿神经肌肉抑制	与儿科医生联系
抗凝血药	双香豆素	分娩前出血、临产时胎盘早剥、新生儿血肿或出血水均可发生	作用缓慢，难于做血液学监测，宜用肝素或华法林

药物分类	药　物	对胎儿的危害	注　释
	苯茚二酮华法林	分娩前出血、临产时胎盘早剥、新生儿出血或水肿均可发生。早期妊娠服用，可出现"华法林胚胎病"，其特征是鼻结构发育不良。点状骨骺、宫内生长轻度迟缓及可能短指（趾）。受累婴儿可发现眼部异常、智力迟钝、骨骼严重异常和罕见的结缔组织疾病。中期或晚期妊娠服华法林，可致分娩前出血或胎儿出血，也有报道能引起中枢神经系统异常。胎盘或胎儿出血往往与剂量控制不当有关	通过有效的血液学监测（"血栓形成试验"应为9%～15%）可预防其并发症，若在临产时血栓形成试验低于10%，可缓慢静脉注射维生素 K_1 5 毫克，必要时 3 小时后重复给药。早期妊娠最好用肝素（静脉或皮下注射），中期妊娠继续皮下注射肝素或用华法林，于妊娠最后 2～3 周再用肝素静脉注射
抗抑郁药	锂盐	妊娠期锂盐的肾清除率增加，但偶见新生儿发绀、嗜睡、软弱、吮乳和呼吸无力或先天性心脏病	监测孕妇血清锂应在1毫摩/升以下，给药38周停用
抗癫痫药	地西泮	临产前给高剂量可能出现胎儿心动过速、心脏抑制及新生儿戒断综合征	晚期妊娠和临产必需时宜用小剂量，或给予代用抗惊厥药
	苯巴比妥	用巴比妥类控制癫痫发作其主要危害是新生儿对镇静药产生的戒断症状，尚无致畸的明显迹象	是唯一能控制癫痫的巴比妥类药

药物分类	药物	对胎儿的危害	注释
	苯妥英钠	可降低叶酸盐的血清浓度,因维生素 K 依赖性凝血因子不足可发生新生儿出血。有先天性异常(末端指、趾骨发育不全、唇裂、膈疝)的危险。苯妥英钠与巴比妥类合用可增加其致畸危险性,若与氨甲酰氮合用可减少其致畸危险性	对可能妊娠的妇女做常规抗癫痫治疗,应补给叶酸并监测母体血浆叶酸盐浓度。但也有人提出异议,认为每日给予叶酸 500 微克以上,能翻转苯妥英钠的作用,使癫痫发作增多,临产时孕妇肌内注射维生素 K_1 5 毫克,新生儿肌内注射 0.5～1 毫克
	扑痫酮	同样能引起胎儿异常和新生儿出血	给叶酸、维生素 K
抗疟药	奎宁	过量奎宁可导致流产,大剂量可发生胎儿异常	预防疟疾可用氯胍或乙胺嘧啶合并叶酸以替代奎宁
	氯喹	有报道,大剂量可致胎儿耳蜗神经、视网膜损伤。对正常健康的妇女给予预防剂量无致畸作用	可用氯胍或乙胺嘧啶,合并叶酸代替氯喹
抗有丝分裂药(局部用)	碘苷	理论上有胎儿异常的危险,对动物有某种致畸作用	疗效很差,用于生殖器疱疹可控制其症状
	鬼臼树脂	有报道,妊娠期治疗外阴疣以后出现死胎	可用此药对症治疗,也可在全麻下烧灼疣赘

续表

药物分类	药　物	对胎儿的危害	注　释
抗甲状腺药	卡比马唑、甲巯咪唑、硫脲嘧啶、碘化物	可引起甲状腺肿和甲状腺功能减退。许多治疗气管炎和哮喘的专利制品含有碘化物	妊娠前和妊娠期欲进行甲状腺部分切除术进,若必须用抗甲状腺药,可与左甲状腺素合用,并且要对甲状腺状况作临床评估
利尿药	噻嗪类及呋塞米	血小板减少性紫癜(罕见),胎盘血流减少,胎盘功能低下	噻嗪类在妊娠期的治疗意义较小
降血糖药	氯磺丙脲、甲苯磺丁脲	可引起新生儿低血糖,适当地控制母亲的糖尿病对胎儿有利	妊娠期糖尿病仍应优选胰岛素和(或)饮食疗法
降血压药	二氮嗪	胎儿毛发形成障碍,久用可能引起胎儿糖代谢紊乱	规定的唯一用法是当血压急剧升高时,作一次性给药
	甲基多巴	胎儿 Coomb 氏试验阳性。有报道,每日用量在 2 克以上时,可引起新生儿胎粪阻塞性肠梗阻	产科医生要了解这种现象,若每日 2 克未能控制高血压,加用利尿药或普萘洛尔
	喷托铵(安血定)	致死性新生儿低血压和麻痹性肠梗阻发生率是 50%	可给代用药(如甲基多巴)
	普萘洛尔	胎儿宫内发育迟缓,分娩时胎儿无力,新生儿重度心动过缓,出生后低血糖,因胎盘功能不良有围产儿死亡的危险。怀孕后开始采用普萘洛尔治疗者,这种危险性更大	尽可能在妊娠前进行抗高血压治疗。给代用药(如甲基多巴),仅必要时可给予小剂量普萘洛尔

药物分类	药　物	对胎儿的危害	注　释
	利血平	胎儿心动过缓,新生儿体温调节失常,新生儿鼻塞	孕妇不用
免疫抑制药	硫唑嘌呤	对母体与胎儿均有病毒感染的危险,尤其是外阴疱疹和巨细胞病毒感染	避免接触传染源,采用子宫颈病毒培养法监测感染情况,孕足月疱疹性宫颈炎是剖宫产术的适应证。胎儿巨细胞病毒感染可能不影响胎儿和婴儿发育
性激素	雄激素	用于预防习惯性流产,可使女性胎儿男性化	无治疗价值,妊娠期无用雄激素的适应证
	雌激素	受孕时或早期妊娠开始应用,或者妊娠大部分时期连续用己烯雌酚,出生儿在 15～20 年后可能发生阴道腺病或腺癌,腺癌发生率为 1/700～1/7000,腺癌的大量病倒已由美国报道。英国虽曾广泛应用于高危妊娠,但报道的病例极少。有报道在子宫内发现男性胎儿泌尿生殖器的某些缺陷,占男性胎儿 12/1000。新生儿附睾、睾丸异常的发生率增多,但不是恶性肿物	孕妇不用

药物分类	药 物	对胎儿的危害	注 释
	孕激素	19去甲睾酮制剂（炔诺酮、异炔诺酮）可使女胎男性化，阴蒂增大，但阴唇融合罕见	妊娠期只宜应用17羟衍生物（如己酸孕酮）
	妊娠试验用激素	用雌激素与孕激素的混合物诊断妊娠，可增加子孙后代先天性异常的发病率	孕妇不用，给孕妇以试验的微小剂量对胎儿也会有极大危险
	口服避孕药（雌激素和孕激素）	妊娠期投给或停用后短期内受孕者，似乎发生胎儿肢体短缺和其他缺陷的可能性有轻度增加，以男胎为甚	致畸危险性极小
维生素D	高剂量疗法。二氢速甾醇，其他合成同类药	胎儿骨骼畸形	监测整个妊娠期血浆钙和磷酸盐浓度，严格控制剂量，可减少或消除致畸危险

3. 妊娠期具有适应证而其有害证据不足的药物 表1-5所列药物仅偶见异常病例，尚不足以证明其有害作用。

表1-5 妊娠期具有适应证而其有害证据不足的药物

药物分类	药 物	对胎儿的危害	注 释
麻醉气体		手术室人员流产的危险性增加，实验动物有先天性异常	接触者流产率不显著大于未接触者，引起人类先天性异常也不明显。按一般规则，应在手术室内设备排除装置

 妇产科疾病宜忌与食疗方

药物分类	药 物	对胎儿的危害	注 释
抗酸药	许多制剂	回顾性调查提示,妊娠开始56天以内服抗酸药,出生儿童先天性异常发生率略增。但未被前瞻性调查所证实	早期妊娠用饮食疗法,三硅酸镁合剂,或镁乳
止吐药	琥珀酸苯吡拉明与盐酸双环维林及维生素 B_6 合用(Debendox)	有报道"Debendox"可致畸形,而详细的前瞻性调查表明,未接触该药的孕妇其出生儿童先天性畸形发生率与用此药者相似	是复方制剂,应改用较佳的单一止吐药,如异丙嗪或其他制剂
抗微生物药	复方磺胺甲噁唑、双嘧啶	含叶酸拮抗药(复方磺胺甲噁唑或磺胺嘧啶),官方资料根据其理论上的危害列为孕妇禁用药,但此药已广泛用于妊娠期并无明显损害	同时每日口服叶酸5～10毫克。不用于叶酸盐代谢障碍的患者(如癫痫)
	异烟肼	动物实验表明该药可干扰维生素 B_6 的代谢,有可能影响胎儿的发育	同时每日口服维生素 B_6 50毫克
	甲硝唑	目前有充分根据证明此药不致畸	按妊娠期用药的一般规则,对"无症状"感染应推迟到中期妊娠按常规用药,不可一次性地给予大剂量

续表

药物分类	药 物	对胎儿的危害	注 释
	磺胺类（短效）	多数医生都认为，孕妇可应用短效磺胺类并提倡作为孕妇尿路感染的第一线治疗药。本品多年来已广泛地用于孕妇。若用于临产时，理论上推测可能引起新生儿黄疸，但临床上未证实出现核黄疸。若母体缺乏葡萄糖-6-磷酸脱氢酶，可引起胎儿高铁血红蛋白症	近产或临产时不用。缺乏葡萄糖-6-磷酸脱氢酶的地中海血统患者禁用
降血压药	肼屈嗪	小白鼠早期妊娠用极大剂量仔鼠的腭裂发生率增高	未证实对人胎有何不良作用
含铜宫内节育器	铜-7 铜-T	宫内节育器合并妊娠者有半数患者自发性流产，若继续妊娠则有发生胎儿异常的危险	经大规模研究未能证实增加胎儿异常的危险性
铁	许多制剂	据回顾性调查指出妊娠开始56天内用补血药其胎儿先天性异常发生率比未用补血药者轻度增加，而前瞻性调查未能证实	若预防性给药宜推迟到中期妊娠
镇静药和安定药	巴比妥类（常规镇静剂量）	认为可引起胎儿的畸形，前瞻性调查不能进一步肯定此点	作为镇静药广泛地用于孕妇已有50多年
	氯丙嗪	认为高剂量可损伤视网膜	孕妇避免长期使用
	甲丙氨酯	若用于早期妊娠可致胎儿异常	早期妊娠避免使用

药物分类	药　物	对胎儿的危害	注　释
	单胺氧化酶抑制药和三环抗抑郁药	理论上推测可使临产胎儿对刺激的易感性增强	没有单一成分的代用品时,应当有限制地使用
类固醇	糖皮质激素	动物实验证明,与胎儿异常有关,尤其是腭裂	用于妊娠期主要的内科疾病已 20 多年,已证明对人类无致畸作用
	口服避孕药(妊娠前用)	新生儿黄疸	其危险性未进一步肯定

4. 滥用的药物　在妊娠前治疗药瘾极为重要,因为这关系到胎儿的健康,发现有药瘾的孕妇要注意转到药物依赖性防治中心,或与对药瘾有研究的精神科专家联系会诊。麻醉药物成瘾者通常伴有营养缺乏、行为异常,注射用药者有感染病毒或细菌的危险,因此很难判定哪些症状是药瘾的不良反应。有药瘾的孕妇,在分娩前就要请儿科医生会诊,并且分娩时应在场。临床常见的药物及对胎儿的危险详见表 1-6。

表 1-6　滥用的药物

药物分类	药　物	对胎儿的危害	注　释
酒精	酒精性饮料	每日饮入 35 毫升以上的酒精,可延缓胎儿生长。每日 90 毫升以上,可出现"胎儿酒精综合征",包括上颌骨发育不全、额突出和低腭、睑裂小、小眼,有些病例为斜视或单侧上睑下垂。其他先天性异常有婴儿身体和智力发育迟缓	减少酒精性饮料或戒酒。有适应证者可转与精神病学家或戒酒。给予 B 族维生素和其他营养食物

药物分类	药　物	对胎儿的危害	注　释
苯丙胺类	左旋苯丙胺和其他拟 α 交感神经药(如鼻用血管收缩药)	据不完全资料说明,有可能能导致胎儿宫内发育迟缓、血小板减少性紫癜,也有使胎儿异常增加的可能	转与精神病学家
大麻属	美洲、印度大麻制品	无资料,应注意身心有缺陷孕妇的新生儿	鼓励戒瘾
麻醉性镇痛药	海洛因(二乙酰吗啡)、吗啡	胎儿宫内发育迟缓,胎儿活动减少,临产时胎儿窒迫,新生儿出生后呼吸抑制,新生儿戒断综合征可能严重(包括中枢神经和胃肠系统),围产儿死亡	转与精神病学家。早期妊娠可改用美沙酮或改用镇静药。每月检验乙肝表面抗原;晚期妊娠测定胎盘功能,分娩时采用硬膜外麻醉,胎儿监测。要在监护室观察新生儿
	哌替啶	对胎儿危害很小	
	美沙酮	轻度新生儿戒断综合征	
烟碱	香烟	胎儿宫内发育迟缓、早产、围产儿死亡和婴儿发育迟缓的机会增加	育龄妇女应禁烟,妊娠期妇女减少吸烟量
致幻药	麦角酰二乙胺	动物实验证明,能使染色体断裂,个别病例报道有胎儿异常,但无可靠证据	转与精神病学专家

药物分类	药　物	对胎儿的危害	注　释
镇静药	巴比妥类（大剂量）苯二氮䓬类（氯氮䓬、地西泮、硝西泮或大剂量的奥沙西泮）	临产时引起胎儿呼吸窘迫综合征。未明确证实可影响胎儿发育。可引起新生儿戒断综合征和呼吸抑制或暂停，无力，低体温	转与精神病学家。苯二氮䓬类在临产时可改用其他药或者减量使用。在监护室观察新生儿

5. 妊娠期用药的非致畸性有害影响

（1）胎儿宫内发育迟缓：药物致畸与致胎儿宫内发育迟缓之间有一定关系。具有致畸性的药物，在妊娠中期以后应用，可能影响胎儿的生长发育而致宫内发育迟缓。一般认为，随着妊娠期发展，药物使细胞受损后的畸形发生率明显降低，而宫内发育迟缓的发生率却显著增高。胎儿宫内发育迟缓的发生率为 $2\% \sim 10\%$，其围生期死亡率为正常体重儿的 $4 \sim 6$ 倍。引起胎儿宫内发育迟缓的原因复杂而繁多，包括营养不良、妊娠并发症、不良嗜好、遗传因素、药物及环境因素等。

妊娠期用药不当可直接或间接影响胎儿的生长和发育，导致胎儿宫内发育迟缓。某些药物在大剂量或妊娠早期应用可能使胎儿致死或致畸，而小剂量或妊娠中期以后应用，可能影响胎儿的生长和发育而致胎儿宫内发育迟缓，如苯妥英钠、抗肿瘤药及乙醇等。此外，有些药物（如降压药、麻醉药、血管活动性药等）对胎儿的生长发育均可能有一定影响。降压药利血平使用过量可影响子宫胎盘血流量，增加宫内生长迟缓的发病率。有麻醉药瘾的孕妇幼儿发生率增高，某些镇静药（如甲丙氨酯）长期服用也可导致胎儿宫内发育迟缓的发生。β受体阻滞药（如普萘洛尔）除可引起支气管痉挛、新生儿低血糖及心动过缓外,对胎儿宫内生长发育也有影响。地塞米松等糖皮质激素类药物常用于促胎儿成熟的治疗,降低新生儿肺透明膜病的发生,但长期或过量应用可能导致胎儿宫内发育迟缓。

(2)中枢神经系统抑制:此症往往与麻醉药或镇静药应用不当有关,表现为新生儿呼吸抑制、无呼吸期延长、呼吸不规则、反射功能降低及对外界刺激的反应减弱、吮乳能力降低及体温调节功能失常等。

(3)核黄疸:新生儿黄疸是常见的临床问题。新生儿一般在出生后2~3日出现黄疸,持续7日左右即消退,血清胆红素不超过12毫克,称为生理性黄疸。核黄疸为病理性黄疸,其病因较多,其中某些药物也可引起这种高胆红素血症。有些药物(如氯霉素、新生霉素等)对肝脏酶系统具有抑制作用,有些药物(如磺胺类、呋喃咪啶、维生素 K_3 等)则可与胆红素竞争血浆白蛋白结合部位,上述两类药物均可导致血清中未结合胆红素含量增高。这种未结合胆红素含量达到一定浓度时,可透过脑屏障进入富含脑磷脂的脑组织,促使脑细胞发生变性坏死,称为核黄疸红素脑病。这种核黄疸预后差,可危及新生儿生命或留下后遗症。

(4)肾毒性和耳毒性:这是氨基酸糖苷类药(链霉素、卡那霉素、庆大霉素等)的常见毒性。新霉素的耳毒性最大,其次是链霉素。氨基糖苷类抗生素对肾脏有不同程度的毒性,其中以卡那霉素肾毒性较大。氨基糖苷类抗生素主要以原形经肾排出,肾功能不良时可造成体内积蓄,不但增加对母体的毒性,也会加重对胎儿的影响。

(5)其他

①"灰婴综合征"。氯霉素长时间使用,出生的新生儿可能发生呼吸不规则、发绀、苍白、腹胀及呕吐,以致循环衰竭,并可发生死亡。

②胎儿及新生儿出血倾向。往往与妊娠中、晚期使用血小板抑制剂(如水杨酸盐、吲哚美辛及氢氯噻嗪等)或抗凝药不当有关。

③甲状腺肿大。抗甲状腺药物如甲疏咪唑或硫氧嘧啶等,可抑制胎儿甲状腺功能,增加促甲状腺素的分泌而造成胎儿甲状腺肿大。

④新生儿免疫系统抑制。与孕妇服用免疫抑制药(如硫唑嘌呤等)有关;地塞米松等激素类药物长期应用亦可导致免疫系统抑制。

⑤新生儿低血糖。糖尿病孕妇服用降血糖药(甲苯丁脲等),可通过胎盘影响胎儿,出生的新生儿可发生低血糖症。

⑥新生儿出生时瞳孔散大、心动过速。可能与产妇分娩时应用颠茄、阿托品或莨菪等有关。新生儿鼻塞、呼吸道阻塞、缺氧等,可能与产妇应用交感神经阻滞药(如利血平)有关。

6. 妊娠期服用中药的禁忌

(1)中医药学传统认识的孕妇忌服慎服药物

①孕期忌服的中药。藜芦、巴豆、蓖麻子、牵牛子、芦荟、番泻叶、甘遂、芫花、大戟、续随子、商陆、皂荚、皂角刺、川乌、草乌、附子、天雄、天南星、三棱、莪术、干漆、阿魏、马钱子、狼毒、水蛭、虻虫、土鳖虫、斑蝥、蜈蚣、蟾酥、麝香。外用的中药水银、轻粉等,也属禁忌。

②必须严格掌握适应证和剂量的慎服药。大黄、芒硝、桃仁、红花、枳壳、枳实、牛膝、肉桂、半夏、冬葵子、乳香、没药、朱砂、雄黄等。

③上述药物被列为禁用或慎用的根据

◎临床药效反应激烈,可引起急剧呕吐或腹泻,从而有可能导致流产或早产。

◎临床不良反应明显,可引起腹痛、眩晕、惊厥、昏迷、休克或

吐血、尿血等严重症状,甚至因之死亡。

◎药性大辛大热或有破气破血作用,有引起流产或早产的危险。

◎中医药学早已明确认定能够致人死亡的剧毒药。

④服药禁忌。包括使用方法禁忌及在服药期间,对病情或药物有碍的食物禁忌(俗称"忌口")。生品内服宜慎用乌头、白附子、草乌;马钱子不宜生用、多服或久服;白果生食有毒;红粉有毒,只可外用不可内服;苦杏仁内服不宜过量,以免中毒;闹羊花、华山参不宜多服或久服;轻粉不可过量,内服慎用;雄黄不可久用;罂粟壳易成瘾,不宜长服;常山有催吐作用,用量不宜过大;斑蝥内服慎用;蓖麻油忌与脂溶性驱虫药同用。

(2)从现代毒理学探讨孕妇忌服和慎服的中药:近30年来,国内期刊报道的103种中药长期毒性实验的病理学检查结果,发现有44种中药能导致实验动物的病理损害,合计检出率达42.7%。在这些中药毒性损害的靶器官中,肝、肾和消化道的受损率最高,其次是心肌和内分泌系统。这些长期毒性实验和动物病理检查有阳性发现的中药是:桑叶、蒲公英、野菊花、天花粉、虎杖、千里光、半边莲、秦艽、苍耳子、八角枫、松萝、雷公藤、半夏、马兜铃、银杏、甜瓜蒂、常山、大黄、蓖麻子、泽泻、木通、莪术、延胡索、苦楝根皮、啤酒花、白术、甘草、补骨脂、棉籽、马桑、蟾酥、博落回、长春花、喜树果、三尖杉、斑蝥、大猪屎豆等。上述动物实验的结果揭示,有相当数量的中药有其易受攻击的靶器官或靶系统,有的甚至可造成非常严重的致死性病变。

(3)中药的胚胎毒性问题

①近年研究结果表明,有些药物具有明显的诱发染色体畸变的效应,包括槐花、杜仲、黄芪、洋金花、茵陈蒿、熟地黄、红花等常用药物。生半夏粉对怀孕母鼠和胚胎均有非常显著的毒性,而制半夏则无明显毒性。芫花、狼毒、黄芫花、了哥王、曼陀罗、金果

榄、紫菀、问荆等均有诱变性。静脉注射小檗碱也可能对胎儿有中枢神经系统的毒性和导致胎儿大脑发育障碍,含有小檗碱成分的还有黄柏、三颗针、十大功劳、南天竹、古山龙等。有关中草药致癌性的动物实验研究发现蜂斗菜、款冬花、欧紫草、苏铁、蕨菜等可以诱发癌症或肉瘤。中药是否也具有致基因突变的遗传毒理学效应虽尚难确定,但作为孕期服药宜忌来说,应持谨慎态度。

②目前文献报道的实验研究,大多数是以单味药为基础的研究,仅能作为临床参考,应避免把有害中药作为单味药服用,尤其在妊娠初 3 个月内不宜单独服用,更不能大剂量长期服用。如果按中医辨证论治,随证加减用药治疗孕妇疾病,在复方中按传统常用剂量服药,一般不产生有害作用。但是,孕妇不要随便服用中草药单方,这也是一条可靠的经验法则。

③随着注射用中药针剂的出现,也给孕妇用药提出了新问题。例如,天花粉按复方配伍服用对孕妇是安全的,而天花粉注射剂却是作为引产药应用,并且可发生严重的过敏反应。因此,孕妇应用内服中药复方制剂较安全,不可任意应用中药注射剂。

二、异位妊娠

正常妊娠时,受精卵着床于子宫体腔内膜。当受精卵于子宫体腔以外着床,称异位妊娠,习称宫外孕。异位妊娠的发生率近年上升趋势明显,其中以输卵管妊娠最常见,占异位妊娠的 95%左右。输卵管炎症、输卵管手术、输卵管发育不良或功能异常及放置宫内节育器等是其主要病因。异位妊娠是妇产科常见的急腹症之一,若不及时诊断和积极治疗,可危及生命。异位妊娠一经确诊,应积极治疗。对输卵管妊娠包块直径小于 3 厘米,未发生破裂或流产出血者,可给予甲氨蝶呤抑制滋养细胞增生,破坏绒毛,使胚胎组织坏死、脱落、吸收。同时,可伍用中药以活血化

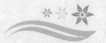

瘀、消炎止痛（主方为丹参、赤芍、桃仁，随证加减）；对破裂出血并发休克的急症患者，应在积极纠正休克的同时，迅速行手术治疗。

【饮食宜进】

1. 低脂肪、易消化的清淡膳食 由于高脂肪食物易加重胃肠道负担，不易消化、吸收。因此，异位妊娠患者宜选择清淡爽口、易消化、富含营养的食物，如新鲜蔬菜、水果、米汤、稀粥、豆浆等。

2. 富含维生素的食物 虚弱多汗者宜进食富含维生素的食物，如新鲜蔬菜、水果及蛋黄等，宜多食常食。还应注意进食多纤维蔬菜，如韭菜、芹菜、白菜，以及香蕉、红薯等，以防止便秘，加重出血。

3. 高蛋白质食物 蛋白质是人体的重要组成成分，也是修复组织的重要材料，故术后恢复期应进食高蛋白质食物，如鸡肉、猪瘦肉、鸡蛋、牛奶、豆类及其制品等。

4. 止血类食物 如花生内衣、木耳、荠菜、金针菜、百合、莲蓬、藕汁等具有止血功效，异位妊娠伴有阴道出血者可食用。

5. 富含铁质的食物 恢复期可多食动物肝脏、乌鸡、黑木耳、黑芝麻等含铁量多的食物。

【饮食相克】

1. 暴饮暴食及高脂肪食物 暴饮暴食及高脂肪食物可加重胃肠道负担，造成消化不良，引起腹痛、腹胀及腹内压增高等，从而诱发异位妊娠破裂出血或导致内出血反复发生。因此，异位妊娠患者不宜暴饮暴食及进食高脂肪食物。

2. 辛辣燥热之物 辛辣燥热食物，如辣椒、胡椒、咖喱、芥末、茴香、炒瓜子、炒花生、大蒜、韭菜、油条、大饼、花椒及各种经过油中煎炸、火中烤炙、炒干的食物，均会伤津耗液，加重口干、便秘、痔疮等病情，从而诱发异位妊娠破裂出血或导致内出血反复发生。因此，异位妊娠患者不宜进食辛辣燥热之物。

3. 酒类 白酒、黄酒、米酒、葡萄酒、啤酒及含酒食品（如醉蟹、醉肉、醉鸡、酒酿）和各种药酒（如人参酒、木瓜酒、参茸补酒、虫草补酒），各种含酒饮料（如施格兰冰露等），均有活血作用，饮食后会扩张血管，加快血行，导致出血量增加。异位妊娠患者不宜饮酒。

4. 红糖 红糖具有活血通经作用，食用后会加重出血。异位妊娠患者不宜食用。

5. 桃 桃性味甘温，活血消积，多食可以通行经血，加重出血的病情。异位妊娠患者不宜食用。

【饮食搭配】

1. 黑木耳与桃仁、蜂蜜 黑木耳有益气强身、舒筋活络、补血止血等功效，若与桃仁、蜂蜜搭配，有活血化瘀的功效，对异位妊娠术后有一定的辅助治疗作用。

2. 莲藕与桃仁 生莲藕性寒，味甘；熟莲藕性温，味甘。《本草纲目》中称之为"灵根"，是祛瘀生新之品，有解渴、醒酒、止血、散瘀的功效；桃仁性平，味苦、甘，具有破血行瘀、润燥滑肠等功效。两者搭配，有活血化瘀的作用，对异位妊娠术后有一定的辅助治疗作用。

3. 芦笋与黄花菜 芦笋与黄花菜同食，有养血止血除烦等功效，对异位妊娠出血及各种贫血有辅助治疗作用。

【食疗药膳方】

1. 豆浆粳米粥 豆浆 2 碗，粳米 50 克，白糖适量。将粳米淘洗净，以豆浆煮米为粥，熟后加白糖即可。每日早空腹食用。调和脾胃，清热润燥。适用于宫外孕术后的调养。

2. 虾仁海参羹 海参 150 克，虾仁、黄酒、食盐、味精、胡椒粉、湿淀粉各适量。先将海参放锅内，加清水，用小火烧开后离火，泡发至软，剖开刮净内脏，洗净后再用开水烧开至发透，切成丁；把虾仁用黄酒浸软。锅内放鸡汤，入海参、虾仁，加食盐后煮沸 20 分钟，加味精、胡椒粉，湿淀粉勾薄芡装入汤盆即可。佐餐食用。虾仁含丰富的蛋白质、磷、铁、维生素,能补肾壮阳;海参填精益髓,助阳益阴。适用于宫外孕术后的调养。

3. 鸡蛋枣汤 鸡蛋 2 个,大枣 10 个,红糖适量。锅内放水煮沸后打入鸡蛋卧煮,水再沸下大枣及红糖,小火煮 20 分钟即可。吃鸡蛋,喝汤。补中益气,养血。适用于宫外孕术后的调养。

4. 乳鸽枸杞子汤 乳鸽 1 只,枸杞子 30 克,食盐适量。将乳鸽去毛及内脏杂物,洗净,放入锅内加水与枸杞子共炖,熟时加食盐调味即可。吃鸽肉,喝汤,每日 2 次。益气,补血,理虚。适用于宫外孕术后的调养。

5. 槐花薏苡仁粥 槐花 10 克,薏苡仁 30 克,冬瓜仁 20 克,粳米适量。将槐花、冬瓜仁同煎成汤,去渣,放入薏苡仁及粳米同煮成粥食用。佐餐使用。益气祛湿。适用于宫外孕术后的调养。

6. 鸡丝炒苋菜 苋菜 500 克,鸡脯肉 100 克,植物油、食盐、味精各适量。将苋菜洗净,去根,切成每段约 3 厘米长;鸡脯肉切丝。炒锅中放水,先焯苋菜,沥干;锅中放油,待六成热,炒鸡丝使变色,加食盐、味精、清汤,倒入苋菜,搅匀,水沸 5 分钟后即可食用。苋菜味甘性寒,清热行水,养血凉血;鸡脯肉含蛋白质、维生素,可养肝补肝。适用于宫外孕术后的调养。

7. 蒜味圆鱼汤 圆鱼 200 克,大蒜 20 克,黄酒、姜块、葱段、食盐、味精各适量。圆鱼杀后开水烫,去外衣、内脏,洗净;大蒜去皮,稍微敲碎。将圆鱼放汤碗中,加黄酒、姜块、葱段、食盐,先蒸 20 分钟,捞去姜、葱,加大蒜、味精、水适量,再放蒸笼内蒸 40 分钟。喝汤,吃圆鱼肉。圆鱼含高质量的蛋白质及人体必需氨基酸,养肝阴而活血和血;大蒜含蛋白质、维生素、矿物质,并有挥发油、蒜味素,可利水活血。适用于宫外孕术后的调养。

8. 黄芪当归桃仁鸡 炙黄芪 25 克,当归 15 克,桃仁 10 克,母鸡 1 000 克,葱段、食盐、生姜片各适量。将干净纱布包紧 3 味药物,与洗净母鸡同放锅中,入清水淹没鸡,上加葱段、生姜片,加盖煮熟即可食用。喝汤,食鸡肉,每日 2～3 次。宜常食。破瘀消肿,养血益气。适用于包块型宫外孕术后的调养。

9. 花粉赤芍丹参粥　天花粉 15 克,赤芍 15 克,丹参 15 克,粳米 100 克。先将 3 味药用干净纱布包好,入锅煮至 20 分钟去渣取汁 1 000 毫升入粳米煮至粥成即可。佐餐食用,每日 1 剂,连食 3～15 日为 1 个疗程。活血化瘀,益气养阴。适用于已破损不稳定型宫外孕术后的调养。

10. 参芪母鸡　老母鸡 1 只,党参 50 克,黄芪 50 克,淮山药 50 克,大枣 50 克,黄酒适量。将母鸡宰杀,去毛及内脏,加黄酒淹浸,其他四味放在鸡周围,隔水蒸熟。分数次食用。益气补血。适用于宫外孕术后的调养。

11. 生地黄鸡　生地黄 25 克,乌鸡 1 只,饴糖 150 克。将乌鸡宰杀,去毛、肠肚,洗净,细切,地黄与饴糖相混匀,纳鸡腹中,隔水蒸熟,不用食盐、醋等调料。佐餐食鸡肉。滋阴清热。适用于宫外孕术后的调养。

【药物与饮食相克】

1. 甲氨蝶呤　甲氨蝶呤口服吸收完全,但大剂量应用时有肝毒性。当与酒精或含酒精的中药同服时可干扰胆碱合成,使肝毒性增加,转氨酶升高。因此,用甲氨蝶呤期间禁饮酒和含酒精的饮料、中药等。

2. 丹参

(1)食醋、酸物:醋味甘、酸,性温,凡酸味之物,在五行属木,木能生火,多属温热之性,又皆收敛。丹参微寒,能活血化瘀,扩张血管。就性味功能而言,丹参与醋皆不相合。此外,两者化学成分皆甚复杂。

(2)牛奶、黄豆及动物肝类:丹参化学分子结构上的羟基氧、酮基氧可与牛奶、黄豆及动物肝脏中所含的钙、铁、镁等离子形成络合物,降低食物的营养和药物的效用。在服用丹参,以及丹参制剂,如丹参片或静脉(肌内)注射丹参注射液时,不宜食用牛奶、黄豆及其制品和动物肝脏。

【本病与药物相克】

1. 抗凝、抗血小板聚集药物 双香豆素、环香豆素、醋硝香豆素、苯茚二酮、茴茚二酮、二苯茚酮等可抑制凝血酶原形成,或抑制血小板聚集和破坏血小板,或使血中钙离子减少,或抑制凝血酶和激活的凝血因子,用药后会诱发或加重出血,应忌用。此外,具有抑制血小板聚集作用的药物如阿司匹林、磺吡酮、双嘧达莫、氯贝丁酯、曲克芦丁等,使用后会使出血时间延长,从而诱发或加重出血。

2. 具有活血祛瘀作用的中药和中成药 具有活血祛瘀作用的药物,如蒲黄、川芎、月季花、王不留行、益母草、牛膝、红花、苏木、姜黄、穿山甲、三棱、水蛭、虻虫;含有上述某种成分的中成药,如大活络丹、小活络丹等均易诱发或加重出血,异位妊娠破裂出血患者禁用。

【药物与药物相克】

1. 甲氨蝶呤

(1)甲氨蝶呤如需与氟尿嘧啶、硫唑嘌呤、阿糖胞苷合用,应先用甲氨蝶呤,否则甲氨蝶呤的疗效减弱。

(2)丙磺舒可提高甲氨蝶呤的血药浓度,合用时如不减量,则甲氨蝶呤的毒性加强。

(3)水杨酸类(如阿司匹林、对氨水杨酸)能取代甲氨蝶呤与血浆蛋白结合,从而使其毒性增加。

(4)新霉素能促进甲氨蝶呤在粪中的排出,两者须配伍应用时,应密切观察临床反应。

(5)磺胺类药与甲氨蝶呤合用会增加甲氨蝶呤的毒性。这是因为甲氨蝶呤与血浆蛋白的结合率高,可被高蛋白结合药磺胺类药(如磺胺嘧啶等)所置换,并在肾排泄部位相互竞争,使甲氨蝶吟的血药浓度明显提高,胃肠道及骨髓的毒性反应加强。

2. 丹参

(1)细胞色素 C 与大剂量丹参注射液配伍 30 分钟后即呈现混浊沉淀,形成丹参酚-铁络合物,颜色加深,属于配伍禁忌。

(2)维生素 C 与丹参注射液混合发生氧化-还原反应,导致两药作用减弱或失效,故不宜合用。

(3)复方氢氧化铝与丹参可形成丹参酚-铝络合物,不易被胃肠道吸收,故不宜合用。

(4)丹参水溶性成分具有鞣质特性,可与士的宁等结合产生沉淀,降低药物吸收率和疗效。两类药物服用应间隔 2 小时以上。

(5)抗酸药可与丹参酮形成金属离子络合物,从而降低丹参的生物利用度,影响其疗效,故不宜合用。

(6)由于丹参注射液抑制血小板功能,可降低止血药(维生素K、凝血酶等)的作用,故不宜合用。

3. 赤芍

(1)含鞣质较多的赤芍可影响四环素类、磺胺类药物及利福平的代谢速度,增加药物在肾的重吸收,加重肝脏损害,可发生中毒性肝病,故不宜合用。

(2)肾上腺素可降低赤芍抑制血小板聚集的作用,从而可诱发出血,故不宜合用。

(3)凝血酶、尿激酶与赤芍有相互抑制作用,故不宜合用。

(4)藜芦与赤芍"相反",两药忌联用。

三、妊娠高血压综合征

妊娠高血压综合征是在妊娠 20 周后出现的高血压、水肿、蛋白尿症候群,简称"妊高征"。多见于初产妇,春季发病率较高。临床可表现为头昏眼花或头痛耳鸣,甚至抽搐、昏迷等一系列症状,根据病情轻重可分为轻、中、重度三类。其发病机制为全身的小动脉痉挛和水、钠潴留。由于本病来势急骤,若不及时治疗和精心护理常可危及母婴生命,本病也是引起早产及胎儿、新生儿死亡的重要原因之一。轻症患者需要休息,注意饮食及必要的镇静药,中重度患者需住院治疗,给予解痉药物硫酸镁、东莨菪碱及降压药物利血平、肼屈嗪等。

【饮食宜进】

1. 含蛋白质的食物　妊娠高血压综合征患者应以高蛋白饮食为主,每日摄入蛋白质量以 80～100 克为宜,且应以鱼类、蛋类和植物蛋白为主。

2. 植物脂肪　如菜籽油、植物油、玉米油、植物油等含不饱和脂肪酸,能抑制糖原转化合成脂肪酸,改善血管壁的脂质沉积状态,因而有利于防治妊娠高血压综合征。

3. 鱼类食物　如鲫鱼、鳝鱼、青花鱼、秋鱼等富含二十碳五烯酸的物质,能改善脂质代谢,抑制血小板聚集并改善微血管循环,有利于防止或减轻妊娠高血压综合征。孕妇宜在妊娠期增加鱼类食物。

4. 含钙食物　鉴于缺钙对本病发生与发展的不利影响,孕妇应注意食用牛奶、鱼、蛋类及豆制品等含钙量高的食物。

5. 维生素和微量元素的食物　妊娠高血压综合征患者宜增加谷类、豆类及新鲜水果、蔬菜的摄入。谷类、豆类及新鲜水果、蔬菜中含有丰富的维生素 E、维生素 C、B 族维生素及微量元素锌、锡、铜等,这些营养素有利于改善本病。

6. 宜进食具有降血压作用的新鲜水果及蔬菜　如香蕉、苹果含有丰富的钾,能促进体内钠和水的排泄,减少全身血容量而使血压降低;海带含有褐藻酸盐,含降低血压的有效成分,并且海带含有甘露醇,有很好的利尿作用,通过利尿也能达到降血压的疗效;胡萝卜含有琥珀酸钾盐这一降血压的有效成分;山楂能降胆固醇,软化血管,具有降血压作用;芹菜具有降血压、镇静、利尿作用;西瓜内所含配糖体,具有利尿、降压作用。妊娠高血压综合征患者宜多食用此类新鲜水果及蔬菜。

7. 其他

(1)脾虚湿阳者:宜食大枣、扁豆、薏苡仁、莲子、栗子、黄豆、粳米、芋头、荔枝、桂圆肉、牛肉、牛奶、猪肚、鲫鱼、鸡蛋、人参、刺五加、茯苓等食物及药食兼用品。

(2)肾虚水泛者:宜食黄牛肉、羊肉、鸡肉、鲤鱼、鲫鱼、鲳鱼、薏苡仁、茯苓、生姜、猪苓、泽泻等食物及药食兼用品。

(3)阴虚肝旺者:宜食枸杞子、菊花、桑葚、黑芝麻、海蜇皮、樱桃、番茄、芹菜、荠菜、苦瓜等食物。

【饮食相克】

1. 饮食总热能过高 热能供应过高可致体重过分增加乃至肥胖,如果体重指数>24,易于发生妊娠高血压综合征。有此倾向的患者,应控制饮食总热能,以保证整个孕期体重增加不超过13千克,体重指数<24。

2. 饱和脂肪酸含量高的食物 女性妊娠期摄入过多的饱和脂肪酸,加上运动量过少,大量的饱和脂肪酸以脂肪的形式储存起来,不利于改善血管壁的脂质沉积,故应控制摄入量。

3. 糖 应限制糖的摄入量,每日摄入量在160~240克为宜。

4. 食盐 食盐摄入过多会造成体内水、钠潴留,血浆容量增加,使血压增高。故孕妇在出现高血压症状时,应采取低盐饮食,每日应将食盐限制在3~5克。但对于轻症患者则不宜过于限制食盐的摄入,因为长期低盐饮食可引起低钠血症,甚至发生虚脱,而且易导致食欲缺乏,引起蛋白质的摄入不足,对母儿健康均不利。

5. 酒 饮酒会影响胎儿发育,甚至引起流产、早产。饮酒也会加重高血压症状,使病情更加复杂。

6. 辛辣、刺激性食物 辛辣、刺激性食物,如辣椒、胡椒等,均

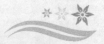

有刺激血管神经兴奋的作用,从而导致血管收缩、血压升高,而且辛辣、刺激性食物易造成便秘,甚至有的患者因用力排便,血压急剧升高而发生脑血管意外。

7. 浓茶 浓茶中所含的茶碱量高,可以引起大脑兴奋、不安、失眠、心悸等不适,从而使血压升高。而清淡的绿茶可以饮用,其有利于高血压的治疗。

8. 产气食物 容易在胃肠道内产气的食物如大豆、豆制品、炒蚕豆、白薯(俗称山芋)等,大量食用后可因腹内气体充盈而导致腹内压增高,局部血管阻力也随之增大,从而增加心脏负担,不利于孕妇和胎儿的营养与健康。

【饮食搭配】

1. 柠檬与白糖 柠檬与白糖搭配,其柠檬酸可与体内的钙离子结合,形成一种可溶性络合物,降低钙离子导致的凝血作用,适宜妊娠高血压综合征患者食用。

2. 香蕉与冰糖及糯米 香蕉性寒味甘,有安神降压、活血行气等功效,香蕉与冰糖及糯米搭配,对妊娠高血压综合征有显著的辅助治疗作用。

3. 豆浆与牛奶 据营养学家对牛奶及豆浆所含的13种营养成分分析,豆浆中所含的维生素 A、维生素 B_1 和钾、钠、铁都明显高于牛奶,只有钙、磷、糖略低于牛奶,其他如蛋白质、脂肪等5种营养物质基本相当,豆浆不仅便宜,对妊娠高血压综合征患者来说,喝豆浆有利。若豆浆与牛奶同饮,其营养更加丰富,且能为人体补充全面的营养。

4. 芹菜与番茄 芹菜有降血压作用,番茄可健胃消食,两者搭配,营养更丰富均衡,适宜妊娠高血压综合征患者食用。

5. 芫荽与冬瓜、黑木耳 芫荽与冬瓜、黑木耳搭配食用,有利尿消肿、降压、调脂作用。适宜妊娠高血压综合征患者食用。

6. 绿豆与莲藕 绿豆与莲藕搭配食用,能健胃、疏肝利胆、养心降压,对肝胆病、高血压有一定的辅助治疗作用。

【食疗药膳方】

1. 双耳汤　黑木耳20克,白木耳20克,白糖适量。黑木耳、白木耳洗净,炖汤,加白糖饮用。降压利尿。适用于妊娠高血压伴有水肿。

2. 赤小豆冬瓜汤　赤小豆60克,冬瓜200克,调味品适量。将赤小豆煮烂后加入冬瓜片,加少量调味品饮用。利尿消肿。适用于妊娠水肿。

3. 鲫鱼冬瓜汤　鲫鱼250克,冬瓜300克,调味品适量。将鱼洗净,与冬瓜一同入锅煮熟,加入少量调味品食用。健脾消肿,适用于妊娠水肿伴有高血压。

4. 莲心菊花茶　莲子心9克,菊花6克。将莲子心与菊花泡饮。清热泻火,降血压。适用于妊娠期高血压伴有心火旺者。

5. 芹菜荸荠汁　芹菜、荸荠各适量。芹菜、荸荠洗净,榨汁饮用。降血压,补益脾胃。适用于妊娠高血压。

6. 芹菜粳米粥　芹菜100克,粳米100克。将芹菜去根,择洗干净,切成碎末。将粳米淘洗干净,放入锅内,加入开水适量,用大火烧开,再改用小火煮至半熟时,放入芹菜末,煮至粥熟后出锅即可。粥烂熟,菜清香,食之爽口开胃。芹菜含有较多的镇静、降血压的成分,可降低血压,同时还有养神益气、平肝清热、消肿减肥的功效。适用于妊娠水肿并发妊娠高血压综合征。

7. 鲫鱼蒸蛋羹　鲫鱼300克,鸡蛋4个,料酒15毫升,葱、姜、食盐、味精、香油各适量。将葱、姜洗净,切成末;鲫鱼去鳞,去鳃,开膛去内脏,洗净,下入开水锅中煮过,控去水,用净布擦干水。将鸡蛋打入大碗内打散搅匀,加入食盐、味精、清汤、料酒、葱、姜,再搅匀,将鲫鱼放入蛋液中,一同蒸10～15分钟,待蛋羹呈豆腐脑状时取出。食用前淋入少许香油即可。鱼肉鲜美、蛋羹清淡。鲫鱼和鸡蛋含有丰富的优质蛋白质同时富含钙、磷、铁等,且极易消化。鲫鱼有健脾利湿、温中下气、益五脏、通血脉、消水肿之功效。此菜既可增加妊娠高血压综合征患者的营养,又能消除其水肿。适用于妊娠水肿。

8. 车前子粥 车前子 15 克,粳米 100 克。车前子以布包煎,取汁与粳米同煮为粥食用。降压利尿。适用于妊娠性水肿伴有高血压。

9. 五皮饮 桑白皮、生姜皮,大腹皮各 15 克,茯苓皮 20 克,陈皮 6 克,白糖 20 克。桑白皮、生姜皮、大腹皮、茯苓皮入砂锅,加清水 700 毫升,小火煮至 300 毫升。然后入陈皮、白糖,再煮沸 3 分钟。分 2 次饮。健脾利水,行气消肿。适用于脾虚型妊娠水肿,症见妊娠期头面、肢体肿胀,四肢沉重无力,面色淡黄,食后胃脘饱胀不舒,甚或腹部胀大,大便稀溏者。

【药物与饮食相克】

1. 利血平

(1)因含酪胺的食物,如奶酪、腌鱼、蚕豆、鸡肝、酵母、葡萄酒等,均可减弱利血平的降压作用,故服用利血平期间应禁食上述食品。

(2)茶叶中含有鞣质,可与降压药物利血平发生不良反应,降低利血平的药效,故服用利血平期间不宜饮茶。

(3)利血平微溶于乙醇,但乙醇对此药有协同作用,使血管骤然扩张,血压急剧下降,故服用利血平时不宜饮酒。

(4)动物高脂肪类食物可影响降压药及降脂药的吸收,减低药物的疗效,故服用降压药及降脂药时不宜食用动物脂肪。

2. 东莨菪碱与螃蟹 螃蟹能解东莨菪碱类药物的毒性,也可减弱东莨菪碱类药物的治疗作用,故服用东莨菪碱类药物时不宜食用螃蟹。

【本病与药物相克】

1. 升高血压药物 肾上腺素类药物(如肾上腺素、去甲肾上腺素、间羟胺、多巴胺等)能收缩血管,引起血压升高,不适用于本病。若因病情需要而必须使用降压药时,应注意勿使血压突然下降过低,以免造成胎儿一时供血不足,影响代谢。此外,大多数温里壮阳的中药具有升压作用,如鹿茸可使血压上升,心率加速,心收缩力加强;附子对垂体-肾上腺皮质有兴奋作用,且能兴奋迷走神经,加强心脏收缩,升高血压;麻黄中含有的麻黄碱有兴奋中枢神经及较强的升压作用,应慎用。

2. 水钠潴留药物　糖皮质激素(如泼尼松、地塞米松、氢化可的松、醛固酮等药物)可引起水钠潴留,长期使用可引起恶性高血压而致死亡。

3. 复方降压制剂　关于复方制剂的问题,越来越多的学者认识到其缺点,认为其在降压的同时升高了血脂,因此在整体上并不能延长寿命,所以一般不使用复方降压制剂。

4. 燥热、温补药品　燥热药品(如附子、肉桂、鹿茸、麻黄、细辛)和温补药品(如红参、菟丝子、淫羊藿等)均易助阳生火,导致本病加重。

【药物与药物相克】

1. 利血平

(1)氯丙嗪:由于氯丙嗪具有中枢抑制作用,并能直接抑制交感神经,使血管扩张血压下降,与利血平合用,降血压作用增强,精神抑郁症状也加重,故不宜合用。

(2)甲基多巴:服用甲基多巴后再用利血平可加剧彼此的不良反应,故不宜合用。

(3)洋地黄:利血平能使交感神经递质耗竭,交感张力降低,在心脏表现为迷走神经的功能相对亢进,心率变慢;而洋地黄亦兴奋迷走神经。两药合用易造成心律失常,心动过缓,甚至传导阻滞。

(4)麻醉药:因氟烷等麻醉药可使患者对利血平降压作用的

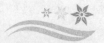

敏感性增加,合用可显著增强本品的降血压作用,故不宜合用。

(5)双氧丙嗪:因镇咳平喘药双氧丙嗪可使利血平等降压药作用减弱或失效,故不宜同用。

(6)单胺氧化酶抑制药:利血平与单胺氧化酶抑制药(如帕吉林、丙米嗪等)合用,会延缓体内去甲肾上腺素的灭活而引起蓄积,导致血压上升,兴奋狂躁,病情加重。另有报道,先用单胺氧化酶抑制药后用本品,可引起血压上升;将秩序颠倒用药,则无此现象。

(7)阿米替林:阿米替林能阻碍交感神经末梢对去甲肾上腺素的摄取,从而提高受体区域去甲肾上腺素的浓度,使利血平等降压药作用减弱。

(8)泼尼松龙:由于泼尼松龙可产生盐皮质激素的作用,引起水钠潴留并促进排钾,导致血压增高,故不宜与利血平合用。

(9)拟交感神经药:如利血平能耗竭神经递质,使间接作用的拟交感神经药尼可刹米、美芬丁胺、麻黄碱等效果降低,具有拮抗作用;利血平能通过耗竭交感神经末梢的去甲肾上腺素,使拟交感神经药间羟胺的升压作用减弱,同时本品的降压作用亦降低。

(10)奎尼丁:因利血平与奎尼丁合用可引起心律失常,故不宜合用。

(11)去甲肾上腺素、肾上腺素:两药合用可抑制突触前膜对去甲肾上腺素的摄取,α受体敏感化,升压作用明显增强。

(12)甘草及甘草制剂:甘草中含甘草次酸,易与降压药利血平发生反应,而降低药效。另外,甘草具有去氧皮质酮样作用,能引起水肿、血压升高,拮抗利血平的降压作用。

(13)抗组胺的中成药:这类中成药主要有感冒清、抗感冒片、克感宁片等。因抗组胺药可对抗肾上腺素神经元阻断药,使利血平等疗效降低。

2. 硫酸镁

（1）因为硫酸镁有致泻作用，能使肠蠕动加快，因而可使地高辛、维生素 B_2 吸收减少，血药浓度降低，疗效减弱。

（2）由于氨基糖苷类抗生素（如新霉素、链霉素、庆大霉素等）可抑制神经肌肉接点的传递作用，与硫酸镁合用可加重硫酸镁引起的呼吸麻痹。

（3）因四环素类药物（如四环素、土霉素、美他环素、多西环素等）能与镁离子生成螯合物，减少吸收，降低疗效。

（4）硫酸镁应避免与含有雄黄的中成药（如牛黄消炎丸、六神丸、牛黄解毒丸、安宫牛黄丸等）同服，因为硫酸镁所产生的微量硫酸，可使雄黄中含的硫化砷氧化，毒性增加。

（5）因为中成药红管药片中的槲皮素能与镁离子生成螯合物，降低其疗效，故不宜合用。

3. 东莨菪碱与拟胆碱药　因为拟胆碱药（如毛果芸香碱、毒扁豆碱、新斯的明等）可拮抗东莨菪碱的抗胆碱作用，故不宜合用。

4. 升高血压药物　肾上腺素、去甲肾上腺素、间羟胺、多巴胺等能收缩血管，引起血压升高，不宜使用。大多数温里壮阳的中药具有升压作用，如鹿茸可使血压上升，心率加速，心收缩力加强；附子对垂体-肾上腺皮质有兴奋作用，且能兴奋迷走神经，加强心脏收缩，升高血压；麻黄中含有的麻黄碱有兴奋中枢神经及较强的升血压作用，宜慎用。此外，枳实、陈皮、玉竹、茯苓、生姜等中药也有升血压作用，药物配伍中应慎用。

5. 水钠潴留药物　泼尼松、地塞米松、氢化可的松、醛固酮等可引起水钠潴留，长期使用可引起恶性高血压。

6. 吲哚美辛　人体的前列腺素有扩张周围血管及冠状动脉的作用，前列腺素中有一类增加有肾血流量，促进水、钠排出的物质。吲哚美辛能抑制前列腺素的合成，使血管痉挛，外周阻力增高,降低肾血流量及水、钠排泄,从而导致血压升高;此外,吲哚美辛可引起胎儿脑畸形和骨骼畸形,孕晚期应用还可能影响母体和胎儿的凝血机制。

7. 燥热、温补药品　燥热药品(如附子、肉桂、鹿茸、麻黄、细辛),温补药品(如红参、菟丝子、淫羊藿等)均易助阳生火,导致本病加重。

四、妊娠剧吐

妊娠6～12周约有50%以上的孕妇可出现头晕、倦怠、择食、食欲缺乏及轻度恶心、呕吐等症状,称早孕反应。因恶心、呕吐多在清晨空腹时较严重,故又称"晨吐"。早孕反应一般不影响日常生活和工作,不需特殊治疗,多在妊娠12周前后自然消失。少数孕妇早孕反应严重,恶心、呕吐频繁,不能进食,影响身体健康,甚至威胁孕妇生命者,称妊娠剧吐。妊娠剧吐多见于年轻初孕妇,初为轻微恶心、呕吐及择食,逐渐加重,直至呕吐频繁不能进食,呕吐物中有胆汁或咖啡渣样物。由于严重呕吐及长期不能进食,孕妇可出现脱水及电解质紊乱、代谢性酸中毒,甚至肝、肾功能受损;若病情继续发展,患者可出现意识模糊或昏迷。对妊娠剧吐者,应给予安慰,解除思想顾虑,保证有充足的睡眠,并指导其饮食,必要时静脉滴注葡萄糖液及葡萄糖食盐水,并可给予维生素B_1、维生素B_6、维生素C及镇静止吐药苯巴比妥或吩噻嗪类(氯丙嗪)等药物治疗;如严重症状经积极治疗仍不缓解者,可采取终止妊娠等措施。

【饮食宜进】

1. 调整饮食　注意食物的形、色、味,使其引起食欲。选择食物要容易消化和吸收,这样有利于防止呕吐。在能吃的时候,尽可能吃想吃的东西。多喝水,多吃些富含纤维素和维生素的食物,可以防止便秘,以免便秘后加重早孕反应的症状。改善就餐环境可以转换情绪,激起孕妇的食欲。吃饭后 30 分钟尽量避免平躺,以避免胃酸逆流造成恶心感。

(1)少吃多餐:为减少呕吐反应,三餐切勿多食,以免引起胃部不适或恶心呕吐。准备少量、多品种的食品,如苏打饼干、咸味面包、口味清淡的点心、奶制品、瓜子等,感觉胃部不适时,吃下可立即缓解。

(2)注意调味,促进食欲:孕妇可选用山楂、糖葫芦、酸梅、杏、柑橘、咸菜、牛肉干、陈皮梅、酸奶、凉拌粉皮、凉拌番茄、黄瓜等,以增进食欲。

(3)不要因吐废食:不要怕引起早孕反应而拒食,即使是吐了,仍要再吃,只要有一部分食物留在胃里就可供消化、吸收。

(4)增加体液,以免脱水:频繁呕吐者应选择稀粥、藕粉、酸梅汤、西瓜汁、椰子汁及多汁的水果,这样既补充水分、营养,又调剂了口味。

2. 低脂肪、易消化的清淡膳食 由于妊娠剧吐患者胃酸分泌减少,胃排空时间延长,使得高脂肪的食物不易消化、吸收。同时由于胃排空时间延长,高脂肪食物易加重胃肠道负担,更易引起剧烈的呕吐。因此,妊娠剧吐患者宜选择低脂肪、易消化的清淡膳食,如新鲜蔬菜、水果、米汤、稀粥、豆浆等。

3. 高热能、高维生素食物 由于妊娠剧吐患者呕吐频繁、食欲差,易致营养供应不足及维生素缺乏。因此,妊娠剧吐患者宜选择清淡爽口、易于消化、富有营养及富含维生素的食物,如面包、面食、饼干、果汁、蜂蜜、果酱、牛奶、藕粉、豆浆、点心及各类新鲜蔬菜和水果。症状较轻时可适当吃些鸡蛋、动物肝、瘦肉、鲤鱼、河虾和豆制品等蛋白质食品,特别是鲤鱼有治疗"妊娠水肿、胎动不安、反胃吐食"的功效;食量不大时,应少用含水分多、热能低、体积大的蔬菜,并应采取少食多餐的进食方式;孕妇在早晨呕

吐较剧,适宜吃些干的食物,如烤馒头、面包干等。

【饮食相克】

1. 患者厌恶之食物 凡患者厌恶的食物,食入后必然增加恶心感,使呕吐加重,应禁食。

2. 特殊腥臭味的食物 如鳜鱼、黄鱼、带鱼、黑鱼、海虾、虾皮、梭子鱼、海曼、甲鱼、海蜇皮、海蜇头等,具有较浓的腥味,容易刺激患者的恶心感,诱发呕吐;有些土腥味较重的河鱼,如白鱼等亦会诱发呕吐;由发酵后产生的臭味食品,如臭腐乳、臭冬瓜、带有臭味的咸菜、臭豆腐干、已产生臭味的鱼虾等,都会诱发恶心、呕吐,影响食欲,加重病情,均应禁食。

3. 暴饮暴食 由于长期剧烈呕吐及厌食,孕妇丧失了进食的信心和勇气,长期饥饿引起体内一系列代谢变化,使得病情加重。因此,解除孕妇思想顾虑,保证充足的休息和睡眠,改善进食,是治疗的要点。妊娠剧吐与血中的绒促素有关,同时胃酸分泌减少,胃排空时间延长也是不可忽视的原因。故妊娠剧吐患者应少食多餐以减少呕吐的次数,切忌暴饮暴食。同时在食物的量上应满足患者营养及能量的需求。

4. 油腻、坚硬食物 由于妊娠剧吐患者长期呕吐,胃酸分泌减少,胃排空时间延长,使得油炸、高脂肪的食物不易消化、吸收。同时由于胃排空时间延长,油腻食物易加重胃肠道负担,更易引起剧烈的呕吐。另外,油腻食物容易助湿生痰,加重恶心。因此,妊娠剧吐患者适用于选择低脂肪、易消化的清淡膳食,如新鲜蔬菜、水果、米汤、稀粥、豆浆等,应忌油腻食物。

5. 过甜食物 过甜食物对脾胃虚弱者容易生湿生痰,导致胎气夹痰湿上逆而发生恶心、呕吐,如糖果、巧克力、蜂蜜、蔗糖及各种蜜饯(如苹果脯、桃脯等)均有助湿之弊,应尽量避免食用。

【饮食搭配】

1. 苹果与枸杞子 妊娠期间多食苹果,能增加营养,防治因频繁呕吐而导致的酸中毒,枸杞子含有天然多糖、维生素 B_1、维生素 B_2、维生素 E、胡萝卜素等,若苹果与枸杞子搭配食用,营养更加丰富,适宜妊娠剧吐患者食用。

2. 柚子与黑橄榄 柚子性寒味甘酸,具有化痰、消食和胃、理气、解酒毒等作用,适宜气管炎、酒精中毒、食积胀满、孕妇口淡食少等患者食用。柚子若与黑橄榄用水煎服,可治疗妊娠呕吐。

3. 生姜与橘皮 生姜味辛、微温,具有健胃解表、温中散寒、兴奋发汗、止呕解毒等功效;橘皮即陈皮,性温味辛,能理气开胃、燥湿化痰,橘皮中含有挥发油,能刺激消化道,促进胃肠蠕动及消化液分泌,亦有健胃之功效。生姜与橘皮煎服能辅助治疗妊娠剧吐。

【食疗药膳方】

1. 姜汁牛奶 鲜牛奶 200 克,生姜汁 10 克,白糖 20 克。将鲜牛奶、生姜汁、白糖混匀,煮沸后即可。温热饮,每日 2 次。益胃,降逆,止呕。适用于妊娠呕吐。

2. 甘蔗汁 甘蔗、生姜汁各适量。将甘蔗绞汁,加生姜汁少许,代茶饮。适用于孕妇口干、心烦、呕吐、恶心等反应。

3. 梅干菜猪瘦肉 梅干菜 15 克,榨菜 15 克,猪瘦肉丝 100 克,食盐、味精各适量。共煮汤,常饮。适用于妊娠呕吐。

4. 生姜韭菜生菜汁 生姜 20 克,韭菜 50 克,生菜 50 克。共捣烂取汁饮,每日 2 剂,7 日为 1 个疗程。适用于妊娠呕吐。

5. 柚皮饮 柚子皮 2.5 克,洗净,切碎,水煎代茶饮,每日 1 剂。理气健胃降逆。适用于妊娠呕吐。

6. 姜汁炒糯米 糯米 250 克,生姜汁 3 匙。炒锅放在小火上倒入糯米、生姜汁同炒,炒到糯米爆破,研粉即可。每次 1 汤匙,每日 2 次,开水调饮。温中止呕。适用于妊娠呕吐。阴虚火旺者不宜服。

7. 砂仁蒸鲫鱼 鲜鲫鱼 250 克,砂仁 5 克,酱油、食盐、淀粉各适量。砂仁研成细末,鲜鲫鱼去鳞、内脏,酱油、食盐、砂仁末搅匀,放入鲫鱼腹中,用淀粉封住刀口,放入盘中盖严,上笼蒸熟。佐餐食用。利湿止呕。适用于妊娠呕吐。

8. 生姜甘蔗汁 生姜汁 10 毫升,甘蔗适量。将甘蔗剥去皮,捣烂取汁,加入生姜汁,混合后放锅内,隔水蒸熟。趁热分 3 次饮完,每日 1 剂。和胃止呕。适用于妊娠呕吐。

9. 鲜柠檬汁 鲜柠檬 500 克,白糖 250 克。鲜柠檬去皮、核,切小块,放入锅中,加白糖浸渍 24 小时,再用小火煨熬至汁液耗尽,待冷却再拌入少许白糖即可。每日 1 剂,分 2 次饮用。适用于妊娠呕吐。

10. 椰汁奶浆 椰汁 1 杯,鲜奶 2 杯,白糖 200 克,栗粉 5 汤匙,大枣 3 枚,清水 3 杯。大枣去核,椰汁和栗粉调成浆;把白糖、鲜奶、大枣一起煮开,慢慢地加入椰汁栗粉浆,不停地搅拌成糊状,一直到开,然后盛入碗中即可食用。适用于妊娠呕吐。

11. 韭菜鲜姜汁 韭菜 200 克,鲜姜 200 克,白糖适量。将韭菜、生姜洗净,切碎,捣烂取汁,用白糖调匀饮服。温中止呕。适用于妊娠呕吐。

12. 甘草芹根鸡蛋 鲜芹菜根 10 克,甘草 15 克,鸡蛋 1 个,先把鲜芹菜根、甘草洗净,熬汤,水沸后打入鸡蛋后趁热服。清热降逆。适用于妊娠呕吐。

13. 鲫鱼麦芽汤 活鲫鱼(约 150 克)1 条,炒麦芽 20 克,葱、姜、食盐各适量。麦芽放入洗净的鱼腹中,加清水适量,隔水蒸熟,放少量葱、姜、食盐调味,再蒸片刻即可食用。

14. 藕橘糊 藕粉 30 克,橘皮 6 克,白糖适量。将橘皮水煎取浓汁,与米汤调拌藕粉,加白糖再稍煮片刻后饮用。

15. 锅巴柚子皮粥 锅巴 50 克,柚子皮 15 克,食盐适量。将柚子皮切成片,与锅巴同入锅,加清水适量煮成粥,放少许食盐调味食用。清理和胃,除逆止呕。适用于妊娠呕吐。

16. 梨丁香　梨1个,丁香15枚。梨去核,放入丁香,密闭蒸熟,去丁香食梨。适用于妊娠呕吐。

17. 麦冬粥　鲜麦冬汁、鲜生地黄汁各50毫升,生姜10克,薏苡仁15克,粳米80克。将薏苡仁、粳米及生姜入锅,加水煮熟,再下麦冬、生地黄汁调匀,煮成稀粥。空腹食,每日2次。安胎止呕。适用于妊娠呕吐。

18. 生姜乌梅饮　乌梅肉、生姜各10克,红糖适量。将乌梅肉、生姜、红糖加水200毫升煎汤。每日1剂,分2次饮用。和胃止呕,生津止渴。适用于肝胃不和之妊娠呕吐。

19. 陈皮卤牛肉　牛瘦肉、酱油、陈皮、葱、姜、白糖、酱油、植物油各适量。把陈皮用水稍微泡软;葱洗净,切段;牛肉洗净,切成薄片,加酱油拌匀,腌10分钟。将腌好的牛肉一片一片放到热油里,油炸到稍干一些;把陈皮、葱、姜先爆香,然后加入酱油、白糖、水和牛肉稍炒一下;把牛肉取出,放入拌好的卤料,即陈皮、葱、姜、酱油、白糖,炖至卤汁变干即可食用。瘦肉类含有丰富的B族维生素,有助减轻怀孕早期的呕吐症状,还可减轻精神疲劳等;姜和陈皮也有助于减轻孕妇的恶心感。适用于妊娠呕吐。

20. 乌梅陈皮粥　乌梅20克,陈皮30克,粳米50克。乌梅、陈皮加水适量同煎煮30分钟,去渣取汁,与粳米同煮成粥。少量频饮,不拘次数。适用于妊娠呕吐。

21. 芦藕粥　鲜芦根60克(干者用30克),鲜藕50克,粳米50克,冰糖适量。将芦根切断,去节,水煎取汁约300毫升;把藕切成小块。把藕块与粳米放入芦根汁中,小火煮成粥,加冰糖调味,每日分2次食用。适用于妊娠呕吐。

【药物与饮食相克】

1. 维生素 B_1

(1)茶:因饮茶可影响维生素 B_1 的吸收而使其疗效降低,故应忌饮茶。

（2）生鱼、蛤蜊：生鱼、蛤蜊肉中含有破坏维生素 B_1 分解酶，长期吃生鱼和蛤蜊肉，会造成维生素 B_1 缺乏。在服用维生素 B_1 治病时，应禁食这类食物，否则会降低药效。

（3）酒类：因酒中所含乙醇易损害胃肠黏膜，可影响维生素 B_1 的吸收，故含有乙醇的饮料食物（如酒、啤酒等）忌与维生素 B_1 同服。

2. 维生素 B_6 与硼酸相克　维生素 B_6 实际上包括 3 种衍生物（即吡哆醇、吡哆醛、吡哆胺），都具有同等的活性，均易被胃肠道吸收，吸收后吡哆醛、吡哆胺转变为吡哆醇，三者可相互转化。吡哆醇与硼酸作用可生成络合物。茄子、南瓜、胡萝卜、萝卜缨等含硼较多，这些食物中的硼与体内消化液相遇，再遇上维生素 B_6，则可能生成络合物，从而影响维生素 B_6 的吸收与利用，降低药效。

3. 维生素C

（1）动物肝脏：因为维生素 C 是一种烯醇结构的物质，易被氧化破坏，如遇到微量金属离子，如铜、铁离子，会迅速氧化，特别是铜离子能使维生素 C 氧化加速 1 000 倍以上。而动物肝脏含铜丰富，能催化维生素 C 氧化，使其失去生物功能，降低药效，故服用维生素 C 时忌食动物肝脏。

（2）碱性食物：因为维生素 C 属于酸性药物，若在服用维生素 C 期间过食碱性食物（如菠菜、胡萝卜、黄瓜、苏打饼干、茶叶等），可因酸碱中和而降低疗效，故在服用维生素 C 期间忌过食碱性食物。

（3）富含维生素 B_2 的食物：因维生素 C 是六碳糖衍生物，在其分子中有两个烯醇式羟基，很容易离解出氢离子，所以具有一定的酸性和很强的还原性，极易被氧化。维生素 B_2 是由核醇5，6，7-二甲基异咯嗪缩合而成，其分子的异咯嗪环上的 1、10 位上的氮原子易接受氢原子而还原。因此，维生素 B_2 具有一定的氧化性。在服用维生素 C 治疗疾病时,若多食富含维生素 B₂ 的食物(如猪、牛、羊肝、牛奶、奶酪、酸制酵母、蛋黄等),则维生素 C 易被维生素 B₂ 氧化,而维生素 B₂ 本身被还原,两者同失去效用,达不到补充维生素的目的。因此,在服用维生素 C 治疗疾病时,不宜多食富含维生素 B₂ 的食物。

(4)水产品:在食用水生贝母类的同时,如果服用大剂量的维生素 C,会置人于死地。含砷的多种类型食物,通常是对人体无害的。例如,小河虾、对虾体内含有较多的砷化物,但由于这些砷化物均以 5 价形式存在,而对人体没有影响。若在食用这些砷含量高的水产品的同时服用大量维生素 C,两者相互作用的后果,可使 5 价的砷转变为 3 价的砷,从而产生剧毒物。因此,在吃水产品时,切忌服用大量的维生素 C。

(5)瓜类食物:南瓜、黄瓜、笋瓜等含有维生素 C 分解酶,故服用维生素 C 时不宜食用瓜类食物,以避免维生素 C 的破坏及疗效降低。维生素 C 分解酶不耐热,瓜类食物煮熟后此酶即被破坏,所以瓜类食物适用于煮食之。

4. 苯巴比妥

(1)茶:因茶叶所含鞣酸、咖啡因及茶碱等成分对中枢神经有兴奋作用,可减弱苯巴比妥的镇静作用。故服用苯巴比妥等药物期间应避免饮茶水。

(2)酒或含有酒精的饮料:因苯巴比妥等镇静药对乙醇和其他中枢神经抑制剂有协同作用,如果在服用镇静药期间饮酒或含酒精的饮料,会增加乙醇对机体的毒害,可能引起乙醇中毒,甚至昏迷或呼吸抑制等严重反应。因此,在服用苯巴比妥等镇静药期间不宜饮酒或含酒精的饮料。

(3)中药药酒:含乙醇的药酒(如舒筋活络酒、胡蜂酒、虎骨酒、国公酒等)是药酶诱导剂,可使肝脏药酶活性增强,加速药物代谢,使苯巴比妥、戊巴比妥半衰期缩短,疗效降低。另外,乙醇有抑制中枢神经、扩张血管的作用,能使苯巴比妥等中枢抑制作用增强,而引起昏睡。故服用苯巴比妥、戊巴比妥等镇静药期间应慎服中药药酒。

5. 吩噻嗪类药物

(1)咖啡及咖啡类饮料:咖啡及咖啡类饮料中的咖啡因与氯丙嗪可产生药理性拮抗作用,若同时服用,氯丙嗪的疗效将降低,故氯丙嗪忌与咖啡类饮料同服。

(2)酒:因为酒中所含乙醇与吩噻嗪类药物(如氯丙嗪、奋乃静、氟奋乃静、氟奋乃静癸酸酯等)对中枢神经有相加抑制作用,并且吩噻嗪类药物还可抑制肝内乙醇脱氢酶活性而阻碍乙醇降解,加强并延长乙醇的中枢抑制作用和血管扩张等作用,故吩噻嗪类药物忌与酒同服。

【本病与药物相克】

1. 妊娠期必须禁忌的药物　许多药物使用不当可产生致畸或致胎儿发育不良等不良影响,如维生素 K_3、糖皮质激素、抗癌药等应禁忌。妊娠期必须禁忌的药物,详见"妊娠期"。

2. 止吐药物　妊娠剧吐的患者,在必须使用止吐药物时,应避免使用对胎儿有不利影响的药物,如甲氧氯普安对胎儿有致畸作用;妊娠 3 个月内禁用美克洛嗪、盐酸二苯甲、甲哌嗪、布克利嗪等。可短期给予维生素 B_6 及镇静药物。

3. 维生素 B_6　妊娠剧吐患者以维生素 B_6 为常规用药,但若大剂量使用,可使新生儿发生维生素 B_6 依赖症,故应避免大量使用维生素 B_6。

【药物与药物相克】

1. 维生素 B_1

(1)氢氧化铝凝胶:如果维生素 B_1 与氢氧化铝凝胶合用,由于氢氧化铝凝胶的吸附作用而减少其吸收,降低其疗效,故不宜合用。

（2）碳酸氢钠、巴比妥类：因两者与维生素 B_1 同用可引起后者分解，使维生素 B_1 的疗效降低或失效，故不宜同用。但维生素 B_1 可减轻巴比妥类药物所引起的戒断症状。

（3）含乙醇的药物（如风湿酒、鹿茸精等）：因乙醇易损害胃肠黏膜，可影响维生素 B_1 的吸收，故不宜同服。

（4）糖皮质激素：因为糖皮质激素（如氢化可的松、地塞米松）有对抗维生素 B_1 的作用，不利于症状的缓解，故不宜合用。

（5）活性炭、白陶土：因为维生素 B_1 可被活性炭、白陶土等吸附而降低疗效，故一般不宜同服。如果必须合用，可先服维生素 B_1，2～3 小时后再服用活性炭、白陶土等。

（6）氨茶碱：因为维生素 B_1 在碱性溶液中不稳定，故不宜与碱性药物（如氨茶碱）同用，以免引起化学反应，降低疗效。

（7）阿司匹林：阿司匹林是酸性药物，在胃中会析出水杨酸，刺激胃黏膜，引起恶心，甚至溃疡。水杨酸在碱性环境中可排泄出大部分，而维生素 B_1 却是酸性药物，如与阿司匹林同用，会使阿司匹林中析出的水杨酸蓄积致毒。这不但对治病不利，而且还会给患者带来新的病症。

（8）口服避孕药：因口服避孕药可加速维生素 B_1 的代谢，从而降低维生素 B_1 在血浆中正常水平，故长期服用避孕药应适当补充维生素 B_1，以预防缺乏维生素 B_1。

（9）含鞣质的中药或中成药：含有鞣质的中药有五倍子、桂皮、狗脊、侧柏等，中成药有四季青片、虎杖浸膏片、感冒宁、复方千日红片、肠风槐角丸、肠连丸、紫金粉、舒痔丸、七厘散等。因为鞣质可与维生素 B_1 结合产生沉淀，不易被吸收利用，故应忌合用。

2. 维生素 B_6

（1）雌激素：雌激素的转化产物可与维生素 B_6 竞争酶蛋白，从而促进维生素 B_6 的排泄，降低其疗效。雌激素还可使色氨酸氧化酶活性增强,使色氨代谢中的维生素 B_6 需要量增大,因而导致体内的维生素 B_6 相对不足,故不宜同服。

(2)青霉胺、左旋多巴:因维生素 B_6 可与青霉胺、左旋多巴形成络合物而使排泄增加,且以维生素 B_6 10～25 毫克与左旋多巴合用时尚可逆转左旋多巴的抗震颤麻痹作用,故不宜合用。

(3)异烟肼:抗结核药物异烟肼是吡哆醛抑制药,可与维生素 B_6 结合成腙而使其失去活性。在服用异烟肼时,需加服维生素 B_6,以补充体内的维生素 B_6 及对久服异烟肼所形成的周围神经炎有治疗作用。

3. 维生素 C

(1)三氯叔丁醇:因维生素 C 与止吐药三氯叔丁醇可结合成无疗效的产物,故不宜合用。

(2)磺胺类药:因为维生素 C 是一种酸性药物,可使尿液酸化,pH 值下降,若与磺胺类药(如复方磺胺甲噁唑等)合用,可使后者解离度变小,有引起结晶尿的可能,导致肾脏损害。如病情需要同用,可间隔 2 小时服药。

(3)红霉素:因为红霉素在酸性条件下呈解离型,不易吸收,而且排泄快,在胃肠道中不稳定,易被破坏,与维生素 C 合用可使红霉素疗效降低。

(4)氢氧化铝凝胶:因为氢氧化铝凝胶的吸附作用能使维生素 C 的吸收减少,疗效降低,故不宜合用。

(5)氨茶碱:氨茶碱系碱性药物,与酸性药物维生素 C 合用,可因酸碱中和而彼此降低疗效。

(6)避孕药:因为避孕药(如雌激素)可加速维生素 C 的代谢,从而降低维生素 C 在血浆中的正常水平。如长期服用避孕药易引起体内维生素 C 缺乏,应注意补充维生素 C。

(7)石蒜碱:据实验证明,大剂量维生素 C 能增强石蒜碱的毒性,故石蒜碱忌与大剂量维生素 C 合用。

（8）甲丙氨酯、苯海拉明、巴比妥类：甲丙氨酯、苯海拉明、巴比妥类等药物可增加维生素 C 在尿中的排泄量，减弱维生素 C 的作用，故合用应慎重。

（9）阿司匹林、四环素：因阿司匹林、四环素能减少血小板、白细胞及血浆内维生素 C 的含量，增加尿中的维生素 C 排泄量，减弱维生素 C 的作用，故不宜合用。

（10）维生素 K_3：由于维生素 K_3、维生素 C 极性较大，均溶于水，在体液中相遇后便发生氧化还原反应，维生素 C 失去电子被氧化成去氢抗坏血酸，维生素 K_3 得到电子被还原成甲萘二酚，因结构的改变，导致两药的作用降低或消失，因此不宜合用。

（11）含苷类成分的中药：维生素 C 是酸性药物，苷类在酸性过强的条件下（如维生素 C 加胃酸）有可能使苷类分解成苷元和糖，从而影响疗效，因此，凡含苷类成分的中药（如黄芩、人参、龙胆草、砂仁、远志、柴胡等）均不宜与维生素 C 同服。

（12）肝素：维生素 C 可对抗肝素的抗凝血作用，并用时可使凝血酶原时间缩短，因此两者并用时应慎重。

（13）华法林：维生素 C 可对抗华法林的抗凝作用，并用时可使凝血酶原时间缩短，因此两者并用时应慎重。

（14）维生素 B_{12}：有学者认为，维生素 C 可能破坏维生素 B_{12}，降低维生素 B_{12} 的生物利用度，故一般不宜同服。如需要两药联用时，服药时间应间隔 2～3 小时。

4. 苯巴比妥

（1）安定催眠药：苯巴比妥与安定催眠药（如氯丙嗪、奋乃静、地西泮、氯氮䓬、甲丙氨酯、溴化钾、溴化钠、溴化铵、格鲁米特、司可巴比妥、戊巴比妥、扑癫灵、甲喹酮等）伍用，可使镇静催眠作用增强。两者合用时应减量慎用。

（2）单胺氧化酶抑制药及药酶抑制药：单胺氧化酶抑制药（呋喃唑酮、帕吉林、异烟肼等）和药酶抑制药（如西咪替丁）均可使苯巴比妥代谢减慢,作用增强,合用时应适当减量。

(3)灰黄霉素:因为苯巴比妥为酶促药物,能使灰黄霉素的代谢增强,血药浓度降低,药效减弱;此外,苯巴比妥有促进胆汁分泌的作用,胆汁可使肠蠕动加快,使灰黄霉素在肠道吸收部位(十二指肠)滞留时间缩短,从而降低灰黄霉素的吸收和疗效(血药浓度下降35%),故苯巴比妥不宜与灰黄霉素同服。如必须同服,两药应间隔3~4小时服用,或适当增加灰黄霉素的剂量。

(4)洋地黄:苯巴比妥是一种较强的酶促药物,可以增强洋地黄的代谢速度,从而降低疗效,故两者不宜同服。

(5)哌甲酯:因为哌甲酯有拮抗苯巴比妥对中枢神经的抑制作用,并可抑制肝微粒体酶对苯巴比妥的代谢,故两者不宜同服。但如服用苯巴比妥剂量过大引起中毒时,可用哌甲酯解救。

(6)复方氢氧化铝:苯巴比妥与复方氢氧化铝合用可妨碍或延缓哌甲酯复方氢氧化铝在胃肠道内的重吸收,使其抗酸作用减弱,故不宜同服。

(7)碳酸氢钠:因为碳酸氢钠碱化尿液,可减少弱酸性药物苯巴比妥的重吸收,促进排泄,降低疗效,故一般不宜合用。但碳酸氢钠可用于解救苯巴比妥中毒。

(8)氢氯噻嗪:因为苯巴比妥与氢氯噻嗪两药合用,能增加直立性低血压的发生率,因此不宜合用。

(9)卡马西平:因为苯巴比妥可使卡马西平代谢加速,血药浓度降低,疗效减弱,故不宜合用。

(10)苯妥英钠:因为苯巴比妥诱导肝微粒体酶系统,可加速苯妥英钠的代谢,使血药浓度和效力显著降低。如果两药长期合用,还可因两药都具有酶诱导作用,使体内维生素D的代谢加速,而引起维生素D缺乏,故两药应尽量避免合用。

(11)活性炭:因活性炭的吸附作用会影响苯巴比妥的吸收,使其疗效降低,故不宜合用。如需合用,则应在服苯巴比妥2~3

小时后再服用活性炭。

(12)叶酸:大剂量的叶酸可拮抗苯巴比妥的抗癫痫作用,并可使敏感儿童的癫痫发作次数增多,因此不宜合用。

(13)鹿茸:因苯巴比妥、水合氯醛等镇静药与鹿茸合用可发生拮抗作用,降低疗效,故不宜合用。

(14)牛黄:中药牛黄有清心开窍、豁痰定惊的作用,但与苯巴比妥等同服,可发生拮抗作用,故不宜合用。

(15)含硼砂的中成药:含硼砂的中成药有痧气散、红灵散、行军散、通窍散等。碱性的硼砂可减少苯巴比妥的吸收,降低其疗效,故不宜合用。

5. 吩噻嗪类药(氯丙嗪、奋乃静)

(1)呋喃唑酮:因为呋喃唑酮与吩噻嗪类药合用,使后者镇静、催眠作用及不良反应增强,故不宜合用。

(2)肾上腺素:因吩噻嗪类药可使肾上腺素的作用逆转引起严重的低血压,故不宜合用。

(3)阿托品:因吩噻嗪类药等具有抗胆碱样的作用,与阿托品合用可增强口干、视物模糊、尿闭等症状,甚至可诱发青光眼,故不宜合用。

(4)中枢抑制剂:如麻醉药乙醚、氟烷、镇静催眠药巴比妥类等可增强吩噻嗪类药的不良反应,应避免合用。

(5)普萘洛尔:普萘洛尔与氯丙嗪合用,可使 α、β 受体同时阻断,降压作用增强,大剂量时可产生严重低血压,故应慎合用。

(6)胍乙啶:氯丙嗪与胍乙啶合用后,氯丙嗪能阻碍胍乙啶进入肾上腺素能神经末梢,使胍乙啶作用减弱,故不宜合用。

(7)胰岛素:因吩噻嗪类药与胰岛素合用后易引起黄疸及肝功能异常,故不宜合用。

(8)麻黄碱、咖啡因、氨茶碱、丙米嗪:氯丙嗪与麻黄碱、咖啡因、氨茶碱、丙米嗪合用可产生拮抗作用,属于药理性的配伍禁忌。

（9）戊四氯、印防己毒素：因为氯丙嗪可降低惊厥阈，与中枢兴奋药戊四氯、印防己毒素合用易发生惊厥，故不宜合用。

（10）四环素：因吩噻嗪类药与四环素合用易增加对肝脏的毒性，故不宜合用。

（11）驱虫药：因氯丙嗪与驱虫药（哌嗪等）同时服用可增加锥体外系反应（如肌张力增高、肌肉震颤），故不宜合用。

（12）具有抗胆碱作用的中药：因吩噻嗪类药物有抗胆碱作用，如果与具有抗胆碱作用的中药（如华山参片、天仙子、洋金花等）合用，能相互增强作用，可加重患者口干、视物模糊、尿闭等症状，故不宜合用。

（13）含氰苷的中药：因含氰苷的中药（如杏仁、桃仁、枇杷仁等）会加重吩噻嗪类药的毒性反应，造成呼吸中枢抑制，进而损害肝功能，甚至导致呼吸衰竭，故不宜合用。

五、自然流产

妊娠不足 28 周、胎儿体重不足 1 000 克而终止者称流产。流产发生于妊娠 12 周前者称早期流产，发生在妊娠 12 周至不足 28 周者称晚期流产。流产又分为自然流产和人工流产，自然流产的发生率占全部妊娠的 15% 左右，多数为早期流产。自然流产连续发生 3 次或以上者称为习惯性流产。自然流产多因遗传基因缺陷、环境因素、外伤或过度劳累所致。先兆流产系自然流产的最初阶段，指妊娠 28 周前，先出现少量阴道出血，继之常出现阵发性下腹痛或腰背痛，宫口未开，胎膜未破，妊娠产物尚未排出，妊娠尚有希望继续者。治疗上应卧床休息，禁忌性生活，使其情绪安定，增强信心。必要时应加强营养，给予黄体酮、叶酸、维生素 E 促进胚胎发育。经积极治疗后如流血停止或腹痛消失，妊娠可继续进行；若流血增多或腹痛加剧，则可能发展为难免流产。

【饮食宜进】

1. 益气固肾食物 如乌鸡、鸡蛋、猪肝、猪腰、山药、莲子、黑豆、糯米、大枣、蜂蜜等具有益气固肾之功效,适宜先兆流产的孕妇食用。

2. 富含维生素的食物 如水果、蛋黄及多纤维蔬菜(芹菜、白菜等)富含维生素,适宜有先兆流产的孕妇食用。

3. 富含优质蛋白、无机盐的食物 食物中蛋白质的主要来源是蛋、奶、鱼类、瘦肉及豆类,故适宜有先兆流产的孕妇食用牛奶、鱼类、豆类及瘦肉等富含优质蛋白、无机盐的食物。

【饮食相克】

1. 辛辣刺激性食物 辛辣食物(如辣椒、姜、蒜等)均能助热生火,使热伏血脉,迫血妄行,致使血海不固,引起胎动不安。而且辛热之物耗气动血,使气更虚,不能固摄,以致胎气不固而流产。另外,热伤肾阴,影响胎儿生长;辛辣的食物损伤津液,还易引起大便秘结,大便时费力,需要增加腹压,亦不利于保胎安胎。因此,先兆流产者不宜食用辛辣刺激性食物。

2. 油腻、生冷及毛笋等不易消化的食物 患者体质虚弱或有流产史者,怀孕后出现先兆流产往往是因为脏腑功能不足所致。因此,患者饮食上适用于食用富含营养易消化的食物,忌油炸类食物、肥肉、冷饮,以及毛笋等不易消化的食物,以免脾胃受损,消化不良,甚至出现腹泻,导致气血生化不足,胎失所养,而发生先兆流产。

3. 酒类 孕妇饮酒会引起胎儿颅面、四肢、心脏受损,胎儿宫内发育迟缓和智力障碍,形成胎儿酒精综合征,酒精中毒,可增加流产发生率和围生期胎婴儿的死亡率,故有先兆流产的孕妇应禁止饮酒。

4. 薏苡仁 薏苡仁是一味药食兼用的植物种仁,性质滑利。药理实验证明,薏苡仁对子宫有兴奋作用,促使子宫收缩,因而有

诱发流产的可能。因此,孕妇有先兆流产者不宜食用。

5. 燕麦　燕麦滑利下趋,有明显的催产作用,容易导致流产,故有先兆流产的孕妇不宜食用。

6. 马齿苋　马齿苋又名瓜仁菜,既是药物又可食用,但其性寒而滑利,经实验证明,马齿苋的茎能兴奋子宫平滑肌,增加子宫平滑肌的收缩,马齿苋汁亦对子宫有明显的兴奋作用,使子宫收缩增多、强度增大易致流产,故有先兆流产的孕妇不宜食用。

7. 杏　杏味酸,性大热,且有滑胎作用,由于妊娠期胎气胎热较重,故一般应遵循"产前适用于清"的药食原则,而杏的热性及其滑胎特性,为孕妇之大忌。

8. 棉籽油　棉籽油所含的某些成分有兴奋子宫、加强子宫收缩的作用,妊娠妇女食用容易导致先兆流产,故有先兆流产的孕妇不宜食用。

9. 荠菜　实验表明,荠菜的醇提取物有催产素样的子宫收缩作用,煎剂灌胃具有同样的作用,孕妇食用容易导致妊娠下血或胎动不安,甚至导致流产。

10. 韭菜　实验研究证明,韭菜对子宫有明显的兴奋作用,有先兆流产的孕妇食用,易导致胎动不安,甚至流产。

11. 山楂　山楂具有活血化瘀的作用,同时又具有收缩子宫的功效,如果有先兆流产孕妇大量食用,就会刺激子宫收缩,甚至导致流产。

12. 桂圆　桂圆中含有葡萄糖、蔗糖、脂肪、蛋白质,营养极其丰富,是传统的名贵滋补品。中医学认为,桂圆有补心安神养血益脾之功效,但桂圆性味甘湿,凡阴虚内热体质者及热性病患者均不宜食用。孕妇大多阴血偏虚,易于滋生内热,这时孕妇食桂圆,往往于补身养胎无益,反而易出现胎动不安、腹痛漏红等先兆流产症状,所以有先兆流产的孕妇不宜吃桂圆。

13. 海带　海带咸寒软坚,其性下趋。《本草汇言》说:"妇女方中用此催生有验。"《嘉祐本草》说:海带"催生。"有先兆流产的孕妇食用,容易导致胎动不安,甚至流产。

14. 鹿肉 《日华子本草》说:鹿肉"能堕胎",易导致先兆流产,故有先兆流产的孕妇不宜食用。

15. 兔肉 兔肉寒凉清泄凉血,多食容易损伤胎元之气,导致胎动不安或妊娠下血,故孕妇及有先兆流产者不宜多食兔肉。

16. 鸽肉 鸽肉有理血通络的作用,孕妇食之容易动伤胎气,有先兆流产者更不宜食用。

17. 雀肉 妇女妊娠,多有胎热,雀肉性温助火,多食有损胎元之气,容易导致胎动不安,甚至流产。因此,有先兆流产的孕妇不宜食用。

18. 鱼鹰肉 鱼鹰肉性寒凉,活血通利,容易动伤胎气,导致妊娠下血或流产。故《品汇精要》说:"孕妇不宜食。"

19. 螃蟹 螃蟹虽然味道鲜美,但性质寒凉,有活血祛瘀之功效,尤其是蟹爪有明显的堕胎作用,故孕妇及有先兆流产者不宜食用。

20. 甲鱼 甲鱼具有滋阴益肝肾之功,所以对一般人来说,它是一道营养丰富,滋阴强身的菜肴。但是甲鱼味咸寒,具有较强的通血络、散瘀块作用,因而有堕胎之弊,鳖甲(即甲鱼壳)的堕胎力比鳖肉更强。《随息居饮食谱》说:"孕妇切忌之。"孕妇及有先兆流产者食用,易导致胎动不安,甚至流产。因此,孕妇及有先兆流产者不宜食用甲鱼。

21. 白鳝 白鳝味厚补益,味甘能滞气,多食能积热,产前忌食热性药。故《随息居饮食谱》说:"多食助热发病,孕妇应忌之。"

22. 花椒 花椒温阳助热之力较强,能行气活血,多食久食容易损伤胎元,产前孕妇多有内热,不宜食温热之品。

23. 肉桂 肉桂辛热通经,多用有损胎气,故孕妇及有先兆流产者的食物调料中不宜多放。

第一章 产科疾病

【饮食搭配】

1. 莲子与山药 莲子性平,味甘,主要功能为养心安神、补脾止泻、益肾固精;山药性平,味甘,有补中益气、健脾和胃、健肾固精等功效。两者加水适量煮成粥食用,对先兆流产有一定的辅助治疗作用。

2. 苜蓿与鸡蛋 苜蓿营养价值极高,有丰富的矿物质和多种维生素,其中钙、磷、铁的含量尤多;鸡蛋性平,味甘,具有滋阴养血、清热解毒、健脾和胃、养心安神、固肾填精、安胎止惊等功效。苜蓿子捣烂,煮汤,去渣取汁,加鸡蛋煮熟,吃蛋饮汁,对先兆流产有一定的辅助治疗作用。

【食疗药膳方】

1. 红薯大枣粥 红薯丁 30 克,大枣 10 个,饴糖 1 汤勺。红薯丁、大枣加水同煮,调饴糖后食用。补中益气,安胎。适用于先兆流产。

2. 南瓜粥 南瓜 30 克,粳米 30 克,饴糖 10 克。南瓜、粳米、饴糖同煮成南瓜粥。补中安胎。适用于先兆流产。

3. 大枣鸡蛋汤 大枣 5 个,鸡蛋 2 个。大枣放水中煮,将熟时把鸡蛋打入汤,煮至鸡蛋熟。吃蛋喝汤,每日 1 次。补中安胎。适用于滑胎。

4. 小黄米母鸡粥 老母鸡 1 只,红壳小黄米适量。老母鸡宰杀,去毛、内脏,切小块,入锅加适量水炖,大火煮沸后去汤面浮物,改小火炖至鸡软。红壳小黄米掏好,入鸡汤煮至鸡烂粥稠。常食可安胎。适用于预防习惯性流产。

5. 阿胶奶 阿胶、白糖各 15 克,鲜牛奶 1000 毫升。阿胶、白糖入炖盅,加沸水,炖盅加盖,入鲜牛奶调匀。趁热顿饮,每日 1 次。滋阴养血,安胎止痛。适用于血虚型妊娠腹痛,胎漏,胎动不安,症见妊娠期间,面色萎黄,头晕眼花,心跳心慌,四肢麻痹,小腹疼痛或阴道少量出血、血色淡红,或伴腰酸下坠等。

6. 阿胶鸡蛋 阿胶珠 30 克,米酒 60 毫升,鸡蛋 3 个,食盐适量。阿胶珠煮至烊化,磕入鸡蛋略煮,入食盐少许调匀,分 3 份。每次 1 份,每日 3 次,饭前空腹食用。养气血安胎。适用于胎动不安,滑胎坠产。

7. 松子核桃瘦肉汤 猪瘦肉 250 克,松子仁、核桃肉、花生仁各 30 克。猪瘦肉切块,与松子仁、核桃肉、花生仁同入锅,加清水适量,大火煮沸后改小火煲 2～3 小时,调味食用。润肠通便。适用于妊娠肠燥便秘下血。

8. 母鸡糯米粥 母鸡 1 只,墨鱼 1 条,糯米 90 克,食盐适量。母鸡宰杀,去毛杂及去内脏;墨鱼放锅内,入水煮烂取浓汁,加糯米煮至米熟,调食盐即可。随意食用。3 个月内习惯性流产者,受孕后每月 1 剂,过了习惯性流产期则停服;后期(怀孕后 4～7 个月)流产者,可提前 2 个月食。益气养血安胎。适用于气血虚型流产。

9. 母鸡茅根粥 母鸡 1 只,鲜白茅根 60 克,食盐适量。母鸡宰杀,去毛杂,去内脏,与鲜茅根同放锅内,加水适量,炖至烂熟,入食盐调味。吃肉喝汤,可常食。滋阴清热,养血安胎。适用于血热型先兆流产。

10. 生地黄糯米粥 糯米 90 克,鲜生地黄(捣取汁 90 毫升)适量。糯米加水煮粥,将熟时入生地黄汁,煮沸食用,每日 2 次,胎安即可。滋阴清热,养血安胎。适用于血热型先兆流产。

11. 艾叶鸡蛋汤 鸡蛋 2 个,艾叶 20 克。鸡蛋煮熟,去壳,与艾叶同入锅,加清水适量,大火煮沸后改小火煲 1～2 小时。喝汤食蛋,每日 1 次,连食 7～8 日。温经固胎。适用于虚寒型滑胎(习惯性流产),症见孕后腰酸乏力,下阴出血,小腹有下坠感,心悸气短。

12. 桃仁鸡蛋 桃仁 7 个,鸡蛋 2 个。桃仁、鸡蛋同用水煮,蛋熟去壳,再煮 5 分钟去渣。吃鸡蛋,每月 1 次。可在易发生流产月份之前,加食 1 次。行血安胎。适用于血瘀型习惯性流产。

13. 黑豆糯米粥 黑豆 30 克,糯米 60 克。黑豆、糯米同入锅,加水适量,小火煮成粥。顿食或分次食。适用于先兆流产。

14. 糯米阿胶粥 糯米 60 克,阿胶(捣碎)30 克,红糖适量。糯米加水煮成稀粥,粥将熟时入阿胶,边煮边搅,煮二三沸,调红糖即可。佐餐食用,每日 2 次,胎安即可。滋阴补虚,止血,养血安胎。适用于气血两虚型先兆流产。

15. 糯米粉鸡蛋 鸡蛋 2 个,糯米粉 40 克。鸡蛋打碎,与糯米粉搅匀蒸熟。每日 1 次,可食数次。补脾保元。适用于脾肾两虚型胎动不安,下血不止,妊娠腹痛。

16. 粟米红糖粥 粟米(小米)100 克,红糖适量。粟米入砂锅,加水适量煮为粥,粥成调红糖食用,可常食。补益气血。适用于完全流产后血虚。

17. 桂圆肉蛋汤 桂圆肉 30 克,红皮鸡蛋 2 个,红糖 20 克。桂圆入砂锅,加水适量煮沸 20 分钟,入红糖,打破红皮鸡蛋搅入沸汤,略煮一二沸。可常食。补脾养血。适用于完全流产后血虚。

18. 艾叶瘦肉汤 阿胶 12 克,猪瘦肉 120 克,艾叶 30 克。阿胶打碎,猪瘦肉切大块。艾叶、猪瘦肉入锅,加清水适量,大火煮沸后改小火煲 1 小时。去药渣,入阿胶炖化,温食。养血安胎,温经止痛。适用于妊娠早、中期血虚受寒型胎动或胎漏;也适用于虚寒型习惯性流产,崩漏。

19. 杜仲煨猪肾 猪肾 1 只,杜仲 15 克,食盐适量。猪肾对半剖开,去筋膜,用椒盐水淹浸除腥气,然后与杜仲同置砂锅中,加水煨熟,入食盐调味。食猪肾,喝汤,每日 2 剂,7 日 1 个疗程。适用于肾虚型先兆流产。

20. 人参艾叶煲鸡 人参、艾叶各 10 克,鸡蛋 2 个。人参、艾叶、鸡蛋同用瓦煲小火水煎,蛋熟去壳继续煮 30 分钟。喝汤食

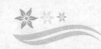
蛋,连食10日。补气血安胎。适用于气血虚弱型先兆流产。

21. 苎麻鸡蛋汤 苎麻50克,鸡蛋4个。苎麻用凉水洗净,再用热水烫去其胶质,入锅加水煮,同时鸡蛋打破入锅,30分钟后喝汤食蛋。止血安胎,通经止痛。适用于妊娠胎动腹痛,腰痛。

22. 苎麻根党参瘦肉汤 猪瘦肉250克,苎麻根、党参各30克。猪瘦肉、苎麻根、党参同入锅,加清水适量,大火煮沸后改小火煲2小时,调味。喝汤食肉。健脾清热安胎。适用于妊娠早期,脾虚有热型胎动:症见胎动不安,或胎漏下血,腰腹坠胀作痛,心烦不安,饮食减少。亦适用于习惯性流产,月经过多。

23. 苎麻鲤鱼粥 鲜鲤鱼1条,苎麻根15克,食盐2克。鲤鱼去鳞、内脏、鳃后煎汤,去渣留汤;苎麻根水煎,去渣取汁。糯米与鲤鱼汤、苎麻根药汁同煮成粥,调食盐即可。温热食,每日2次,3~5日1个疗程。此粥只能加少量食盐。止血安胎,消肿利尿。适用于孕妇腰酸腹痛,胎动不安,胎漏下血,妊娠水肿,小便不利等。

24. 山药固胎粥 川续断、杜仲、苎麻根各15克,生山药90克,糯米250克,植物油、食盐各适量。川续断、杜仲、苎麻根用干净纱布包好,与生山药、糯米同煮粥,粥烂后去药包,加植物油、食盐调味。分2次温食,可常食。补肝肾,健脾胃。适用于肝肾亏虚型先兆流产,习惯性流产。

25. 党参杜仲糯米粥 党参、杜仲各30克,糯米100克。党参、杜仲用纱布包好,同糯米共下锅,加水适量,共煮成粥。顿食。补益肾气。适用于滑胎。

26. 党参鸡蛋汤 鸡蛋2个,莲须12克,党参30克。鸡蛋煮熟去壳,与莲须、党参同入锅,加清水适量,大火煮沸后改小火煲1小时。喝汤,食蛋。补气安胎。适用于脾虚型胎动不安,症见妊娠后体倦乏力,嗜睡心悸,饮食减少,腰酸腹痛,胎动不安,似有下坠感。

27. 桑寄生鹿肉汤 鲜嫩鹿肉 250 克,桑寄生、杜仲各 30 克,大枣 4 枚。鲜嫩鹿肉去油脂后切块,与桑寄生、杜仲、大枣同入锅,加清水适量,大火煮沸后改小火煲 2～3 小时,调味食用。补肾养血,安胎止漏。适用于肾虚型胎动,胎漏,症见妊娠后腰膝酸软,下阴少量泣血、色暗淡,头晕耳鸣,小便频数。

28. 胶艾酒 阿胶、生地黄各 30 克,艾叶、芍药各 20 克,川芎、当归各 10 克,甘草 5 克,黄酒 250 毫升。阿胶、生地黄、艾叶、芍药、川芎、当归、甘草共用黄酒、水各 250 毫升,煮取 250 毫升,分 3 份。每日早、午、晚各饮 1 份。养血化瘀安胎。适用于跌倒损伤后引起的先兆流产。

29. 莲子葡萄干茶 莲子 90 克,葡萄干 30 克。莲子去皮、心,与葡萄干同装入陶瓷罐,加水 700～800 毫升,大火隔水炖至莲子熟透。每日 1 剂,顿饮或分次饮,一般 5～10 剂为 1 个疗程,可常饮。补肾益肝,补中安胎。适用于肝肾虚型先兆流产,早产及脾肾虚型胎动不安。

30. 高丽参瘦肉汤 猪瘦肉 100 克,高丽参片 10 克,阿胶(打碎)12 克。猪瘦肉、高丽参片、阿胶同入炖盅,加沸水适量,盖好盅盖,隔沸水小火炖 2～3 小时,汤成分 1～2 次热饮。峻补气血,固胎止崩。适用于气血虚型滑胎(先兆流产),症见妊娠早期,气血虚弱,腰酸下坠,阴道少量出血、色淡红、质稀薄,伴神疲乏力,面色苍白无华,心季气短;亦适用于气血两虚型月经过多,崩漏。

31. 菟丝子粥 菟丝子 50 克,糯米 50 克,大枣 10 枚,白糖 15 克。菟丝子加清水 400 毫升,小火煮至 300 毫升,倒出药汁,过滤。糯米、大枣与菟丝子汁同入锅,大火煮沸后改小火煮至粥成,入白糖煮沸。随量食用。补肾健脾安胎。适用于肾虚型胎漏、胎动不安或滑胎,症见妊娠期间,阴道少量下血,伴腰酸,腹痛,下坠,面色淡暗,或面部有暗斑,眼睛暗黑。

32. 鹿胶人参炖鸡 鲜嫩母鸡肉(乌鸡肉尤佳)250 克,鹿胶粒 15 克,高丽参片 8 克。母鸡肉去皮及油脂后切块,与鹿胶粒、高丽参片同入炖盅,加沸水适量,炖盅加盖,隔水小火炖 3～4 小时,调味食用。峻补气血,固肾安胎。适用于气虚肾亏型胎动、胎漏、胎萎不长,症见形体消瘦,神疲乏力,气短懒言,腰酸脚软,孕后胎动,下阴少量出血,腹痛下坠,胎儿细小,孕月不足。

33. 黄芪川芎粥 黄芪、川芎各 50 克,粳米 100 克。黄芪、川芎、粳米加水适量,同煮至黏稠。每日 1 剂,分 3 次食用。益气安胎,活血止痛。适用于气虚型胎动,腹痛下血。

34. 黄芪炖鸡 生黄芪 90 克,母鸡(1 000 克以上)1 只,葱节、生姜片、料酒、食盐、味精各适量。生黄芪切片,装纱布袋内,药袋塞入鸡腹,扎紧口,同时将母鸡与药袋入砂锅,摆上葱节、生姜片,浇入料酒,加清水,先小火后大火炖 150 分钟,捞出姜、葱、药袋,加食盐、味精调味即可。隔日 1 次,食鸡肉,喝汤。温中补虚,健脾养胃。适用于脾气虚弱型流产。

35. 黄芪炖鲈鱼 鲈鱼(250 克)1 尾,黄芪 20 克。鲈鱼去鳞、内脏,与黄芪放炖盅内,加水适量,隔水炖熟后食用。隔日或每日 1 次,连用 3～5 剂。益气养血。适用于气血虚弱型流产。

36. 黑豆菟丝子糯米粥 菟丝子 30 克,黑豆 50 克,糯米 100 克。菟丝子用纱布包好,与黑豆、糯米共下锅,加水适量,共煮成粥,分次食用。补肾安胎。适用于滑胎。

37. 蟹爪阿胶汤 蟹爪 250 克,甘草 6 克,阿胶 10 克。蟹爪、甘草入砂锅,加水 500 毫升,煮取汁 300 毫升,去渣,入阿胶烊化后趁热饮。益气养血。适用于气血虚弱型过期流产。

【药物与饮食相克】

1. 维生素 E

(1)含不饱和脂肪酸的食物:进食大量的不饱和脂肪酸,可以加剧维生素 E 缺乏症。不饱和脂肪酸包括油酸、亚油酸、亚麻酸和花生四烯酸等,其中油酸存在于所有脂肪食物中,尤其是植物油中含量较高。有几种不饱和脂肪酸在人体内不能合成,必须从膳食中摄取,它们是维持生命不可缺少的必需氨基酸。维生素 E 与脂肪酸同在,在脂肪酸被氧化的过程中,维生素 E 先被氧化,从而保护了不饱和脂肪酸,但是它本身遭到了破坏。所以,过多的不饱和脂肪酸进入人体内,久而久之,往往导致维生素 E 缺乏。因此,在使用维生素 E 治疗疾病时,应适当控制富含不饱和脂肪酸的食物摄取。

(2)富含铁、铜及无机铁的食物:富含铁、铜的食物可与维生素 E 发生氧化还原反应,使其生成对醌式化合物而失效。维生素 E 可与无机铁结合而失去活性,所以服用维生素 E 期间应少吃或不吃含铁、铜丰富的动物肝脏及含有无机铁的食物。缺铁性贫血的患者长期补铁可致维生素 E 缺乏,加服维生素 E 可提高疗效。

2. 叶酸 维生素 B_1、维生素 B_2 及维生素 C 均能使叶酸破坏而失效。故在使用叶酸治疗疾病时不宜进食富含维生素 B_1、维生素 B_2 及维生素 C 食物,如豆类、蛋类、奶类、动物内脏、蔬菜及水果等。

【本病与药物相克】

1. 峻泻药 妊娠期肠蠕动及肠张力减弱,且运动量减少,容易出现便秘。同时由于子宫及胎儿的压迫,也会感到排便困难。本病患者除养成定时排便的习惯外,还应多吃含纤维素多的蔬菜、水果。必要时可口服缓泻药,入睡前口服双醋酚汀 5～10 毫克或酚酞片 1～2 片等。但禁用番泻叶、甘露醇等峻泻药,以免造成流产。

2. 维生素 E 本病患者如伴有高血压和高胆固醇血症,需要使用维生素 E 治疗时,应尽可能不用或慎用,因为维生素 E 具用升压作用和升高胆固醇水平的作用。

3. 具有滑胎堕胎作用的中药和中成药 具有峻下滑利作用的药物,如大黄、芒硝、甘遂、大戟、芫花、牵牛子、桑陆、巴豆、续随子、芦荟、番泻叶;具有辛香走窜功能的开窍药,如麝香、樟脑、冰片、苏合香、蟾酥、安息香;寒凉平肝药物,如牛黄、代赭石、蜈蚣、全蝎;辛热燥烈之品,如附子、干姜、肉桂、桂枝;具有活血祛瘀作用的药物,如蒲黄、川芎、月季花、王不留行、益母草、牛膝、红花、桃仁、苏木、姜黄、穿山甲、三棱、水蛭、虻虫;抗肿瘤药物,如斑蝥、马钱子、莪术;麻醉镇痛药,如川乌、天仙子、八角枫、两面针、曼陀罗;具有破气作用的药物,如枳实、青皮、厚朴、薤白等。含有上述某种成分的中成药,如十滴水、牛黄解毒片、大活络丹、小活络丹、苏合香丸、人参再造丸等,以上这些药物均具有不同程度的滑胎堕胎或毒性作用,服用后会对胎儿造成不利的影响,甚至会导致流产等严重后果。因此,孕妇及有先兆流产者不宜食用。

【药物与药物相克】

1. 黄体酮

(1)氨基比林:黄体酮有抑制肝微粒体酶的作用,可减慢氨基比林的代谢灭活,从而增加其作用和毒性,故不宜合用。

(2)巴比妥类、苯妥英钠、卡马西平:因巴比妥类(主要是苯巴比妥)、苯妥英钠、卡马西平可诱导肝脏微粒体酶,加速黄体酮类化合物的灭活,从而降低其疗效,因此不宜合用。

(3)郁金、姜黄:因为郁金、姜黄与黄体酮存在药理性拮抗作用,故不宜合用。

2. 叶酸

(1)抗癫痫药、抗惊厥药:因为抗癫痫药及抗惊厥药可使叶酸吸收不良或改变叶酸代谢,发生叶酸缺乏症,而叶酸也可降低苯妥英钠等药物的血药浓度,导致某些癫痫患者的病情失控,故不宜合用。

(2)维生素 B_1、维生素 B_2 及维生素 C:因维生素 B_1、维生素 B_2 及维生素 C 均能使叶酸破坏失效,故不宜混合注射。

(3)复方磺胺甲噁唑:由于复方磺胺甲噁唑可降低或消除叶

酸治疗巨幼红细胞贫血的疗效,而叶酸可降低磺胺类药物的抗菌作用(含有对氨苯甲酸药物,如普鲁卡因、丁卡因、苯唑卡因、酵母等,均可降低磺胺类药物的抗菌作用),因此不宜合用。

(4)甲氨蝶呤、乙胺嘧啶、氨苯蝶啶、口服避孕药、环丝氨酸、柳氮磺吡啶、阿司匹林等:甲氨蝶呤、乙胺嘧啶、氨苯蝶啶、口服避孕药、环丝氨酸、柳氮磺吡啶、阿司匹林等药物可降低叶酸吸收或增加叶酸代谢,故不宜合用。

3. 维生素 E

(1)影响脂肪吸收的药物:维生素 E 为脂溶性维生素,影响脂肪吸收的药物如液状石蜡、新霉素及降脂药考来烯胺均可影响维生素 E 的吸收,减弱维生素 E 的作用,故不宜合用。

(2)硫酸亚铁及维生素 K:因为维生素 E 可减弱硫酸亚铁及维生素 K 的药理作用,同时硫酸亚铁还可致维生素 E 失效,故不宜合用。

(3)口服避孕药:因口服避孕药(如炔诺孕酮、甲地孕酮等)可加速维生素 E 的代谢,减弱维生素 E 的作用,故不宜合用。

(4)洋地黄、口服抗凝血药:因维生素 E 能增加洋地黄(如地高辛)及口服抗凝血药(如华法林)的作用,同时也可增加其不良反应,故合用应慎重。

(5)雌激素:因雌激素与维生素 E 长期并用,可诱发血栓性静脉炎,故不宜长期合用。

(6)氯贝丁酯:氯贝丁酯可使维生素 E 血药浓度降低,削弱其疗效,故不宜合用。

(7)氢氧化铝、硫糖铝:大剂量应用氢氧化铝、硫糖铝时可使小肠的胆酸沉淀,降低维生素 E 的吸收,故口服维生素 E 治疗疾病时不宜大剂量应用氢氧化铝、硫糖铝。

六、产后及人工流产后

产妇分娩结束后,机体在解剖上和生理上由妊娠期间的变化恢复至未孕时的状态的这一段时间,称为产后,又称产褥期,一般为 6 周时间。人工流产作为避孕失败的补救措施,是指在妊娠早期人为地采取措施而终止妊娠。人工流产对孕妇的身体损伤较大,有的失血过多,一般要 15～30 日方可恢复。由于人工流产后与产后情况性质相似,故一同介绍。

产后母体各系统都发生很大变化,虽属生理范畴,但子宫内有较大创面,乳腺分泌功能旺盛,容易发生感染和其他病理情况,及时发现异常并进行处理非常重要,必要时可给予生化汤(主方:当归、川芎、桃仁、炮姜、炙甘草)以促进子宫复旧,给予抗生素(如甲硝唑等)以预防感染;此期的饮食调节也尤为重要。

【饮食宜进】

1. 高蛋白质食物　蛋白质是人体的重要组成成分,也是修复组织的重要材料,产后及人工流产后蛋白质摄入不足,则会使机体抵抗力降低,易感染其他疾病,同时也不利于子宫损伤组织的修复。因此,产后或人工流产后的妇女应进食高蛋白质食物,如鸡肉、猪瘦肉、鸡蛋、牛奶、豆类及其制品等。

2. 富含维生素的食物　虚弱多汗者宜多食入富含维生素的食物,如新鲜蔬菜、水果及蛋黄等。同时还应注意进食多纤维蔬菜,如芹菜、白菜、香蕉、红薯等,以防止便秘。

【饮食相克】

1. 油腻食物　由于产后胃肠张力及蠕动均较弱,故过于油腻的食物(如肥肉、板油、油氽花生等)应尽量少食,以免引起消化不良。另外,产后需完全休息,多食脂肪会降低食欲,也易致胖。因此,产后或人工流产后的妇女不宜进食油腻食物。

2. 辛辣燥热之物　产后大量失血、出汗,加之组织间液较多地进入血液循环,故机体阴津明显不足,而辛辣燥热食物如辣椒、胡椒、咖喱、芥末、茴香、炒瓜子、炒花生、大蒜、韭菜、油条、大饼、花椒及各种经过油中煎炸、火中烤炙、炒干的食物,均会伤津耗液,加重口干、便秘、痔疮等病情。故产后或人工流产后的妇女不宜进食辛辣燥热之物。

3. 生冷寒凉之物　产后孕妇的脾胃功能尚未完全恢复,过于寒凉的食物会损伤脾阳,影响消化,不利于恢复健康。中医历来有"产前适用于清,产后适用于温""胎前多实,产后多虚"的古训。就是说,在妊娠期由于胎气胎热较重,故进食服药均须偏于清凉;而产后身体百节空虚,恶露容易瘀阻不净,故药食均应偏于温润,不可一味寒凉,柿子、梨、西瓜、冬瓜、黄瓜、苦瓜、丝瓜、绿豆、白萝卜、百合、蚌肉、田螺、螃蟹、蛏子、鳖等寒性食物均应忌之。同时,各种冷饮、冰镇饮料、凉拌生菜(如生拌萝卜、拌海蜇、拌凉粉、小葱拌豆腐)等低温食物亦应忌之。

4. 坚硬粗糙及酸性食物　产后身体各部位都比较弱,需要有一个恢复过程,在此期间身体极易受到损伤,如坚硬粗糙及酸性食物就会损伤牙齿,使产妇日后留下牙齿易于酸痛的遗患。比较坚硬的食物,如坚果类干炒花生、瓜子、小核桃、香榧子、松子、蚕豆、黄豆、栗子、腰果等;较为粗糙的食物,如芹菜、竹笋、毛笋、冬笋、韭菜、咸菜、蕹菜等;酸性食物,如酸醋、鲜山楂、柠檬、橘子、橙子、杨梅、柚、李子、桑葚、杧果、石榴、酸枣、青梅、乌梅、青橄榄、葡萄等。此外,具有较强的韧性、难以咀嚼的食物,如牛肉、牛筋、牛肉干、海蜇皮、螺蛳、墨鱼等亦应尽量避免食用。

5. 酒类　由于酒类不利于子宫内膜的修复,故产后或人工流产后的妇女不宜饮酒。

6. 大麦及其制品　大麦芽、麦乳精、麦芽糖有回奶的作用,故产后哺乳期应禁食。另外,大麦芽又是制造啤酒的主要原料,故产后亦应忌饮啤酒。

7. 食盐 过咸的食物有回奶作用,在提倡母乳喂养的今天,口味适用于偏淡。

8. 红糖 红糖中含有多种营养素,食用红糖有助于产妇虚弱的身体得到补养。同时,有利于子宫收缩、复原、排出恶露。但是红糖对产妇并不是多多益善。如果子宫收缩较好,恶露分泌正常,产后无节制地长期食用红糖,反而可能因红糖活血化瘀的功能使恶露增加,导致失血性贫血。一般产妇食用红糖的时间应控制在产后 10～12 日为好。

【饮食搭配】

1. 丝瓜与猪蹄、香菇 丝瓜性凉,味甘,有通络行脉、催乳等功效。与猪蹄、香菇同食,有养血通乳、滋润皮肤的作用。适宜产后贫血、乳汁不下、免疫力低下的患者食用。

2. 荠菜与马齿苋 荠菜和马齿苋制成荠菜马苋汤,可增强清热凉血、止血及兴奋子宫作用,对妇女崩漏、月经过多、产后恶漏有疗效。

3. 百合与鸡肉 鸡肉与百合搭配,有补血养血、开胃增食等功效,对产后出血过多、身体虚弱、头晕目眩、疲乏无力、乳汁不足有一定的辅助治疗作用。

4. 黄豆与猪蹄、金针菜 黄豆与猪蹄、金针菜搭配制成黄豆、猪蹄、金针菜汤,能养血通乳、补心明目,对产妇产后缺乳、身体虚弱辅助治疗作用。

5. 鸡肉与桂圆、荔枝、枸杞子、小枣、莲子 鸡肉是高蛋白低脂肪食物,营养价值很高,能补益五脏;桂圆生津润燥、补心养血;荔枝生津和胃、补益气血;枸杞子滋补肝肾、益精明目;小枣健脾和胃、益气养血;莲子补脾益肾、清心除烦。如此搭配,适宜产后体虚及脾虚等患者食用。

6. 黄鱼与苔菜 黄鱼与苔菜搭配食用,不仅营养丰富,而且能润肺健脾、补气活血、清热解毒,对产后虚弱等症有辅助治疗作用。

7. 缢蛏与黄酒 缢蛏性寒,味甘,具有清热养阴、滋补除烦等功效,与黄酒搭配,食后对产后虚损、少乳有治疗作用。

8. 桂圆与鸡肉、当归 桂圆具有补益心脾、养血安神的作用,鸡肉与当归也是强身健体的食物,三者搭配,营养丰富,适宜久病体虚及产后虚弱患者食用。

【食疗药膳方】

1. 小米粥 小米 100 克,红糖适量。以小米煮粥,临熟时加红糖调匀。随意食用。调中补虚。适用于产后气血虚弱,胃口不开,口干作渴等。

2. 山楂粥 山楂、粳米各 50 克,冰糖适量。山楂切片,去核,与粳米共煮粥,粥将熟时加入冰糖,调匀即可。每日可作早晚餐食用。适用于妇女产后瘀血腹痛。

3. 枸杞子猪骨汤 猪骨 500 克,枸杞子 30 克,大枣 10 枚,植物油、食盐各适量。猪骨、枸杞子、大枣加水适量炖熟,植物油、食盐调味。喝汤,食枸杞子、大枣。适用于产后血虚,少乳。

4. 莲藕猪蹄章鱼粥煲 莲藕 300 克,猪蹄 2 个,章鱼 60 克,红豆 30 克,大枣 5 枚。把全部用料放入锅内,加清水适量,大火煮沸后,小火煲 2 小时,调味佐膳。适用于产后血虚,乳汁稀少。

5. 番薯粥 番薯 500~1 000 克,生姜 3 片,红糖适量。番薯削皮,切成小块,加适量水煮熟,加生姜、红糖再煮片刻即可食用。宽肠通便,益气生津,补中和血。适用于妇女产后血虚便秘。

6. 番茄猪肝粳米粥 番茄 100 克,猪肝 100 克,粳米 100 克,生姜 3 片,食盐、酱油、生粉、米酒各适量。先将猪肝洗净,切片,用食盐、酱油、生粉、米酒搅匀;番茄洗净,切开;生姜洗净,去皮,切丝;粳米洗净放入锅内,加适量清水,小火煲 20 分钟,放入番茄、生姜煮 10 分钟,再放入猪肝,煮沸几分钟至猪肝刚熟,调味佐膳。适用于产后体弱血虚,营养不良等。

7. 粟米羊肉粥　羊瘦肉 100 克,小米 100 克,生姜 6 克,葱白 3 根,花椒、食盐各适量。先将羊瘦肉洗净,切细,与小米共煮。待沸后再入生姜、葱白、花椒、食盐等煮为粥。空腹食用。益气养血温中。适用于产后气血虚弱,精神萎靡,面黄肌瘦,食纳减少诸症。

8. 香菇木耳炒猪肝　香菇 30 克,木耳 30 克,猪肝 100 克,植物油、食盐各适量。香菇、木耳、猪肝用植物油共炒,加食盐调味,熟食。适用于妇女产后血虚津亏的调养。

9. 番薯鸡汤　鲜番薯叶 300 克,剁至极碎,鸡(约 750 克)1 只。鲜番薯叶剁至极碎;鸡杀后去肠杂,放入锅内加水炖 2 小时。取鸡汤 500 毫升,和番薯叶一起煮熟成稀糊状,调味佐膳,每日 1 次。适用于脾虚、妇女产后气血虚、乳少的调养。

10. 海参大肠　黑木耳 30 克,猪大肠 300 克,水发海参 200 克。先将木耳用清水浸开,洗净;海参洗净,切丝;猪大肠洗净,切小段。把黑木耳及猪大肠先放入锅内,加清水适量,大火煮沸后,小火煲 1 小时,再放入海参煮熟,调味佐膳。适用于妇女产后血虚津亏的调养。

11. 鸡蛋枣汤　鸡蛋 2 个,大枣 10 个,红糖适量。锅内放水煮沸后打入鸡蛋卧煮,水再沸下大枣及红糖,小火煮 20 分钟即可。补中益气养血。适用于贫血及病后、产后气血不足的调养。

12. 荔枝大枣汤　干荔枝、干大枣各 7 枚。共加水煎汤饮用,每日 1 剂。补血生津。适用于妇女贫血及流产后体虚的调养。

13. 豆浆粳米粥　豆浆 2 碗,粳米 50 克,白糖适量。将粳米淘洗净,以豆浆煮米作粥,熟后加糖调服。每日早空腹食用。调和脾胃、清热润燥。适用于人流后体虚的调养。

14. 乳鸽枸杞子汤　乳鸽 1 只,枸杞子 30 克,食盐适量。将乳鸽去毛及内脏杂物,洗净,放入锅内加水与枸杞子共炖,熟时加食盐少许。吃肉喝汤,每日 2 次。益气,补血,理虚。适用于人流后体虚及病后气虚、体倦乏力、表虚自汗等。

15. 糖饯大枣　干大枣 50 克,花生仁 100 克,红糖 50 克。将干大枣洗净后用温水浸泡,花生仁略煮,去皮备用。枣与花生仁同入小铝锅内,加水适量,以小火煮 30 分钟,捞出花生仁,加红糖,待红糖溶化收汁即可。养血理虚。适用于流产后贫血的调养。

16. 阿胶枸杞子粥　阿胶 20 克,枸杞子 30 克,粳米 100 克,加水适量,先煮粳米、枸杞子为粥后,加入阿胶溶化,可加糖调味,食粥。适用于人流后体虚及病后气虚、体倦乏力、表虚自汗等。

17. 当归生姜羊肉汤　当归 20 克,生姜 15 克,羊肉 250 克,大枣 10 枚,植物油、食盐各适量。当归、生姜、羊肉、大枣加水适量炖熟,加植物油、食盐调味。喝汤,食肉。适用于人工流产后体虚及病后气虚,体倦乏力。

18. 归芪炖鸡　母鸡 1 只,当归 30 克,黄芪 100 克,植物油、食盐各适量。母鸡宰杀,去内脏及毛杂,当归、黄芪纳入鸡腹内,加水适量炖烂,加植物油、食盐调味。喝汤,食肉。适用于调补产后出血。

19. 枸杞子猪骨汤　猪骨 500 克,枸杞子 30 克,大枣 10 枚,植物油、食盐各适量。猪骨、枸杞子、大枣加水适量炖熟,加植物油、食盐调味。喝汤,食枸杞子、大枣。适用于人工流产后体虚及少乳。

20. 豆腐猪血汤　豆腐 200 克,猪血 250 克,大枣 10 枚,植物油、食盐各适量。豆腐、猪血、大枣加适量水煮熟,加植物油、食盐调味。喝汤食豆腐、大枣及猪血。适用于人工流产后体虚及贫血的调养。

21. 葱姜苏叶饮　葱白 100 克,生姜 30 克,紫苏叶 15 克,红糖适量。葱白、生姜、紫苏叶加红糖煎汁代茶饮,早晚各 1 次,连用 3～4 日。祛风散寒、温经通络。适用于产后感受风寒、筋脉失于濡养而致的肩背拘痛。

【药物与饮食相克】

1. 甲硝唑

(1)酒类:酒精在体内代谢的中间产物乙醛是有毒物质,必须经过乙醛脱氢酶的氧化,才能消失毒性,完成其代谢过程。但甲硝唑能抑制乙醛脱氢酶的活性,造成体内乙醛蓄积中毒,表现为口苦、恶心、呕吐,呼吸困难、血压降低等症状。因此,服用甲硝唑的患者不宜饮酒。

(2)牛奶:牛奶为含钙丰富的食品,所含钙离子能和甲硝唑结合形成沉淀,既破坏食物的营养,又降低药物的疗效,故服用甲硝唑时不宜饮用牛奶。

(3)蘑菇、菜花等含钙量高食物:服用甲硝唑时食用含钙离子丰富的食物,药物可和钙离子结合生成不溶性的沉淀物,破坏食物的营养,降低药物的疗效,服用甲硝唑时不宜食用蘑菇、菜花等含钙量高食物。

2. 甘草

(1)猪肉:《本草纲目》曰:"甘草忌猪肉、菘菜、海菜。"猪肉酸冷,有滋腻阴寒之性,且富含脂肪,难吸收,不利于肠胃。若以甘草补益脾胃时,显然应忌食猪肉,不仅如此,凡脾胃虚寒服用温补脾胃之中药时,皆不宜食猪肉。

(2)白菜:白菜性味甘冷,气虚胃冷者不可食用。孟诜曰:"菘菜发冷风,内虚人不可食。"此菜与甘草功能相悖,故服用甘草者应忌食菘菜。

(3)海菜:《本草十八反》中云:"藻戟遂芫具战草。"海藻与甘草相反,自古已有成说。《本草纲目》所言海菜,乃泛指海产品中之藻类,如海带(昆布)、海蕴、紫菜、石花菜、鹿角菜等,性皆咸寒冷滑与海藻相同,均为含碘丰富之食物。可能与甘草中某些成分发生不良反应。海产植物入药者以海藻为代表,故海藻反甘草,乃为人之所共知,其实与甘草相克者绝不止海藻一味。再按五味五行言之,甘味属土,咸味属水,甘咸之间,乃有相克相侮关系,必然影响到药性之相畏相克。甘草补气健脾,当配甘温之品为好,而海藻咸寒,冷利,最不适用于,故服甘草者,应禁食海菜。

【本病与药物相克】

1. 麦角制剂 产后子宫出血较多,一般需使用一些子宫收缩药物,但需哺乳的产妇不宜使用麦角制剂(如麦角新碱、麦角流浸膏),因为麦角制剂抑制垂体泌乳素的分泌,从而产生回奶效应;同时它还有较强的升压作用,故高血压产妇亦禁用。

2. 抗凝血、抗血小板聚集药物 如双香豆素、环香豆素、醋硝香豆素、苯茚二酮、茚茚二酮、二苯茚酮等,能抑制凝血酶原形成,或抑制血小板聚集和破坏血小板,或使血中钙离子减少,或抑制凝血酶和激活的凝血因子,用药后会诱发或加重子宫出血,故忌用。此外,具有抑制血小板聚集作用的药物,如阿司匹林、磺吡酮、双嘧达莫、氯贝丁酯、曲克芦丁等,使用后会使出血时间延长,从而诱发或加重子宫出血。

【药物与药物相克】

1. 甲硝唑、替硝唑与华法林 因甲硝唑、替硝唑可抑制华法林的代谢,增强其抗凝血作用,故合用时应注意。

2. 甘草

(1)奎宁:由于奎宁可与甘草形成难溶性物质,减少吸收,降低生物利用度,故不宜合用。

(2)强心苷:因甘草的排钾作用易诱发强心苷中毒,故不宜合用。

(3)排钾性利尿药:由于甘草与呋塞米或噻嗪类利尿药联用,可发生药理性拮抗作用和增加不良反应,甚至可发生严重低钾性瘫痪,故不宜合用。

(4)水杨酸类、保泰松:因甘草制剂可使水杨酸盐消除加快,

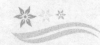

降低疗效,并可诱发或加重消化性溃疡,增加水钠潴留,故不宜合用。

(5)口服降糖药、胰岛素:因甘草制剂具有糖皮质激素样作用,可致血糖升高,降低口服降糖药 D860、苯乙双胍,以及胰岛素的作用,使糖尿病失控,故不宜合用。

(6)小檗碱:由于小檗碱与甘草制剂形成沉淀,降低疗效,故不宜合用。

(7)水合氯醛、毒扁豆碱:水合氯醛、毒扁豆碱与甘草有药理性拮抗作用,故不宜合用。

(8)海藻、大戟、甘遂、芫花:由于海藻、大戟、甘遂、芫花与甘草属于"十八反"配伍禁忌,故不宜联用。

3. 川芎嗪

(1)低分子右旋糖酐:低分子右旋糖酐与川芎嗪在药效上有协同作用(抗凝、改善微循环),两药常联合应用,但两药混合后可发生絮状沉淀,并随时间延长而沉淀增多,故两药最好不配伍应用。

(2)普萘洛尔:由于普萘洛尔可阻断川芎嗪的强心、扩冠作用,故不宜联用。

4. 桃仁　　由于可待因、吗啡、哌替啶、阿片制剂、苯巴比妥与桃仁、杏仁、白果、枇杷仁,以及含腈苷成分较多的中药(通宣理肺丸、桑菊感冒片、清气化痰丸、止咳化痰丸、麻杏止咳糖浆、麻仁丸等)可加重呼吸抑制,因此不宜联用。

七、早　产

妊娠满 28 周至不满 37 足周(196～258 日)间分娩者称早产。此时娩出的新生儿称早产儿,出生体重为 1 000～2 499 克。早产占分娩总数的 5％～15％,以往有流产、早产史或本次妊娠期有阴道出血史的孕妇容易发生早产。新生儿各器官发育尚不够成熟，其死亡率颇高，早产儿中约有15％于新生儿期死亡，除去致死性畸形，75％以上围生儿死亡与早产有关。因此，积极预防早产是降低围生儿死亡率的重要措施之一。有早产先兆时，若胎儿存活，无胎儿窘迫、胎膜未破，应卧床休息，给予硫酸镁、硝苯地平、吲哚美辛、阿司匹林及沙丁胺醇等抑制宫缩，尽可能使妊娠继续维持；若胎膜已破，早产已不可避免时，可在分娩前给予地塞米松以促进胎儿肺成熟、维生素 K_1 减少胎儿颅内出血的机会，尽力提高早产儿的存活率。

【饮食宜进】

1. 益气固肾食物　如乌鸡、鸡蛋、猪肝、猪腰、山药、莲子、黑豆、糯米、大枣、蜂蜜等具有益气固肾之功效，孕妇有早产先兆者适宜食用。

2. 富含维生素的食物　如水果、蛋黄及多纤维蔬菜（芹菜、白菜等）富含维生素，有早产先兆孕妇适宜食用。

3. 高蛋白质食物　蛋白质是人体的重要组成成分，也是修复组织的重要材料，早产后蛋白质摄入不足，则会使机体抵抗力降低，易感染其他疾病，同时也不利于子宫损伤组织的修复。因此，早产后的妇女应进食高蛋白质食物，如鸡肉、猪瘦肉、鸡蛋、牛奶、豆类及其制品等。

4. 低脂肪、易消化的清淡膳食　由于早产后胃肠张力及蠕动均较弱，高脂肪食物易加重胃肠道负担，不易消化、吸收。因此，早产后的妇女适宜选择清淡爽口、易消化、富含营养的食物，如新鲜蔬菜、水果、米汤、稀粥、豆浆等。

【饮食相克】

1. 辛辣刺激性食物　辛辣食物（如辣椒、姜、蒜等）均能助热生火，使热伏血脉，迫血妄行，致使血海不固，引起胎动不安。而且辛热之物耗气动血，使气更虚，不能固摄，以致胎气不固而流产。辛辣食物损伤津液,还易引起大便秘结,大便时费力,需要增加腹压,亦不利于保胎安胎,因此有早产先兆者不宜食用。

2. 薏苡仁 药理实验证明,薏苡仁对子宫有兴奋作用,促使子宫收缩,因此有早产先兆孕妇不宜食用。

3. 燕麦 燕麦滑利下趋,有明显的催产作用,故有早产先兆孕妇不宜食用。

4. 马齿苋 经实验证明,马齿苋的茎能兴奋子宫平滑肌,增加子宫平滑肌的收缩,马齿苋汁亦对子宫有明显的兴奋作用,使子宫收缩增多、强度增大易致流产,故有早产先兆孕妇不宜食用。

5. 杏 杏味酸,性大热,且有滑胎作用,由于妊娠期胎气胎热较重,故一般应遵循"产前适用于清"的药食原则,而杏的热性及其滑胎特性,为孕妇之大忌,故有早产先兆孕妇不宜食用。

6. 棉籽油 棉籽油所含的某些成分有兴奋子宫、加强子宫收缩的作用,故有早产先兆孕妇不宜食用。

7. 荠菜 实验表明,荠菜的醇提取物有催产素样的子宫收缩作用,煎剂灌胃具有同样的作用,故有早产先兆孕妇不宜食用。

8. 韭菜 实验研究证明,韭菜对子宫有明显的兴奋作用,故有早产先兆孕妇不宜食用。

9. 山楂 山楂具有活血化瘀的作用,同时又具有收缩子宫的功效,如果大量食用,就会刺激子宫收缩,故有早产先兆孕妇不宜大量食用。

10. 海带 海带咸寒软坚,其性下趋,《本草汇言》说:"妇女方中用此催生有验。"《嘉祐本草》说:"催生。"因此,有早产先兆孕妇不宜食用。

11. 螃蟹 螃蟹虽然味道鲜美,但性质寒凉,有活血祛瘀之功,尤其是蟹爪,有明显的堕胎作用,故有早产先兆孕妇不宜食用。

12. 甲鱼 甲鱼具有滋阴益肝肾之功,但是甲鱼味咸,性寒,具有较强的通血络、散瘀块作用,因而有堕胎之弊,鳖甲(即甲鱼壳)的堕胎力比鳖肉更强。《随息居饮食谱》说:"孕妇切忌之。"故有早产先兆孕妇不宜食用。

【饮食搭配】

1. 莲子与山药　莲子性平,味甘,其主要功能为养心安神、补脾止泻、益肾固精;山药性平,味甘,有补中益气、健脾和胃、健肾固精等功效。两者加水适量煮成粥食用,对早产有一定的治疗作用。

2. 苜蓿与鸡蛋　苜蓿营养价值极高,有丰富的矿物质和多种维生素,其中钙、磷、铁的含量尤多;鸡蛋性平,味甘,具有滋阴养血、清热解毒、健脾和胃、养心安神、固肾填精、安胎止惊等功效。苜蓿子捣烂煮汤,去渣取汁,加鸡蛋煮熟,吃蛋饮汁,对早产有一定的治疗作用。

3. 玉米与鸽肉　鸽肉中蛋白质能促进血液循环,防止孕妇流产、早产;玉米对习惯性流产亦有一定疗效。两者搭配,可治疗早产。

【食疗药膳方】

1. 葡萄干莲子汤　莲子100克,葡萄干30克。莲子去皮、心,与葡萄干同入锅,加水适量,共煮熟即可。每日分早晚吃莲子肉、葡萄肉,喝汤,连用10剂。补气养血,清热安胎。适用于气血虚兼内热之先兆流产。

2. 鸡蛋苎麻汤　薜荔嫩枝叶50克,苎麻25克,鸡蛋3个。将薜荔嫩枝叶、苎麻同鸡蛋一同加水共煎,蛋熟后去壳再煮30分钟。早、中、晚各食用1个鸡蛋,连吃1周。养阴补血,清热安胎。适用于血虚内热型胎漏下血,胎动不安者。

3. 桂圆肉糯米粥　桂圆肉15克,苎麻根15克,糯米50克。桂圆肉、苎麻根同糯米洗干净,放入砂锅内,加水适量煎煮成粥即可。早晚温食,连食1周。益心脾,补气血,安胎止血。适用于早孕胎动见红,孕妇心脾虚,神情紧张的保胎。

4. 安胎鲤鱼粥　活鲤鱼 500 克,苎麻根 20～30 克,糯米 50 克,葱、姜、植物油、食盐各适量。将鲤鱼去鳞及内脏,洗干净,切片,炖汤;苎麻根加水另煎,去渣取汁,加入鲤鱼汤中;再加入糯米和葱、姜、植物油、食盐,煮成稀粥。早晚趁热食用,连用 3 日。清热养血,益阴安胎。适用于胎动不安、胎漏下血及妊娠水肿等属肾阴虚者。

5. 阿胶粳米粥　阿胶 30 克,粳米 50 克。阿胶捣碎,炒黄为末,粳米煮成稀粥,临熟时加入阿胶搅匀。晨起及临睡前食用 1 剂,可持续食用。养血止血,补肾安胎。适用于因营血不足所致胎动不安或胎漏下血。

6. 山药固胎粥　生山药 90 克,续断、杜仲、苎麻根各 15 克,糯米 250 克。将续断、杜仲、苎麻根用布包盛装,生山药加糯米煮粥,药袋放入同煮,粥煮好后取出药包。每日分 2 次温食。适用于先兆流产。

7. 北芪炖鲈鱼　北黄芪 50 克,鲈鱼 500 克,生姜、葱、醋、食盐、料酒各适量。将鲈鱼去鳞、鳃及内脏,洗干净。黄芪装入纱布袋内扎紧口,同鱼共放进锅内,加入葱、姜、醋、食盐、味精、料酒及适量的水。将锅置大火上烧沸,用小火炖熬至熟即可,可加少许味精调味。每日饭前食用,可多次食用。益气填精,健脾利水。适用于妊娠胎动不安,小腹下坠,气短懒言,或伴四肢水肿者。

8. 人参南瓜蒂饮　人参 6 克,南瓜蒂 12 克。将人参同南瓜蒂放入瓦碗中,加水少许,隔水煮 20 分钟。喝汤吃参,隔日 1 次,连食 1 个月。养精益气安胎。适用于气虚肾亏型习惯性流产。

9. 石榴皮汤　安石榴皮 12 克,当归 9 克,阿胶 12 克,熟艾叶 9 克。将石榴皮、当归、熟艾叶加水先煎汤,去渣取汁,入阿胶烊化即可。每日 1 剂,连饮 3 日。安胎止血。适用于因营血不足所致胎动不安或胎漏下血。

10. 黑豆黄芪煎 大黑豆 60 克,生黄芪 30 克,砂糖 60 克。将大黑豆、生黄芪、砂糖加入锅中,加水共煎,煮至豆熟即可。分早晚吃豆,喝汤,连用 5 剂。补肾健脾,和血安胎。适用于脾肾两虚开幕型妊娠后胎动见红。

【药物与饮食相克】

1. 吲哚美辛、阿司匹林

(1)果汁或清凉饮料:果汁或清凉饮料的果酸容易导致药物提前分解或溶化,不利于药物在小肠内的吸收,而大大降低药效,而且吲哚美辛、阿司匹林等药物对胃黏膜有刺激作用,果酸则可加剧对胃壁的刺激,甚至造成胃黏膜出血。因此,吲哚美辛、阿司匹林不宜用果汁或清凉饮料服用。

(2)酒类:因酒精能增加胃酸分泌,并且两者(药和酒)都能使胃黏膜血流加快,故服用吲哚美辛、阿司匹林时不宜饮酒,否则会引起胃黏膜屏障的损伤,甚至胃出血。

(3)茶水:因茶中含油鞣酸、咖啡因及茶碱等成分,咖啡因有促进胃液分泌的作用,可加重阿司匹林对胃的损害,故不宜用茶水服阿司匹林。

(4)酸性食物:因为阿司匹林对胃黏膜有直接刺激作用,与酸性食物(醋、酸菜、咸肉、鱼、山楂、杨梅等)同服可增加对胃的刺激,故服阿司匹林时不宜过食酸性食物。

(5)饭前服用:因饭前胃中胃酸较多,而阿司匹林等药物在胃中经过胃酸作用可析出水杨酸,水杨酸对胃黏膜有刺激作用,可引起恶心、呕吐等胃肠道反应,阿司匹林等解热镇痛药不宜饭前服用。

2. 糖皮质激素

(1)含钙食物:因服用糖皮质激素期间过食含钙的食物(如牛奶、奶制品、精白面粉、巧克力、坚果等)会降低疗效,故应用糖皮质激素(地塞米松、氢化可的松等)药物时不宜过食含钙食物。

(2)高盐饮食:因为糖皮质激素具有保钠排钾作用,高盐饮食易引起水钠潴留,导致水肿,故应用糖皮质激素(地塞米松、氢化可的松等)药物时不宜进高盐饮食。

(3)糖:由于糖皮质激素地塞米松、氢化可的松、泼尼松等能促进糖原异生,并能减慢葡萄糖分解,有利于中间代谢产物如丙酮酸和乳酸等在肝脏和肾脏再合成葡萄糖,增加血糖的来源,亦减少机体组织对葡萄糖的利用,从而导致血糖增高。因此,应用糖皮质激素时要限制糖的摄入。

3. 维生素 K_1

(1)酒类:因为酒精可以抑制凝血因子,对抗止血药物,使药物的止血作用大大减小,故应用维生素 K_1 时不宜饮酒。

(2)兔肉:由于兔肉含卵磷脂较多,卵磷脂有较强的抑制血小板黏附和聚集、防止凝血的作用,应用维生素 K_1 时食用兔肉,可使维生素 K_1 的止血作用减弱,故应用维生素 K_1 时不宜食兔肉。

(3)山楂:维生素 K_1 为止血药,山楂为活血药,山楂中所含的维生素 C 可使维生素 K_1 分解破坏,故应用维生素 K_1 时不宜食用山楂,以免减弱维生素 K_1 的疗效。

(4)黑木耳:维生素 K_1 具有促凝血作用,而黑木耳中有妨碍血液凝固之成分,可使维生素 K_1 的凝血作用减弱,甚至完全丧失,故应用维生素 K_1 时不宜食用黑木耳。

(5)富含维生素 C 的食物:因为富含维生素 C 的食物如白菜、卷心菜、芥菜、大头菜、香菜、萝卜等蔬菜及水果中含有丰富的抗坏血酸成分,可降低维生素 K_1 等止血药的疗效,故应用维生素 K_1 时不宜食用富含维生素 C 的食物。

【本病与药物相克】

1. 峻泻药　由于番泻叶、甘露醇、蓖香油等峻泻药可诱发子宫收缩,造成流产,故有早产先兆孕妇不宜应用。

2. 具有滑胎堕胎作用的中药和中成药　详见"自然流产"。

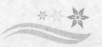

【药物与药物相克】

1. 硝苯地平

(1)洋地黄类药物:服用硝苯地平等钙通道阻滞药的患者,如同时用洋地黄类药物(地高辛、毛花苷丙等),很容易发生洋地黄中毒。因为钙通道阻滞药可使洋地黄类药物在体内的清除率下降,半衰期延长,从而诱发中毒,出现抑制心肌自律性和传导性的毒副反应。所以,必须同时服用洋地黄类药物时,应减少其用量。

(2)β受体阻滞药:硝苯地平等钙通道阻滞药与β受体阻滞药合用时,会产生相加的负性传导、负性肌力和负性频率作用,可出现低血压、严重心动过缓、房室传导阻滞,甚至心脏停搏,故不宜合用。

2. 水杨酸类药(阿司匹林)

(1)抗凝血药:因为本类药物与抗凝血药物(如肝素、双香豆素等)合用后,后者的抗凝血作用增强,易引起出血,故不宜合用。

(2)活性炭:因为活性炭有吸附作用,可减少阿司匹林的吸收,降低其疗效,故不宜合用。

(3)苯巴比妥:因为苯巴比妥有酶促作用,可降低水杨酸类(如水杨酸钠、阿司匹林等)的药效,故不宜合用。

(4)汞制剂和麻醉药:因为水杨酸类能增加汞制剂和麻醉药(阿片制剂)的毒性,服用剂量过大时,有中毒的危险,故不宜合用。

(5)考来烯胺:由于考来烯胺为阴离子型交换树脂,与阿司匹林合用可因静电吸附而形成复合物,妨碍阿司匹林的吸收而降低疗效,故不宜合用。

(6)口服降糖药:因为水杨酸类可竞争性地置换口服降糖药(如甲苯磺丁脲、氯磺丙脲、格列本脲等),增加后者游离的血药浓度,而使降糖药作用增强,严重者可使患者出现低血糖休克,故不宜合用。

(7)对氨基水杨酸:因为水杨酸类可从血浆蛋白结合部位

换出对氨基水杨酸,导致其中毒,同时后者可置换前者,导致水杨酸的毒性增加,因此应尽量避免合用。

(8)吲哚美辛:因为吲哚美辛是非甾体镇痛药,可增强阿司匹林致溃疡的作用,故不宜并用,胃溃疡病患者更严禁合用。还有报道认为,阿司匹林在肠内可抑制吲哚美辛的吸收,降低吲哚美辛的疗效。

(9)糖皮质激素:因为阿司匹林能提高肝脏微粒酶的活性,加速皮质激素(如泼尼松)的代谢,降低其在血浆中的浓度,使糖皮质激素的作用减弱或消失。阿司匹林与糖皮质激素均可能导致畸胎,若两药合用于妇女妊娠早期,其致畸作用协同,可使畸胎发生率增加。如果两药必须合用,其适当的方法是在停用糖皮质激素前两周加用阿司匹林,持续应用到糖皮质激素停用后 2～3 周。如病情需要,可小剂量维持 2～3 个月。

(10)丙磺舒、保泰松:水杨酸类能竞争性抑制尿酸的排泄,阻碍保泰松的抗炎作用,并使丙磺舒的作用减弱,故不宜合用。

(11)苯妥英钠:因阿司匹林的水解产物可竞争性地从血浆蛋白的结合部位置换出苯妥英钠,从而增强后者的作用和毒性,故不宜合用。

(12)咖啡因:因咖啡因有促进胃酸分泌的作用,可加重阿司匹林对胃的损害,故不宜同服。

(13)乐得胃:因为乐得胃属碱性药物,可使胃肠道 pH 值升高,减少阿司匹林的吸收。另外,乐得胃尚能碱化尿液,使阿司匹林在肾小管重吸收减少,排泄加快,疗效降低,故不宜合用。

(14)氯化铵:因为阿司匹林对胃黏膜有直接刺激作用,与酸性药物氯化铵合用,可增加其对胃的刺激,又可促进其胃肠道及肾小管吸收,增加毒性,故不宜合用。

(15)氨茶碱:因氨茶碱属碱性药物,能碱化尿液,使阿司匹林排泄加快,疗效降低,故不宜合用。

（16）噻嗪类利尿药：因阿司匹林与噻嗪类利尿药（如氢氯噻嗪等）都能升高血清尿酸的浓度，故应慎合用。

（17）含酒的中成药：水杨酸类（如水杨酸钠、阿司匹林等）与含酒的中成药（如风湿酒、国公酒、缬草酊、参茸精、五味子糖浆等）同服，能增加消化道的刺激性，严重时可导致胃肠道出血，故不宜合用。

（18）含有硼砂的中成药（痧气散、红灵散、行军散、通窍散等）：因硼砂含碱性成分，可减少阿司匹林的吸收，使其疗效降低，故不宜合用。

（19）含有机酸的中成药：含有机酸的中成药（如山楂、蒲公英、五味子、乌梅等）会增加水杨酸类药物在肾脏中的重吸收，从而增强其作用，同时也加重毒性反应，故不宜合用。

3. 吲哚美辛

（1）阿司匹林：因为阿司匹林能使吲哚美辛在胃肠道的吸收下降，血药浓度降低，作用减弱，同时又可增强其对消化道的刺激，可能引起出血，故应避免合用或慎合用。胃溃疡病患者更应严禁合用。

（2）保泰松、泼尼松：因为吲哚美辛是非甾体镇痛药，可增强保泰松及糖皮质激素的致溃疡作用，故一般不宜合用。

（3）含大量有机酸的中成药：因为含大量有机酸的中成药（如山楂、蒲公英、五味子、乌梅等）会增加吲哚美辛在肾脏中的重吸收，从而增加其毒性，故不宜合用。

4. 地塞米松、可的松

（1）吲哚美辛、阿司匹林：因为地塞米松等能促进蛋白质分解和抑制蛋白质合成，并刺激胃酸和胃蛋白酶的分泌，降低胃及十二指肠黏膜组织对胃酸的抵抗力，阻碍组织修复，使溃疡愈合迟缓，与对胃有刺激作用的吲哚美辛、阿司匹林等药物合用，可诱发或加重消化道溃疡，故应避免同服。如临床必须合用时，应间隔

投药,并加服氢氧化铝凝胶,以保护胃黏膜。

(2)两性霉素 B:因地塞米松、可的松等与两性霉素 B 合用可加重机体缺钾,故不宜合用。

(3)利福平:因利福平具有酶促作用,使地塞米松等代谢加快,血药浓度降低,疗效减弱,故不宜合用。

(4)含钙药物:因含钙药物(如葡萄糖酸钙、氯化钙等)与可的松等合用会降低疗效,故不宜合用。

(5)免疫抑制药:因地塞米松、可的松等与免疫抑制药(如硫唑嘌呤、环孢素等)合用,可诱发溃疡或加重出血等不良反应,故不宜合用。

(6)疫苗:因地塞米松、可的松等能抑制免疫反应,使机体抵抗力减弱,若与疫苗(如麻疹病毒疫苗、脊髓灰质炎菌苗、狂犬疫苗、破伤风类毒素、伤寒菌苗、流行性腮腺炎菌苗等)合用,易造成疫苗感染,故不宜合用。

(7)药酶诱导剂:因为药酶诱导剂苯妥英钠、苯巴比妥、司可巴比妥、格鲁米特等能加速地塞米松、可的松的代谢,降低地塞米松、可的松等的血药浓度,从而降低其作用强度和有效时间,故一般不宜合用。如必须合用,可采用间隔投药法或适当增加地塞米松、可的松的剂量。

(8)活性炭:因为活性炭的吸附作用可使地塞米松、可的松等的吸收减少,降低其疗效,故不宜合用。

(9)维生素 A:因地塞米松、可的松等与维生素 A 合用,地塞米松、可的松等的抗炎作用将受到抑制。其原因在于维生素 A 能使细胞中的溶酶体内脂蛋白膜通透性增加,稳定性降低,使溶酶体破裂。此外,还能使溶酶体内无活性的水解酶(如酸性磷酸酶、核糖核酸酶、β 葡萄糖醛酸苷酶)运送到溶酶体膜外,这些被释放出的酶被激活,易促进炎症的加重。地塞米松、可的松等的作用正与之相反,它能使溶酶体膜稳定化,制止膜内蛋白水解酶的释放,从而防止血浆和组织蛋白质分解,产生和释放 5-羟色胺、缓激肽类物质,减少这些致炎物质对细胞刺激而产生抗炎作用。如两药必须联用时,可在地塞米松、可的松等治疗完成一定疗程后,再服维生素 A。

(10)四环素:地塞米松、可的松等能抑制巨噬细胞对抗原的吞噬作用,阻碍淋巴母细胞的生长,加速小淋巴细胞的破坏,故长期或大量应用能抑制机体的免疫作用。四环素为广谱抗生素,应用后能打乱肠道内各种细菌间相互抑制平衡。两药合用易引起二重感染,诱发或加重耐药菌所致的传染病,故不宜长期同服。但两者短期合用可加强抗炎效果,减轻组织对炎症的反应,有利于对感染的控制。

(11)洋地黄:因为地塞米松、可的松等可引起钾丢失,易导致洋地黄中毒和心律失常,故不宜合用。如确需合用时应补充氯化钾。

(12)噻嗪类利尿药:因地塞米松、可的松等与噻嗪类利尿药(如氢氯噻嗪等)均能促进 K^+ 的排泄,合用易引起低钾血症。如确需合用时应补充氯化钾。

(13)降血糖药:因为地塞米松、可的松等能使氨基酸、蛋白质从骨骼肌转移到肝脏,在酶的参与下,促进糖原异生,升高血糖,这与降血糖药(如甲苯磺丁脲、苯乙双胍、格列本脲等)的作用相反,故不宜合用。如需合用,需加大降血糖药的剂量。

(14)十灰散:因十灰散组成药物均煅烧成炭存性,药炭末具有吸附作用,可致地塞米松、可的松等在机体内吸收减少,生物利用度降低,影响疗效,故不宜合用。

(15)氨茶碱:氨茶碱与地塞米松配伍,虽然外观无变化,但经紫外分光光度计测定其吸收值,含量已逐渐下降,须引起注意。

5. 维生素 K_3

(1)维生素 E:维生素 E 的主要氧化产物生育醌具有抗维生

素 K_3 的作用,能降低维生素 K_3 的疗效,故不宜合用。

(2)链霉素:因链霉素能增强抗凝血药的抗凝血作用,故不宜合用。

(3)四环素:因维生素 K_3 与四环素合用,维生素 K_3 的抗凝效价被降低,故不宜合用。

(4)考来烯胺:因维生素 K_3 与并用时,维生素 K_3 吸收减少,故长期用考来烯胺时应补充维生素 K_3,而口服维生素 K_3 时亦不宜用考来烯胺。

6. 沙丁胺醇

(1)普萘洛尔因为沙丁胺醇的支气管扩张作用(β_2 受体作用)能被 β 受体阻滞药普萘洛尔所拮抗,故不宜合用。

(2)儿茶酚胺类药:沙丁胺醇等与儿茶酚胺类药物(如肾上腺素、异丙肾上腺素等)合用,有时可引起心律失常、心搏骤停,故不宜合用。

7. 硫酸镁　详见"妊娠高血压综合征"。

八、前置胎盘

胎盘在正常情况下附着于子宫体部的后壁、前壁或侧壁。孕28周后若胎盘附着于子宫下段,甚至胎盘下缘达到或覆盖宫颈内口,其位置低于胎先露部,称前置胎盘。其发生率为 0.24% ~ 1.57%。前置胎盘可能与子宫内膜病变与损伤、胎盘面积过大、胎盘异常及受精卵滋养层发育迟缓等因素有关。妊娠晚期或临产时无诱因无痛性反复阴道出血是其主要临床症状。前置胎盘是妊娠晚期出血的主要原因之一,是妊娠期的严重并发症,若处理不当可危及母儿生命。对于少量出血者,应绝对卧床休息,采取左侧卧位,改善子宫胎盘血液循环,保持平静的心态,可适当应用地西泮、苯巴比妥等镇静药,同时给予吸氧和纠正贫血,必要时应用卡巴克络、维生素 K_3 等止血,硫酸镁抑制宫缩,短期应用 β 受体激动药如沙丁胺醇、特布他林等促进肺表面活性物质的释放以促肺成熟;若反复出血需提前终止妊娠时,应用地塞米松促胎儿肺成熟;若反复多量出血致贫血甚至休克者,无论胎儿成熟与否,为了母亲安全而终止妊娠,产后应立即肌内注射麦角新碱或缩宫素以减少出血,同时给予抗生素以预防感染。

【饮食宜进】

1. 低脂肪、易消化的清淡膳食　由于前置胎盘伴有阴道出血者需卧床休息,胃肠道消化功能较差,高脂肪食物易加重胃肠道负担不易消化、吸收。因此,患者宜选择清淡爽口、易消化、富含营养的食物,如新鲜蔬菜、水果、米汤、稀粥、豆浆等。

2. 富含维生素的食物　前置胎盘患者宜进富含维生素的食物,如新鲜蔬菜、水果及蛋黄等。同时,还应注意进食多纤维蔬菜,如韭菜、芹菜、白菜及香蕉、红薯等,以防止便秘,诱发或加重出血。

3. 止血类食物　如花生内衣、木耳、金针菜、百合、莲蓬、藕汁等具有止血功效,前置胎盘伴有阴道出血者可食用。

4. 高蛋白质食物　蛋白质是人体的重要组成成分,也是修复组织的重要材料,故恢复期应进食高蛋白质食物,如鸡肉、猪瘦肉、鸡蛋、牛奶、豆类及其制品等。

5. 富含铁质及维生素 B_{12} 的食物　恢复期可多食动物肝脏、乌鸡、黑木耳、黑芝麻、菠菜、牛奶、鸡蛋及豆制品等含铁量及维生素 B_{12} 多的食物,以利于造血。

【饮食相克】

1. 辛辣刺激性食物　辛辣性食物,如辣椒、姜、蒜等均能助热生火,使热伏血脉,迫血妄行,致使血海不固,引起胎动不安。而且辛热之物耗气动血,使气更虚,不能固摄,以致胎气不固而流产。辛辣食物损伤津液,还易引起大便秘结,大便时费力,需要增加腹压,可诱发或加重出血,亦不利于保胎安胎。因此,前置胎盘伴有阴道出血者不宜食用辛辣刺激性食物。

2. 暴饮暴食及高脂肪食物 暴饮暴食及高脂肪食物可加重胃肠道负担,造成消化不良,引起腹痛、腹胀及腹内压增高等,从而诱发出血或导致出血反复发生。因此,前置胎盘患者不宜于暴饮暴食及进食高脂肪食物。

3. 酒类 白酒、黄酒、米酒、葡萄酒、啤酒及含酒食品(如醉蟹、醉肉、醉鸡、酒酿)和各种药酒(如人参酒、木瓜酒、参茸补酒、虫草补酒、虎骨酒),各种含酒饮料(如施格兰冰露)等均有活血作用,饮食后会扩张血管,加快血行,导致出血量增加。故前置胎盘伴有阴道出血者不宜饮酒。

4. 红糖 红糖具有活血通经作用,食用后会加重出血,故前置胎盘伴有阴道出血者不宜食用。

5. 桃 桃性味,甘温,活血消积,多食可以通行经血,加重出血的病情。故前置胎盘伴有阴道出血者不宜食用。

6. 薏苡仁 薏苡仁是一味药食兼用的植物种仁,其性质滑利。药理实验证明薏苡仁对子宫有兴奋作用,促使子宫收缩,诱发或加重出血。因此,前置胎盘伴有阴道出血者不宜食用。

7. 燕麦 燕麦滑利下趋,有明显的催产作用,可诱发或加重出血,亦不利于保胎安胎。故前置胎盘伴有阴道出血者不宜食用。

8. 马齿苋 经实验证明,马齿苋的茎能兴奋子宫平滑肌,增加子宫平滑肌的收缩,马齿苋汁亦对子宫有明显的兴奋作用,使子宫收缩增多、强度增大易致出血加重。故前置胎盘伴有阴道出血者不宜食用。

9. 棉籽油 棉籽油所含的某些成分有兴奋子宫、加强子宫收缩的作用,易诱发或加重出血。故前置胎盘伴有阴道出血者不宜食用。

10. 荠菜 实验表明,荠菜的醇提取物有催产素样的子宫收缩作用,煎剂灌胃具有同样的作用,易诱发或加重出血。故前置胎盘伴有阴道出血者不宜食用。

11. 韭菜 实验研究证明,韭菜对子宫有明显的兴奋作用,易诱发或加重出血。故前置胎盘伴有阴道出血者不宜食用。

12. 山楂 山楂具有活血化瘀的作用,同时又具有收缩子宫的功效,如果大量食用,就会刺激子宫收缩,诱发或加重出血。故前置胎盘伴有阴道出血者不宜食用。

13. 甲鱼 甲鱼具有滋阴益肝肾之功,但是甲鱼味咸寒,具有较强的通血络、散瘀块作用,因而有堕胎之弊,且易诱发或加重出血,故前置胎盘伴有阴道出血者不宜食用。

【饮食搭配】

1. 菠菜与猪血 菠菜中含有丰富的维生素 C、胡萝卜素,性味甘凉,有养血、止血、敛阴、润燥功能;猪血含有丰富的蛋白质和铁质,具有生血功能。菠菜配猪血,有养血、止血、敛阴、润燥功能。适宜前置胎盘伴阴道出血患者食用。

2. 菠菜与猪肝 猪肝中含有丰富的蛋白质、B 族维生素、维生素 A 及铁和锌等,具有补肝、养血、明目的作用。菠菜配猪肝,有极其丰富的全面营养,适宜贫血及前置胎盘伴阴道出血等患者食用。

3. 芦笋与黄花菜 芦笋与黄花菜同食,有养血、止血、除烦等功效,对前置胎盘伴阴道出血及各种贫血有辅助治疗作用。

4. 糯米与大枣、苎麻根 苎麻根为荨麻科植物苎麻干的根茎,性寒,味甘,可清热止血、安胎;大枣性平,味甘,能补中益气、养血安胎;糯米性微温,味甘,能补脾胃、益气血。三者搭配,有清热补虚、止血安胎等功效。适宜前置胎盘患者食用。

【食疗药膳方】

1. 菠菜粥 菠菜、粳米各适量。先将菠菜适量放入沸水中烫数分钟,切碎,放入煮好的粳米粥内食之。对贫血有一定效果。

2. 甜浆粥　粳米 100 克,鲜豆浆、冰糖各适量。用鲜豆浆与粳米煮粥,熟后加冰糖少许。可辅助治疗贫血。

3. 鸡汁粥　母鸡 1 只,粳米 100 克。先将母鸡宰杀,去毛杂和内脏,切块,煮汤汁。取汤汁适量与粳米煮粥食用。孕妇常食,适用于贫血症。

4. 大枣粥　大枣 10 枚,粳米 100 克。煮粥常食。对妊娠贫血有一定作用。

5. 牛奶粥　粳米 100 克,牛奶 200 毫升。粳米煮粥,将熟时加入鲜牛奶食之。适用于妊娠贫血。

6. 香菇大枣　水发香菇 20 克,大枣 20 枚,鸡肉(或猪瘦肉)150 克,姜末、葱末、食盐、料酒、白糖各适量。水发香菇、大枣、鸡肉、姜末、葱末、食盐、料酒、白糖,隔水蒸熟,每日 1 次。常食可辅助治疗妊娠贫血。

7. 芝麻粥　黑芝麻 30 克,粳米 100 克。黑芝麻炒熟,研末,同粳米煮粥食之。孕妇常食,能辅助妊娠贫血的治疗。

8. 人参粥　人参末(或党参末 15 克),冰糖少量,粳米 100 克。煮粥常食。适用于贫血。

9. 枸杞子粥　枸杞子 30 克,粳米 100 克。煮粥,孕妇常食,可辅助治疗妊娠贫血。

【药物与饮食相克】

1. 苯巴比妥

(1)茶:因茶叶所含鞣酸、咖啡因及茶碱等成分对中枢神经有兴奋作用,可减弱苯巴比妥的镇静作用,故服用苯巴比妥等药物期间应避免饮茶水。

(2)酒或含有酒精的饮料:因苯巴比妥等镇静药对乙醇和其他中枢神经抑制剂有协同作用,如果在服用镇静药期间饮酒或含酒精的饮料,会增加乙醇对机体的毒害,可能引起乙醇中毒,甚至昏迷或呼吸抑制等严重反应。因此,在服用苯巴比妥等镇静药期间不宜饮酒或含酒精的饮料。

(3)中药药酒:含乙醇的中药药酒(如舒筋活络酒、胡蜂酒、虎骨酒、国公酒等)是药酶诱导剂,可使肝脏药酶活性增强,加速药物代谢,使苯巴比妥、戊巴比妥半衰期缩短,疗效降低。另外,乙醇有抑制中枢神经、扩张血管的作用,能使苯巴比妥等中枢抑制作用增强,而引起昏睡。故服用苯巴比妥、戊巴比妥等镇静药期间应慎服中药药酒。

2. 糖皮质激素

(1)含钙食物:详见"早产"。

(2)高盐饮食:详见"早产"。

(3)糖:详见"早产"。

3. 卡巴克络、维生素 K_3

(1)酒类:因为酒精可以抑制凝血因子,对抗止血药物,使药物的止血作用大大减小,故应用卡巴克络、维生素 K_3 时不宜饮酒。

(2)兔肉:由于兔肉含卵磷脂较多,卵磷脂有较强的抑制血小板黏附和聚集、防止凝血的作用,应用卡巴克络、维生素 K_3 时食用兔肉,可使卡巴克络、维生素 K_3 的止血作用减弱,故应用卡巴克络、维生素 K_3 时不宜食兔肉。

(3)山楂:卡巴克络、维生素 K_3 为止血药,山楂为活血药,山楂中所含的维生素 C 可使卡巴克络、维生素 K_3 分解破坏。故应用卡巴克络、维生素 K_3 时不宜食用山楂,以免减弱卡巴克络、维生素 K_3 的疗效。

(4)黑木耳:卡巴克络、维生素 K_3 具有促凝血作用,而黑木耳中有妨碍血液凝固之成分,可使卡巴克络、维生素 K_3 的凝血作用减弱,甚至完全丧失。故应用卡巴克络、维生素 K_3 时不宜食用黑木耳。

(5)富含维生素 C 的食物:因为富含维生素 C 的白菜、卷心菜、芥菜、大头菜、香菜、萝卜等蔬菜及水果中含有丰富的抗坏血酸成分,可降低卡巴克络、维生素 K_3 等止血药的疗效。故应用卡巴克络、维生素 K_3 时不宜食用富含维生素 C 的食物。

【本病与药物相克】

1. 峻泻药 由于番泻叶、甘露醇、蓖香油等峻泻药可诱发子宫收缩,易诱发或加重出血。因此,前置胎盘伴有阴道出血者不宜应用峻泻药。

2. 具有活血祛瘀作用的中药和中成药 具有活血祛瘀作用的药物,如蒲黄、川芎、月季花、王不留行、益母草、牛膝、红花、桃仁、苏木、姜黄、穿山甲、三棱、水蛭、虻虫;含有上述某种成分的中成药,如大活络丹、小活络丹等均易诱发或加重出血。因此,前置胎盘伴有阴道出血者不宜应用上述药物。

3. 抗凝、抗血小板聚集药物 具有抗凝血作用的药物(如双香豆素、华法林等)及具有抑制血小板聚集作用的药物(如阿司匹林等),均会加重子宫出血,故前置胎盘伴有阴道出血者不宜应用。

4. β受体激动药 β受体激动药(如沙丁胺醇、特布他林等)能促进肺表面活性物质的释放,但不能促进合成,短期应用可以促肺成熟,长期应用可造成肺表面活性物质缺失,故前置胎盘者不宜长期应用。

【药物与药物相克】

1. 地西泮与含有氰苷的中药 地西泮与含有氰苷的中药(如桃仁、苦杏仁等)同服,可能造成呼吸中枢抑制,进而损害肝功能,甚至有些患者会死于呼吸衰竭,故不宜合用。

2. 卡巴克络与抗组胺、抗胆碱药 因抗组胺药(苯海拉明、氯苯那敏、异丙嗪)和抗胆碱药(阿托品、东莨菪碱等)能扩张小血管,减弱卡巴克络对毛细血管断端的收缩作用,故一般不宜合用。若需联用,彼此用药时间需间隔 48 小时,或将卡巴克络的用量由每次 1 毫升增至 2 毫升(10 毫克)。

3. 缩宫素

(1)麦角:麦角与缩宫素有协同作用,但不可混合应用。

(2)升压药:升压药可轻度减弱缩宫素的宫缩作用,缩宫素与甲氧明联用可引起血压升高及严重头痛,故不宜合用。

4. 麦角新碱与多巴胺 由于麦角新碱与多巴胺的外周血管收缩作用相加,两者合用可使肢端血循环不良而发生坏死,故不宜合用。

5. 其他 有关硫酸镁详见"妊娠高血压综合征";苯巴比妥详见"妊娠剧吐";地塞米松、维生素 K_3 详见"早产"。

九、胎盘早剥

妊娠 20 周后或分娩期,正常位置的胎盘在胎儿娩出前,部分或全部从子宫壁剥离,称胎盘早剥。胎盘早剥是妊娠晚期严重并发症,往往起病急,进展快,如果处理不及时,可危及母儿生命,国内报道其发病率为 0.46% ~ 2.1%,围生儿死亡率为 200‰ ~ 350‰,15 倍于无胎盘早剥者。胎盘早剥的主要病理变化是底蜕膜出血,形成血肿,使胎盘自附着处剥离。临床上主要表现为外出血、内出血和混合型出血,严重者可出现弥散性血管内凝血、产后出血、急性肾衰竭及胎儿宫内死亡等并发症。以显性出血为主,宫口已开大,一般情况较好,估计短时间内能结束分娩的经产妇,可经阴道分娩,必要时应用卡巴克络、维生素 K_3 等止血药;大量出血伴有休克者,应在补充血容量、纠正休克的同时立即行剖宫产结束分娩;伴有凝血功能障碍者,应输新鲜血与冰冻血浆,或补充血小板悬液与其他凝血因子,必要时给予肝素治疗以阻断弥散性血管内凝血的发展;伴有少尿或无尿者,应在补充血容量基础上给予呋塞米治疗;分娩后及时应用子宫收缩药,如缩宫素、马来酸麦角新碱、米索前列醇、卡前列甲酯等控制出血。

【饮食宜进】

1. 低脂肪、易消化的清淡膳食　由于胎盘早剥者需绝对卧床休息,加之体质虚弱,胃肠道消化功能较差,高脂肪食物易加重胃肠道负担,不易消化、吸收。因此,患者宜选择清淡爽口、易消化、富含营养的食物。如新鲜蔬菜、水果、米汤、稀粥、豆浆等。

2. 富含维生素的食物　胎盘早剥者宜进富含维生素的食物,如新鲜蔬菜、水果及蛋黄等。同时还应注意进食多纤维蔬菜(如韭菜、芹菜、白菜)及香蕉、红薯等,以防止便秘,诱发或加重出血。

3. 止血类食物　如花生内衣、木耳、荠菜、金针菜、百合、莲蓬、藕汁等具有止血功效,胎盘早剥者可食用。

4. 高蛋白质食物　蛋白质是人体的重要组成成分,也是修复组织的重要材料,故恢复期应进食高蛋白质食物,如鸡肉、猪瘦肉、鸡蛋、牛奶、豆类及其制品等。

5. 富含铁质及维生素 B_{12} 的食物　恢复期可多食动物肝脏、乌鸡、黑木耳、黑芝麻、菠菜、牛奶、鸡蛋及豆制品等含铁量及维生素 B_{12} 多的食物,以利造血。

【饮食相克】

1. 辛辣刺激性食物　辛辣食物(如辣椒、姜、蒜等)均能助热生火,使热伏血脉,迫血妄行,致使血海不固,引起胎动不安。而且辛热之物耗气动血,使气更虚,不能固摄,以致胎气不固而流产。辛辣食物损伤津液,还易引起大便秘结,大便时费力,需要增加腹压,可诱发或加重出血,亦不利于保胎安胎。因此,胎盘早剥者不宜食用辛辣刺激性食物。

2. 暴饮暴食及高脂肪食物　由于子宫出血量大,大脑皮质兴奋性低,胃肠功能紊乱,消化能力降低,暴饮暴食及高脂肪食物可加重胃肠道负担,造成消化不良,引起腹痛、腹胀及腹内压增高等,从而诱发出血或导致出血反复发生。因此,胎盘早剥者不宜

暴饮暴食及进食高脂肪食物。

3. 酒类 白酒、黄酒、米酒、葡萄酒、啤酒及含酒食品(如醉蟹、醉肉、醉鸡、酒酿)和各种药酒(如人参酒、木瓜酒、参茸补酒、虫草补酒、虎骨酒)等,各种含酒饮料(如施格兰冰露等)均有活血作用,饮食后会扩张血管,加快血行,导致出血量增加。因此,胎盘早剥者不宜饮酒。

4. 红糖 红糖具有活血通经作用,食用后会加重出血,故胎盘早剥者不宜食用。

5. 桃 桃性活血消积,多食可以通行经血,加重出血的病情,故胎盘早剥者不宜食用。

6. 生姜 生姜辛散助热,温通血脉,可使火热内盛、迫血妄行而加重出血,故胎盘早剥者不宜食用。

【饮食搭配】

1. 菠菜与猪血 菠菜中含有丰富的维生素 C、胡萝卜素,性凉,味甘,有养血、止血、敛阴、润燥功能;而猪血含有丰富的蛋白质和铁质,具有生血功能。菠菜配猪血,有养血、止血、敛阴、润燥功效,适宜胎盘早剥患者食用。

2. 菠菜与猪肝 猪肝中含有丰富的蛋白质、B 族维生素、维生素 A 及铁和锌等,具有补肝、养血、明目的作用。菠菜配猪肝,有极其丰富的全面营养,适用于贫血及胎盘早剥患者食用。

3. 芦笋与黄花菜 两者同食,有养血、止血、除烦等功效,对胎盘早剥及各种贫血有辅助治疗作用。

4. 金针菜与鸡蛋 金针菜性凉,味甘,有安神、止血、清热、解毒、消炎、养血、补气血等功效,金针菜与滋阴润燥、清热安神的鸡蛋搭配食用,具有清热解毒、滋阴润肺、止血消炎的功效。对贫血、胎盘早剥等有辅助治疗作用。

5. 花生与牛奶 花生的营养价值甚高,所含的蛋白质中有 8 种必需氨基酸,是理想的植物蛋白来源之一,为公认的"绿色牛奶",花生仁的红衣,能抑制纤维蛋白溶解,促进血小板的新生,增强毛细血管的收缩功能;牛奶能收缩血管,具有止血作用。两者制成花生牛奶饮料,不仅营养丰富,而且对胎盘早剥有治疗作用。

【食疗药膳方】

1. 红糖桃仁粳米粥　桃仁 35 克,粳米 100 克,红糖 50 克。将粳米淘洗干净,待用;把桃仁去皮、尖,清水洗净,待用。将粳米与桃仁齐放入洗净的煮锅中,加清水适量,置于炉火上煮,待米烂汁黏时离火,加入红糖搅化调味即可食用。化瘀止血,养血益胃。适用于妇女瘀血内停所致的产后出血。

2. 荠菜炒鲜藕片　鲜荠菜 50 克,鲜莲藕 90 克,猪油 20 克,食盐、味精、植物油各适量。将荠菜去杂后,用清水洗净,待用;把鲜藕刮去皮,洗净,切成薄片,待用。将炒锅洗净,置于炉火上,起油锅,倒入荠菜,鲜藕片,翻炒至熟,点入食盐、味精调味,即可食用。和脾,利水,止血。适用于血瘀引起的妇女产后腹痛,出血等。

3. 大枣花生桂圆泥　大枣 100 克,花生仁 100 克,桂圆肉 15 克,红糖适量。将大枣去核,清水洗净,待用;把花生仁、桂圆肉也洗一洗,待用。将大枣、花生仁、桂圆肉放入大碗内,共捣为泥,加入红糖搅匀后,上笼蒸熟即可食用。清气醒脾,调中开胃,补血止血。适用于妇女产后子宫出血和缺铁性贫血等。

4. 三七炖鸡蛋　鸡蛋 3 个,三七粉 3 克,红糖 20 克。将鸡蛋打入碗内,用筷子搅匀,待用。在锅中加清水适量,放入炉火上烧开,将鸡蛋倒入锅内,再把三七粉放入,煮至鸡蛋凝固时,即可离火,盛入大碗中,再加红糖搅化即可食用。化瘀止血,养血活血,活络止痛。适用于瘀血内停所致的妇女产后出血。

5. 田七大枣炖鸡　鲜鸡肉 200 克,田七 5 克,大枣 8 枚,生姜 3 片,食盐、味精各适量。将大枣用清水浸软后,去核,洗净,待用;把田七切成薄片,用清水略冲洗,待用;将鸡肉去皮,洗净,滤干水分,待用。把所有原料放入一个洗净的炖锅内,加入清水适量,置于炉火上,以大火隔水炖 2 小时,点入食盐、味精调味,即可趁热食用。止血镇痛强身。适用于妇女产后出血不止。

6. 归桂红糖粥　当归 20 克,肉桂 10 克,粳米 100 克,红糖 50 克。将当归、肉桂清洗净,放入砂锅内,加清水适量,置于火上,煮 1 小时后,取汁去渣,待用。把粳米淘洗干净,直接放入锅中,加入药汁,再兑适量清水,煮至米烂汁黏时,放入红糖搅化,即可食用。温经散寒,化瘀止血,益气养血。适用于产后寒凝、瘀血内阻所致的产后出血。

【药物与饮食相克】

1. 卡巴克络、维生素 K₃

(1)酒类:详见"前置胎盘"。

(2)兔肉:详见"前置胎盘"。

(3)山楂:详见"前置胎盘"。

(4)黑木耳:详见"前置胎盘"。

(5)富含维生素 C 的食物:详见"前置胎盘"。

2. 肝素与富含维生素 C 的食物　因为富含维生素 C 的食物,如白菜、卷心菜、芥菜、大头菜、香菜、萝卜等蔬菜及水果中所含的维生素 C 可对抗肝素的抗凝血作用,使凝血酶原时间缩短,故应用肝素时不宜食用富含维生素 C 的食物。

3. 呋塞米

(1)酒类:利尿药都具有降压作用,乙醇本身也有扩张血管与降血压作用,应用呋塞米时若同饮酒,则会增强利尿药的降压作用,血压突然降得过低可发生危险。此外,呋塞米是失钾性利尿药,乙醇也能降低血钾浓度,两者合用会导致大量失钾,造成低钾血症,故应用呋塞米时不宜饮酒。

(2)味精:味精的主要成分为谷氨酸钠,在应用呋塞米期间若过食味精,既可加重钠水潴留,又可协同排钾,增加低钾血症的发生率,故应用呋塞米期间不宜过食味精。

(3)高盐饮食:在应用利尿药(如氢氯噻嗪、呋塞米等)时,应配伍低盐饮食,可提高利尿药的利尿效果。若过食咸菜、腌鱼、腌肉等高盐饮食,可使利尿药的利尿效果显著降低,故应用呋塞米期间不宜高盐饮食。

【本病与药物相克】

1. 具有活血祛瘀作用的中药和中成药 具有活血祛瘀作用的药物,如蒲黄、川芎、月季花、王不留行、益母草、牛膝、红花、桃仁、苏木、姜黄、穿山甲、三棱、水蛭、虻虫;含有上述某种成分的中成药,如大活络丹、小活络丹等,均易诱发或加重出血,故胎盘早剥者不宜应用。

2. 抗凝、抗血小板聚集药物 具有抗凝血作用的药物(如双香豆素、华法林等)及具有抑制血小板聚集作用的药物(如阿司匹林等),均会加重子宫出血,故胎盘早剥者不宜应用。

【药物与药物相克】

1. 肝素

(1)磷酸氢钠、乳酸钠:因为磷酸氢钠、乳酸钠均可增强肝素的抗凝血作用,故合用时需慎重。

(2)维生素C:维生素C可对抗肝素的抗凝血作用,并合时可使凝血酶原时间缩短,因此合用时应慎重。

(3)水杨酸类药、依他尼酸:水杨酸类药(阿司匹林、水杨酸钠等)和依他尼酸易引起胃黏膜损伤出血,若与抗凝血药肝素合用,则可加剧出血倾向,故不宜合用。

(4)双嘧达莫、右旋糖酐:双嘧达莫、右旋糖酐均有抑制血小板聚集,加强肝素抗凝血的作用,故合用时应注意用药剂量,以防引起出血反应。

(5)苯海拉明、异丙嗪及吩噻嗪类药:因大剂量的苯海拉明、异丙嗪及吩噻嗪类药(如氯丙嗪、氟奋乃静等)能降低肝素的抗凝

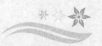

血作用,故不宜合用。

(6)双香豆素:因双香豆素与肝素有药理性拮抗作用,故不宜合用。

2. 呋塞米

(1)苯妥英钠或苯巴比妥:因为苯妥英钠或苯巴比妥可干扰呋塞米的吸收,使呋塞米的利尿作用减弱,尿量减少 50%,故不宜合用。

(2)氯贝丁酯:因呋塞米与氯贝丁酯合用可出现尿量明显增加,肌肉僵硬、酸痛,腰背疼痛及全身不适。多尿可能是由于氯贝丁酯竞争性取代呋塞米而与血浆白蛋白结合,使血浆中游离呋塞米浓度增高所致。肌肉综合征偶见于安妥明的不良反应,也可能由于利尿后失钾、失钠所致。两药合用后,氯贝丁酯的半衰期从12 小时增加至 36 小时,药物在体内的蓄积可能是加重不良反应的原因。

(3)环孢素:因呋塞米可竞争性抑制尿酸的分泌排出,与免疫抑制药环孢素合用,可使肾小管重吸收尿酸增加,血清尿酸浓度增高,从而诱发痛风,故不宜合用。

(4)氨基糖苷类抗生素:因呋塞米与氨基糖苷类抗生素(如链霉素、庆大霉素、卡那霉素、新霉素等)对听神经均有刺激作用,可使耳毒性增加,导致听力减退或暂时性耳聋,故不宜合用。

(5)糖皮质激素:因为糖皮质激素有从组织中动员钾并使其从肾脏排出的作用,而呋塞米等亦可促进钾排泄,使钾的排泄量显著增加,所以一般不宜合用。若确需合用,应加服氯化钾。

(6)洋地黄制剂:因为呋塞米在排钠的同时,也增加尿钾的排出,易引起低血钾,而低血钾可使心肌对洋地黄敏感化,导致洋地黄中毒,出现严重心律失常。如必须合用时,应补充氯化钾或摄入含钾丰富的食物,如橘子、番茄等。

(7)肌肉松弛药:因呋塞米易致低血钾,而低血钾可增强肌肉松弛药如筒箭毒碱的肌松和麻醉作用,故不宜合用。

(8)头孢噻吩、头孢噻啶:头孢噻吩、头孢噻啶与呋塞米合用可增加肾脏毒性,故不宜合用。

3. 其他 有关维生素 K_3 详见"早产";卡巴克络、缩宫素、麦角新碱详见"前置胎盘"。

十、羊水过多

正常妊娠时羊水量随孕周的增加而增多,最后 2～4 周开始逐渐减少,妊娠足月时羊水量约为 800 毫升,凡在妊娠任何时期羊水量超过 2 000 毫升者,称羊水过多,最高达 20 000 毫升。羊水过多的发病率为 0.5％～1％,合并妊娠糖尿病者,其发病率高达 20％。羊水过多的确切原因还不十分清楚,临床上多见于胎儿畸形、多胎妊娠、孕妇和胎儿的各种疾病等情况。羊水过多的围生儿死亡率为 28％,其处理主要取决于胎儿有无畸形和孕妇自觉症状的严重程度。羊水过多合并胎儿畸形者应及时终止妊娠。羊水过多合并正常胎儿,症状较轻可以继续妊娠者,应注意休息,低盐饮食,酌情应用镇静药(如苯巴比妥、地西泮等),严密观察羊水量的变化,妊娠已近 37 周,在确定胎儿已经成熟的情况下,行人工破膜,终止妊娠;症状严重无法忍受的孕妇(胎龄不足 37 周),应经腹羊膜腔穿刺放羊水,以缓解孕妇症状,同时应严格消毒防止感染,酌情应用镇静保胎药(黄体酮、叶酸、维生素 E)以防早产,必要时应用前列腺素合成酶抑制药(吲哚美辛)抑制胎儿排尿,减少羊水形成。口服氢氯噻嗪等利尿药促进羊水排泄。

【饮食宜进】

1. 低食盐清淡饮食 食盐的化学成分是氯化钠,摄入过多的钠盐会造成体内水钠潴留,加重羊水过多,故羊水过多者宜低盐清淡饮食。

2. 益气固肾食物　如乌鸡、鸡蛋、猪肝、猪腰、山药、莲子、黑豆、糯米、大枣、蜂蜜等具有益气固肾之功效,孕妇伴有羊水过多者宜于食用,以防早产。

【饮食相克】

1. 长期禁盐　正常人每日摄入的食盐为 10 克,低盐饮食或限制食盐摄入对羊水过多者有重要意义。但如果长期禁食盐或应用利尿药过多,使食盐摄入不足,排出过多,就会引起低钠综合征。此外,患者因禁食盐饮食无味而食欲缺乏,还会影响蛋白质和热能的摄入。因此,限食盐饮食应以患者耐受而且不影响食欲为度,低盐饮食的食盐量以每日 3～5 克为宜。

2. 饮水过多　饮水过多不仅可使血容量增加,血压升高,增加心脏负担,而且还可加重羊水过多,故羊水过多者每日进入人体内液体量应限制在 1 000 毫升左右。

【饮食搭配】

1. 芹菜与核桃　芹菜具有健胃、利尿、镇静、降压等作用;核桃补肾固精、温肺定喘、润肠。两者搭配食用,具有降压、利尿、补肝益肾等功效。适宜羊水过多的孕妇食用。

2. 芫荽与冬瓜、黑木耳　芫荽与冬瓜、黑木耳三者搭配食用,有利尿消肿、降压、调脂作用。适宜羊水过多的孕妇食用。

3. 黄瓜与豆腐　黄瓜具有清热解毒、消肿利尿作用;豆腐含有较高的蛋白质和钙。两种食物搭配,营养更加丰富。适宜水肿、羊水过多孕妇食用。

4. 黄瓜与食醋　黄瓜含钾丰富,有益于心、肾疾病和水肿的治疗,若与食醋搭配,适宜水肿、羊水过多和小便不利的孕妇食用。

5. 冬瓜与口蘑　冬瓜有利尿、清热、解毒功效;口蘑可补脾益气、养胃健身、降压防癌的作用。两者同食有利尿、降压的功效,适宜羊水过多的孕妇食用。

【食疗药膳方】

1. 鲤鱼葫芦干汤　鲜鲤鱼 500～1 000 克,猪苓 50 克,葫芦干 100 克,生姜 12 克,食盐适量。加水煮至鲤鱼熟,加食盐调味(以不咸为度),随时吃鱼喝汤。适用于羊水过多等。

2. 鲤鱼汤　鲤鱼 1 条,白术 15 克,陈皮 6 克,茯苓 15 克,当归 12 克,白芍 12 克,生姜 6 克。鲤鱼去内脏,与白术、陈皮、茯苓、当归、白芍、生姜煎浓汤,去药材,喝汤,吃鱼。因鲤鱼肉具有补脾健胃、利水消肿的功能,而白术、茯苓、生姜、陈皮具有健脾理气的功用,配合当归、白芍养血安胎,可达到去水而不伤胎的双重功效。适用于羊水过多等。

3. 赤小豆薏苡仁粥　赤小豆 50 克,薏苡仁 30 克,粳米 100 克。加水煮成粥食用,每日 1 次,待妊娠足月时,任其自然分娩。但如胎儿有畸形,或急性羊水过多者,均应及时终止妊娠。适用于羊水过多等。

【药物与饮食相克】

1. 苯巴比妥

(1)茶:因茶叶所含鞣酸、咖啡因及茶碱等成分对中枢神经有兴奋作用,可减弱苯巴比妥的镇静作用,故服用苯巴比妥等药物期间应避免饮茶水。

(2)酒或含有酒精的饮料:因苯巴比妥等镇静药对乙醇和其他中枢神经抑制剂有协同作用,如果在服用镇静药期间饮酒或含酒精的饮料,会增加乙醇对机体的毒害,可能引起乙醇中毒,甚至昏迷或呼吸抑制等严重反应。因此,在服用苯巴比妥等镇静药期间不宜饮酒或含酒精的饮料。

(3)中药药酒:含乙醇的中药药酒(如舒筋活络酒、胡蜂酒、虎骨酒、国公酒等)是药酶诱导剂,可使肝脏药酶活性增强,加速药物代谢,使苯巴比妥、戊巴比妥半衰期缩短,疗效降低。另外,乙醇有抑制中枢神经、扩张血管的作用,能使苯巴比妥等中枢抑制作用增强,而引起昏睡。故服用苯巴比妥、戊巴比妥等镇静药期间应慎服中药药酒。

2. 维生素 E 详见"自然流产"。

3. 叶酸 详见"自然流产"。

4. 吲哚美辛

(1)果汁或清凉饮料:详见"早产"。

(2)酒类:详见"早产"。

(3)茶水:详见"早产"。

(4)酸性食物:详见"早产"。

(5)饭前服用:详见"早产"。

5. 噻嗪类利尿药

(1)胡萝卜:氢氯噻嗪为中效利尿药,服药后可使尿中排钾明显增多,而胡萝卜中所含的"琥珀酸钾盐"的成分具有排钾作用。两者同用,可导致低钾血症,表现为全身无力,烦躁不安,胃部不适等症状,故服用氢氯噻嗪时不宜食用胡萝卜。

(2)高盐饮食:因服用氢氯噻嗪期间若食盐过多(如过食咸菜、腌鱼、腌肉等),不利于氢氯噻嗪利尿作用的发挥,故服用氢氯噻嗪期间不宜高盐饮食。

(3)酒及含乙醇饮料:氢氯噻嗪可导致体内钾减少,而酒及含乙醇饮料(啤酒等)亦可使钾减低,若两者同服则可加重体内失钾而致低血钾症状,故服用氢氯噻嗪期间不宜饮酒及含醇饮料。

【本病与药物相克】

1. 糖皮质激素 妊娠期服用可的松、泼尼松、泼尼松龙等糖皮质激素,不仅可导致兔唇、腭裂、无脑儿、生殖器或肾上腺异常、早产、死胎,还可导致钠水潴留,加重羊水过多,故羊水过多者不宜应用糖皮质激素。

2. 吲哚美辛 妊娠晚期羊水主要由胎尿形成,吲哚美辛有抑制利尿的作用,应用吲哚美辛可抑制胎儿排尿治疗羊水过多,但吲哚美辛有动脉导管闭合的不良反应,故羊水过多者不宜长期或广泛应用吲哚美辛。

【药物与药物相克】

1. 噻嗪类利尿药

(1)甘珀酸:由于甘珀酸具有食盐皮质激素样作用,可使血压升高、水钠潴留及钾排泄,与噻嗪类利尿药(如氢氯噻嗪)的排钾作用相加,可使血钾明显降低,故不宜同服。

(2)吲哚美辛:因噻嗪类利尿药(如氢氯噻嗪)与吲哚美辛合用,可使高血压患者卧位血压升高,坐位血压也升高,可加重心力衰竭患者的心衰症状,故不宜合用。

(3)二氮嗪:降压药二氮嗪与氢氯噻嗪合用可使氢氯噻嗪的利尿作用减弱,故不宜合用。

(4)普萘洛尔:有资料表明,氢氯噻嗪与普萘洛尔并用可引起血浆极低密度脂蛋白、三酰甘油、磷脂及胆固醇浓度增高,有潜在增加冠心病的危险,因此对伴有冠心病的患者不宜合用。

(5)阿司匹林:因氢氯噻嗪与阿司匹林均可轻度增加血尿酸含量,两者并用易诱发痛风,故不宜合用。

(6)碳酸锂:由于氢氯噻嗪与碳酸锂都能抑制肾小管对 Na^+ 的重吸收,两者合用易引起血钠降低,促使组织对锂摄取,导致锂中毒,出现心力衰竭,故不宜合用。

(7)环孢素:氢氯噻嗪可竞争性抑制尿酸的分泌排出,与免疫抑制剂环孢素合用,可使肾小管重吸收尿酸增加,血清尿酸浓度增高,从而诱发痛风,故不宜合用。

(8)洋地黄制剂:氢氯噻嗪排钠的同时,也增加尿钾的排出,易引起低钾血症,而低血钾可使心肌对洋地黄敏感化,导致洋地黄中毒,出现严重心律失常。若必须合用时,应补充氯化钾或摄取含钾丰富的食物,如橘子、番茄等。

(9)肌肉松弛药:氢氯噻嗪易致低血钾,而低血钾可加强肌肉

松弛药如筒箭毒碱的肌松和麻醉作用,故不宜合用。

(10)氯化铵:因氢氯噻嗪与氯化铵合用会引起血氨增高,肝功能障碍的患者易致肝性脑病,故肝功能障碍的患者不宜合用。

2. 其他 有关苯巴比妥详见"妊娠剧吐";黄体酮、叶酸、维生素 E 详见"产后及人工流产";吲哚美辛详见"早产";地西泮详见"前置胎盘"。

十一、胎儿宫内发育迟缓

胎儿宫内发育迟缓是指孕 37 周后,胎儿出生体重在 2 500 克以下,或低于同孕龄平均体重的两个标准差,或低于同孕龄正常体重的第 10 百分位数。胎儿宫内发育迟缓的发病率平均为 6.39%,是围生期主要并发症之一,其围生儿死亡率为正常儿的 4~6 倍,不仅影响胎儿的发育,也影响儿童期及青春期的体能与智能发育。建立健全三级围生期保健网,加强产前检查,对于早期诊断胎儿宫内发育迟缓具有重要意义。胎儿宫内发育迟缓一旦确诊,治疗越早,效果越好,孕 32 周以下开始治疗效果佳,孕 36 周后治疗效果差。孕期应均衡膳食,休息吸氧、左侧卧位改善子宫胎盘血液循环,同时给予多种氨基酸、脂肪乳、叶酸、多种维生素、钙剂、硫酸亚铁、葡萄糖酸锌等药物治疗,在严密监护下妊娠足月,但不应超过预产期。经治疗后胎儿宫内发育迟缓未见好转,胎儿已成熟者立即终止妊娠;若胎儿未成熟,但有存活能力者,应在终止妊娠前 2 日给予地塞米松以促胎儿肺成熟。

【饮食宜进】

1. 富含优质蛋白质的食物 食物中蛋白质的主要来源是蛋、奶、瘦肉、鱼类及豆类,因这些食物不仅蛋白含量高,而且生物效价也高,易于机体吸收。因此,胎儿宫内发育迟缓的孕妇应进食足量的蛋、奶、瘦肉、鱼类及豆类食物,且应以鱼类、蛋类和植物蛋白为主。

2. 富含钙质的食物 胎儿的骨骼、牙齿是靠食物中的钙、磷构成的。而钙的主要来源是奶、豆类、绿叶菜及海米、虾皮等。因此,胎儿宫内发育迟缓的孕妇宜进食足够的奶、豆类、绿叶菜及海米、虾皮等食物。必要时可给合适的钙制剂作为补充。

3. 富含铁的食物 铁的良好来源是动物的肝、肾、血及蛋黄、豆类、绿叶菜,故胎儿宫内发育迟缓的孕妇适用于进食足够的动物的肝、肾、血及蛋黄、豆类、绿叶菜等食物。孕期需要补充比日常更多的铁,这是因为胎儿的需要,并为其出生前具有一定的铁储备。同时,母体血容量逐渐增加,这种增加是孕期的需要,为了胎盘及胎儿的氧运输增加血容量,也为分娩时丧失一些血液做准备。

4. 富含碘及其他微量元素的食物 孕妇血浆中碘的水平一般比孕前下降,而蛋白质结合碘在血中逐渐增加至分娩前,这种现象在分娩后才消失。主要可能是由于碘的消耗增加所致,故一部分孕妇在妊娠中甲状腺有轻度肿大的现象。因此,孕妇应多进食富含碘的食物,如肝、蛋、豆类、蔬菜、海带等。微量的锌、镁亦为孕妇及胎儿生长发育所需,大豆及豆制品含镁量较高,紫菜、蘑菇、干小虾、芝麻等也有较高的镁含量。在肉类、肝脏、蛋类及硬果中锌含量较高,牡蛎的含锌量也较高。故胎儿宫内发育迟缓的孕妇也应多进食上述食物。

5. 富含维生素的食物 动物肝、蛋类、豆类、新鲜蔬菜和水果等含有极其丰富的维生素 E、维生素 C、B 族维生素及微量元素锌、锡、铜等,因此,胎儿宫内发育迟缓的孕妇应多进食上述食物。

6. 适量的糖类和脂肪 适量的糖类和脂肪是胎儿生长发育所必需的,营养缺乏固然影响胎儿生长,但营养过剩时,也可引起婴儿先天性畸形。因此,胎儿宫内发育迟缓的孕妇应进食适量的糖类和脂肪。

7. 补益气血之品　如大枣、菠菜、猪肝、桑葚、枸杞子等具有补益气血之功效,故胎儿宫内发育迟缓的孕妇宜于进食。

【饮食相克】

偏食、怪食易造成营养素缺乏、不均衡,加重胎儿宫内发育迟缓,故胎儿宫内发育迟缓的孕妇不宜偏食、怪食。孕期讲究合理营养,膳食应能提供足够的热能及各种必要的营养素,并且易于消化、吸收。营养应多样化,尽量增加品种,粗、细粮搭配,荤、素菜夹杂,以扩大营养素的来源。

【饮食搭配】

1. 胡萝卜与豆浆　胡萝卜与豆浆搭配,特别添加牛磺酸,能促进对钙剂的吸收,增强体质,消除疲劳。牛磺酸属于非蛋白质氨基酸,但有特殊的生理功能,如消炎、镇痛、抗惊厥、降血压等,对婴幼儿神经系统的发育、神经传导及维持视觉功能有重要作用,适宜胎儿宫内发育迟缓的孕妇食用。

2. 油菜与虾仁　油菜富含维生素 C、维生素 K、胡萝卜素、钙、铁及纤维素等,有利于骨骼和牙齿的发育;虾仁含钙丰富,具有补肾壮阳功效。油菜提供维生素,并与虾仁一起提供钙质,两者搭配,可更好地促进人体对钙的吸收利用,适宜胎儿宫内发育迟缓的孕妇食用。

3. 虾皮与海带　海带含碘量高,孕妇多食有利于胎儿大脑发育;虾皮含钙丰富,两者同食营养更加丰富,适宜胎儿宫内发育迟缓的孕妇食用。

4. 白菜与蘑菇　白菜含有的锌元素对促进胎儿发育有重要作用;鲜蘑菇中有钙、磷和维生素 D 原,有助于骨骼的发育,两者同食营养更加丰富,适宜胎儿宫内发育迟缓的孕妇食用。

【食疗药膳方】

1. 牛奶粥　粳米 100 克,牛奶 200 毫升。粳米煮粥,将熟时加入鲜牛奶,食之。适用于胎儿宫内发育迟缓。

2. 菠菜粥　粳米、菠菜各适量。先将菠菜放入沸水中烫数分钟后,切碎,放入煮好的粳米粥内食之。适用于胎儿宫内发育迟缓。

3. 香菇大枣　水发香菇 20 克,大枣 20 枚,鸡肉(或猪瘦肉)150 克,姜末、葱末、食盐、料酒、白糖各适量。发香菇、大枣、鸡肉隔水蒸熟,每日 1 次,常食。适用于胎儿宫内发育迟缓。

4. 炒猪肝　猪肝或羊肝 250 克,鲜菠菜 150 克,植物油适量。将肝切成薄片,勾芡。菠菜洗净,切成段,用植物油快速翻炒后食用。适用于胎儿宫内发育迟缓。

5. 桂圆桑葚汁　桂圆 1 份,桑葚 2 份,冰糖适量。加水煮至桑葚、桂圆烂熟,去渣留汁,再加入冰糖,煮至稍稠后食用。每日 3 次,每次 2～3 匙,连食 30 日。适用于胎儿宫内发育迟缓。

6. 枸杞子粥　枸杞子 30 克,粳米 100 克。加水煮成粥,孕妇宜常食。适用于胎儿宫内发育迟缓。

7. 山药大枣粥　糯米 300 克,赤小豆、淮山药各 50 克,大枣 20 枚,莲子 30 克,白扁豆 15 克。先将赤小豆、白扁豆煮烂,再加入大枣、莲子、糯米同煮,最后将去皮山药切成小块加粥中,以熟烂为度。适用于胎儿宫内发育迟缓。

8. 当归羊肉汤　当归 30 克,生姜 6 克,羊肉 100 克。煮汤食用。适用于胎儿宫内发育迟缓。

9. 花生枸杞子蛋　花生仁 100 克,鸡蛋 2 个,枸杞子 10 克,红糖 50 克,大枣 10 枚。先将花生仁、枸杞子煮熟,然后放入红糖、大枣、鸡蛋,再煮片刻食用。每日 1 次,连食 10～15 日。适用于胎儿宫内发育迟缓。

10. 当归生姜羊肉汤　当归、生姜各 15 克,羊肉 250 克,山药 30 克。先将羊肉洗净,切块,当归用纱布包好,再将山药、姜片放入砂锅内加水适量炖汤,炖化后放入调味品。喝汤,食羊肉,每周

3～4 次,连食 30 日。适用于胎儿宫内发育迟缓。

11. 阿胶瘦肉汤 猪瘦肉 100 克,阿胶适量。先将猪肉放入砂锅内,加水适量,用小火炖熟后放入阿胶烊化,调味后喝汤,食肉,隔日 1 次,连食 20 日。适用于胎儿宫内发育迟缓。

【药物与饮食相克】

1. 硫酸亚铁

(1)饭前服:铁剂大都对胃肠道有刺激作用,部分患者服用铁剂后常有呕吐、腹泻等不良反应,饭后服用可减轻消化道不良反应。因此,铁剂适用于在饭后服用。

(2)富含钙、镁、磷的食物:服用铁制剂时不宜食用含钙、镁、磷丰富的食物(如黄豆及其制品、绿豆、赤小豆、鸡肉、海带、海蜇、核桃仁、花生仁、水产品及绿叶蔬菜等),因为钙、磷等与铁易结合生成不溶性复合物,妨碍铁的吸收,降低其疗效。据报道,黄豆蛋白质摄入过多,能抑制正常铁吸收量的 90%,而患缺铁性贫血,出现不同程度的头晕倦怠,面色苍白,唇淡等贫血症状。

(3)富含鞣酸的食物:核桃仁、柿子、茶叶等食物中含有大量鞣酸,鞣酸与铁离子生成鞣酸铁发生沉淀,不仅影响铁离子的吸收,降低其疗效,而且刺激胃肠道,引起胃部不适,甚至腹痛腹泻或便秘。因此,服用硫酸亚铁时不宜饮茶,亦不宜与富含鞣酸的食物同服。

(4)高脂肪食物:因为高脂肪食物(如肥肉、油炸食品等)能抑制胃酸分泌,使胃酸分泌减少,影响高价铁离子转化成二价铁离子,不利于铁剂的吸收。高蛋白饮食能促进铁剂的吸收。

2. 葡萄糖酸锌

(1)牛奶、面包及植物酸多的食物:因葡萄糖酸锌与牛奶、面包及植物酸多的食物(如芹菜、菠菜、韭菜、柠檬等)同服,可增加葡萄糖酸锌的不良反应,故葡萄糖酸锌不宜与牛奶、面包及植物酸多的食物同服。

（2）空腹服：葡萄糖酸锌可引起恶心、呕吐、胃部不适等消化道反应，空腹服用则上述反应加重，因此，葡萄糖酸锌不宜空腹服用。

3. 钙剂

（1）牛奶：因为钙制剂与牛奶混合后易形成奶块，既不利于消化，又不利于钙、奶的吸收，故服用钙剂时不宜饮牛奶。

（2）含草酸高的食物：因草酸进入人体后，大部分与钙离子结合，形成难溶性钙食盐，不利于钙剂的吸收，补钙期间长期大量食用含草酸的菠菜、番茄、芦笋、浓茶、油菜、草莓、核桃、土豆等食物容易形成结石，故服用钙剂期间不宜食用含草酸高的食物。

4. 维生素 B_2

（1）含纤维多的食物，高脂肪和生冷食物：维生素 B_2 在肠中的吸收部位是小肠近端，在肠道中有食物的情况下维生素 B_2 吸收增加，因为它可在吸收部位停留较长时间；肠内容物运动过强会降低维生素 B_2 吸收，任何加快肠内容物运动速度的因素，特别导致肠蠕动增强或腹泻的食物，皆可降低维生素 B_2 的吸收。因此，在服用维生素 B_2 治疗疾病时，要注意少食含纤维多、高脂肪及生冷食物。还要尽量避免腹泻，否则会影响药效，达不到治疗效果。另外，因为高脂肪膳食将大大提高维生素 B_2 的需要量，更会加重维生素 B_2 的相对缺乏。

（2）酒：饮酒可造成维生素 B_2 的缺乏，因为酒精具有减少小肠吸收维生素 B_2 及叶酸的作用，故服用维生素 B_2 期间不宜饮酒。

5. 维生素 B_1

（1）茶：因饮茶可影响维生素 B_1 的吸收而使其疗效降低，故服用维生素 B_1 期间应忌饮茶。

（2）生鱼、蛤蜊：因为生鱼、蛤蜊肉中含有破坏维生素 B_1 的维生素 B_1 分解酶，长期吃生鱼和蛤蜊肉会造成维生素 B_1 缺乏。故服用维生素 B_1 治病时，应禁食这类食物，否则会降低药效。

（3）酒类：因酒中所含乙醇易损害胃肠黏膜，可影响维生素 B_1

的吸收,故含有乙醇的饮料食物(如酒、啤酒等)忌与维生素 B_1 同服。

6. 维生素 B_6 与含硼食物 维生素 B_6 实际上包括 3 种衍生物,即吡哆醇、吡哆醛、吡多胺,三者都具有同等的活性,均易被胃肠道吸收,吸收后吡哆醛、吡多胺转变为吡哆醇,三者可相互转化。吡哆醇与硼酸作用可生成络合物。茄子、南瓜、胡萝卜、萝卜缨等含硼较多,这些食物中的硼,与体内消化液相遇,再遇上维生素 B_6,则可能生成络合物,就会影响维生素 B_6 的吸收与利用,从而降低药效。

7. 维生素 C

(1)动物肝脏:详见"妊娠剧吐"。

(2)碱性食物:详见"妊娠剧吐"。

(3)富含维生素 B_2 的食物:详见"妊娠剧吐"。

(4)水产品:详见"妊娠剧吐"。

(5)瓜类食物:详见"妊娠剧吐"。

8. 维生素 E

(1)含不饱和脂肪酸的食物:详见"自然流产"。

(2)富含铁、铜及无机铁的食物:详见"自然流产"。

9. 叶酸 详见"自然流产"。

10. 糖皮质激素

(1)含钙食物:详见"早产"。

(2)高盐饮食:详见"早产"。

(3)糖:详见"早产"。

【本病与药物相克】

妊娠期必须禁忌的药物详见"妊娠期"。

【药物与药物相克】

1. 硫酸亚铁

(1)碳酸盐、碘化钾、鞣酸蛋白:因硫酸亚铁与碳酸食盐、碘化钾、鞣酸蛋白合用时可发生沉淀,影响铁的吸收,降低疗效,故不宜合用。

(2)新霉素、多黏菌素 B、卡那霉素:因硫酸亚铁与新霉素、多黏菌素 B、卡那霉素同服,可使硫酸亚铁吸收减少,疗效降低,故不宜合用。

(3)四环素族抗生素:因为四环素族抗生素(如四环素、美他环素、多西环素等)分子中的酮羟基和烯醇基能与铁离子在消化道形成难溶的螯合物,使血药浓度大幅度降低,故一般不宜同服。但如在给药前 3 小时或给药后 2 小时服硫酸亚铁,则对其吸收无显著影响。

(4)氯霉素类药物:因为氯霉素类药物分子中的硝苯基团能直接抑制红细胞对铁剂的摄取与吸收,可使铁制剂的药效减弱或消失,故不宜合用。

(5)含钙、铝的制酸药:因含钙、铝的制酸药(如碳酸氢钠、氢氧化铝等)与硫酸亚铁在胃肠道形成难溶的复合物或沉淀,降低铁的吸收,故不宜合用。

(6)三硅酸镁、碳酸镁:因为硫酸亚铁与三硅酸镁、碳酸镁同服后会在小肠发生沉淀,导致吸收减少,血药浓度降低,药效减弱,故一般不宜同服。如临床上确属必需,两者应间隔 1~2 小时给药。

(7)抑制胃酸分泌的药物:因为抑制胃酸分泌的药物(如西咪替丁、丙谷胺、抗胆碱药等)会降低胃的酸度,影响铁的吸收,故不宜合用。

(8)考来烯胺、降胆胺、降胆葡胺:因为考来烯胺等在胃肠道内可与铁结合,妨碍铁的吸收,若两者合用,可使铁制剂疗效降低,故不宜合用。

(9)芦丁:因芦丁分子中含 5-羟基黄酮结构,可与硫酸亚铁中的铁离子形成络合物,使两药的吸收降低而影响疗效,故不宜合用。

(10)维生素 E:因维生素 E 可减弱硫酸亚铁的作用,故不宜合用。

(11)二巯丙醇:因为二巯丙醇可与铁结合形成有毒的络合物,故中毒时忌用二巯丙醇解毒。

(12)乌贝散:乌贝散由海螵蛸、贝母等组成,海螵蛸含碳酸钙、磷酸钙、胶质等,呈碱性,有中和胃酸、降低胃液酸度及收敛作用,妨碍 Fe^{3+} 还原为 Fe^{2+} 而影响吸收,故应禁止合用。

(13)朱砂、硼砂:中药朱砂的主要成分是硫化汞,当与具有还原性的硫酸亚铁合用时,朱砂中的 Hg^{2+} 可被还原成 Hg,使毒性增加。故凡含朱砂的中药如朱砂安神丸、健神丸、紫雪丹、苏合香丸、冠心苏合丸等均当忌与硫酸亚铁同服。硼砂与硫酸亚铁合用可发生沉淀,使硫酸亚铁生物利用度降低,故两者也应避免合用。

(14)含鞣质的中药:因大量鞣制能与铁离子生成鞣酸铁食盐发生沉淀,使铁剂生物利用度降低,故硫酸亚铁应忌与含鞣质的中药如大葱、儿茶、桑叶、木瓜及中成药如四季青片、虎杖浸膏片、感冒宁片、复方千日红片、肠风槐角丸、肠连丸、舒痔丸、七厘散等合用。

(15)中药煎剂:因中药煎剂含有鞣质,能与铁离子生成鞣酸铁沉淀,降低铁离子的吸收而影响疗效,故不宜合用。

(16)雄黄:硫酸亚铁与含雄黄的中药(如牛黄消炎丸、六神丸、牛黄解毒丸、安宫牛黄丸等)合用,可生成硫化砷盐,使疗效降低,因此不宜合用。

(17)别嘌醇:因为硫酸亚铁与别嘌醇同服可导致肝脏中的铁浓度增高,引起或加重不良反应,故不宜合用。

(18)中成药红管药:因中成药红管药含槲皮素,可与硫酸亚铁生成螯合物,影响铁的吸收,降低疗效,故不宜合用。

(19)青霉胺:因为青霉胺可与硫酸亚铁生成络合物,减少铁在肠道的吸收,故不宜同服。

(20)胰酶制剂:因胰酶制剂含有不耐热因子,实验证明此种因子可抑制铁在肠道的吸收,故不宜同服。

(21)对胃肠道有刺激性的药物:因为对胃肠道有刺激性的药物(如吲哚美辛、阿司匹林等)与铁剂同服,可加重铁剂引起的胃肠道反应,故不宜同服。

2. 钙剂

(1)洋地黄:因钙剂能增加洋地黄制剂(如地高辛、毛花苷丙)的毒性反应,故合用应慎重。必须合用时应减少洋地黄的剂量。

(2)四环素类药物:因钙离子与四环素类药(如四环素等)会结合成络合物,减少吸收,降低疗效,故不宜合用。

3. 维生素 B_2

(1)碱性药物:因维生素 B_2 在碱性溶液中易生成光黄素而失效,故不宜合用。

(2)吸附剂:因吸附剂活性炭、碱式碳酸铋、碱式硝酸铋、鞣酸、鞣酸蛋白等可使维生素 B_2 血药浓度降低,疗效减弱,故不宜合用。

(3)避孕药:因避孕药可加速维生素 B_2 的代谢,从而降低维生素 B_2 在血浆中的正常水平,所以长期服用避孕药者易使体内维生素 B_2 不足。

(4)含大黄的制剂:含大黄的制剂(如大承气汤、大黄黄连汤、大黄牡丹汤等)用于治疗感染性疾病时不宜与维生素 B_2 同服,以免降低大黄的抑菌作用。

十二、胎膜早破

在临产前胎膜破裂,称胎膜早破。其发生率为分娩总数的 $2.7\%\sim17\%$。发生在早产者为足月产的 $2.5\sim3$ 倍。胎膜早破可诱发早产及增加宫内感染和产褥感染的概率,破膜 48 小时后分娩者,产妇感染率为 5%～20%,败血症率为 1:145,产妇死亡率为 1:5500。胎儿吸入感染的羊水可发生肺炎、胎儿宫内窘迫。脐带脱垂发生概率及围生儿死亡率亦明显增高。孕 28～35 周不伴感染、羊水池深度≥2 厘米的胎膜早破孕妇,应绝对卧床,保持外阴清洁,给予硫酸镁、沙丁胺醇、利托君等药物抑制子宫收缩,给予地塞米松促胎肺成熟,破膜 12 小时以上者应预防性使用对胎儿无害的抗生素,如青霉素、头孢菌素类等;若羊水池≤2 厘米时应考虑终止妊娠。孕期达 35 周以上分娩发动,可令其自然分娩,有剖宫产指征者,可行剖宫产。

【饮食宜进】

1. 益气固肾食物　如乌鸡、鸡蛋、猪肝、猪腰、山药、莲子、黑豆、糯米、大枣、蜂蜜等具有益气固肾之功效,胎膜早破者宜于食用。

2. 富含维生素的食物　如新鲜蔬菜、水果及蛋黄等,胎膜早破者宜于多食。同时还应注意进食多纤维蔬菜,如韭菜、芹菜、白菜及香蕉、红薯等,以防止便秘。

3. 富含优质蛋白、无机盐的食物　食物中蛋白质的主要来源是蛋、奶、鱼类、瘦肉及豆类,故胎膜早破者宜食用蛋类、牛奶、鱼类、豆类及瘦肉等富含优质蛋白、无机盐的食物。

【饮食相克】

1. 辛辣刺激性食物　辛辣食物(如辣椒、姜、蒜等)均能助热生火,使热伏血脉,迫血妄行,致使血海不固,引起胎动不安。而且辛热之物耗气动血,使气更虚,不能固摄,以致胎气不固而流产。辛辣食物损伤津液,还易引起大便秘结,大便时费力,需要增加腹压,亦不利于保胎安胎。故胎膜早破需保胎者不宜食用辛辣刺激性食物。

2. 薏苡仁　薏苡仁是一味药食兼用的植物种仁,其性质滑利,药理实验证明薏苡仁对子宫有兴奋作用,促使子宫收缩。故胎膜早破需保胎者不宜食用。

3. 燕麦 燕麦滑利下趋,有明显的催产作用,故胎膜早破需保胎者不宜食用。

4. 马齿苋 经实验证明,马齿苋的茎能兴奋子宫平滑肌,增加子宫平滑肌的收缩,马齿苋汁亦对子宫有明显的兴奋作用,使子宫收缩增多、强度增大易致流产,故胎膜早破需保胎者不宜食用。

5. 杏 杏味酸,性大热,且有滑胎作用,由于妊娠期胎气胎热较重,故一般应遵循"产前适用于清"的药食原则,而杏的热性及其滑胎特性,为孕妇之大忌,故胎膜早破需保胎者不宜食用。

6. 棉籽油 棉籽油所含的某些成分有兴奋子宫、加强子宫收缩的作用,故胎膜早破需保胎者不宜食用。

7. 荠菜 实验表明,荠菜的醇提取物有催产素样的子宫收缩作用,煎剂灌胃具有同样的作用,故胎膜早破需保胎者不宜食用。

8. 韭菜 研究证明,韭菜对子宫有明显的兴奋作用,故胎膜早破需保胎者不宜食用。

9. 山楂 山楂具有活血化瘀的作用,同时又具有收缩子宫的功效,如果大量食用,就会刺激子宫收缩,故胎膜早破需保胎者不宜大量食用。

10. 海带 海带咸寒软坚,其性下趋,《本草汇言》说:"妇女方中用此催生有验。"《祐祐本草》说:海带"催生"。因此,胎膜早破需保胎者不宜食用。

11. 螃蟹 螃蟹虽然味道鲜美,但性质寒凉,有活血祛瘀之功,尤其是蟹爪,有明显的堕胎作用,故胎膜早破需保胎者不宜食用。

12. 甲鱼 甲鱼具有滋阴益肝肾之功,所以对一般人来说,它是一道营养丰富,滋阴强身的菜肴,但是甲鱼味咸寒,具有较强的通血络、散瘀块作用,因而有堕胎之弊,鳖甲(即甲鱼壳)的堕胎力比鳖肉更强,《随息居饮食谱》说:"孕妇切忌之。"因此,胎膜早破

需保胎者不宜食用。

【饮食搭配】

1. 糯米与大枣、苎麻根 苎麻根为荨麻科植物苎麻干的根茎,性寒味甘,可清热止血、安胎;大枣性平味甘,能补中益气、养血安胎;糯米性微温、味甘,能补脾胃、益气血。三者搭配,有清热补虚、止血安胎等功效,胎膜早破者可食用。

2. 苋菜与鸡蛋 苋菜含丰富的赖氨酸和钙、铁、胡萝卜素、维生素 C 等,有助于胎儿的生长发育;鸡蛋能滋阴润燥、养血安胎。两者同食,有滋阴润燥、清热解毒的功效,并能增强机体的免疫力。适宜胎膜早破的孕妇食用。

【食疗药膳方】

1. 白莲须煲鸡蛋 白莲须 10 克,鸡蛋 1 个。将莲须与鸡蛋一起煲 15 分钟,取出鸡蛋去壳后,放回锅中再煲 15 分钟。不用放糖,煲至一碗水即可。妊娠 37 周后饮用,每周饮用不可超过 2 次,其中的白莲须有清心通肾、固精气、补血止血之效,故对助产有一定作用。

2. 糯米阿胶粥 阿胶 30 克,糯米 60 克,红糖适量。将阿胶捣碎,糯米煮成稀粥,待粥将熟时,放入捣碎的阿胶,再加入红糖,一边煮一边搅匀,再稍煮 2～3 分钟,每日 2 次,早晚食用。此粥能滋阴补虚、养血益气,对面色苍白、少寐(睡得少)、心悸、舌质淡、苔薄白的孕妇,尤为适宜。

【药物与饮食相克】

1. 糖皮质激素

(1)含钙食物:详见"早产"。

(2)高盐饮食:详见"早产"。

(3)糖:详见"早产"。

2. 头孢菌素类

(1)酒类:因头孢菌素与酒精易发生不良反应,故在服用头孢

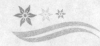

菌素期间及停药1周内应避免饮酒或酒精性饮料,以免产生或增强毒性反应。

(2)果汁:果汁或清凉饮料的果酸容易导致头孢菌素提前分解或溶化,不利于药物在肠内的吸收,而大大降低药效,故头孢菌素类抗生素不宜用果汁送服。

(3)饭后服:头孢菌素类抗生素与食物同服或饭后服,血药峰浓度仅为空腹服用时的50%～75%,故适用于空腹给药。

【本病与药物相克】

1. 峻泻药 由于番泻叶、甘露醇、蓖香油等峻泻药可诱发子宫收缩,造成流产,故胎膜早破需保胎者不宜食用。

2. 具有滑胎堕胎作用的中药和中成药 详见"自然流产"。

【药物与药物相克】

1. 青霉素

(1)四环素类药物:包括四环素、多西环素、金霉素等。因细菌接触青霉素后,需先形成球形体后才能溶解,而四环素类抑菌药可抑制球形体的形成,两者联用可降低其疗效。据报道,金霉素和青霉素 G 联合应用时,二重感染、继发感染及死亡率都增加。

(2)红霉素:因红霉素通过抑制细菌蛋白质和酶的合成而影响细胞质的形成,从而发挥抑菌作用,此种作用使细菌细胞质生长减慢,并使之对青霉素类杀菌药的细胞溶解作用敏感性降低,故一般不宜联用。如果需要联用,青霉素应在服用红霉素前2～3小时给药。

(3)氯霉素:因为青霉素仅对繁殖期细菌有效,对静止期细菌无效,而氯霉素能使正在活跃生长的菌落成为静止状态,因而使青霉素的疗效降低,故青霉素一般应避免与氯霉素联合应用。若必须联用(如在治疗敏感细菌所致的化脓性脑膜炎和流行性脑膜炎时),应先用杀菌药青霉素,2～3小时后再应用抑菌药氯霉素。

(4)新霉素:新霉素可使青霉素的血药浓度降低50%,一般停用新霉素 6 日以后,青霉素的血药浓度才能恢复至正常水平。

(5)磺胺类药:青霉素为杀菌药,仅对繁殖期细菌有效,而磺胺类药物为抑菌药,能抑制细菌的生长和繁殖,因而致使青霉素的杀菌作用不能充分发挥,故联用时应慎重。但在治疗流行性脑膜炎时,青霉素与磺胺嘧啶合用有协同作用。

2. 头孢菌素类

(1)呋塞米、依他尼酸等强利尿药:因为头孢菌素类与呋塞米、依他尼酸等强利尿药合用会使肾毒性增加,易引起急性肾衰竭,故不宜合用。

(2)保泰松:因保泰松能增强头孢菌素类对肾脏的毒性,故不宜同用。

(3)多黏菌素 E:头孢菌素与多黏菌素 E 合用,有可能增加头孢菌素对肾脏的毒性,并降低头孢菌素的抗菌作用,故联合给药时必须谨慎。如果必须合用时,应严密监测肾功能。

(4)四环素、红霉素:头孢菌素与四环素或红霉素合用能降低头孢菌素类药物的抗菌作用,故一般不宜合用。

(5)氨基糖苷类抗生素:因头孢菌素类抗生素均有一定的肾毒性,与氨基糖苷类抗生素合用,在抗菌作用增强的同时肾毒性亦显著增强,甚至发生可逆性肾衰竭,故合用应慎重。如果必须联用时,应分开给药。

(6)庆大霉素:因为头孢菌素与庆大霉素合用可使肾毒性和急性肾衰竭的危险性增加,并可引起获得性范科尼综合征,故不宜合用。

十三、妊娠合并心脏病

妊娠合并心脏病是严重的妊娠并发症,其发病率为 1%~4%,死亡率为 0.73%。在我国孕产妇死因顺位中,妊娠合并心脏病高居第二位。风湿性心脏病是以往妊娠合并心脏病中最常见的一种,但近年由于风湿热得到积极和彻底的治疗,妊娠合并风湿性心脏病患者已明显减少,退居第二位。由于诊断技术的提高和心脏手术的改善,先心病女性生存至育龄且妊娠者逐渐增加,妊娠合并先心病已跃居首位。此外,妊娠高血压综合征心脏病、围生期心肌病、心肌炎、各种心律失常、贫血性心脏病等在妊娠合并心脏病中也占有一定比例。妊娠合并心脏病临床上主要表现为心悸、气短、心动过速、乏力、水肿、呼吸困难、咯血等。妊娠32～34周及以后、分娩期及产后3日内均是心脏病孕产妇发生心力衰竭的最危险时期,临床上应给予密切监护。妊娠合并心脏病的孕妇应避免过劳及情绪激动,保证充分休息,积极预防和及早纠正各种妨碍心功能的因素,预防感染;对有早期心衰表现的孕妇,应给予吸氧,选用作用和排泄较快的地高辛治疗;对有急性左心衰竭的孕产妇,应取半卧位或坐位,高流量面罩或加压吸氧,同时给予呋塞米、硝酸甘油、氨茶碱、吗啡、速效洋地黄制剂、地塞米松等药物治疗。

【饮食宜进】

1. 富含优质蛋白质的食物　妊娠合并心脏病的患者应以高蛋白饮食为主,食物中蛋白质的主要来源是蛋、奶、瘦肉及豆类,因此妊娠合并心脏病的孕妇应进食足量的蛋、奶、瘦肉及豆类食物。

2. 富含维生素和微量元素的食物　妊娠合并心脏病的患者适宜增加谷类、豆类及新鲜水果、蔬菜的摄入。谷类、豆类及新鲜水果、蔬菜中含有丰富的维生素 E、维生素 C、B 族维生素及微量元素锌、锡、铜等,这些营养素有利于改善本病。同时还应注意进食多纤维蔬菜(如韭菜、芹菜、白菜),以及香蕉、红薯等,以防止便秘,加重心脏负担。

3. 低盐清淡饮食　食盐的化学成分是氯化钠,摄入过多的钠盐会造成体内水钠潴留,加重心脏负担,因此妊娠合并心脏病的

孕妇宜低盐清淡饮食。

4. 低脂肪饮食 高脂肪食物(如肥肉、油炸食物等)摄入后不易消化,会增加心脏负担,因此妊娠合并心脏病的孕妇宜低脂肪饮食。

【饮食相克】

1. 辛辣刺激性食物 辛辣刺激性食物,如葱、大蒜、洋葱、芥末、韭菜、生姜等,可耗气伤阴。现代医学认为,辛辣之品可刺激心脏,使心搏加快,提高机体代谢,增加心肌耗氧量,不利于心功能的改善。此外,辛辣刺激性食物有刺激血管神经兴奋的作用,从而导致血管收缩、血压升高,而且易造成便秘,加重心脏负担。因此,妊娠合并心脏病的孕妇不宜进食辛辣刺激性食物。

2. 浓茶及咖啡 茶和咖啡中所含的茶碱和咖啡因对心脏都有类似的作用,既增加心搏频率,提高心肌收缩力,从而引起心肌耗氧量增加。此外,茶碱和咖啡因还刺激大脑,使机体出现不安、烦躁、兴奋和失眠。这样不仅妨碍了妊娠合并心脏病患者的安静休息,而且还加重心脏负担。故妊娠合并心脏病的孕妇不宜饮浓茶和咖啡。

3. 酒类 长期酗酒可直接损伤心肌,使心肌变性,功能减退。空腹饮酒,乙醇的吸收量是平时的几十倍。酒精被吸收后,就会刺激中枢神经,引起心搏加快,血液循环量增加,心肌耗氧量增加,从而加重心脏负担。故妊娠合并心脏病的孕妇不宜饮酒。

4. 大量饮水 大量饮水可使有效循环血量增加,加重心脏负担,从而诱发或加重心力衰竭,故妊娠合并心脏病的孕妇不宜大量饮水。

5. 暴饮暴食 过量的饮食会迅速使胃充盈,膈肌抬高,压迫心脏,增加心脏负担,从而诱发或加重心力衰竭,故妊娠合并心脏病的孕妇不宜暴饮暴食。

6. 过食香蕉 因为香蕉中含有丰富的钠,过食香蕉会增加钠在体内潴留,引起水肿,增加心脏负担,故妊娠合并心脏病的孕妇不宜过食香蕉。

7. 食盐过多　食盐的主要成分是氯化钠,食盐摄入过多,体内的钠离子就会增多,从而引起钠水潴留增加心脏负担,诱发或加重心力衰竭。因此,妊娠合并心脏病的孕妇应限制钠盐摄入,每日食盐摄入量以不超过 2 克为宜。

8. 高热能食物　妊娠合并心脏病者孕期应适当控制体重,整个孕期体重增加不宜超过 10 千克,高热能食物(葡萄糖、蔗糖、巧克力等)可诱发肥胖,加重心脏负担,故妊娠合并心脏病的孕妇应限制高热能食物的摄入。

9. 高脂肪食物　如肥肉、油炸食品等摄入后不易消化,可增加心脏负担,故妊娠合并心脏病者不宜进食高脂肪食物。

10. 腥膻发物　如象皮鱼、鳓鱼、黄鱼、带鱼、鳝鱼、黑鱼、虾、蟹等,可助时邪疫气、酿痰生湿、瘀阻心络,从而加重心脏负担,故妊娠合并心脏病者不宜进食腥膻发物。

11. 产气食物　容易在胃肠道内产气的食物,如大豆、豆制品、炒蚕豆(俗称出屁豆)、白薯(俗称山芋)等,大量食用后可因腹内气体充盈而导致腹内压增高,局部血管阻力也随之增大,从而增加心脏负担,故妊娠合并心脏病者不宜进食产气食物。

12. 棉籽油　棉籽油中含有较多的酚,有使心肌脂肪变性、肌细胞溶解、心脏扩大的作用,故妊娠合并心脏病者不宜食用棉籽油。

【饮食搭配】

1. 芹菜与核桃　芹菜具有健胃、利尿、镇静、降压等作用;核桃补肾固精、温肺定喘、润肠。两者搭配食用,具有降压、利尿、补肝益肾等功效,适宜妊娠合并心脏病患者食用。

2. 芫荽与冬瓜、黑木耳　芫荽与冬瓜、黑木耳三者搭配食用,有利尿消肿、降压、调脂作用,适宜妊娠合并心脏病患者食用。

3. 黄瓜与豆腐 黄瓜具有清热解毒、消肿利尿作用；豆腐含有较高的蛋白质和钙。两种食物搭配，营养更加丰富，适宜妊娠合并心脏病患者食用。

4. 黄瓜与食醋 黄瓜含钾丰富，有益于心、肾疾病和水肿的治疗，若与食醋搭配，对水肿、妊娠合并心脏病有一定辅助治疗作用。

5. 冬瓜与口蘑 冬瓜有利尿、清热、解毒功效；口蘑可补脾益气、养胃健身、降压的作用，两者同食有利尿、降压的功效，对妊娠合并心脏病有一定辅助治疗作用。

6. 薤与瓜蒌仁 薤性温味辛、苦，日本《古方药仪》记载，给心脏病患者食用薤，治疗效果明显，说明薤里含有治疗心脏病的成分，与瓜蒌仁搭配，对妊娠合并心脏病患者有一定辅助治疗作用。

【食疗药膳方】

1. 大枣莲心汤 大枣7枚，莲子50克，白糖1/2匙。莲子先用开水泡胀，剥去外衣，加水炖至八成酥，再放入大枣、白糖，继续炖30分钟，至莲子酥烂，大枣软熟即可食用。此汤具有强心益脾，安神降压，补血通脉等功效，经常食用能加强心脏功能，促进血液循环，使孕妇增加食欲，睡眠安稳。适用于妊娠合并心脏病。

2. 韭白猪心黄豆蜂蜜汁 韭白250克，蜂蜜250克，猪心2只，黄豆250克，黄酒2匙。将黄豆用开水浸泡1小时，再用小火煮烂。将猪心剖开，去除淤血，洗净，切成4块，与韭白、黄豆一起放入砂锅，加水烧开，再用小火烧30分钟，将猪心、韭白、黄豆捞出，将蜂蜜倒入，不要加盖，小火烧开10分钟，离火冷却，装瓶盖紧。每日吃2次，每次1匙，饭后食用。猪心、黄豆可蘸酱油食用。此菜富含蛋白质、维生素及钙、磷、铁、锰等多种元素，营养价值较高，具有强心通气、补血利脉、散血安胎之功效。适用于妊娠合并心脏病。

3. 柠檬茶 鲜柠檬1 000克，白糖500克。将柠檬洗净，擦干,连皮切成厚片,每个柠檬切 8～10 片,然后将柠檬片放入大瓷盆中,用白糖拌匀,放入大口瓶内,一片一片叠放好,装妥后,上面再铺一层白糖,盖紧,密封,腌半个月后即可食用。适用于放在冰箱中保存。食用时可取柠檬 2～4 片,放入杯中,用开水冲泡,冬天热饮,夏天冷饮。此茶含有大量维生素 C,有清热止渴、健脾理气、柔和血脉、化痰消食等作用。适用于妊娠合并心脏病。

4. 桂圆肉蒸鸡蛋　干桂圆 7 个,鸡蛋 1 个,白糖适量。将桂圆剥壳、去核,将鸡蛋去壳放入碗中,加白糖蒸沸约 3 分钟,至蛋半熟,将桂圆肉塞入蛋黄内,再蒸 10 分钟,即可食用。每日 1 次,可当点心吃。此菜富含蛋白质、脂肪、糖类、钙、磷、铁及维生素 A、B 族维生素、维生素 C、维生素 D 等。养血安神,补养心脾,镇心安胎,强壮神经。适用于妊娠合并心脏病。

【药物与饮食相克】

1. 洋地黄

(1)饭前服用:因洋地黄类药物(如地高辛等)对胃肠道有刺激作用,饭前服用易加重胃肠道反应,故洋地黄制剂不宜饭前服用。

(2)酒类:强心苷类药物,大多有剧毒且溶于醇类,服药前后饮酒,酒中的乙醇会加强其毒性。此外,酒中的乙醇可降低血钾浓度,增加心肌对洋地黄的敏感性,易诱发洋地黄中毒,故服用洋地黄期间应严禁饮酒。

(3)茶、核桃仁:洋地黄等药物可与茶、核桃仁中的鞣酸结合,生成不溶性的沉淀物,阻止药物的吸收,使药效减弱或丧失,故服用洋地黄等药物时不宜饮用茶水及食用核桃仁。

(4)含钙食物:因为钙离子能增强洋地黄的作用和毒性,故服用洋地黄期间不宜食用牛奶、乳制品、虾皮、海带、黑木耳、芹菜、豆制品等含钙食物。

(5)碱性食物:因为碱性食物(如胡萝卜、黄瓜、菠菜、茶叶、椰子、栗子等)与洋地黄同服可减少洋地黄的吸收,降低其疗效,故服用洋地黄期间不宜过食碱性食物。

(6)含钾高的食物:如果在服用洋地黄期间大量进食含钾高的食物(如蘑菇、大豆、菠菜、榨菜、川冬菜等),可降低洋地黄的疗效,故在服用洋地黄期间不宜服用含钾高的食物。

(7)高纤维的水果、蔬菜、谷类:地高辛与含高纤维的食物同食,可影响地高辛的吸收和疗效,故服用地高辛期间不宜食用含高纤维食物。

2. 呋塞米

(1)酒类:详见"胎盘早剥"。

(2)味精:详见"胎盘早剥"。

(3)高盐饮食:详见"胎盘早剥"。

3. 硝酸酯类药物　如硝酸异山梨酯、硝酸甘油等可骤然扩张血管,如果与酒合用,可加剧硝酸酯类药物所致的头痛等不良反应,饮酒过量还可引起血压下降、胃肠不适,甚至突然晕倒等剧烈不良反应。此外,硝酸异山梨酯与酒精同用常可加重皮疹的发生率,甚至发生剥脱性皮炎,故服用硝酸酯类药物期间不宜饮酒。

4. 氨茶碱

(1)饭前服用:氨茶碱饭前服用对胃肠道有刺激作用,由于食物不影响其吸收量,氨茶碱与食物同服或饭后服用可减轻胃肠道的不适反应。因此,氨茶碱适用于饭后服用。

(2)酸性食物:因为服用氨茶碱期间过食酸化尿液的食物(如醋、肉、鱼、蛋、乳制品等),会加快氨茶碱的排泄,降低其疗效,故服用氨茶碱期间不宜过食酸性食物。

(3)咖啡、茶叶、可可:应用氨茶碱时应避免与咖啡、茶叶、可可等同时服用,以免加重对胃肠黏膜的刺激。

(4)高蛋白食物:因为高蛋白食物能降低茶碱类药物的疗效,故服用茶碱类药物时,不宜食用黑豆、黄豆、兔肉、鸡蛋、淡菜等高蛋白食物。

5. 吗啡与茶　因茶叶含茶碱、咖啡因等成分,而吗啡与咖啡因合用有拮抗作用,故应用吗啡时不宜饮茶,但咖啡因可作为吗啡中毒后的解毒药。

6. 地塞米松

(1)含钙食物:因服用糖皮质激素期间过食含钙的食物(如牛奶、奶制品、精白面粉、巧克力、坚果等)会降低疗效,故应用糖皮质激素(地塞米松、氢化可的松等)药物时不宜过食含钙食物。

(2)高盐饮食:因为糖皮质激素具有保钠排钾作用,高盐饮食易引起水钠潴留,导致水肿,故应用糖皮质激素药物时不宜高盐饮食。

(3)糖:由于糖皮质激素能促进糖原异生,并能减慢葡萄糖分解,有利于中间代谢产物如丙酮酸和乳酸等在肝脏和肾脏再合成葡萄糖,增加血糖的来源,亦减少机体组织对葡萄糖的利用,从而导致血糖增高。因此,应用糖皮质激素时要限制糖的摄取。

【本病与药物相克】

1. 对心肌有损害的药物　抗肿瘤药物(如多柔比星、柔红霉素),肾上腺素类药物(如肾上腺素、去甲肾上腺素、间羟胺、多巴胺),三环类抗抑郁药物(如丙米嗪),吩噻嗪类药物等长期使用均可引起心肌损害,故应慎用或禁用。

2. 大剂量应用洋地黄类药物　妊娠合并心脏病并发心力衰竭的患者,心肌细胞对洋地黄的敏感性增加,耐受性差,极易发生中毒反应。因此,应用洋地黄类(地高辛等)药物时,应从小剂量开始,逐渐增加剂量,以免发生中毒反应。

3. 过多过快输液　妊娠合并心脏病者,若过多过快输液,有效循环血量骤然增加,就会加重心脏负担,诱发或加重心力衰竭,故妊娠合并心脏病者输液不宜过多过快。

4. 抗心律失常药　抗心律失常药适用于频发期前收缩或有

快速心律失常的患者,但对于妊娠合并心脏病并发高度房室传导阻滞、快速室性心率或窦房结损害的患者应禁用,否则可引起昏厥或低血压。

5. 糖皮质激素 糖皮质激素可降低外周阻力,减少回心血量和解除支气管痉挛,但长期应用可导致钠水潴留,不利于心脏功能的改善,故不宜长期应用。

6. 三磷腺苷 因为三磷腺苷对窦房结、房室结的传导有抑制作用,如果静脉注射过快或用量过大易产生心搏骤停,故妊娠合并心脏病伴有房室传导阻止或窦房结功能不全的患者应慎重用。

7. 氨茶碱 氨茶碱可解除支气管痉挛,减轻呼吸困难,增强心肌收缩力,有利于心脏功能的改善,但如果大量使用氨茶碱,可使心率加快,心肌耗氧量增加,极易诱发心律失常,甚至心脏停搏而猝死,故不宜大量使用。

8. 麦角新碱 麦角新碱可通过增加子宫肌收缩用于预防或治疗产后出血,但麦角新碱可使静脉压增高,加重心力衰竭症状,故妊娠合并心脏病者第三产程不宜应用。

9. 升高血压药物 肾上腺素类药物(如肾上腺素、去甲肾上腺素、间羟胺、多巴胺等)能收缩血管,引起血压升高,加重心脏负担,故妊娠合并心脏病者不宜使用。此外,大多数温里壮阳的中药具有升压作用,如鹿茸可使血压上升,心率加速,心收缩力加强;附子对垂体-肾上腺皮质有兴奋作用,且能兴奋迷走神经,加强心脏收缩,升高血压;麻黄中含有的麻黄碱有兴奋中枢神经及较强的升压作用,均可增加心脏负担,应慎用。

【药物与药物相克】

1. 洋地黄

(1)琥珀酰胆碱:因琥珀酰胆碱可使洋地黄化患者出现心律失常或心搏停止,故不宜合用。

(2)肾上腺素及其类似药物:因洋地黄能使心脏的收缩力加

强,血压升高,肾上腺素及其类似药物(如去甲肾上腺素等)也具有同样的作用,故两者并用易引起心动过速而导致心力衰竭。

(3)β受体阻滞药:如普萘洛尔等,一方面可减慢房室传导,加重洋地黄对房室传导的抑制;另一方面可抑制心脏收缩力,使心力衰竭恶化,故应慎合用。

(4)溴丙胺太林及含有颠茄类生物碱的药物:因溴丙胺太林及含有颠茄类生物碱的药物(如胃痛散等)可使胃排空和胃肠的蠕动减慢,使洋地黄吸收增加,易致洋地黄中毒,故一般不宜合用。如果必须合用,洋地黄应适当减量。

(5)降压灵:因洋地黄与降压灵均能兴奋迷走神经,两者合用易导致心动过缓,发生早期心律失常,甚至房室传导阻滞,故不宜合用。

(6)萝芙木碱拟交感药:因洋地黄与萝芙木碱拟交感药合用可增加洋地黄中毒的危险,易诱发心律失常,故不宜合用。

(7)两性霉素 B:因两性霉素 B 可引起低钾血症,与洋地黄合用易产生洋地黄中毒,故不宜合用。

(8)苯妥英钠:因苯妥英钠具有酶促作用,能促进洋地黄的代谢,降低洋地黄的血药浓度,导致疗效降低,故合用时应增加洋地黄的用量。

(9)考来烯胺:因考来烯胺是阴离子型交换树脂,其静电吸附作用可使之与洋地黄形成复合物,妨碍洋地黄的吸收,降低洋地黄的血药浓度,从而降低其疗效,故不宜合用。当洋地黄中毒时可以加用考来烯胺,使之与洋地黄生成复合物,减少肝肠循环而达到排毒的目的。

(10)胍乙啶:因胍乙啶可增强洋地黄对心脏的毒性,故不宜合用。

(11)巴比妥类药物:巴比妥类药物(如苯巴比妥、戊巴比妥等)可促进洋地黄的代谢,降低洋地黄的血药浓度,从而降低其疗

效,故合用时应增加洋地黄的用量。

(12)普鲁卡因:因为普鲁卡因吸收后可降低心肌收缩力,抑制心脏的房室传导,降低洋地黄的强心作用,增加其毒性反应,故不宜合用。

(13)利血平:因为洋地黄与利血平均能兴奋迷走神经,两者合用易导致心率过缓,诱发异位心搏,甚至发生不同程度的房室传导阻滞,因此不宜合用。

(14)糖皮质激素:由于糖皮质激素可引起钾丢失,易导致洋地黄中毒和心律失常,故合用时应适当补钾。

(15)利福平:因洋地黄与利福平合用可对肝脏多功能氧化酶起诱导作用,加速洋地黄分解,使洋地黄血药浓度降低,从而降低其疗效,故不宜合用。

(16)六神丸及通窍散:六神丸的主要成分中有蟾酥,其水解物为蟾毒配基,基本结构与洋地黄相似,如果与洋地黄合用,极易发生中毒反应。此外,含蟾酥的药物还有通窍散等,与洋地黄合用时亦应注意。

(17)含钾量高的中药及汤剂:含钾量高的中药由昆布、墨旱莲、青蒿、益母草、五味子、茵陈、牛膝等,汤剂有人参养容汤等,这些药物与洋地黄类药物合用时,能降低洋地黄的药效,影响治疗效果,故应尽量避免与含钾量高的中药及汤剂同时应用。

(18)中药药酒:常见的有舒筋活络酒、胡蜂酒、风湿酒、国公酒等;因大量乙醇可降低血钾浓度,增加心肌对洋地黄类药物的敏感性,易诱发洋地黄中毒,所以应避免同用。

(19)钙制剂及含钙量高的中药:患者应用洋地黄类药物治疗时,不宜同时服用钙剂(如乳酸钙、葡萄糖酸钙等)和含钙量高的中药(如石决明、珍珠母、虎骨、牡蛎、石膏、瓦楞子等)及其汤剂(如白虎汤、竹叶石膏汤等)。因为钙离子对心肌的作用与洋地黄类似,能加强心肌收缩力,抑制 Na^+-K^+-ATP 酶,增加洋地黄的作用,同时也使其毒性增强,引起心律失常和房室传导阻滞。

(20)人参:人参的部分分子结构类似洋地黄糖苷,其强心作用主要是直接兴奋心肌。人参与洋地黄合用,能相互增强作用,易发生洋地黄中毒反应,故应慎用。如需联合应用,应适当调整用药剂量。

(21)蟾酥、罗布麻及其制剂:因为蟾酥、罗布麻具有与洋地黄相似的强心作用,与洋地黄类药物合用易引起中毒反应,故不宜合用。

(22)甘草及其制剂:甘草的主要成分是甘草酸,经水解后可得甘草次酸,其化学结构与皮质酮类似,具有去氧皮质酮样作用。大量应用甘草及含甘草的制剂,约20%的患者可能出现水肿、低血钾等,使心脏对洋地黄的敏感性增强,诱发洋地黄中毒。所以,患者在接受洋地黄类药物治疗期间,不宜合用大量甘草及其制剂。

(23)枳实:枳实主要含昔奈福林和N-甲基酪胺,具有兴奋α受体和β受体的作用,可增强心肌收缩力,增强洋地黄类药物的作用,同时也增强其毒性,引起心律失常。因此,在应用洋地黄期间不宜同时应用枳实。

(24)麻黄及其制剂:因为麻黄中含有麻黄碱,与洋地黄类药物同时服用,可产生对心肌的毒性反应,故应慎用麻黄及含麻黄的中药制剂。

(25)含鞣酸的中药:五倍子、桂皮、狗脊、侧柏等中药含有大量鞣酸,可与洋地黄类药物相互作用产生沉淀而失活,从而影响药物疗效,故不宜合用。

(26)含鞣质的中成药:因为洋地黄苷类易与鞣质结合产生沉淀,不利于吸收和利用,从而影响洋地黄苷类的疗效,故洋地黄不宜与含鞣质的中成药(如四季青片、虎杖浸膏片、感冒宁片、复方千日红片、肠风槐角丸、肠连丸、紫金粉、舒痔丸、七厘散等)合用。

(27)新霉素、对氨水杨酸：因为新霉素和对氨水杨酸能干扰地高辛的吸收，影响其疗效，在应用时尽量避免合用。

(28)奎尼丁：因为地高辛与奎尼丁合用时，可使地高辛血药浓度升高，易致洋地黄中毒，合用时应适当减少地高辛的用量。

(29)硝苯地平：因为硝苯地平可干扰地高辛的药物动力学，使地高辛的肾脏清除率降低，血药浓度增高，毒性增大。因此，使用地高辛的患者合用硝苯地平时，对患者必须注意监测并随时调整地高辛的用量。

(30)维拉帕米：因为地高辛与维拉帕米合用可使地高辛总清除率降低，引起地高辛的生物半衰期延长，即使地高辛在正常剂量范围内，临床上地高辛与维拉帕米合用也易引起地高辛中毒，故合用时应适当减少药物剂量。

(31)硫酸镁：因为硫酸镁可加快肠道蠕动，与地高辛合用时可使地高辛吸收减少，血药浓度降低，作用减弱，故服用地高辛期间不宜同服硫酸镁。

(32)碱性药物：三硅酸美、碳酸镁、碱式碳酸铋、氢氧化铝凝胶、复方氢氧化铝、乐得胃等碱性药物与地高辛合用时可减少地高辛的吸收，故地高辛与碱性药物合用时，应注意地高辛的用量。

(33)活性炭：因为活性炭具有吸附作用，地高辛与活性炭同时服用可影响地高辛的疗效，故不宜同用。若先服用地高辛2～3小时后再服用活性炭则无明显影响。

(34)胺碘酮：因为地高辛与胺碘酮合用可使地高辛血浆浓度增高，导致机体中毒。这可能是因为胺碘酮置换了心肌组织结合的强心苷，或者阻止地高辛从肾脏排出的缘故，故不宜合用。

(35)四环素、红霉素等抗生素：因为一部分地高辛是由肠道内的细菌代谢的，抗生素引起肠道内菌群变化时，可使地高辛代谢减少，血药浓度升高，从而导致地高辛中毒，故不宜合用。

(36)甲氧氯普胺：因为地高辛主要在十二指肠部位吸收，而甲氧氯普胺促进胃肠道蠕动,加强胃排空,使地高辛在十二指肠吸收部位停留的时间缩短,吸收减少,血药浓度降低,疗效相应减弱,故不宜合用。

(37)氢氯噻嗪:因为较大剂量地高辛能抑制 Na^+-K^+-ATP 酶,使酶的构象变化而抑制 Na^+-K^+ 交换,使细胞膜内 Na^+ 增加而 K^+ 减少。心肌细胞内 Na^+ 增多,K^+ 或 Mg^{2+} 降低,均能增加心肌对地高辛的敏感性,氢氯噻嗪能引起血中电解质紊乱,如低镁、高钙及低钾。高钙能加强心肌收缩力,低钾使心肌对强心苷敏感性增强,从而可导致心率加快、心律失常等毒性反应。所以,氢氯噻嗪与地高辛合用时应检查肝、肾、心脏功能及水电解质平衡,对低血钾者应补充氯化钾。

2. 硝酸甘油

(1)含乙醇的药酒或酊剂:因为乙醇和硝酸甘油合用后,可引起血管扩张,从而导致低血压,故硝酸甘油不宜与含乙醇的药酒及酊剂(如舒筋活络酒、胡蜂酒、丁公藤风湿酒、远志酒、姜酊、颠茄酊等)合用。

(2)肝素、双嘧达莫:临床资料显示,硝酸甘油可抑制肝素的抗凝血作用,已用肝素的患者如果再用硝酸甘油,应增加肝素的剂量;如果停用硝酸甘油,则应减少肝素的剂量,否则可导致出血。而肝素与双嘧达莫合用,则有加重出血的倾向。

(3)巴比妥类药物:巴比妥类药物是肝脏酶诱导剂,能加速肝脏对硝酸酯制剂的代谢,从而使硝酸酯的血药浓度降低,作用减弱,故不宜合用。

3. 吗啡

(1)氯丙嗪、异丙嗪:因为氯丙嗪、异丙嗪能增强吗啡的呼吸抑制作用,故不宜合用。如果必须合用,应适当减少吗啡的剂量。

(2)单胺氧化酶抑制药:因为单胺氧化酶抑制药(如帕吉林、呋喃唑酮等)能增强吗啡对呼吸中枢的抑制作用,从而引起毒性

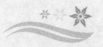

反应,故不宜合用。

(3)多巴胺:因为多巴胺能拮抗吗啡的镇痛作用,故不宜同用。

(4)利尿药:因为吗啡与利尿药(如呋塞米、氢氯噻嗪等)合用,易引起直立性低血压,故不宜合用。

(5)牛黄:因为牛黄与吗啡等药物合用可发生拮抗作用,故不宜合用。

4. 氨茶碱

(1)普萘洛尔:因为氨茶碱与普萘洛尔对磷酸二酯酶的作用相反,其结果使两者的作用部分相互抑制,从而降低其疗效,故不宜合用。

(2)氯化铵:因为氯化铵可酸化尿液,减少氨茶碱的重吸收,加快其排泄,从而降低其疗效,故不宜合用。

(3)β受体兴奋药:近年药理研究认为,氨茶碱与β受体兴奋药(如特布他林)合用可致心脏不良反应,表现为室性心动过速、心室颤动、猝死,故不宜合用。

(4)二羟丙茶碱:氨茶碱为茶碱的乙二铵复盐,如果氨茶碱与二羟丙茶碱合用可使血中茶碱浓度增加,若不相应减少剂量,可出现毒性反应。

(5)麻黄碱:有报道认为,低剂量麻黄碱与氨茶碱合用,将增加支气管扩张作用,但目前认为两者合用疗效不高于两药单独应用,且不良反应明显增加,故不宜合用。

(6)西咪替丁:由于西咪替丁能与肝脏微粒体细胞色素 P-450 氧化酶相结合,产生直接的非竞争性酶抑制作用,使氨茶碱依赖 P-450 酶氧化代谢受阻,代谢速度减慢,血清消除率降低,其血药浓度因而升高,不良反应增加,故不宜合用。

(7)具有酶促作用的抗癫痫药:因为抗癫痫药(苯巴比妥、苯妥英钠等)具有肝微粒体酶的诱导作用,可使氨茶碱代谢加快,作用降低,故不宜合用。

(8)呋塞米:呋塞米与氨茶碱合用时,可使恒定的血清茶碱浓度上升,故当需要恒定的血清茶碱浓度时,故应避免合用。

(9)美西律、莫雷西嗪:因为美西律、莫雷西嗪与氨茶碱合用时,可使茶碱的血浆水平增高,停用美西律48小时后,血浆中的茶碱水平才恢复至正常,故合用时应定时监测血浆茶碱水平。

(10)含酸性成分的中药或中成药:氨茶碱不宜与乌梅、山楂、山茱萸、五味子、金樱子、覆盆子,以及山楂丸、保和丸、五味子丸、冰霜梅苏丸等含酸性成分的中药或中成药合用,因为酸碱中和将彼此降低疗效。

(11)含生物碱的中药:氨茶碱与含生物碱的中药乌头、黄连、贝母等联合应用,可使氨茶碱毒性增加,故不宜合用。

5. 其他　有关呋塞米详见"胎盘早剥";地塞米松详见"早产"。

十四、妊娠合并急性病毒性肝炎

妊娠加重肝脏负担,易感染病毒性肝炎,也易使原有的肝炎病情加重,重症肝炎的发生率较非孕时明显增加。妊娠合并病毒性肝炎严重威胁孕产妇的生命安全,据全国监测资料报道,本病占孕产妇间接死因的第二位,仅次于妊娠合并心脏病。妊娠早期患病毒性肝炎,胎儿畸形发病率约高2倍,流产、死胎、死产和新生儿死亡率明显增高。病毒性肝炎按病原分为甲、乙、丙、丁、戊型5种,以乙型肝炎多见。主要临床表现为食欲缺乏、恶心、呕吐、乏力、肝脏肿痛及肝功能损害,部分患者可出现黄疸。妊娠合并病毒性肝炎的患者,应注意休息,加强营养,应用维生素C、B族维生素、辅酶A、三磷腺苷等积极进行保肝治疗,干扰素、阿糖腺苷、猪苓多糖、胸腺素等抗病毒调节机体免疫,注意预防感染,以防内源性感染诱发肝性脑病;重症肝炎患者应限制蛋白质摄入,保持大便通畅,减少氨及毒素的吸收,同时给予新霉素、谷氨酸钠或精氨酸、支链氨基酸、新鲜血浆或白蛋白等治疗,必要时给予肝素、新鲜血、凝血因子、纤维蛋白源、抗凝血酶Ⅲ和维生素 K 等,以防治弥散性血管内凝血。

【饮食宜进】

1. 富含优质蛋白质的食物 蛋白质摄入不足,不仅可导致胎儿宫内发育迟缓,而且可降低肝细胞对致病因素的抵抗力,不利于肝细胞的修复,故妊娠合并病毒性肝炎的患者应以高蛋白饮食为主。食物中蛋白质的主要来源是蛋、奶、瘦肉、鱼类及豆类,这些食物不仅蛋白质含量高,而且生物效价也高,易于机体吸收。因此,妊娠合并病毒性肝炎的孕妇应进食足量的蛋、奶、瘦肉及豆类食物。但在肝功能极度低下时,应限制蛋白质的摄入,因为大量进食高蛋白质食物,可使血氨过高,肝脏无能力将血氨迅速转变为尿素,易诱发肝性脑病等中毒反应。

2. 富含维生素的食物 妊娠合并病毒性肝炎的患者宜增加谷类、豆类及新鲜水果、蔬菜的摄入。谷类、豆类及新鲜水果、蔬菜中含有丰富的维生素 E、维生素 C、B 族维生素及微量元素锌、锡、铜等,有利于肝细胞的保护和修复。

3. 足够的糖类 妊娠期新陈代谢明显增加,营养消耗增多,肝内糖原储备降低,不利于病毒性肝炎的恢复,故妊娠合并病毒性肝炎的患者应摄入足够的糖类。但进食糖类的量也不是"多多益善",因为肝炎病毒既损害肝脏,也损害胰腺内的胰岛,进食糖类过多,则易诱发糖尿病。此外,食用过多的糖类还会在肝脏内合成中性脂肪,导致脂肪肝,加重肝脏功能的损害。

4. 低脂肪饮食 妊娠期产生多量雌激素及胎儿代谢产物需在肝脏内灭活,而妨碍肝脏对脂肪的转运和胆汁的排泄,而且肝脏患病时,机体消化、吸收与代谢功能减退,如果食入高脂肪食物(如肥肉、油炸食物等)后不仅不易消化、吸收,还会增加肝脏负

担,使脂肪在肝脏内堆积而形成脂肪肝。因此,妊娠合并病毒性肝炎的孕妇宜于低脂肪饮食。

【饮食相克】

1. 酒类 长期大量饮酒,酒精进入肝细胞内,先在乙醇脱氢酶和微粒体乙醇氧化系统作用下转变为乙醛,继而乙醛再转变为乙酸,在此转变过程中,肝细胞内的线粒体三羧酸循环受抑制,从而使脂肪氧化减弱,肝内脂肪酸合成增多,超过肝脏的处理能力而形成脂肪肝,加重肝细胞的损害。此外,孕妇饮酒,可使母体内的胎儿受到酒精的直接毒害,即使摄入微量酒精,也能通过胎盘进入胎体,使胎儿细胞分裂受到阻碍而发育不全,影响中枢神经系统的发育形成弱智。酒精也是一种致畸物质,可破坏生长发育中的胎儿细胞,使胎儿发育缓慢,导致某些器官的畸形。因此,妊娠合并病毒性肝炎的患者不宜饮酒。

2. 高脂肪及高胆固醇食物 因为肝功能受损时,胆汁分泌减少,影响脂肪消化,以致脂肪在肝内沉积,形成脂肪肝,进一步加重肝功能损害,故妊娠合并病毒性肝炎的患者不宜食用肥肉、动物脂肪、蛋黄、脑、动物内脏等高脂肪及高胆固醇食物。

3. 高嘌呤及含氮浸出物 因为嘌呤在肝内代谢氧化生成尿酸,经肾脏排出体外,含氮浸出物也要在肝脏进行代谢而排出废物,病毒性肝炎患者进食高嘌呤食物(如猪肝、肾、菠菜、黄豆、豌豆等)及含氮浸出物(如肉汤、鱼汤、鸡汤等)后,会增加肝脏负担,而致肝功能严重损伤,不利于患者康复,故妊娠合并病毒性肝炎的患者不宜食用高嘌呤及含氮浸出物。

4. 辛辣刺激性食物 辛辣之物,如辣椒、辣酱、洋葱、胡椒粉、咖喱粉等能助火,破坏肝细胞,加重炎症。酒及刺激性饮料,如咖啡、可可、浓茶等有兴奋作用,而肝炎患者肝功能低下,解毒作用减弱,同时需要修复破坏的细胞,这些食物不利于疾病的恢复。辛辣刺激性食物还可引起便秘,使氨及毒素吸收增加,诱发肝性

脑病。另外,孕妇过用辛辣刺激性食物易导致胎热、胎动、难产,还可使小儿出生后易患疮疡疹毒、目赤眼烂等病。故妊娠合并病毒性肝炎患者不宜食用辛辣刺激性食物。

5. 油煎、炒、炸食物 由于脂肪燃烧产生丙烯醛,此为一种具有刺鼻臭味的气体,它能经血液循环至肝脏,刺激肝实质细胞。据马尔沙卡教授认为,它能反射性引起胆管痉挛,并刺激胆管,减少胆汁分泌,不利于肝脏代谢进行,故妊娠合并病毒性肝炎的患者不宜食用油煎、炒、炸食物。

6. 粗纤维食物 粗纤维食物(如卷心菜、大白菜、韭菜等)能促进胆囊收缩素产生,引起胆囊强烈收缩,但胆管口括约肌不能松弛,而影响胆汁流出,妨碍肝脏正常代谢及消化系统的功能。另外,这类食物所含的某些成分有兴奋子宫、加强子宫收缩的作用,妊娠妇女食用,容易导致先兆流产,故妊娠合并病毒性肝炎的患者不宜食用粗纤维食物。

7. 棉籽油 肝脏是人体中最主要的解毒器官,棉籽油中所含的有毒成分棉酚等都需要肝脏分解代谢,肝功能不良者食用棉籽油可加重肝脏负担而诱发肝病。实验表明,长期食用棉籽油可使肝细胞萎缩,肝脏脂肪变性。此外,棉籽油所含的某些成分有兴奋子宫、加强子宫收缩的作用,妊娠妇女食用,容易导致先兆流产,故妊娠合并病毒性肝炎的患者不宜食用棉籽油。

8. 南瓜子 大量食用南瓜子后对肝、肺、肾等脏器都有一定的病理损害,对肝脏的损害最为明显,可使肝内的糖原减少,脂肪增加,南瓜子中所含的南瓜子氨酸有使肝细胞轻度萎缩的作用,肝炎患者食用则更会加重肝脏的损害,故妊娠合并病毒性肝炎的患者不宜食用南瓜子。

【饮食搭配】

1. 苦瓜与鸡翅 苦瓜性寒,味苦,有清暑涤热、明目解毒、益气壮阳、滋阴降火、养血滋肝、润脾补肾之功效,与鸡翅搭配,能清热解暑、健脾开胃。适宜慢性胃炎、妊娠合并急性病毒性肝炎患者食用。

2. 蘑菇与扁豆 蘑菇富含易于机体吸收的蛋白质、氨基酸及多种维生素和微量元素，能提高机体的免疫力，可健胃理气、润燥化痰；扁豆亦能增强机体的免疫力，并有明目、润肤、抗衰的功效。两者同食，可增强机体的抗病能力，对妊娠合并急性病毒性肝炎患者有辅助治疗作用。

3. 番茄与大枣 大枣有补血功效；番茄所含的维生素 B_1 对维持神经、血管和消化系统的正常功能有作用。两者搭配，营养丰富，有补虚健胃、益肝养血等功效，对贫血、妊娠合并急性病毒性肝炎有一定辅助治疗作用。

4. 黄豆与蜂蜜 黄豆性平，味甘，有健脾益胃、活血解毒、止风热、清积痢等功；黄豆所含卵磷脂，对神经系统的发育和保健有重要作用，黄豆所含的钙、铁、锌、硒等矿物质，对胎儿的生长发育特别有益。若与蜂蜜搭配制成蜂蜜黄豆汁，可补心血、缓肝气、健脾胃、通血脉、利大肠、消水肿，对妊娠合并急性病毒性肝炎、动脉粥样硬化有辅助治疗作用。

5. 田螺与枸杞子、白菜 田螺与枸杞子、白菜搭配食用，能补肝肾、清热解毒等，适宜妊娠合并急性黄疸型肝炎患者食用。

6. 菠菜与鸡血 菠菜营养丰富，与鸡血搭配食用，能净化血液，清除毒物，保护肝脏，适宜妊娠合并急性病毒性肝炎患者食用。

【食疗药膳方】

1. 泥鳅粉 泥鳅 1 000 克。活泥鳅放清水中养一日，使其排净肠内废物，次日把泥鳅放在干燥箱内烘干或焙干研末装瓶。每日 3 次，每次 10 克，温开水送下。15 日为 1 个疗程，最长用 4 个疗程。解毒益气。适用于肝炎及肝硬化。

2. 蛋花羹 白茅根 30 克，鸡蛋 1 个，白糖 20 克。将白茅根洗净,放炖锅内,加水 300 毫升,大火烧沸,小火炖煮 25 分钟,去药渣留汁;鸡蛋打入碗内调匀,待用。把锅置大火上,将白茅根药液用中火烧沸,把鸡蛋徐徐地倒入药液中,边倒边搅,使成蛋花,煮沸,加入白糖即可。每次吃 1 个鸡蛋,每日 2 次。滋阴润燥,清热利尿。适用于急性病毒性肝炎。

3. 栀子粥　栀子仁 3～5 克,粳米 50～100 克。栀子仁研成细末,同时粳米煮为稀粥,粥将熟时,调入栀子仁末稍煮即可。每日食 2 次,2～3 日为 1 个疗程。清热泻火。适用于黄疸型肝炎。不宜多食久服,大便稀薄者忌用。

4. 花生大枣汤　花生仁、大枣、冰糖各 30 克。花生仁置锅中,加适量水煎煮,然后加入大枣、冰糖,煎至糖化即可。每日 1 剂,吃花生仁、大枣,喝汤,30 日为 1 个疗程。养肝,降转氨酶。适用于急性肝炎、慢性肝炎。

5. 茵陈粥　茵陈 50 克,粳米 80 克,白糖适量。茵陈洗净,水煎,去渣留汁,加入粳米,粥将熟时,加适量白糖,稍煮 1～2 沸即可。温食,每日 2～3 次,7～10 日为 1 个疗程。清利湿热,退黄疸。适用于急性传染性黄疸型肝炎。

6. 白茅根豆浆饮　白茅根 30 克,豆浆 250 毫升,白糖 20 克。将白茅根洗净,放炖杯内,加水 150 毫升小火煎煮 25 分钟,除去渣,留汁液待用。把豆浆放炖杯内,用小火煮 5 分钟,加白茅根汁液,烧沸,加入白糖搅匀即可。每日 4 次,每次饮 60 毫升。生津止渴,清热利尿。适用于急性病毒性肝炎。

7. 砂仁豆芽瘦肉汤　黄豆芽 300 克,砂仁 6 克,猪瘦肉 100 克,姜 5 克,葱 5 克,食盐 5 克,鸡蛋 1 个,生粉 20 克,植物油 30 克,酱油 10 克。砂仁去壳,打成细粉;黄豆芽去须根;姜切片,葱切段。猪瘦肉洗净,切 4 厘米长、2 厘米宽的薄片;放碗内,打入鸡蛋,加淀粉、酱油、食盐、砂仁粉,令其挂浆,待用。将炒锅置大火上烧热,加入植物油,六成热时,下姜、葱爆香,注入清水 800 毫升,用大火烧沸,放入豆芽,用小火煮 20 分钟;再用大火烧沸,加入猪肉,断生即可。每次吃猪肉 50 克,喝汤 100 毫升,每日 2 次。清热解毒,行气化湿。适用于急性病毒性肝炎。

8. 芹菜萝卜蜜饮 芹菜 150 克,萝卜 100 克,鲜车前草 30克,蜂蜜适量。把芹菜、萝卜、车前草捣烂取汁,加蜂蜜煮沸。温饮,每日 1 次。利水消肿、清肝明目。适用于黄疸型肝炎。

9. 鸡骨草猪瘦肉汤 鸡骨草 60 克,猪瘦肉 100 克,葱、味精、花椒、食盐、姜各适量。将鸡骨草、猪瘦肉、花椒、生姜倒入水锅煮沸,再用小火煎汁 300 毫升。每日 3 次,连饮 3 日。清热利湿、疏肝止痛,消炎解毒。适用于急性肝炎,慢性肝炎。

10. 蒲公英粥 蒲公英 40～60 克(鲜品 60～90 克),粳米 70克。干蒲公英或鲜蒲公英(带根)洗净,切碎,煎取药汁,去渣,入粳米同煮为稀粥,以稀薄为好。温服,每日 2～3 次,3～5 日为 1个疗程。清热解毒,消肿散结。适用于肝炎等。

11. 陈皮瘦肉粥 陈皮 9 克,猪瘦肉 50 克,粳米 100 克,食盐适量。将陈皮浸透切片;猪瘦肉洗净,切成颗粒,粳米淘洗干净。把粳米放锅内,加入陈皮,注入清水 800 毫升,用大火烧沸,加猪瘦肉、食盐,再用小火煮 45 分钟即可。每次吃粥 100 克,每日 1次。行气健脾,补气补血。适用于急性病毒性肝炎,胁肋胀痛者。

12. 白板西瓜饮 白茅根 30 克,板蓝根 30 克,西瓜瓤 500克,白糖 20 克。将板蓝根、白茅根洗净,放锅内,加入清水 200 毫升,置大火上烧沸,再用小火煎煮 25 分钟,去渣留药液,把西瓜瓤绞取汁液,与药液混匀即可。每次饮 150 毫升,每日 2 次。生津止渴,清热解毒。适宜急性病毒性肝炎热毒内陷患者高热时饮用。

13. 豆蔻牛奶饮 白豆蔻 10 克,牛奶 250 毫升,白糖 20 克。白豆蔻去壳,研成细粉;牛奶用中火烧沸,加入白豆蔻粉,用小火煮 5 分钟,停火。把白糖加入牛奶内,搅匀即可。每次饮 60 毫升,每日 4 次。滋补气血,消食行气。适用于急性病毒性肝炎营养不足者。

14. 薏苡仁水鸭汤　薏苡仁 50 克,鸭 1 000 克,绍酒 10 克,食盐 5 克,葱 5 克,姜 5 克。薏苡仁去杂质,洗净;水鸭宰杀后,去毛、内脏及爪;姜切片,葱切段。把鸭放炖锅内,加入薏苡仁、姜、葱,注入清水 1 500 毫升。将炖锅置大火上烧沸,再改用小火炖煮 50 分钟即可。每次吃鸭肉 50～80 克,吃薏苡仁,喝汤,每日 2 次。健脾利湿,利水消肿。适用于急性病毒性肝炎。

15. 车前草郁金煮水鸭　车前草 20 克,郁金 9 克,水鸭 1 000 克,姜 5 克,葱 2 克,料酒 10 克,食盐 5 克。将车前草洗净,切成 5 厘米的段;郁金洗净,同用纱布袋装好,扎紧口;水鸭宰杀后,去毛、内脏及爪;姜拍松,葱切段。把水鸭放炖锅内,加入料酒、食盐、姜、葱;把药包放入鸭腹内,注入清水 1 500 毫升。将炖锅置大火上烧沸,再用小火炖煮 1 小时即可。每次吃水鸭肉 50 克,喝汤 200 毫升,每日 1 次。清热祛湿,利水消肿,补益脾胃。适用于急性病毒性肝炎小便赤黄者。

16. 五味子大枣饮　五味子 9 克,大枣 10 枚,金橘 30 克,冰糖适量。将五味子、大枣、金橘炖后取汁,加白糖调味。每日 1 剂,分 2 次饮,连续饮 15 日。养血补肝,滋肾强身。适用于肝气郁结型肝炎。

17. 黄芪灵芝炖猪肉　灵芝 9 克,黄芪 15 克,猪瘦肉 100 克,姜、味精、五香粉、食盐、葱各适量。将灵芝、黄芪、猪瘦肉、姜、味精、五香粉、食盐、葱炖汤。吃猪肉,喝汤,每日 1 次,连续 15 日。补气健脾除湿。适用于肝炎胁痛,呕吐。

【药物与饮食相克】

1. 维生素 B_1

(1)茶:因饮茶可影响维生素 B_1 的吸收而使其疗效降低,故服用维生素 B_1 期间应忌饮茶。

（2）生鱼、蛤蜊：因为生鱼、蛤蜊肉中含有破坏维生素 B_1 的分解酶，长期吃生鱼和蛤蜊肉，会造成维生素 B_1 缺乏。故服用维生素 B_1 治疗疾病时，应禁食这类食物，否则会降低药效。

（3）酒类：因酒中所含乙醇易损害胃肠黏膜，可影响维生素 B_1 的吸收，故含有乙醇的饮料食物（如白酒、啤酒等）忌与维生素 B_1 同服。

2. 维生素 B_6 与含硼食物　详见"妊娠剧吐"。

3. 维生素 C

（1）动物肝脏：详见"妊娠剧吐"。

（2）碱性食物：详见"妊娠剧吐"。

（3）富含维生素 B_2 的食物：详见"妊娠剧吐"。

4. 维生素 B_{12} 与酒及含酒精的饮料　因为酒精能破坏胃黏膜，干扰肠黏膜转运功能，减少维生素 B_{12} 的吸收，故应用维生素 B_{12} 期间不宜饮酒及含酒精的饮料。

【本病与药物相克】

1. 滋补药　肝炎患者由于常有乏力等症状，多欲进补。但肝炎患者在湿热尚未清退之前，不要急于进补，否则可使湿热壅滞于中焦而致肝郁更甚。故妊娠合并病毒性肝炎的患者应忌用人参、西洋参、党参、黄芪、大枣等滋补之品。

2. 有肝毒性的药物　抗生素（四环素、红霉素、磺胺类药物），抗结核药（异烟肼、对氨基水杨酸钠、利福平），镇静安眠药（氯丙嗪、苯妥英钠、氯氮䓬、地西泮等），抗血吸虫药（酒石酸锑钾），抗甲亢药（卡比马唑、甲巯咪唑），抗肿瘤药（巯基嘌呤、苯丁酸氮芥、甲氨蝶呤、丝裂霉素、环磷酰胺等），解热镇痛药（保泰松、对乙酰氨基酚、吲哚美辛、非那西汀等），麻醉药、雌激素，以及中药斑蝥、红娘子、苍耳子、黄药子、乌头、附子等，均可引起不同程度的肝脏损害，故妊娠合并病毒性肝炎的患者不宜应用。

3. 糖皮质激素　由于可的松、泼尼松、泼尼松龙可导致兔唇、腭裂、无脑儿、生殖器或肾上腺异常、早产、死胎。另外,临床研究发现,急性肝炎应用激素治疗的患者病情容易反复,且易演变成慢性肝炎。因此,妊娠合并病毒性肝炎的患者不宜应用激素。如患者有明显黄疸,经其他疗法无效时,方可酌情考虑选用激素。

【药物与药物相克】

1. 维生素 B_{12}

(1)维生素 C:有学者认为,维生素 C 可能破坏维生素 B_{12},降低维生素 B_{12} 的生物利用度,故一般不宜同服。如需要两药联用时,服药时间应间隔 2~3 小时。

(2)考来烯胺:因为维生素 B_{12} 与考来烯胺合用,可使维生素 B_{12} 吸收减少,故不宜合用。

(3)氯霉素、阿司匹林:因为氯霉素、阿司匹林均有可能减少维生素 B_{12} 的利用,使维生素 B_{12} 的疗效降低,故不宜合用。

(4)苯乙双胍:由于苯乙双胍能抑制酶系统,与维生素 B_{12} 合用可使其吸收减少,疗效降低,故不宜合用。

2. 阿糖腺苷

(1)别嘌醇:别嘌醇具有黄嘌呤氧化酶抑制作用,可使阿糖腺苷的代谢产物阿拉伯糖次黄嘌呤的消除减慢而蓄积,从而导致较严重的神经系统毒性反应,故不宜合用。

(2)糖皮质激素:阿糖腺苷与糖皮质激素等免疫抑制剂合用,可增加不良反应,故不宜合用。

3. 其他 有关维生素 B_1、维生素 B_6、维生素 C 详见"妊娠剧吐"。

十五、妊娠合并贫血

妊娠合并贫血属高危妊娠范畴,是妊娠期最常见的并发症。由于妊娠期血容量增加,且血浆增加多于红细胞增加,致使血液稀释,加之胎儿生长发育对铁及叶酸等的需要量增加,尤其在妊娠后半期,孕妇对铁及叶酸等摄取不足和(或)吸收不良、排泄增加等而发生贫血。最近 WHO 资料表明,50％以上孕妇合并贫血,以缺铁性贫血最常见,巨幼红细胞性贫血较少见,再生障碍性贫血更少见。临床上主要表现为疲乏无力、面色苍白、心悸气短、头晕眼花、食欲缺乏、踝部水肿等。妊娠合并贫血者,贫血性心脏病、妊娠高血压综合征、胎盘早剥、产褥感染、胎儿宫内发育迟缓、早产等发病率明显增多,严重贫血易造成围生儿及孕产妇的死亡,应予以高度重视。孕期应加强营养,鼓励进食含铁、叶酸等丰富的食物,如猪肝、鸡血、豆类、新鲜蔬菜、水果、肉类及动物肾等,同时给予硫酸亚铁、葡萄糖亚铁、右旋糖酐铁及维生素 C、叶酸、维生素 B_{12} 等药物治疗。再生障碍性贫血者,可给予甲睾酮、丙酸睾酮、司坦唑醇、羟甲烯龙等药物治疗,必要时少量、多次输入新鲜血或成分输血。

【饮食宜进】

1. 富含优质蛋白质的食物　蛋白质摄入不足,不仅可导致胎儿宫内发育迟缓,而且不利于贫血的纠正。食物中蛋白质的主要来源是蛋、瘦肉、鱼类及豆类,这些食物不仅蛋白质含量高,而且生物效价也高,易于机体吸收。因此,伴有贫血的孕妇应进食足量的蛋、瘦肉、鱼类及豆类食物,且应以鱼类、蛋类和植物蛋白为主。

2. 富含铁的食物　铁的良好来源是动物的肝、肾、血及蛋黄、豆类、绿叶菜,故妊娠合并缺铁性贫血的孕妇适用于进食足够的动物肝、肾、血及蛋黄、豆类、绿叶菜等食物。

3. 富含维生素 C 的食物　维生素 C 的食物来源主要为新鲜蔬菜和水果。柑橘、柠檬、石榴、山楂和鲜枣均含有丰富的维生素 C。一般膳食中仍以蔬菜为主要来源,如柿子椒、菠菜、韭菜、番茄、油菜、菜花等都是维生素 C 的良好来源。此外,野生的苋菜、沙棘、猕猴桃和酸枣中的含量尤其丰富,可作为维生素 C 的补充来源。由于维生素 C 可促进铁的吸收和储备,并能促进叶酸还原成四氢叶酸,故妊娠合并贫血的孕妇应进食足量的富含维生素 C 的食物。

4. 富含叶酸的食物　新鲜蔬菜、水果、瓜豆类、肉类、动物肝及肾等食物富含叶酸等营养素,有利于预防和纠正巨幼红细胞性贫血,故妊娠合并巨幼红细胞性贫血的孕妇应多食新鲜蔬菜、水果、瓜类、豆类、肉类、动物肝脏及肾脏等食物。

【饮食相克】

1. 浓茶　茶具有助消化,帮助吸收营养的作用。但孕妇饮茶,茶叶中含有的鞣酸可与铁结合而妨碍人体对食物中铁的吸收,从而导致或加重缺铁性贫血,影响胎儿的营养物质的供应。此外,由于浓茶内含咖啡因浓度高达 10% 左右,还会加剧孕妇的心跳和排尿,增加孕妇的心、肾负担,不利于母体和胎儿的健康。因此,妊娠合并缺铁性贫血的孕妇不宜饮茶。

2. 偏食含铁少的食物　生理情况下人体外源性铁来自食物,铁与食物蛋白结合变为血红蛋白。如果外源性铁摄入不足,血红蛋白缺乏,就会形成缺铁性贫血。人们作为主食的大米、玉米、小麦含铁较少,奶类含铁最少,而瘦肉、蛋类、动物肝、豆类、海带、木耳、香菇等含铁丰富,故孕妇食用时应搭配合理,食谱广泛,不可偏食,以免导致或加重缺铁性贫血。

3. 长期使用铝制炊具　铁制炊具是无机铁,极易为人体吸收利用,铁制炊具炒菜、煮饭、烧水,对缺铁性贫血患者来说大有好处,特别是炒菜加醋后更为理想。而铝制炊具不含铁质,孕妇长期使用可使铁摄入减少,造成或加重缺铁性贫血。

4. 不利于铁吸收的食物　近来研究证明,酸涩味的水果及咖啡中含有鞣酸,可与铁结合形成鞣酸复合物,影响铁的吸收,牛奶、植物纤维亦不利于铁的吸收,故妊娠合并缺铁性贫血的患者不宜多食;相反,肉类、氨基酸、枸橼酸、琥珀酸等酸性食物可促进铁的吸收,因为铁在酸性环境中能游离成二价铁,可以加速吸收,故妊娠合并缺铁性贫血的患者适用于多食之。

5. 生冷不洁的食物　贫血可由寄生虫引起,而未经煮熟的食物最易携带寄生虫进入人体,故在饮食中,必须将食物煮熟,以防病从口入,常易带虫入口的食物有蔬菜、猪肉、牛肉、羊肉、鱼、蟹、虾等,食用上述食物必须煮熟。南方地区常喜欢吃半生半熟的海鲜、河鲜及生菜等,应注意卫生,防治虫从口入。北方地区也常用生白菜做凉菜,选用白菜必须用菜心,并要用水冲洗干净。

6. 高盐　若贫血患者出现水肿,必须限制食盐的摄入量,可采用少盐、低盐饮食,每日的食盐量应控制在 5～8 克,最多不应超过 10 克。

7. 高脂肪　有人报道,食用过量脂肪,能抑制人体的造血功能,因为脂肪过多对贫血患者的消化和吸收都有影响,故妊娠合并贫血的患者不宜过食脂肪,每日的脂肪供应量不应多于 70 克,一般以 50 克左右为适宜,并适用于用植物脂肪代之。

8. 碱性食物　人体内如为碱性环境,这不利于铁质的吸收,胃酸缺乏也会影响食物中铁的游离和转化,故妊娠合并贫血的患者应尽量少食碱性食物,这类食物有馒头、荞麦面、高粱面等。

9. 油炸食物　因为贫血患者的胃肠功能好坏,直接影响到疾病的恢复,油煎、炸的食物,一方面大量营养成分被破坏,另一方面也影响消化吸收,造成肠道功能紊乱,不利于孕妇及胎儿的健康和贫血的纠正,故妊娠合并贫血的患者不宜食用油炸食物,如炸羊排、炸鸡、炸油饼等。

10. 不易消化的食物　妊娠合并贫血的患者往往同时存在消化功能紊乱的现象,故不易消化的食物应尽量少吃。这类食物有花生、葵花子、核桃、杏仁、韭菜、蒜苗、洋葱、竹笋、毛笋、甜薯干、奶油、海蜇、毛蚶,以及没有煮烂的各种肉类。

11. 蚕豆　因为蚕豆可引起溶血性贫血,故妊娠合并贫血的患者不宜食之。

12. 大蒜　大蒜含有较多的挥发性物质,可降低血糖,多食大蒜则会抑制人的胃液分泌,生熟品都可使血红蛋白、红细胞减少。《本草经疏》说:大蒜"气虚血弱之人,切勿沾唇"。故妊娠合并贫血的患者不宜食用大蒜,以免加重贫血症状。

13. 牛奶　因为牛奶中含有较多的磷,磷可与铁结合成难溶于水的物质,影响铁的吸收,故妊娠合并缺铁性贫血的患者不宜过多饮用牛奶,应多食含维生素 C 丰富的水果和新鲜蔬菜。

14. 柿子　因为柿子中的单宁可与铁结合,妨碍铁的吸收,不利于胎儿发育及贫血的纠正,故妊娠合并缺铁性贫血的患者不宜食用柿子。

【饮食搭配】

1. 菠菜与鸡蛋　鸡蛋与菠菜均营养丰富,两者搭配,能为人体提供丰富的蛋白质、矿物质、维生素等成分,适宜妊娠合并贫血、久病体虚、营养不良等患者食用。

2. 菠菜与猪肝　猪肝中含有丰富的蛋白质、B 族维生素、维生素 A 及铁和锌等,具有补肝、养血、明目的作用。菠菜配猪肝,有极其丰富的全面营养,适宜妊娠合并贫血患者食用。

3. 黄豆与排骨　黄豆与排骨煨成黄豆、排骨汤,不仅营养丰富,而且能补血养肝、益肾壮骨、补中益气、利尿消肿,对久病体虚、妊娠合并缺铁性贫血、水肿、骨质疏松等症有良好的防治作用。

4. 芝麻与狗肉　芝麻的功用很多。《神农本草经》记载,芝麻"补五脏、益气力、长肌肉、填髓脑";《名医别录》谓之芝麻"坚筋骨、明耳目、耐饥渴、延年"等。若芝麻配以能安五脏、暖腰膝、壮肾阳、补胃气的狗肉,有补益五脏、填精壮肾之功效,对妊娠合并缺铁性贫血、五脏虚损有一定疗效。

5. 葡萄与枸杞子　枸杞子含有天然多糖、维生素 B_1、维生素 B_2、维生素 E、胡萝卜素等,而葡萄营养也很丰富,两者搭配,是补血的佳品。适宜妊娠合并贫血、血小板减少症、水肿等患者食用。

6. 樱桃与桂圆、枸杞子　樱桃含铁丰富,对缺铁性贫血有防治作用,又能增强体质,若与桂圆、枸杞子煮熟后加白糖后食用,能补肝益血,适用于妊娠合并贫血导致的头晕、心悸等。

【食疗药膳方】

1. 甜浆粥　粳米 100 克,鲜豆浆、冰糖各适量。粳米与鲜豆浆煮粥,熟后加冰糖。适用于妊娠期贫血。

2. 牛奶粥　鲜牛奶 200 毫升,粳米 100 克。粳米煮粥,将熟时加入鲜牛奶,食之。适用于妊娠期贫血。

3. 鸡汁粥　母鸡 1 只,粳米 100 克。先将母鸡宰杀,去毛杂和内脏,煮汤汁,取汤汁与粳米煮粥食。适用于妊娠期贫血。

4. 菠菜粥　粳米、菠菜各适量。先将菠菜放入沸水中烫数分钟后,切碎,放入煮好的粳米粥内食之。适用于缺铁性贫血。

5. 芝麻粥　黑芝麻 30 克,粳米 100 克。黑芝麻炒熟,研末,同粳米煮粥食之。适用于妊娠期贫血。

6. 人参粥　粳米 100 克,人参末(或党参末 15 克),冰糖适量。粳米煮粥,加入人参末、冰糖调味。佐餐食用。适用于轻微妊娠期贫血。

7. 枸杞子粥　枸杞子 30 克,粳米 100 克。枸杞子、粳米煮成粥。孕妇常食。适用于妊娠贫血。

8. 大枣粥　大枣 10 枚,粳米 100 克。煮粥常食。适用于妊娠期贫血。

9. 香菇大枣　水发香菇 20 克,大枣 20 枚,鸡肉 150 克,姜末、葱末、食盐、料酒、白糖各适量。水发香菇、大枣、鸡肉、姜末、葱末、食盐、料酒、白糖隔水蒸熟。每日食 1 次,可常食。适用于

妊娠期贫血。

10. 菠菜炒肝　猪肝或羊肝 250 克,鲜菠菜 150 克,植物油适量。将肝切成薄片,勾芡,将菠菜洗净,切成段,用植物油快速翻炒后食用。适用于轻微妊娠期贫血。

11. 菠菜羊肝卧鸡蛋　菠菜 60 克,鸡蛋 2 个,羊肝 100 克,姜丝、食盐各适量。将菠菜洗净,切段,羊肝切片,用沸水煮,水再沸放入姜丝、食盐,打入鸡蛋卧煮。每日 2 次,吃鸡蛋,喝汤,经常食用。适用于妊娠期贫血。

12. 桂圆桑葚汁　桂圆 1 份,桑葚 2 份,冰糖适量。桂圆、桑葚加水煮至桑葚烂熟,去渣留汁,再加入冰糖,煮至稍稠即可。每次 2～3 匙,每日 2 次,连食 30 日。适用于妊娠期贫血。

13. 糯米大枣粥　糯米 300 克,赤小豆、淮山药各 50 克,大枣 20 枚,莲子 30 克,白扁豆 15 克。先将赤小豆、白扁豆煮烂,再加入大枣、莲子、糯米同煮,最后将去皮山药切成小块加粥中,以熟烂为度。适用于妊娠期贫血。

14. 花生枸杞子蛋　花生 100 克,鸡蛋 2 个,枸杞子 10 克,红糖 50 克,大枣 10 枚。先将花生仁、枸杞子煮熟,然后放入红糖、大枣、鸡蛋,再煮片刻食用。每日 1 次,连食 10～15 日。适用于妊娠期贫血。

15. 当归生姜羊肉汤　当归、生姜各 15 克,羊肉 250 克,山药 30 克,调味品适量。先将羊肉洗净,切块,当归用纱布包好,再将山药、姜片放入砂锅内加水适量炖汤,炖化后放入调味品。喝汤,食肉,每周 3～4 次。适用于妊娠期贫血。

16. 枸杞子大枣粥　大枣 5 枚,枸杞子 10 克,粳米 50 克。大枣、枸杞子、粳米放在一起煮成粥。每日 3～4 次,连食 1 个月。适用于妊娠期贫血。

17. 阿胶瘦肉汤　猪瘦肉 100 克,阿胶适量。先将猪肉放入砂锅内,加水适量,用小火炖熟,放入阿胶炖化,调味后喝汤,食肉,隔日 1 次,连食 20 日。适用于妊娠期贫血。

18. 首乌芝麻炖乌鸡　何首乌 150 克,黑芝麻 50 克,未下蛋的乌鸡 1 只。先将鸡宰杀,去毛杂,剖洗后,去头足,将何首乌、芝麻置于鸡腹内,用白棉线缝合,放入砂锅内煲汤至鸡肉烂熟即可食用。每日 3 次,连食 3 周。适用于妊娠期贫血。

【药物与饮食相克】

1. 硫酸亚铁

(1)饭前服:铁剂大都对胃肠道有刺激作用,部分患者服用铁剂后常有呕吐、腹泻等不良反应,饭后服用可减轻消化道不良反应,因此铁剂适用于在饭后服用。

(2)富含钙、镁、磷的食物:服用铁制剂时不宜食用含钙、镁、磷丰富的食物,如黄豆及其制品、绿豆、赤小豆、鸡肉、海带、海蜇、核桃仁、花生仁、水产品及绿叶蔬菜等,因为钙、磷等与铁易结合生成不溶性复合物,妨碍铁的吸收,降低其疗效。据报道,黄豆蛋白质摄入过多,能抑制正常铁吸收量的 90%,而患缺铁性贫血,出现不同程度的头晕、倦怠、面色苍白、唇、爪色淡等贫血症状。

(3)富含鞣酸的食物:核桃仁、柿子、茶叶等食物中含有大量鞣酸,鞣酸与铁离子生成鞣酸铁发生沉淀,不仅影响铁离子的吸收,降低其疗效,而且刺激胃肠道,引起胃部不适,甚至腹痛、腹泻或便秘。因此,服用硫酸亚铁时不宜饮茶,亦不宜与富含鞣酸的食物同服。

(4)高脂肪食物:因为高脂肪食物(如肥肉、油炸食品等)能抑制胃酸分泌,使胃酸分泌减少,影响高价铁离子转化成二价铁离子,不利于铁剂的吸收。

2. 维生素 C

(1)动物肝脏:详见"妊娠剧吐"。

(2)碱性食物:详见"妊娠剧吐"。

(3)富含维生素 B_2 的食物:详见"妊娠剧吐"。

(4)水产品:详见"妊娠剧吐"。

(5)瓜类食物:详见"妊娠剧吐"。

3. 叶酸 维生素 B_1、维生素 B_2 及维生素 C 均能使叶酸破坏失效。故在使用叶酸治疗疾病时不宜进食富含维生素 B_1、维生素 B_2 及维生素 C 食物,如豆类、蛋来、奶类、动物内脏、蔬菜及水果等。

4. 维生素 B_{12} 因为酒精能破坏胃黏膜,干扰肠黏膜转运功能,减少维生素 B_{12} 的吸收,故应用维生素 B_{12} 期间不宜饮酒及含酒精的饮料。

5. 司坦唑醇、羟甲烯龙 司坦唑醇、羟甲烯龙均为蛋白同化剂,故服药期间适宜高蛋白饮食,适当增加瘦肉、蛋类等含蛋白质高的食物。

【本病与药物相克】

1. 利水之品 妊娠合并贫血常可出现水肿,治疗中应注意本病的水肿,如为血虚而引起,不要轻易使用大剂量逐水药,如芫花、商陆、葶苈子、大戟、甘遂等。

2. 铁注射剂 铁注射剂价格昂贵,又不如口服方便,并常出现一些不良反应,如局部肿痛,面部潮红,头痛,肌肉关节痛,淋巴结炎,荨麻疹,严重者可发生过敏性休克。因此,铁注射剂应慎用,并严格掌握好适应证。

3. 引起贫血的药物 引起贫血的药物很多,临床上主要分为两大类:一类是直接干扰红细胞的代谢而引起贫血,这类药物有阿司匹林、氨基比林、非那西汀、奎宁、氯霉素、合霉素、奎尼丁、磺胺类药物等;另一类是通过免疫机制而引起,这类药物有左旋多巴、甲酚那酸、氯磺丙脲、奎尼丁、磺胺类药物等。

目前,引起再生障碍性贫血的药物已比较清楚地被认识,这类药物引起再障的发病机制,可能是损害造血干细胞的增生和分化,干扰血细胞的成熟或代谢;也可能干扰嘌呤或核酸的形成,抑制染色体的分离。这类药物有抗生素类(如氯霉素、链霉素、磺胺类等)，解热、消炎、镇痛药(如保泰松、吲哚美辛、氨基比林、阿司匹林、对乙酰氨基酚、安乃近等)，抗肿瘤药(如氮芥、白消胺、环磷酰胺、二溴甘露醇、沙可来新、硫唑嘌呤、甲氨蝶呤、柔红霉素、长春新碱、长春碱等)，抗癫痫药(如扑痫酮、乙琥胺等)，抗精神病药(如氯丙嗪、奋乃静、甲丙氨酯、阿米替林等)，抗甲状腺药(如硫氧嘧啶、卡比马唑、甲巯咪唑)等。

【药物与药物相克】

1. 甲睾酮、丙酸睾酮

(1)巴比妥类药物：因为巴比妥类药物能诱导肝药酶，可使甲睾酮、丙酸睾酮在体内代谢加快，作用减弱，故应尽量避免合用。

(2)四环素：因为甲睾酮与四环素合用时对肝脏的毒性增加，尤其对肾衰竭患者，两者合用可使四环素的半衰期延长，毒性损害明显增加，故不宜长期合用。

2. 其他 有关硫酸亚铁详见"胎儿宫内发育迟缓"；维生素 C 详见"妊娠剧吐"；维生素 B_{12} 详见"妊娠合并急性肝炎"；叶酸详见"自然流产"。

十六、妊娠合并糖尿病

妊娠合并糖尿病系指在原有糖尿病的基础上合并妊娠者或妊娠前为隐性糖尿病，妊娠后发展为糖尿病。而妊娠期糖尿病系指在妊娠期首次发现或发生的任何程度的糖代谢异常。由于妊娠期血容量增加、血液稀释，胰岛素相对不足，胎盘分泌的激素(如胎盘生乳素、雌激素、孕激素等)在周围组织中具有抗胰岛素作用，使患者对胰岛素的敏感性降低，使母体对胰岛素的需要量较非孕时增加一倍，因此妊娠期易诱发或加重糖尿病。此外，胎盘生乳素还具有脂解作用，使身体周围的脂肪分解成糖类及脂肪酸,故妊娠期糖尿病比较容易发生酮症酸中毒。临床以高血糖为共同标志,主要表现为多饮、多食、多尿及乏力、消瘦,病情严重或应激时可发生急性代谢紊乱,如酮症酸中毒等。妊娠合并糖尿病属高危妊娠,对母儿均有较大危害。虽然自胰岛素应用于临床,糖尿病孕产妇及围生儿死亡率均显著下降,但由于妊娠合并糖尿病的临床过程较复杂,至今母婴死亡率仍较高,必须引起重视。已有严重的心血管病史、肾功能减退或眼底有增生性视网膜炎者应避孕,不适用于妊娠;对器质性病变较轻,或病情控制较好者,可以妊娠,孕期应饮食控制,使空腹血糖控制在 5.6 毫摩/升,并应补充维生素、钙及铁剂,适当限制食盐的摄入量,必要时应用速效和中效胰岛素;妊娠 35 周应住院严密监护,同时应用地塞米松促胎肺成熟,36～38 周终止妊娠。

【饮食宜进】

1. 适量的糖类饮食 因为胎儿靠母体葡萄糖供给能量,过分限制糖类的摄取,不利于胎儿的生长发育,但糖类摄入过多,又会使母体血糖升高,加重对母儿的危害,故妊娠合并糖尿病的患者应摄入适量的糖类,以便受孕时和整个妊娠期糖尿病病情保持良好的控制并达到满意的标准。每日每千克体重热能为 150 千焦,其中糖类 40%～50%,约 250 克。

2. 适量的蛋白质饮食 妊娠合并糖尿病患者,饮食中蛋白质含量应为每日热能的 12%～20%,以每日每千克体重 1.5～2.0 克为宜,伴有糖尿病肾病肾功能不全者应适当限制蛋白质的摄入。蛋白质的来源应至少有 1/3 来自动物蛋白,以保证必需氨基酸的供给。

3. 适量的脂肪饮食 妊娠合并糖尿病患者,饮食中脂肪所供应的热能应为每日热能的 30%～35%,在供应的脂肪中,饱和脂肪、多价不饱和脂肪与单价不饱和脂肪的比例应为 1∶1∶1,每日胆固醇的摄入量应在 300 毫克以下。

4. 富含可溶性食用纤维的食物　各种富含可溶性食用纤维的食物可延缓食物吸收，降低餐后血糖高峰，有利于改善血糖、脂代谢紊乱，并促进胃肠蠕动，防止便秘。每日饮食中纤维素含量以不少于 40 克为宜。提倡食用绿叶蔬菜、豆类、块根类、粗谷物、含糖成分低的水果等，不但提供饮食中纤维素含量，并有利于各种纤维素和微量元素的摄取。

5. 富含维生素的食物　谷类、豆类及新鲜蔬菜中含有丰富的维生素 E、维生素 C、B 族维生素及微量元素锌、锡、铜等，有利于胎儿发育及疾病的恢复，故妊娠合并糖尿病的患者宜多进食富含维生素的食物。

6. 富含铁的食物　铁的良好来源是动物的肝、肾、血及蛋黄、豆类、绿叶菜，妊娠合并糖尿病的患者进食足够的动物的肝、肾、血及蛋黄、豆类、绿叶菜等食物，有利于胎儿生长发育及疾病的恢复。

7. 富含钙质的食物　胎儿的骨骼、牙齿是靠食物中的钙、磷构成的。而钙的主要来源是奶、豆类、绿叶菜及海米、虾皮等。因此，妊娠合并糖尿病的孕妇宜进食足够的奶、豆类、绿叶菜及海米、虾皮等食物。

8. 食物的选择

(1)具有辅助降血糖作用的五谷杂粮

①小米。具有益气补脾，和胃安眠的作用。小米是糖尿病患者的很好的保健食品，尤其适宜糖尿病伴有反胃、呕吐、泄泻或伤食腹胀患者食用；也适宜失眠或体虚低热者食用。

②玉米。具有益肺宁心，健脾开胃，防癌，降低胆固醇，健脑的作用。适宜糖尿病合并动脉硬化、高血压、高脂血症、冠心病等心血管疾病患者食用；适用于中老年人和记忆力减退患者食用；适用于习惯性便秘和维生素 A 缺乏患者食用。玉米诸病无忌。爆玉米花易助火伤阴，患有干燥综合征、更年期综合征属阴虚火

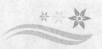

旺患者忌食之。

③燕麦。具有补虚止汗的作用。可作为一种普通的粮食作物，营养价值很高。燕麦对糖尿病具有辅助疗效，对老年人增强体力、延年益寿也大有裨益。尤其适宜糖尿病伴有脂肪肝、水肿、便秘患者食用；亦适用于体虚、自汗、盗汗、动脉粥样硬化、高血压、冠心病患者食用。燕麦补虚，诸无所忌。

④荞麦。具有健胃消积止汗的作用。荞麦适宜糖尿病伴有食欲缺乏、饮食不香、肠胃积滞、慢性腹泻患者食用。凡体虚气弱患者不宜多食。荞麦忌与野鸡肉一同食用，癌症患者食之宜慎。

⑤大豆。具有健脾补血利水的作用。黄豆中还含有抑胰酶，对糖尿病患者有疗效。对于癌症患者，黄豆有着综合性的抗癌作用。黄豆适宜糖尿病合并高血压、冠心病、动脉硬化、血脂异常者食用；亦适用于气血不足、营养不良、缺铁性贫血患者食用。黄豆较难消化，故每次不宜食之过多。胃脘胀痛及腹胀患者忌食。《本草纲目》曰：大豆"多食壅气，生痰，动嗽，令人身重，发面黄疮疥"。

⑥黑米。具有滋阴益肾，补胃养肺，活血明目的作用。黑米适宜糖尿病患者食用。诸无所忌。

⑦绿豆。具有消暑止渴，清热解毒，利水消肿的作用。绿豆适宜糖尿病患者食用，对防治糖尿病并发心脑血管疾病具有一定作用；亦适宜高血压、水肿、红眼病者食用。《本草求真》曰："服此性善解毒，故凡一切痈肿等症无不用此奏效。"绿豆性属寒凉，故平素胃虚寒易泻患者忌食。根据前人经验，绿豆反榧子，忌鲤鱼。《本草经疏》曰："脾胃虚寒滑泻者忌之。"

⑧高粱。具有健脾益胃的作用。高粱是糖尿病患者的良好主食。糖尿病合并怕冷、大便溏泻者宜食用高粱皮，高粱皮中的鞣酸可以影响糖的吸收，所以食用时最好不去皮。但高粱性温，鞣酸具有收敛止泻的作用，因此便秘者忌食之。

（2）对糖尿病患者有益的肉、蛋、奶类

①鹌鹑肉。具有补五脏，益气血，壮筋骨之作用。适宜糖尿病（尤其是气虚型糖尿病）、肺结核、高血压患者食用。鹌鹑忌与猪肝及菌类食物一同食用。

②猪肉。具有补虚滋阴，养血，润燥的作用。适宜糖尿病患者属阴虚不足，头晕、贫血、大便干结者食用。对于湿热偏重，痰湿偏盛，舌苔厚腻患者忌食猪肉；患有高血压、冠心病、高脂血症和肥胖者忌食肥猪肉；猪肉忌与乌梅、大黄、桔梗、黄连、何首乌、苍耳子、吴茱萸等中药及龟肉、羊肝等一同食用。《本草经集注》曰："服药有巴豆，勿食猪肉。"

③猪胰。具有润肺补脾润燥的作用。适宜糖尿病患者食用。

④鸡肉。具有益五脏，补虚损，健脾强筋骨的作用。鸡肉温补脾胃，益气养血，特别是老母鸡的补益功效更高，许多久病瘦弱患者用来补身，尤其是畏风寒重，虚不受补者，老母鸡不但能补气补血，还可祛风。凡在感冒发热、内火偏旺和痰湿偏重患者，肥胖症者和患有热毒疖肿患者忌食；高血压和血脂偏高者忌食。

⑤牛奶。具有补虚损，益肺胃，生津润燥的作用。尤其适宜糖尿病伴有体质羸弱、气血不足、营养不良患者食用。平素脾胃虚寒、腹胀便溏者忌食；素有痰湿积饮者忌食；牛乳忌与酸性果汁（如山楂汁、橘子汁）一同食用。

⑥酸奶。具有生津止渴，补虚开胃，润肠通便，降血脂，抗癌的作用。适宜糖尿病患者伴有身体虚弱、营养不良、肠燥便秘患者食用；亦适宜高胆固醇血症、动脉硬化、冠心病、脂肪肝患者食用。酸奶补虚，诸无所忌。若有胃酸过多患者，则不宜多吃。

（3）糖尿病患者适用于的水产品

①海参。具有补肾滋阴，养血益精的作用。海参适宜糖尿病患者，尤其是伴有高血压、冠心病、动脉硬化、肾炎等患者食用。急性肠炎、细菌性痢疾、感冒、咳痰、气喘及大便溏薄者忌食。

②泥鳅。泥鳅属于高蛋白、低脂肪的营养滋补佳品,被称为"水中人参"。具有补中虚,暖脾胃,祛湿,止虚汗,补钙的作用。泥鳅适宜糖尿病患者及伴有心血管疾病患者食用。泥鳅味甘性平而补虚,诸无所忌。

③鲫鱼。具有健脾益气,利水通乳的功效。鲫鱼适宜糖尿病患者因脾气虚弱所致的口渴、疲乏、消瘦、便溏患者食用。感冒发热期间不宜多吃鲫鱼。根据前人经验,忌与大蒜、砂糖、芥菜、猪肝、鸡肉、野鸡肉、鹿肉及中药麦冬、厚朴一同食用。

④带鱼。具有暖胃泽肝、补气养血、健美的作用。适宜 2 型糖尿病合并高血压或合并高脂血症的患者食用。带鱼属动风发物,凡患有疥疮、湿疹等皮肤病或皮肤过敏者忌食;癌症患者及系统性红斑狼疮、痈疖疔毒和淋巴结核、支气管哮喘者亦忌食之。

⑤鲤鱼。具有滋补健胃,利水催乳的作用。鲤鱼适宜气滞血瘀、气阴两伤的糖尿病患者食用。鲤鱼为发物,鲤鱼两侧各有一条如同细线的筋,剖洗时应抽出去掉。忌与绿豆、狗肉一同食用。凡患有恶性肿瘤、红斑狼疮、痈疽疔疮、荨麻疹、皮肤湿疹等疾病患者忌食用。

⑥草鱼。具有暖胃补虚的作用。适宜糖尿病体虚胃弱患者食用。根据前人经验,患有痈疽疔疮者忌食。李延飞曰:"鲩鱼肉多食,能发诸疮。"

⑦鳝鱼。具有补虚损,强筋骨,祛风湿的作用。黄鳝鱼素对高血糖具有显著的类胰岛素降血糖的作用,是治疗糖尿病的有效药物。鳝鱼适宜糖尿病及高血脂、冠心病、动脉硬化患者食用。黄鳝动风,有瘙痒性皮肤病者忌食;有痼疾宿病者,如支气管哮喘、淋巴细结核、癌症、红斑狼疮等,应谨慎食用。

(4)具有辅助降血糖作用的蔬菜

①山药。具有健脾胃,补肺气,益肾精,滋养强壮的作用。山药治疗糖尿病有许多临床报道,糖尿病患者容易饥饿,经常吃山

药既能充饥,又能治病,两全其美。山药尤其适宜气阴两虚型糖尿病(其含淀粉较多,须将其计入总热能),症见口渴欲饮,便溏神疲患者。

②苦瓜。具有清热解毒,明目凉血,利尿解暑的作用。苦瓜非常适宜糖尿病患者食用,尤其适宜糖尿病合并高血压的患者食用。苦瓜性寒,脾胃虚寒患者忌食用。

③南瓜。具有补中益气,降血脂,降血糖的作用。适宜糖尿病、高血压、冠心病、高脂血症患者食用。患有脚气、黄疸的患者及气滞湿阻之病忌食;南瓜忌与羊肉同食。

④韭菜。具有健胃暖中,温肾助阳,散瘀活血,降血糖,降血脂,促进血液循环的作用。对防止糖尿病及其并发症,如高脂血症、冠心病、高血压、肥胖症等有较好疗效。韭菜忌与蜂蜜、牛肉同食。隔夜韭菜不宜食用。

⑤番茄。具有生津止渴,健胃消食的作用。番茄适宜糖尿病、高血压、肾脏病、心脏病、肝炎、癌症、眼底出血患者食用;亦适用于维生素 C 缺乏症、烟酸缺乏症(糙皮病),牙龈出血者食用;亦可作为美容保健品常食。番茄性寒,素有胃寒者忌食生冷番茄。忌生食青番茄。

⑥芹菜。具有清热平肝,利水健胃,降血压,降血脂的作用。适宜 2 型糖尿病伴有高血压病、高脂血症、血管硬化及肥胖患者食用;亦适宜平素肝火偏旺,经常头痛、头晕、面红耳赤患者食用;更年期综合征患者亦可食用。芹菜健胃,诸无所忌。

⑦萝卜。具有健胃消食,化痰止咳,顺气,利尿,清热生津,解酒,抗癌的作用。适宜糖尿病、高血脂、高血压、冠心病、肥胖患者食用。亦适宜食积不消、胃满肚胀、嗳气吞酸、肠炎腹泻、急慢性痢疾及便秘患者食用。一般来说,吃人参、西洋参、地黄、何首乌之时忌吃萝卜。平素脾胃虚寒患者忌食生萝卜。

⑧洋葱。具有降血脂,降血压,降血糖,抗癌的作用。适宜糖

尿病、高血压、高脂血症、动脉硬化及癌症患者食用;亦适宜急慢性肠炎、痢疾、消化不良、饮食减少和胃酸不足患者食用。凡患有瘙痒性皮肤疾病患者忌食;患有急性眼疾充血红肿患者忌食。

⑨菠菜。具有通肠胃,开胸膜,润肠燥,降血压,解酒毒,补血的作用。适宜糖尿病、高血压、习惯性便秘及夜盲症患者食用。凡大便溏薄,脾胃虚弱者忌食;肾功能虚弱患者,不宜多食菠菜。菠菜中含草酸,与豆腐同煮,易与钙结合形成草酸钙而不易被吸收。

⑩冬瓜。具有清热,消痰,利水,解毒,减肥的作用。对于糖尿病患者来说,冬瓜既能降脂,又能减肥,不失为首选佳肴。因此,冬瓜适宜糖尿病、肥胖、冠心病、动脉硬化、高血压患者食用。平素脾肾阳虚、久病滑泄患者忌食。

⑪黄瓜。具有清热解暑,生津止渴,利尿的作用。适宜糖尿病、高血压、高脂血症、肥胖、水肿患者食用。平素脾胃虚寒,腹泻便溏患者忌食生冷黄瓜。

⑫豆腐。具有益气宽中,生津润燥,清热解毒,和脾胃,抗癌的作用。适宜糖尿病、高血压、高胆固醇、肥胖者及动脉硬化患者食用。严重痛风患者和血尿酸很高的患者忌食豆腐,因豆腐中含嘌呤较多;平素脾胃虚寒,以常腹泻便溏患者忌食之。服用西药四环素时忌食豆腐。

(5)对糖尿病患者有益的水果

①罗汉果。罗汉果为药食两用名贵中药材,其所含罗汉果甜苷比蔗糖甜 300 倍,不产生能量,是饮料、糖果行业的名贵原料,是蔗糖的最佳替代品。适宜糖尿病、高脂血症及肥胖者食用。罗汉果性凉,因风寒所致的咳嗽声哑者忌食。

②猕猴桃。具有清热,生津,抗癌的作用。适宜糖尿病、高血压、冠心病患者食用。平素脾胃虚寒、泄泻便溏患者忌食。

③柚子。具有健脾,化痰止咳,解酒的作用。适宜糖尿病、动脉硬化及肥胖患者食用。因其性寒,故脾虚便溏患者忌食之。

④山楂。具有健脾开胃,消食化滞,活血化痰的作用。适宜糖尿病伴心血管疾病及肥胖者食用。胃酸过多、消化性溃疡和龋齿者,以及服用滋补药品期间忌食用。

⑤苹果。具有润肺,健脾,生津止渴,止泻,消食顺气,醒酒的作用。适宜糖尿病、高血压、高血脂、高胆固醇和肥胖患者食用。平素有胃寒病者忌食生冷苹果,糖尿病者应根据血糖情况决定是否食用及每次食用的量。

⑥草莓。具有清暑解热,生津止渴,利尿止泻,利咽止咳的作用。适宜糖尿病患者适量食用。草莓作为夏季浆果,诸无所忌。

⑦李子。具有生津止渴,清肝除热,利水的作用。适宜糖尿病伴有习惯性便秘患者食用。李子含高量的果酸,多食伤脾胃,过量食用易引起胃痛,溃疡病及急慢性胃肠炎患者忌食;李子多食易生痰湿、伤脾胃,又损齿,故脾虚痰湿及小儿不宜吃;IgA 肾病患者不能食用李子。

【饮食相克】

1. 对血糖有影响的食物　白糖、红糖、冰糖、葡萄糖、麦芽糖、蜂蜜、巧克力、奶汁、水果糖、蜜饯、水果罐头、汽水、各种市售果汁、甜饮料、冰淇淋、甜饼干、蛋糕、果酱、甜面包、面粉、大米,以及糖制的各种糕点等。这类食物含糖量高,吃下去后会使血糖突然升高,加重病情。

2. 高脂肪食物　高脂肪食物是指肥肉、油炸食物等含脂肪较高的食物。若食用过多,极易形成肥胖症,而肥胖是导致糖尿病最重要的环境因素之一。肥胖的糖尿病患者对胰岛素的敏感性下降,功能降低,不利于糖尿病的康复。

3. 酒类　酒对糖尿病患者来说是禁忌之品,酒中所含的酒精在人体内会产生大量热能,而长期饮酒对肝脏也不利,并容易使血中三酰甘油升高。对应用胰岛素的患者,如空腹饮酒会引起低血糖。糖尿病患者的血管硬化及高血压病发病率高,发病年龄早,病情发展快,长期饮酒会加速其发生和发展,对机体产生不利影响。此外,孕妇饮酒,可使母体内的胎儿受到酒精的直接毒害,即使摄入微量酒精,也能通过胎盘进入胎体,使胎儿细胞分裂受到阻碍而发育不全,影响中枢神经系统的发育形成弱智。酒精也是一种致畸物质,可破坏生长发育中的胎儿细胞,使胎儿发育缓慢,导致某些器官的畸形。

4. 含大量淀粉的食物 有些食物,如土豆、甘薯、藕粉、栗子、粉条等含有大量淀粉,对血糖有很大影响,故妊娠合并糖尿病的患者不宜多食。

5. 水果 水果对孕妇是必不可少的食物,对糖尿病患者也是最具诱惑力的食物之一,妊娠合并糖尿病的患者能否吃水果,众说不一。有人报道,糖尿病患者能吃西瓜、生梨、香蕉、杨梅等,因为它们所含的糖类多是果糖、果胶。果糖在正常代谢的某一过程中不需要胰岛素,果胶根据实验证明有延缓葡萄糖吸收的作用,从这个意义上来讲,水果是可以吃的。然而,这类水果中也含有葡萄糖和淀粉,许多人食用水果后血糖升高,一般可升高 1～2 毫摩/升,从这个实践上得出的结果是水果不宜吃。妊娠合并糖尿病患者如血糖控制较好,可在两顿饭之间(下午 3～4 时)进食适量水果,这样对血糖不会有较大影响,而且也有利于胎儿的生长发育。

6. 高蛋白饮食 孕妇进食足够的优质蛋白有利于胎儿的生长发育,但妊娠合并糖尿病酮症酸中毒时不宜高蛋白饮食。因为,蛋白质中的氨基酸可在体内生成酮体而加重酸中毒,如乌鸡、螺蛳、牛奶、牛肉等均不宜多食。

7. 食盐 食盐摄入过多会造成体内水、钠潴留,血浆容量增加,使血压增高,加重患者心、肾负担,故妊娠合并糖尿病患者也应低盐饮食,但食盐摄入量应视病情轻重和有无并发症而异,每日摄入食盐应在 10 以下。若烹调使用酱油,则需相应扣除食盐量（一般每 5 毫升酱油含食盐 1 克左右）。在烹调时,食盐应均匀分配于膳食中,以免咸淡不均而影响食欲。

8. 饮食过量　饮食过量一方面可致体重过分增加乃至肥胖,孕妇易患妊娠高血压综合征,不利于母儿健康;另一方面糖在人体内氧化分解、合成糖原或转化为脂肪储存时,均需胰岛素参与,进食过量,体内的血糖浓度升高,葡萄糖进入细胞内转化能量所需胰岛素量也相应增加,血糖对胰岛细胞的不断刺激,使胰岛负担日益加重,渐至衰竭,从而诱发或加重糖尿病。因此,妊娠合并糖尿病患者不宜饮食过量。

9. 辛辣食物　中医学认为,糖尿病发病的关键是阴虚燥热,而辛辣食物(如辣椒、姜、葱、大蒜等)可助火伤阴,加重病情。此外,孕妇过用辛辣食物易导致胎热、胎动、难产,还可使小儿出生后易患疮疡疹毒、目赤眼烂等病。因此,妊娠合并糖尿病患者不宜进食辛辣食物。

【常见饮食误区】

1. 短期放松饮食要求,问题不大　每逢节假日,许多糖尿病患者存在血糖波动。究其原因,大都是借节日期间暴饮暴食所致。他们认为,短期放松一下,对血糖影响不大,其实这种想法是非常错误的。在糖尿病的综合治疗方案中,饮食治疗是基础,也是最为重要的一项措施,需要长期坚持。节日期间千万不要放弃饮食治疗,否则可能导致血糖、尿糖的极大波动,破坏机体的平衡状态。要知道,暴饮暴食会导致急性并发症的发生,甚至会出现生命危险。要记住,因为一时失控,最终引来后患无穷。因此,即使在节日期间也不能放松对饮食的控制。

2. 酒对糖尿病无害,甚至可以降低血糖　多数患者都知道吸烟会加重糖尿病并发症的进程,故能主动戒烟。但有不少患者认为饮酒对病情无影响,少量饮酒有益健康,甚至还会降低血糖。事实并非如此,饮酒不仅会对糖尿病控制及并发症的发生和发展带来不利影响。对于胰岛素治疗的患者,空腹饮酒还易出现低血糖。用磺脲类降糖药物的患者,饮酒可引起心慌、气短、面颊发红等症状。长期饮酒还会导致高三酰甘油血症及营养缺乏,并导致肝功能损害。另外,每1克酒精可产生29.3千焦的能量,饮酒的糖尿病患者每日总能量常摄入过多,血糖波动不易控制。其原因除了酒精本身含能量外,饮酒往往使饮食疗法执行不佳。糖尿病患者因饮酒引起糖尿病性酮症酸中毒也并非罕见。因此,糖尿病患者最好不饮酒,如欲饮酒,建议少量饮用酒精浓度低的干红,并避免空腹饮酒。糖尿病病情控制不佳或合并肝胆疾病者,严禁饮酒。

3. 严格定时定量,不懂得按劳动量的多少来调整饮食的摄入有些糖尿病患者明白了饮食的重要性后,就严格地按照书中所讲的科学方法来制定饮食,定时定量,但是血糖仍有波动,甚至是有低血糖发生,因此而疑惑不解。究其原因,很多人对于饮食量定的过死,不知道要根据劳动量的多少调整饮食的摄入。每个人不可能每一天的活动量都是一样的,因此饮食的量也要随着活动量的变化及时调整。外出游玩时更是如此,活动量一下子比平时多了几倍,每日能量要适当增加,使用胰岛素或促泌剂的患者甚至要减少药量,以免发生低血糖。

4. 药要按时吃,饭可以不按时吃　有些糖尿病患者虽严格控制饮食,但却不注意进餐的规律性,致使血糖波动大。常有一些糖尿病患者反映,自己很注意控制饮食,但血糖仍然波动很大。有时甚至出现低血糖。仔细观察发现,原来每天的就餐时间不一致。进餐时间的波动会导致血糖的波动。糖尿病患者在控制每日总能量的同时,还要注意定时、定量、定餐,饮食及生活的规律。这些是维持血糖平稳的基础。

5. 水果营养丰富,可以多吃　很多糖尿病患者因为惧怕血糖升高不敢吃水果;也有一部分人认为水果营养丰富,含有很多维生素和微量元素,如铬、锰等,对人体大有裨益,因此应该多吃。这种想法当然也是不对的。水果毕竟含糖量很高,特别是像大枣、荔枝、榴梿等含糖量高的水果,多食后势必会引起血糖的升高。但是也没有必要因此就完全不吃水果,毕竟水果不仅口感好,而且还可以帮助补充维生素和微量元素。只要根据自己的血糖情况灵活掌握就可以了。

6. 糖要少吃,盐可以多吃 有些糖尿病患者觉得"糖是坚决要控制的,但是盐可以多吃"。有些患者"口很重",觉得菜品只有在"咸中才能出滋味"。殊不知,盐可以提供很高的钠离子,过度的钠离子进入机体后,可造成水钠潴留,血压升高。严格限盐对兼有高血压的患者来说更为重要。因此,糖尿病患者要减少所有高钠食物,包括酱油及一切酱制品。正常人每日摄入盐量应在 6克左右,而高血压患者每日应将盐限制在 5 克以下。但也不是盐越少越好,要掌握个"度",过多或过少都不好。

7. 只要控制食物的量和种类就可以了,不要讲究烹调方法 有些人会有这样的困惑:"我也不吃大鱼大肉了,只吃蔬菜,血糖怎么还是这么高。"仔细一问才知道,原来是做菜时放油很多,而且经常吃一些煎炸食品。许多糖尿病患者都很在意"吃什么",但对菜的烹调方法却不那么讲究。其实后者也是饮食治疗中不容忽视的重要方面。在制作菜肴的过程中如果烹调方法不得当,在菜肴中加入了大量的油、淀粉、调味品,无形中就会增加菜的能量,不利于血糖控制。建议糖尿病患者做菜时尽量采取凉拌、清蒸、水煮等烹调方法,尽量避免煎炒、油炸及用淀粉挂糊。

8. 血糖控制满意就不控制饮食 不少糖尿病患者在使用药物或胰岛素将血糖控制达标后,就放松了对饮食的控制。这是很不明智的。对 1 型糖尿病和营养不良的糖尿病患者,应用胰岛素控制血糖后,可酌情增加饮食以改善患者的发育和代谢。但大部分 2 型糖尿病患者,则不能因为在注射胰岛素或服用药物改善血糖指标后,就放松饮食治疗。饮食治疗应贯穿糖尿病治疗的全过程。还有一些患者以为食物吃多了,加大用药量,使食物和药物两相抵消,血糖自然就不会升高了。事实上,随意加大用药量会加重胰腺负担,或者加大药物的不良反应。注射胰岛素的患者长期加大胰岛素用量,也会引起体重增加,对身体无益。

9. 不吃或少吃早餐 有些患者由于多年养成的习惯,往往不吃早餐,午餐和晚餐吃得较多。不吃早餐,容易引起低血糖。过度饥饿,中午必然过饱,餐后血糖会过高,造成一日血糖波动过大。进餐不规律或不合理会导致病情恶化。正确的进餐应遵循"少量多餐,定时、定量、定餐"的原则,除一日三餐外,可分别在两餐之间或睡前加餐。加餐方法,可从正餐中匀出 25 克主食作为加餐,或选用蔬菜或低糖水果作为加餐;若睡前血糖＜7 毫摩尔/升,需考虑加餐。

10. 即使在发生低血糖时,也坚决不能吃糖 有些患者已出现了较严重的低血糖反应,仍不敢吃糖,试图通过吃无糖饼干或馒头来纠正低血糖反应。这种做法的结果,往往使一些糖尿病患者的低血糖反应未被及时纠正而诱发了心肌梗死或低血糖昏迷等严重并发症。其教训是极为深刻的,为此要提醒糖尿病患者或用胰岛素治疗的患者,身边应备有少量速溶的糖块,以便低血糖时进食。

11. 土豆、粉条是副食,可以随便吃 有些糖尿病患者发现自己已经严格控制了米饭、面条等主食以及肉、蛋等副食的摄入量,可血糖还是居高不下。究其原因,原来他们经常食用土豆或粉条,以为这些菜不是主食,就可以随便吃。实际上,土豆、粉条等都是以淀粉等糖类为主要成分的食物,过量食用必然会导致餐后血糖升高。因此,这些食物不论是当主食还是当菜来吃,都应该按照食品交换份的原则,计算能量;如果食用较多时,应适当减少主食量。

12. 主食吃得越少,血糖控制得就越好　大多数糖尿病患者都知道,糖类(即主食)吃多了会引起血糖升高,所以在日常饮食中严格限制米面等主食的摄入。一些人"矫枉过正",认为主食吃得越少越好。这种观点并不正确。如果对主食控制过严,会使患者的生活质量下降,对生活失去信心,使患者处于半饥饿状态,同时也会造成患者营养失衡,可使糖耐量减低,体内供能势必加速脂肪和蛋白质的分解,从而导致酮症,病情反而难以控制。糖尿病饮食治疗不应单纯限制主食的摄入量,应该每餐以主食为主进行搭配。主食量是根据患者每日所需要的总能量计算的,而总能量是依据患者的身高、体重、劳动强度、病情等综合因素制定的,所以每个人的主食量是不等的。每日主食一般不宜少于 150～200 克。另外,通常说的主食量是生重,而不是熟重,这也是一个误区。由于不了解生熟食品的交换,许多患者摄入达不到每日总能量的需求,使血糖控制不良。

13. 只需限制主食,副食可以不限量　许多人认为,糖尿病患者应当少吃米面之类的食物,可以多吃些鱼、肉、蛋等副食,既不会引起血糖升高,还可以补补身体。事情并非如此,主食(米、面等)固然是血糖的主要来源,但副食(鸡,鸭、鱼、肉、蛋等)所含的热能同样不可忽视。1 克糖类产热能 16.75 千焦;1 克蛋白质产热能 16.75 千焦,而 1 克脂肪要产热能 37.68 千焦。副食中的蛋白质和脂肪进入人体后,有相当一部分可以通过糖异生作用转变成葡萄糖,因此副食吃得太多,也会升高血糖。而且,高脂肪饮食会导致肥胖,加速动脉硬化,导致心脑血管并发症。有些患者尽管主食吃得很少,但血糖总控制不好,就是因为副食吃得太多。

14. 只吃素不吃荤　有些糖尿病患者认为,饮食疗法就是只能吃素,不能吃荤。这样的想法是错误的。动物性食物的蛋白质含量高,是优质蛋白,含有的氨基酸比例适合人体,植物性蛋白质除豆类外都是不完全蛋白质,缺少赖氨酸,营养是不全面的,动物性食品中的营养素易被人体吸收,又是一些维生素的丰富来源,因此应适当进食动物性食品。但是,多吃荤少吃素同样不科学。吃荤多势必造成蛋白质摄入太高,随之带进的动物脂肪增多,不但使肾脏负担加重,也容易使总能量超标.正确的做法应该是平衡膳食,也就是在控制总能量的前提下,尽可能做到谷类、肉、蛋、奶、蔬菜及水果种类齐全,以便获得均衡营养。

15. 豆制品多多益善,甚至以豆制品代替主食 越来越多的研究显示,豆制品是有益人体的健康食品。既营养丰富,又不升高血糖,故有些糖尿病患者便餐餐都吃豆腐,并认为多多益善。这种做法是不可取的。豆类当中含有多种人体必需的氨基酸,适量地进食豆制品(豆浆、豆腐等),确实对健康有益。豆制品虽不含糖,但却可以转化为糖,只是转化速度较慢(大约需 3 个小时),进食过量也会导致血糖升高。如果肾功能本来就已不好,再过多补充高蛋白,只会加重肾脏负担。特别是对于老年人和病程较长的糖尿病患者,若加大蛋白质食用量,会造成体内含氮废物过多,使肾功能进一步减退。肾脏长期高负荷运作,就可能"累"病。因此要适当限制,并以摄入优质蛋白(如鱼、虾、禽、瘦肉等)为主。此外,大豆中含嘌呤也较多,合并有高尿酸血症或痛风的患者,也不宜食。

16. 蔬菜含膳食纤维,且热能低,可以不加限制 膳食纤维与人体健康的关系越来越受到重视,有助于防癌,防便秘,并可降血脂,延缓血糖升高,被誉为人体"第七营养素"。一些糖尿病患者了解到膳食纤维的作用后,便短时间内大量增加膳食纤维的摄入量,结果矫枉过正。虽然同等数量的蔬菜比同等数量的谷类产生的热能少,但无限制的吃太多的蔬菜势必会增加热能的摄入,而达不到控制总热能的目的。而且大量补充纤维,可使胃肠道"不堪重负"。糖尿病患者胃排空往往延迟,甚至出现不同程度的胃轻瘫。大量吃纤维,可使胃排空延迟加重,造成腹胀、易饱、消化不良等。糖尿病患者进食大量韭菜、芹菜、黄豆、海藻、魔芋等含纤维食物,会出现上腹不适、嗳气、腹胀、食欲降低等症状,还可能影响下一餐进食。此外,大量进食膳食纤维,也可阻碍部分常量和微量元素的吸收,使蛋白质的吸收更弱。长此以往,会出现蛋白质营养不良。有些糖尿病患者突然在短期内由低纤维膳食转变为高纤维膳食,消化道出现不耐受反应的同时,也使含能量的营养素不能被及时吸收而导致低血糖反应,对于注射胰岛素的糖尿病患者尤其应注意。增加膳食纤维要做到循序渐进,达到适量即可,并注意多喝水。国际糖尿病学界推荐,糖尿病患者每日膳食纤维以 40～60 克为宜。

17. 水果是甜的,不能吃 水果大都是甜的,含糖量高,很多糖尿病患者对水果"敬而远之",不敢问津,有些人甚至达到了"谈水果色变"的程度。水果的糖类含量为 6%～20%,其中葡萄糖和果糖能升高血糖,而果胶属于可溶性膳食纤维,具有延缓葡萄糖吸收,降低血糖作用。另外,水果中有含铬、锰,可提高体内胰岛素活性。因此,在空腹血糖＜7 毫摩/升,餐后血糖＜9 毫摩/升,糖化血红蛋白＜6.5%,并相对稳定的情况下是可以吃水果的,只是要注意以下 4 点。

(1)前提:当血糖控制比较理想,不经常出现高血糖或低血糖,就有享受水果的先决条件了。

(2)时间:一般在两次正餐中间(如上午 10 时或下午 3 时)或睡前 1 小时吃。一般不提倡在餐前或餐后吃水果。

(3)种类:各种水果的糖类含量为 6%～20%。应该选择含糖量相对较低及升高血糖速度较慢的水果。一般而言,西瓜、苹果、梨、橘子等含糖量较低,较适合糖尿病患者。而香蕉、大枣、荔枝、菠萝、葡萄等含糖量较高,不宜食用。

(4)数量:数量不可过多,要将其计入总量(一般而言 100～150 克水果相当于 25 克粮食),这样可使每日摄入的总热能不变。

18. 瓜子、花生、核桃等干果可以多吃　很多糖尿病患者有吃瓜子、花生、核桃等坚果的习惯，认为其不含糖，多吃点没关系。其实大多数零食均为含油脂量或热能较高的食品，除能使血脂升高外，一部分可通过异生作用转化为葡萄糖，使血糖也升高。100克瓜子、花生、核桃所产热能为 2 093～2 512 千焦，相当于 250 克主食所产的热能，是一般糖尿病患者一日所需能量的 1/4～1/3。所以，吃花生、瓜子要计算量，每次最好不要超过 70 克，而且要换算成热能从一天饮食总热能里扣除，并注意监测血糖。合并血脂异常的患者更应少吃。

19. 粗粮含糖少，含膳食纤维多，因此只吃粗粮不吃细粮　有些糖尿病患者认为，粗粮含糖少、含膳食纤维多，能够降糖、降脂、通便，就只吃粗粮，不吃细粮，其实这是错误的。要知道食物中的糖类主要来自大米、面粉、糯米等，也可来自玉米、荞麦、小米、燕麦等杂粮。作为四大主食的面粉、大米、小米及玉米，其含糖量非常接近，均在 74%～76%。但由于小米和玉米富含膳食纤维，可以减缓肠道对葡萄糖的吸收。因此，摄入同等量的粗粮和细粮，餐后血糖升高的程度有一定差异。例如，进食 100 克玉米，80%的糖类转化成为血糖；而食用同等量的面粉，则 90%变成血糖，即两者的"血糖生成指数"不同。此外，粗加工的面粉含糖量低（约60%），其"血糖生成指数"也低。因此，粗粮和细粮对血糖的影响不同。糖尿病患者主食应粗细搭配，丰富营养，这样才有利于降低血糖。而且要注意控制总量，无论粗粮细粮，均不可过量进食。

20. 粥热能低，可以随便喝　粥滋补脾胃，又容易消化，因此很多人爱喝。有些糖尿病患者也有清晨喝粥的习惯。然而有研究表明，干饭和稀粥对糖尿病患者的餐后血糖有不同的影响。煮烂的稀粥很容易被肠道消化吸收，胃排空时间比较短，升血糖的速度较快。相比之下，干饭消化、吸收及排空较慢，餐后血糖升高的速度也慢。糖尿病患者早餐后、午餐前是一天中较难控制血糖的时段,如果能坚持早餐吃干饭,将有助于这段时间血糖的控制,进而有利于全天血糖的控制。所以,血糖控制不好的糖尿病患者应改变喝稀饭的习惯。

21. 只需控制动物油,植物油不用控制 许多人认为,多吃猪油、牛油等动物油有害健康,植物油是健康食品,多吃无妨。有些糖尿病患者主副食控制得很好,但血糖仍不理想,仔细分析发现,原来每日食用油超标,致使每日摄入总能量过多。其实,无论动物油还是植物油都是脂肪,脂肪是高热能食物。如果不控制脂肪摄入量,就容易超过每日所规定的总热能,而影响血糖的控制。另外,长期过多摄入脂肪,也会使体重增加,导致体内胰岛素敏感性下降。因此,要从饮食的一点一滴限制脂肪的摄入量,即使是植物油也应计算入量。

22. 糖尿病患者应少喝水,可以减少尿量 多饮、多尿是糖尿病患者的典型症状,有些糖尿病患者刻意限制饮水,以图减轻上述症状,这种做法并不可取。糖尿病患者每天从尿中排出的糖量取决于糖尿病的严重程度,而与饮水多少和尿量无关。对于糖尿病患者来说,血糖过高,必须增加尿量,把糖分随尿液排出体外。由于尿量增多,身体内水分大量丢失,从而刺激神经中枢引起口渴,促使患者大量饮水。也就是说,糖尿病患者喝水多,是由于血糖过高引起的症状,是身体的一种自我保护措施。糖尿病患者如果少喝水,就会造成血液浓缩,血液中其他含氮废物无法排出,导致血浆渗透压升高,在医学上称为"高渗"。因此,糖尿病患者常常有口干的症状。这好比果脯,把水果中的水分吸出来之后就成果脯了。故糖尿病患者不宜限水,否则,会导致患者脱水,血黏度增高,大大增加尿路感染的机会。

因此,糖尿病患者要多喝水,每天至少饮水1 500毫升以上。出汗越多,尿量越多,喝得应越多。宜饮白开水、淡茶水、矿泉水等。在运动前后更要注意补水。

23. 南瓜可降血糖　经常会有糖尿病患者问："多吃南瓜是可以降血糖吧?"南瓜能防止糖尿病的说法起源于日本。日本北海道有个夕张村,村里人经常食用一种被称为"裸仁南瓜"的嫩南瓜,一次普查中发现,该村竟然一个糖尿病患者都没有,专家认为这可能与当地人常吃"裸仁南瓜"有关,于是在日本就兴起了南瓜热。但是,我国的南瓜与"裸仁南瓜"是不同的品种,两者不能等同。我国产的南瓜在生长过程中,含糖量由低到高,老南瓜含糖类高达 20%,每 100 克南瓜产生的热能约为 33.9 千焦。所以,糖尿病患者可以选食含糖量低的嫩南瓜,避免多食老南瓜。

24. 无糖食品可以随便吃　现在市场上无糖糕点、无糖巧克力等无糖食品琳琅满目,很多糖尿病患者也因其"无糖"而放心购买食用。无糖食品是指不含食糖即不含蔗糖和淀粉糖(葡萄糖、麦芽糖、果糖)的甜食品,它含有食糖替代品(如糖醇,包括木糖醇、山梨醇、麦芽糖醇、甘露醇等)。这些无糖食品虽然没有加入蔗糖,但食品本身含有淀粉成分,还是有热能的。在食用无糖食品时,这部分食物应计入主食的总热能,不能以为吃了可以不算数。例如,平时早餐吃 50 克馒头、250 克牛奶、1 个鸡蛋,如果食用 50 克无糖糕点,就应减掉这 50 克馒头,这样摄取的热能才不会超标。无糖的糕点、饼干、奶粉、麦片、八宝粥、药膳类等食品的主要成分为主食类或淀粉类,只不含蔗糖或加入含能量低的甜味剂,应算入主食。无糖食品能量及三大营养素与普通主食的比较见表 1-7。

表 1-7　无糖食品能量及三大营养素与普通主食的比较

食　品	热　能 （千焦）	蛋白质 （克）	脂　肪 （克）	糖　类 （克）
100 克无糖椒盐酥	1933	9	29	42
100 克无糖起酥	3033	11	51	56

续表

食品	热 能 （千焦）	蛋白质 （克）	脂 肪 （克）	糖 类 （克）
100 克大米饭	490	2.6	0.3	26
100 克馒头	870	6.2	1.2	43.2

对于"无糖"食品，我们要正确认识，科学食用，让其在给我们带来口福的同时，不影响血糖。

25. 多吃饭多吃药，不吃饭不吃药 多吃饭可引起血糖的升高，而多吃药会增加药物的不良反应。但在不能进食时，应当停用或减量降糖药，以免引起低血糖。为了不吃或少吃药从而不吃或少吃饭也是错误的，长期会引起营养不良，甚至继发其他疾病。

26. 注射胰岛素可以不控制饮食 使用胰岛素的患者如果不控制饮食，血糖会更加不稳定。饮食治疗对使用胰岛素的患者来说，不但是需要的而且非常重要。胰岛素的用量、用法要在控制饮食的基础上来确定，并且在饮食固定的基础上依据血糖的水平进行调整的。

27. 用尿糖试纸评估食物 有些患者为了监测所吃的食物尤其是甜味剂食品是否含糖，将食物溶液滴于尿糖试纸上，发现变色就非常恐惧，认为是高糖。其实只要是含糖（包括精制糖、多糖）的食物溶解后都会产生葡萄糖，而使试纸变色；无糖食品中只是没有蔗糖，其他形式的糖都会使试纸变色，但是它们不会使血糖上升太快或太高。这种做法只会让您徒增烦恼。

28. 山楂等流传的降糖食疗方法都可以降糖，无须限制 糖尿病饮食治疗的黄金法则告诉我们，所有饮食都要控制在总热能范围内。山楂对普通老年人有软化血管、抗凝的作用，但含有较高量的果糖，多吃可能影响血糖控制。食疗偏方中的食品如果热能过高或脂肪量过高，也会影响血糖。因此，应慎重选用。

29. 豆腐渣对糖尿病有效,应多吃 豆腐渣中,主要有食物纤维,其中的热能含量特别少,是糖尿病患者较为理想的食物。吃了豆腐渣后,其他食物中所含的糖类会吸附在纤维素上,使糖类的吸收缓慢,血糖也就不会升高得太快,即使患者的胰岛素稍有不足,也不致马上引起糖尿病。而且,豆腐渣还含有一种促进胰岛素发挥作用的物质,可以提高胰岛素处理血液中葡萄糖的能力。所以,糖尿病患者宜多吃豆腐渣。但是,如长期大量食用豆腐渣可影响微量元素的吸收,引起营养失调,不利于病情的康复。

【饮食搭配】

1. 菠菜与胡萝卜 菠菜性凉,味甘,具有养血止血、敛阴润燥、开胸调中之功效,适宜糖尿病、肠胃积热、慢性胰腺炎等患者食用;菠菜根具有通血脉、开胸膈、下气调中、止渴润燥的作用,为治疗糖尿病的佳品;胡萝卜中含有一种能降低血糖的成分,是糖尿病患者的佳蔬良菜。两者同食,不仅能有效治疗糖尿病,而且可减少胆固醇在血管壁上的沉积,降低动脉粥样硬化的发生率,在心脑血管疾病的防治中起到一定的作用,实为妊娠合并糖尿病患者的良菜佳肴。

2. 黄瓜与豆浆 黄瓜与豆浆搭配,有清热解毒、润燥止渴、降血糖、降血脂等功效,适宜妊娠合并糖尿病、高血脂、肥胖症等患者食用。

3. 黄瓜与粳米 黄瓜含有的维生素和黄瓜酶有活血、通络、润肤美容的作用,若与粳米搭配食用,则可清热解毒、美容嫩肤,适宜贫血、妊娠合并糖尿病等患者食用。

4. 苦瓜与粟米 苦瓜性寒,味苦,能解暑止渴,降糖作用明显,是糖尿病患者的理想食品,与粟米同食,可清热解暑,适宜妊娠合并糖尿病、疖痈等患者食用。

5. 苦瓜与番石榴 苦瓜性寒味苦,能解暑止渴,降糖作用明显,是糖尿病患者的理想食品;番石榴中含有维生素C、果糖、葡萄糖和谷氨酸等成分,有降低葡萄糖的作用,可治疗糖尿病,两者同食,对妊娠合并糖尿病有辅助治疗作用。

6. 南瓜与绿豆 南瓜富含维生素、纤维素,有补中益气及促进胰岛素分泌,治疗糖尿病的作用;绿豆能清热解毒、生津止渴,两者搭配,营养丰富,对妊娠合并糖尿病有良好的辅助治疗和保健效果。

7. 香菇与毛豆 香菇为高蛋白、低脂肪食物,具有益气补虚、健脾和胃等功效;毛豆含优质蛋白和多种矿物质,营养价值高。两者搭配,适宜妊娠合并糖尿病、高血压、高血脂等患者食用。

8. 蚕豆与枸杞子 蚕豆中含有多种营养成分,以磷脂最为丰富;枸杞子有滋补肝肾等功效。两者搭配,对腰酸背痛、妊娠合并糖尿病等患者有一定的疗效。

9. 豌豆与蘑菇、腐竹 豌豆补脾益气、清热解毒、健身宁心;蘑菇补益脾胃;腐竹富含磷脂。三者搭配食用,营养丰富,适宜妊娠合并糖尿病、冠心病等患者食用。

10. 鹅肉与食盐 鹅肉性平,味甘,具有益气补虚、和胃止渴等作用,鹅肉加食盐同煮,食后对糖尿病有辅助治疗作用。

【食疗药膳方】

1. 苦瓜蚌肉 苦瓜250克,活蚌、食盐、植物油各适量。活蚌用清水养3日,清除泥味,取其肉100克,与苦瓜同入锅,加水1000毫升煮汤,调入食盐、植物油。佐餐食用,每日1次。适用于胃热型妊娠期糖尿病。

2. 枸杞子炖兔肉 枸杞子15克,兔肉250克,植物油、食盐各适量。枸杞子、兔肉同加水250毫升炖熟,加植物油、食盐调味。喝汤,吃肉,每1~2日1剂,常食。适用于阴阳两虚型妊娠期糖尿病。

3. 菠菜根粥 鲜菠菜根250克,鸡内金10克,粳米50克。鲜菠菜根切碎,加水与鸡内金共煎30~40分钟,然后下粳米煮成烂粥。每日 2 次,连菜与粥食。止渴,润燥,养胃。适用于妊娠期糖尿病,症见口渴,多食,大汗。

4. 清茶蒸鲫鱼 鲫鱼 500 克,绿茶适量。鲫鱼去鳃、内脏,保留鱼鳞,鱼腹内填满绿茶,放盘中,上锅蒸至鱼熟透。淡食鱼肉,不加佐料。健脾祛湿,清热利尿。适用于气阴两虚型妊娠期糖尿病,症见口渴不已,小便多,口淡。

5. 猪胰菠菜鸡蛋汤 猪胰 1 具,鸡蛋 3 个,菠菜 60 克,食盐适量。猪胰切碎,水烧沸,入猪胰煮沸,加鸡蛋、菠菜煮沸 5 分钟,调食盐。顿食,每日 1 次,连用 3~5 次 1 个疗程。清热养阴,调和五脏。适用于各型妊娠期糖尿病。

6. 煮玉米粒 玉米粒 500 克。玉米粒加水煮至开花,分 4 次食。清热利尿,降血糖。适用于妊娠期糖尿病,症见尿带甜味,身体水肿,尿量增多。

7. 蚕蛹汤 蚕蛹 10 个。蚕蛹加水煎。每日 2 次,每次喝汤 100 毫升。止渴补肾。适用于肾虚型妊娠期糖尿病,症见口渴,尿频。

8. 山药猪胰脏 猪胰脏 1 具,山药 200 克,食盐适量。猪胰脏切小片,山药切片,同入砂锅,加水 500 毫升炖熟,加少量食盐。每日 2~3 次,当日食完。适用于脾肾两虚型妊娠期糖尿病。

9. 山药粥 鲜山药片 60 克,粳米 100 克。鲜山药片、粳米同入砂锅,加水 1 500 毫升,小火熬稠。每日食 1 次。适用于气阴两虚型妊娠期糖尿病。

10. 银耳玉竹汤 白木耳 15 克,玉竹、冰糖各 25 克。白木耳水发,与玉竹、冰糖同入砂锅加水煮。喝汤,每日 2 次。滋阴清热。适用于胃阴不足型妊娠期糖尿病,症见口干,口渴。

11. 蒸鲜山药 鲜山药 120 克。山药蒸熟,饭前 1 次吃完,每日 2 次。补脾止泻,补肾收涩。适用于妊娠期糖尿病,症见口渴,尿多,易饥饿。

12. 双瓜皮花粉饮 西瓜皮、冬瓜皮各 15 克,天花粉 12 克。西瓜皮、冬瓜皮、天花粉同加水煎。每日 2 次,每次饮 100 毫升。清热祛湿利水。适用于妊娠期糖尿病,症见口渴,尿浊。

【药物与饮食相克】

1. 胰岛素与酒、药酒 使用胰岛素治疗期间若饮酒或服用药酒,会使患者出现严重低血糖和不可逆性神经系统病变,故在使用胰岛素治疗期间不宜饮酒及服用药酒。

2. 硫酸亚铁

(1)饭前服:详见"妊娠合并贫血"。

(2)富含钙、镁、磷的食物:详见"妊娠合并贫血"。

(3)富含鞣酸的食物:详见"妊娠合并贫血"。

(4)高脂肪食物:详见"妊娠合并贫血"。

3. 钙剂

(1)牛奶:因为钙制剂与牛奶混合后易形成奶块,既不利于消化,又不利于钙、奶的吸收,故服用钙剂时不宜饮牛奶。

(2)含草酸高的食物:因草酸进入人体后,大部分与钙离子结合,形成难溶性钙食盐,不利于钙剂的吸收,补钙期间长期大量食用含草酸的菠菜、番茄、芦笋、浓茶、油菜、草莓、核桃、土豆等食物,容易形成结石,故服用钙剂期间不宜食用含草酸高的食物。

4. 糖皮质激素

(1)含钙食物:详见"早产"。

(2)高盐饮食:详见"早产"。

(3)糖:详见"早产"。

【本病与药物相克】

1. 保泰松、水杨酸类、磺胺类药、四环素类药物 保泰松可延长降血糖药物的生物半衰期,水杨酸类、磺胺类药、四环素类等药物可增强其降血糖作用,从而促使发生低血糖反应。此外,四环素族抗生素为典型致畸药物,可导致胎儿软骨或胃生长障碍、指畸形,婴儿长大后会出现牙齿色素沉着和牙釉质发育不良,水杨酸类可引起胎儿脑畸形和骨骼畸形,孕晚期应用还可能影响母体和胎儿的凝血机制,磺胺类抗生素易透过胎盘进入胎体,与胎儿血中的胆红素竞争血浆蛋白的结合部位,使血浆游离胆红素增高,导致胎儿核黄疸。因此,妊娠合并糖尿病的患者不宜应用保泰松、水杨酸类、磺胺类药、四环素类药物。

2. 利尿药　利尿药可引起高血糖、高尿酸、高胆固醇和低血钾,能使糖耐量降低,致肾素-血管紧张素-醛固酮系统活跃。这些不良反应随剂量增大而增多。因此,妊娠合并糖尿病伴有高血压的患者不宜单独大剂量使用利尿药。

3. β受体阻滞药　β-受体阻滞药(如普萘洛尔、阿替洛尔等)可引起糖及脂质代谢紊乱;心功能不佳者使用后易发生心功能不全,故妊娠合并糖尿病伴有窦性心动过缓、房室传导阻滞及下肢动脉阻塞性病变者不宜使用β受体阻滞药。

4. 糖皮质激素　妊娠合并糖尿病患者有时需应用糖皮质激素如地塞米松促胎肺成熟,但糖皮质激素能升高血糖,对抗胰岛素等降血糖药物的降血糖作用,因此妊娠合并糖尿病患者在血糖控制不理想时应慎用糖皮质激素。

5. 口服降糖药　因为口服降糖药(如甲苯磺丁脲、氯磺丙脲、格列本脲)可导致胎儿多发性畸形或死胎,苯乙双胍可使组织中无氧酵解增加,在代谢中产生大量乳酸,引起严重的乳酸性酸中毒,故妊娠合并糖尿病(尤其糖尿病酸中毒和急性感染)患者不宜应用口服降糖药。

6. 补药　糖尿病患者由于身体虚弱往往希望进补,进补对妊娠合并糖尿病患者来说实属必要。然而,补药中有许多都是甜味的,如人参蜂王浆、蜂王浆口服液、甘菊型太阳神,以及含有蜂蜜、胶类(驴皮胶、鹿角胶等)的滋补膏剂都属不宜服用之品。糖尿病患者属阴虚内热者较多,服用人参也必须对证,阴虚者不宜用红参、朝鲜参,用后常会使患者"火气"增大,阴虚内热之证更加严重。患者如要进补,可在医生指导下,用些生晒参、西洋参等性味偏平和凉的品种。此外,浓缩型太阳神不含糖,也可服用。

7. 慎用对血糖有影响的药物

(1)升高血糖的药物:苯妥英钠、烟酸、吲哚美辛、异烟肼及避孕药等。

(2)降低血糖的药物:甲巯咪唑、普萘洛尔及磺胺类药。

【药物与药物相克】

1. 胰岛素

(1)利血平:因为利血平可妨碍去甲肾上腺素的释放,减缓糖原分解,使血糖降低,与胰岛素合用时,其降血糖作用相加,极易导致低血糖反应,故应避免合用,或根据血压和血糖情况调节两药的剂量。

(2)氯丙嗪:因为胰岛素与氯丙嗪合用易引起肝脏损害,故不宜合用。

(3)鹿茸、甘草及其制剂:由于鹿茸、甘草及其制剂含有糖皮质激素样物质,可使血糖升高,如与胰岛素等降血糖药物合用时,可发生拮抗作用,降低胰岛素等降血糖药物的疗效,故不宜合用。

2. 口服降糖药

(1)忌与鹿茸、甘草及其制剂合用:由于鹿茸、甘草及其制剂含有糖皮质激素样物质,可使血糖升高,如与胰岛素、格列本脲、苯乙双胍等合用时,可发生拮抗作用,降低降血糖药的疗效。

(2)禁与普萘洛尔合用:因为普萘洛尔阻滞 β 受体抑制糖原分解,合并用药可加重降血糖药(如甲苯磺丁脲、格列本脲、苯乙双胍等)的降糖效应,结果导致严重低血糖。

(3)不宜与利尿药合用:因为噻嗪类利尿药(如氢氯噻嗪等)能直接抑制胰岛 B 细胞的功能,使血浆胰岛素水平下降,血糖升高,与口服降血糖药如氯磺丙脲、格列齐特、苯乙双胍等合用有药理性拮抗。其他利尿药如依他尼、呋塞米亦可使本类药的降血糖作用减弱。

（4）不宜与含有乙醇的中成药合用：因乙醇为药酶诱导剂，能使肝脏药酶活性增强，使磺酰脲类降血糖药（如氯磺丙脲）、双胍类降血糖药（如苯乙双胍）等代谢加快，半衰期缩短，药效降低。故本类药不宜与含乙醇的中成药（如风湿骨痛酒、豹骨木瓜酒、虎骨酒、国公酒等）合用。

（5）磺酰脲类降血糖药

①不宜与氯霉素合用。氯霉素为肝药酶抑制药，能抑制肝脏微粒体内药酶的活性。当氯霉素与甲苯磺丁脲合用时，可使后者的代谢减慢，半衰期延长，增强甲苯磺丁脲的作用和毒副反应。故合用须根据患者血糖水平调整剂量，否则有可能导致低血糖性休克。

②不宜与异丙嗪合用。磺酰脲类降糖药物，如甲苯磺丁脲、氯磺丙脲、格列本脲、格列齐特等不宜与异丙嗪合用，因为异丙嗪能使磺酰脲类的作用降低，疗效减弱。

③不宜与双香豆素等抗凝血药合用。由于磺酰脲类降血糖药（如甲苯磺丁脲）的血浆蛋白结合率较强，可以置换血浆蛋白中结合的双香豆素，从而增加游离双香豆素的血药浓度，加强抑制凝血酶原和凝血因子Ⅶ、Ⅳ、Ⅹ在肝中的合成，提高抗凝血作用。另外，双香豆素有酶抑作用，可抑制甲苯磺丁脲等药的代谢，使其半衰期从原来的 4.5 小时延长到 18 小时，因此一般应避免合用。若确需合用，应按血糖水平和血液凝固时间调解两药剂量。醋硝香豆素、双香豆素乙酯亦有类似作用。

④不宜与利福平等合用。异烟肼、利福平、吡嗪酰胺等抗结核药物都能使肝脏分泌较多的酶，导致甲苯磺丁脲代谢加速，排泄增加。因此，磺脲类降糖药与抗结核药同用时，不但不能降低血糖，还会使病情进一步恶化。

⑤不宜与吩噻嗪类药物合用。因甲苯磺丁脲等磺酰脲类降血糖药与噻嗪类药物(如氯丙嗪、奋乃静等)合用,能引起黄疸及肝功能异常,故两药不宜合用。

⑥不宜与甲状腺素、胰高糖素合用。由于后两者均能使血糖增高,使降血糖药(如甲苯磺丁脲)的降血糖作用减弱。

⑦不宜与苯妥英钠合用。因为苯妥英钠能提高血糖含量,从而减弱磺酰脲类降血糖药如甲苯磺丁脲的效力,偶尔可引起高渗性非酮症性昏迷,这可能与苯妥英钠能抑制胰岛素的分泌有关。

(6)甲苯磺丁脲

①慎与氯贝丁酯合用。氯贝丁酯能与甲苯磺丁脲竞争血浆蛋白结合,把后者从结合部位置换出来,从而增强其作用和毒性,故并用时应予注意。

②忌与烟酸、口服避孕药合用。因烟酸、口服避孕药(如甲地孕酮等)可降低本品的作用,故不宜同用。

(7)格列齐特忌与巴比妥类药物合用:巴比妥类药(如苯巴比妥、戊巴比妥、司可巴比妥等)与本品合用,可降低其活性。

(8)格列吡嗪忌与肾上腺素、口服避孕药合用:格列吡嗪与肾上腺素、口服避孕药(如诀诺酮、甲地孕酮等)合用,使格列吡嗪的降血糖作用降低。

(9)格列喹酮片忌与拟交感神经药、烟酸、口服避孕药合用:因拟交感神经药(如麻黄碱、异丙嗪等)、烟酸、口服避孕药(如雌激素)与本品合用,均可减弱本品的降血糖作用。

(10)不宜与双胍类降血糖药合用的药物

①因双胍类降血糖药(如苯乙双胍)与抗凝血药(如双香豆素等)合用时,可置换已与血浆蛋白结合的双香豆素,从而使抗凝血作用加强,导致出血倾向,故应避免合用或慎用。

②西咪替丁可增加二甲双胍血浆水平40%,故不宜合用。

③四环素、土霉素、庆大霉素等与苯乙双胍同时服用,可使患

者的器官、组织和细胞不能进行正常的分解和利用,产生较多的乳酸,发生乳酸性酸中毒。

(11)苯乙双胍不宜与口服避孕药合用:与口服避孕药(如诀诺酮、甲地孕酮)合用可使本品降血糖作用减弱,故均应避免合用。

(12)阿卡波糖不宜与抗酸药、考来烯胺、吸附剂、消化酶同服:抗酸药(碳酸氢钠、氢氧化铝等)、考来烯胺、肠道吸附药(药用炭、碱式碳酸铋等)、消化酶制剂(胃蛋白酶合剂、多酶片等)与本药同服,均有可能降低本品的降血糖作用。

3. 其他 有关硫酸亚铁、钙剂参见"胎儿宫内发育迟缓";地塞米松参见"早产"。

十七、妊娠合并肺结核

妊娠合并肺结核属高危妊娠范畴。肺结核是由结核杆菌引起的呼吸系统慢性传染病,其病理特点是结核结节、干酪坏死和空洞形成,其临床表现有低热、盗汗、乏力、消瘦、咳嗽、咯血等症状。近年来,全世界结核病发病率有所回升,发病率的增加主要与人免疫缺陷病毒感染及严重耐药结核分枝杆菌的迅速增加有关。非活动型肺结核或病变范围不大、健康肺组织尚能代偿,肺功能无改变者,对妊娠经过和胎儿发育无大影响,而活动性肺结核妇女妊娠,可致流产、胎儿感染、胎死宫内,尤其是已有肺功能不全者,妊娠分娩会加重其病情,甚至引起孕产妇死亡。围生儿死亡率高达30%～40%,围生儿感染率亦明显升高。因此,妊娠合并肺结核的诊断、治疗不容忽视。妊娠合并活动性肺结核应尽早联合用药,妊娠早期合并肺结核时,应首选不良反应小的异烟肼和乙胺丁醇;妊娠3个月以后,联合应用异烟肼和利福平具有较强的杀菌效果,可缩短疗程;活动性肺结核产妇应禁止哺乳,严格与新生儿隔离,以减少母体消耗及防止感染新生儿,新生儿应

及时接种卡介苗以预防感染。

【饮食宜进】

1. 富含优质蛋白质的食物 蛋白质摄入不足，不仅可导致胎儿宫内发育迟缓，而且也可降低机体抵抗力，不利于肺结核的恢复，故妊娠合并肺结核的患者适宜高蛋白饮食。食物中蛋白质的主要来源是蛋、奶、瘦肉、鱼类及豆类，这些食物不仅蛋白质含量高，而且生物效价也高，易于机体吸收。因此，妊娠合并肺结核的患者应进食足量的蛋、奶、瘦肉、鱼类及豆类食物。

2. 富含维生素及矿物质的食物 谷类、豆类及新鲜蔬菜中含有丰富的维生素 E、维生素 C、B 族维生素及微量元素锌、铜等，有利于胎儿发育及肺结核的恢复，故妊娠合并肺结核的患者适宜多进食富含维生素及矿物质的食物。

3. 适量的糖类饮食 因为胎儿靠母体葡萄糖供给能量，过分限制糖类的摄取，不利于胎儿的生长发育，但糖类摄入过多，又会使母体血糖升高，不利于肺结核的控制，故妊娠合并肺结核的患者应进食适量的糖类。

4. 低脂肪饮食 由于肺结核患者消化功能低下，食欲也较差，而且妊娠早期多有早孕反应或妊娠剧吐，患者胃酸分泌减少，胃排空时间延长，使得高脂肪的食物不易消化、吸收。因此，妊娠合并肺结核的患者适宜选择低脂肪、易消化的清淡膳食，如新鲜蔬菜、水果、米汤、稀粥、豆浆等。

5. 滋阴清热之品 因为肺结核以阴虚为本，故妊娠合并肺结核患者适用于选用既能养阴，又能清虚热的滋阴清热之品以加速疾病的康复。这类食品有燕窝、乌鸡、鸽子肉、鸭肉、海参、黄鳝、雌鸡、黑豆、猪肺、冬虫夏草、山药、百合、白木耳、雪梨、莲藕、牛奶、蜂蜜、甲鱼、鸡蛋、豆浆等。

【饮食相克】

1. 辛辣食物 中医学认为，肺结核是由于患者抵抗力降低，感染瘵虫，致人体阴虚火旺而发生。辛辣食物（如辣椒、姜、葱等）食之易助火伤阴，加重病情。此外，孕妇过用辛辣食物易导致胎热、胎动、难产，还可使小儿出生后易患疮疡疹毒、目赤眼烂等病。因此，妊娠合并肺结核患者不宜食用辛辣食物。而水果蔬菜如梨、藕等，则具有滋阴生津、清热润燥的作用，可以食用。

2. 甜味食物 肺结核患者吃糖后，体内白细胞的杀菌作用会受到抑制，吃糖越多，抑制就越明显，不利于肺结核的控制。糖类食物还可与抗结核药物异烟肼形成复合物，减少初期药物的吸收速度，降低药物的疗效。此外，甜味食物摄入过多易致巨大儿，从而造成难产，故妊娠合并肺结核患者不宜过食甜味食物。

3. 生冷食物 西瓜汁、黄瓜、苦瓜、丝瓜等过分寒凉，有伤脾胃，而不利于其他营养成分的吸收，造成患者食欲降低，而影响胎儿发育及疾病康复，故妊娠合并肺结核患者不宜进食生冷食物。

4. 营养不足 结核病是一种对人体消耗性很强的疾病，患病之后体重迅速减轻，营养状况下降，同时在治疗过程中结核病灶的恢复又有赖于蛋白质为原料，因此必须供给高蛋白饮食，并辅以适量脂肪。同时应注意照顾患者胃肠道功能情况，饮食应营养丰富、易于消化，要少量多餐，不要过饱。咯血多者可给半流质饮食，待病情好转后改为软食或普通饮食。且忌因精神有压力而减少或拒绝进食，这样会导致营养不良，不利于身体健康及疾病恢复。此外，如果营养摄入不足，还会造成胎儿宫内发育迟缓，不利于胎儿健康生长。

5. 肥腻油炸热性食物 妊娠合并肺结核患者消化功能低下，食欲也较差，加之多合并早孕反应或妊娠剧吐，若过多食用动物油、羊肉、狗肉、猫肉、火烤及油炸食物，更不利于消化吸收，使必需的营养得不到补充，从而影响胎儿发育及疾病的恢复。

6. 滋补食物 胡桃肉、羊肉、狗肉、鹿肉、麻雀肉、虾、枣等补阳类食物,肺结核患者不宜食用,以免加重阴虚症状,而对疾病不利。对于其他补阴、补气、补血的食物,可作为肺结核患者的基本滋补品而交替使用,但忌过多的滋补食物,以免引起胃肠道不适。若过分强调高营养食品,患者往往难以耐受。

7. 腥发之物　对于肺结核伴有咯血的患者,应对黄鱼、带鱼、鹅肉、菠菜、毛笋、公鸡、鸭等腥发之物少吃或不吃,以免加重咯血症状。

【饮食搭配】

1. 菜花与蜂蜜　菜花汁煮沸后加入蜜糖有爽喉、开音、润肺、止咳的作用。适宜妊娠合并肺结核患者饮用。

2. 猪肚与霸王花　霸王花为仙人掌科植物,是蔬菜中的佳品,具有清热润肺、止咳等功效;猪肚是常用的滋补佳品,含有丰富的营养成分,具有补虚损、健脾胃的作用。两者搭配食用,具有清热润肺、健脾和胃等功效,适宜妊娠合并肺结核患者食用等。

3. 甘蔗与萝卜汁、野百合汁　甘蔗性平,味甘涩,有滋阴润燥、清热解毒、消痰镇咳、生津消渴等功效,甘蔗轧汁后与萝卜汁及野百合汁同饮,对气管炎、妊娠合并肺结核有辅助治疗作用。

4. 菠菜与猪肝　猪肝中含有丰富的蛋白质、B 族维生素、维生素 A 及铁和锌等,具有补肝、养血、明目的作用,菠菜配猪肝,有极其丰富的全面营养,适宜贫血、妊娠合并肺结核等患者食用。

5. 百合与冰糖、粳米　百合性平,味甘,微苦,有润肺、止咳、宁心、养阴、安神等功效,与冰糖、粳米搭配熬成百合粥,有润肺、调中、镇静、止咳、清热、养阴的功效,对妊娠合并肺结核、咯血、神经衰弱、慢性支气管炎等有辅助治疗作用。

【食疗药膳方】

1. 藕梨蒸饼　大梨汁、生藕汁、白胡萝卜汁、鲜姜汁各 120 毫升,蜂蜜、香油、面粉各 120 克,川贝母 18 克。川贝母研末,再将其余各味共置瓷盘内,用竹筷拌匀,做成大枣大的丸,压成饼,放笼屉中蒸熟。每次吃 3 个丸饼,白天 3 次,夜晚 3 次,不可间断。止咳祛痰,润肺止血。适用于肺结核咳喘,吐痰吐血。

2. 萝卜甘蔗荸荠汤 甘蔗 500 克,荸荠 300 克,红皮萝卜 100 克,冰糖适量。甘蔗、荸荠去皮,洗净,切块;红萝卜洗净,切块,加水适量,煮 1 小时,加入冰糖即可。晾凉后喝汤。清热解暑,润肺止咳。适用于妊娠合并肺结核,食欲缺乏,咳嗽痰少等。

3. 银耳羹 银耳 5 克,鸡蛋 1 个,冰糖 60 克,猪油适量。银耳发泡好,煮熟烂,鸡蛋取蛋清,加冰糖并同时倒入银耳搅匀,起锅,加少许猪油即可。每日酌量食用。适用于妊娠合并结核。

4. 鱼鳞羹 新鲜鱼鳞 500 克,橘饼 62 克,冰糖 125 克。鱼鳞与橘饼煮成羹,拌冰糖,早晚饭前 10~20 毫升,口中温化,温开水送服。一剂可用 30~40 日。适用于妊娠合并肺结核。

5. 黑豆松子粥 黑豆、松子仁、粳米各 50 克,蜂蜜适量。将松子仁研碎,将黑豆浸泡至膨胀。然后,将松子仁、黑豆与粳米一同放入锅内,加入适量的水共煮成粥。待粥熟后再调入适量的蜂蜜即可食用。补虚润肺,养液滑肠。适用于肺结核和肺燥引起的咳嗽,咯血及体弱早衰,慢性便秘,产后体虚,头晕目眩等。脾胃虚弱所致的腹泻者不宜使用。

6. 莲子百合煲瘦肉 莲子、百合各 30 克,猪瘦肉 250 克,调味品适量。将猪瘦肉洗净,切成块,与莲子、百合一起放入砂锅内,用小火将肉煮烂后,再加入调味品即可食用。清热润肺生津。适用于妊娠合并肺结核及慢性支气管炎。

7. 银耳鸽蛋羹 银耳 20 克,鸽蛋 1 个,冰糖适量。将银耳用清水浸泡 20 分钟后切碎。将银耳与 400 毫升水一同放入锅内,先用大火将水煮沸后加入冰糖,再用小火将银耳炖烂。将鸽蛋打开放入碗中搅匀。将碗放入另一锅中用小火蒸 3 分钟后取出。再将鸽蛋羹倒入银耳羹中,煮沸片刻即可食用。养阴润肺,益胃生津。适用于有初期症状的肺结核患者。

8. 萝卜羊肉汤 萝卜 500 克,羊肉 250 克,调料适量。将羊肉洗净,去掉筋膜,切成块,放入沸水中,焯一下后捞出控水;萝卜洗净,切成块。羊肉块放入砂锅中煮 30 分钟,再加入萝卜块同煮至羊肉熟烂,加上调料后即可食用。解热毒,祛痰湿,益气理中,凉血止血。适用于久病体虚的肺结核患者。

9. 三鲜汤 鲜梨 2 个,鲜藕(去皮)500 克,柿饼(去蒂)1 个,大枣(去核)10 枚,鲜茅根 50 克。鲜藕去皮,柿饼去蒂,大枣去核。将上料用水泡过后,一同放入锅中,煮沸后再煮 30 分钟即可食用。润肺化痰止血。适用于痰中带血肺结核患者。

10. 大蒜粥 大蒜 30 克,粳米 100 克。将大蒜去皮,放入沸水锅中煮 1 分钟后捞出。将洗净的粳米倒入沸水锅中煮成粥。再将大蒜放回锅内与粥同煮片刻即可。解毒杀虫,下气健胃。适用于肺结核及急性细菌性痢疾。有慢性胃炎及消化性溃疡病者忌用。

11. 杞枣木耳粥 枸杞子、白木耳各 10 克,大枣 5 枚,粳米 100 克,冰糖适量。将白木耳用温水洗净,泡好,撕成瓣状;枸杞子、粳米洗净;大枣去核,洗净。将上料除冰糖外,一同放入锅中,加入适量的水共煮成粥。待粥熟后,再加入冰糖稍煮片刻即可食用。滋肝养肺,补阴润燥。适用于有咳嗽,咯血,气喘等症状的阴虚型肺结核。有风寒表证者不宜使用。

13. 糯米阿胶粥 糯米 100 克,阿胶 30 克,红糖适量。糯米洗净,放入锅中,加水适量煮粥,粥将熟时,放入捣碎的阿胶,边煮边搅,稍煮 2~3 沸,加入红糖搅匀即可。每日食 2 次,3 日为 1 个疗程。滋阴补虚,补血益肺。适用于肺结核咳嗽、痰中带血。连续食用可有胸闷气满的感觉。脾胃虚弱者不宜多食。

14. 黄精炖瘦肉 黄精 50 克,猪瘦肉 150 克,调味品适量。将猪瘦肉洗净,切成块,并与黄精一起放入砂锅内。往砂锅内加入适量的水,将肉煮烂后再加入调味品即可食用。补中气,润心肺。适用于有咯血症状的肺结核患者及结核病体质虚弱者。

15. 贝母蒸猪肺 猪肺 1 副,贝母 15 克,白糖适量。将猪肺洗净,剖开一个小口,将贝母及白糖放入切开的猪肺子口内,一起放入盆中,加入少量的水,放入笼屉内蒸至猪肺熟烂即可食用。清热润肺。适用于肺结核。

【药物与饮食相克】

1. 异烟肼

(1)饭后服用:因为抗结核药物异烟肼饭后服用,易降低药物在血中的浓度及药物的吸收量,影响药物疗效,故不宜饭后服用。

(2)睡前服用:因为异烟肼易使维生素 B_6 缺乏,使脑内 γ-氨基丁酸下降而出现中枢神经兴奋症状,如失眠、头痛、眩晕等。故异烟肼不宜睡前服用,而且在服用异烟肼的同时要服用维生素 B_6。另外,因为异烟肼有中枢神经兴奋作用,所以癫痫患者及有精神病史者应慎用或禁用。

(3)咖啡:异烟肼等单胺氧化酶抑制药服用后,可使单胺类的神经递质(如去甲肾上腺素)不被破坏,储存在神经末梢下。咖啡因可刺激神经末梢,使去甲肾上腺素大量释放而出现恶心、呕吐、腹泻、腹痛、头痛、头晕、抽搐、心律失常等症状。因此,服用异烟肼等单胺氧化酶抑制药时不宜饮用咖啡。

(4)含糖量多的食物:因为糖类食物可与异烟肼形成复合物,减少初期药物的吸收速度,降低药物的疗效,故在服用异烟肼期间不宜食用含糖量多的食物,如荔枝、桃、甜石榴等。

(5)鱼:服用异烟肼的患者如果食用鱼类,容易产生过敏反应,轻则出现恶心、头痛、皮肤潮红、眼结膜充血等症状,重则出现心悸、口唇及面部麻木、皮疹、腹痛、腹泻、呼吸困难、血压升高,甚至出现脑出血。因为鱼肉中通常含有较多的组氨酸,其在体内可转化为组胺,进入人体的少量组胺可由体内的单胺氧化酶氧化灭火,而异烟肼是一种单胺氧化酶抑制药,进入人体后有抑制和杀灭结核杆菌的作用,但同时也抑制了单胺氧化酶的转化和合成。因此,结核病患者在服用异烟肼期间不宜食用鱼类(如比目鱼、带鱼、鲫鱼、鲅鱼、鲳鱼等),以免造成组胺在体内蓄积,发生过敏反应。

(6)奶酪:因为服用异烟肼后食用奶酪食物(如牛奶、奶制品等)可出现皮肤潮红、冷感、寒战、头痛、心悸、稀便、脉搏异常、血压升高等症状而加重病情,故在服用异烟肼期间不宜食用奶酪。

(7)含铁、镁、铝、钙等离子的食物:因为异烟肼易与铁、镁、铝、钙等离子生成螯合物而影响酶的活性,导致疗效降低,故在服用异烟肼期间不宜食用豆制品、油条、熟制卤肉、咸鱼、海蜇、海带等富含铁、镁、铝、钙等离子的食物。

(8)富含组胺的食物:因为异烟肼可使人体内组胺代谢减慢,浓度增高,若再进食组胺含量高的食物(如菠萝、红葡萄酒等),则可能使机体内组胺浓度进一步增高而引起中毒反应,故在服用异烟肼期间不宜食用含组胺的食物。

(9)茄子:在抗结核治疗中吃茄子容易过敏。有关专家研究发现,吃茄子的结核病患者在服用抗结核药物40～60分钟后出现不同程度的过敏反应,如颜面潮红、皮肤瘙痒、全身红斑、恶心、呕吐,严重者血压下降、胸部憋闷,停吃茄子后则过敏反应自愈。因此,在应用抗结核药物治疗期间应禁食茄子。

2. 利福平

(1)饭后服用:因为抗结核药物利福平饭后服用,易降低药物在血中的浓度及药物的吸收量,影响药物疗效,故不宜饭后服用。

(2)酒类:利福平进入人体后在肝脏和胆汁中的浓度最高,对肝脏有一定毒性,能使转氨酶升高,肝脏肿大,肝功能异常。酒类能抑制肝内的某些酶的活性,降低肝脏的解毒作用,因而增加了利福平对肝脏的毒性。因此,在服用利福平期间不宜饮酒。

【本病与药物相克】

1. 链霉素 链霉素属氨基糖苷类抗生素,也是有效的抗结核药物,但其肾毒性、耳毒性较常见,对孕妇及胎儿均有一定危害,故妊娠合并肺结核的患者应禁用。

2. 利福平、异烟肼　动物实验发现,利福平有致畸作用,人类未发现,孕期应慎用,而且服用利福平时应注意肝损害。异烟肼为抗 DNA 药物,代谢产物乙酸异烟肼可引起肝中毒及周围神经炎,孕妇应禁用或慎用。

3. 温热辛燥伤阴动血之品　中医学认为肺结核病以阴虚为本,并多伴有咯血,因此在选用补药时,要避免温热辛燥伤阴动血的药物,如鹿茸(精)、人参(精)、苍术、肉桂、附子等,而应选用既能养阴润肺,又能清虚火的药物,以加速病愈。

4. 糖皮质激素　肺结核患者一旦出现发热,在未用抗结核药物治疗时,禁止应用糖皮质激素,以免引起结核扩散。另外,糖皮质激素还能掩盖结核病症状,易使患者丧失警惕而失去及时治愈的机会。

5. 单味抗结核药物治疗　结核病早期,肺部结核炎性病灶以渗出性病变为主,此时应用抗结核药物易渗入病灶,同时结核菌代谢旺盛,药物亦最能发挥其杀灭结核菌的作用,因此,结核病早期应主张联合足量应用抗结核药物,以迅速杀死结核杆菌,使病情好转以至痊愈。否则,单味药物用量不足,会造成病灶扩大,发生干酪样坏死,形成慢性纤维性空洞,使药物难以渗入,同时由于迁延日久,结核杆菌易产生耐药性,致使疾病迁延,日久难愈。一旦出现急性粟粒性肺结核,引起严重的血行播散,病情多急重,治疗时仅用单味抗结核药物,不仅不能杀死结核杆菌,而且还可增加耐药菌株的产生,病情缠绵难愈。

6. 用药半途而废　原发性肺结核病的原发病灶小,经过适当的治疗,病灶吸收很快,症状也易得到改善,但肺门及纵隔的淋巴结病变并未治愈。因此,若症状改善后就停止治疗,或肺部原发病灶消失后就停止用药,当营养不良和机体抵抗力降低时,这些病灶内的结核杆菌就会重新活跃起来,使病情进一步恶化,甚至发生急性粟粒性肺结核或结核性脑膜炎等严重病变。

【药物与药物相克】

1. 异烟肼

(1)葡萄糖或苯甲醇:因为葡萄糖或苯甲醇能促进异烟肼分解,降低其疗效,故不宜合用。

(2)安达血平:异烟肼与安达血平合用可增大异烟肼的毒性反应,故不宜合用。

(3)泼尼松:因为泼尼松为药酶诱导剂,能使异烟肼在肝脏发生快速乙酰化代谢,而造成肝功能受损,并且当抗结核药物用量不足以控制结核时,合用有可能导致结核扩散。另外,糖皮质激素还能掩盖结核病症状,易使患者丧失警惕而失去及时治愈的机会,故一般不宜合用。但对结核性胸膜炎、结核性腹膜炎并且有积液者,泼尼松可与异烟肼合用,但不得超过 6 周。

(4)苯海拉明:因为苯海拉明能使胃肠道蠕动减慢,使异烟肼吸收减少,血药浓度降低,疗效减弱,故不宜合用。

(5)苯妥英钠:因为异烟肼与苯妥英钠合用,可使苯妥英钠的代谢受到抑制,从而增加其中毒机会,故两者合用时应注意减少苯妥英钠的用量。

(6)肼屈嗪:因为异烟肼和肼屈嗪均经乙酰化代谢而失活,两者合用时可使异烟肼血药浓度增高而蓄积中毒,故不宜合用。

(7)复方磺胺甲基噁唑:因为异烟肼与复方磺胺甲基异噁唑合用有可能引起急性溶血性贫血,故不宜合用。

(8)麻黄碱、苯丙胺、抗胆碱药:因为异烟肼与麻黄碱、苯丙胺及抗胆碱药(如阿托品、苯海索、琥珀胆碱等)合用可导致不良反应增强,故不宜合用。

(9)硫酸亚铁、氢氧化铝、三硅酸镁:因为异烟肼易与铁、镁、铝离子生成螯合物而影响酶的活性,导致其疗效降低,故异烟肼

不宜与硫酸亚铁、氢氧化铝、三硅酸镁等合用。若两药必须联用时,两药应间隔 3~4 小时给药。

（10）双硫醒（戒酒硫）:因为异烟肼和双硫醒都对肾上腺素能神经传导递质的代谢有影响,两者合用可导致精神的改变,故不宜合用。

（11）哌替啶:因为异烟肼与哌替啶合用可使某些患者出现严重甚或致死性反应(如低血压、昏迷等),故不宜合用。

（12）酒花素片:因为酒花素片含有氢氧化铝,能干扰异烟肼的吸收,降低其疗效,故不宜合用。

（13）含铁、镁、铝、钙等离子的中成药:因为异烟肼易与铁、镁、铝、钙等离子生成螯合物而影响酶的活性,降低其疗效,故异烟肼不宜与含铁、镁、铝、钙离子的中成药(如防风丸、解肌宁嗽丸、橘红丸、鹭鸶涎丸、清眩丸、追风丸、明目上清丸、牛黄上清丸、黄连丸、胃痛宁、舒胃丸、白金丸、震灵丹、女金丹等)合用。

2. 利福平

（1）对氨基水杨酸钠:因为对氨基水杨酸制剂常含皂土类物质,可延长胃排空时间,显著减慢和降低利福平的吸收,易使结核杆菌对利福平产生耐药性,故不宜联用。如果必须联用,两药给药时间应间隔 8 小时。

（2）口服避孕药:因为利福平具有药酶诱导作用,可加速避孕药中雌激素的分解,降低口服避孕药的效力,两者合用时可引起月经周期紊乱、经量减少或月经过多,避孕失败。故育龄期患结核病的妇女需服用利福平时,应采取其他避孕措施。

（3）巴比妥类（如苯巴比妥）:因为巴比妥类药物能加速利福平的代谢,降低利福平的血药浓度,削弱其疗效,故不宜合用。如果必须合用,两药应间隔 6~8 小时。

（4）酮康唑:因为利福平与酮康唑合用,会使彼此的血药浓度降低,疗效减弱,故不宜合用。

（5）石榴皮等中药：抗结核药物利福平不宜与石榴皮、地榆、酸枣根、诃子、五味子等中药联用，以防止引起中毒性肝病。

（6）含鞣质的中成药：因为利福平与含鞣质的中成药合用，可降低利福平的作用，故利福平不宜与四季青、虎杖浸膏片、感冒片、复方千日红片、长风槐角丸、肠连丸、紫金粉、舒痔丸、七厘散等含鞣质的中成药合用。

十八、妊娠合并慢性肾炎

慢性肾炎系指以蛋白尿、血尿、高血压、水肿为基本临床表现，起病方式各有不同，病情迁延，病变缓慢进展，可有不同程度的肾功能减退，最终将发展为慢性肾衰竭的一组肾小球病。自从开展肾穿刺活组织检查以后，发现妊娠合并高血压的患者中20%有慢性肾炎病变。妊娠期血液处于高凝状态，容易发生纤维蛋白沉积和新月体的形成，以及局限性血管内凝血，可使原有的慢性肾炎加重，甚至在妊娠后期发生尿毒症。妊娠合并慢性肾炎的患者，其妊娠高血压综合征发病率及流产、死胎、死产发生率也明显增高。由于慢性肾炎对母儿危害极大，应引起我们足够的重视。合理饮食、控制血压是防止本病恶化的关键。当血压＞160/110毫米汞柱时应用降压药，首选甲基多巴和肼屈嗪；有钠水潴留容量依赖性高血压患者可选用噻嗪类利尿药，如氢氯噻嗪；对肾素依赖性高血压则首选血管紧张素转化酶抑制药，如贝那普利、依那普利等，或血管紧张素Ⅱ受体拮抗药，如氯沙坦等。此外，也可选用钙拮抗药，如氨氯地平等，以及β受体阻断药（如阿替洛尔等）。同时还应给予丹参等改善肾功能，选用无肾毒性的抗生素（如头孢菌素类）预防感染。

【饮食宜进】

1. 富含优质蛋白质的食物　蛋白质摄入不足，不仅可导致胎儿宫内发育迟缓,而且也可降低机体抵抗力,不利于疾病的恢复,但如果蛋白质摄入过多,又会加重肾脏负担,不利于肾功能的改善。因此,妊娠合并慢性肾炎的患者蛋白质的摄入原则上应以维持氮平衡、又不超过肾排氮功能为宜。对肾功能不全者应进低蛋白饮食,每日饮食中蛋白质量以不超过 40 克为宜,其中 50%～60% 必须是富含必需氨基酸的蛋白质(即高生物效价优质蛋白),如鸡蛋、牛奶、瘦肉、鱼类等,应少食富含植物蛋白的食物,如花生及其制品等。

2. 低磷饮食　降低血清磷酸食盐水平,可减轻肾小球的高灌注、高压、高滤过状态,防止肾小球硬化,故妊娠合并慢性肾炎的患者应低磷饮食,每日磷的摄入量不应超过 600 毫克。

3. 高热能饮食　摄入足量的糖类和脂肪,以供给人体足够的热能,这样就能减少蛋白质为提供热能而分解,故高热能饮食可使低蛋白饮食的氮得到充分的利用,减少体内蛋白质的消耗。热能每日至少需要 125.6 千焦/千克体重,消瘦或肥胖者应酌情予以加减。可食用甜薯、芋头、土豆、苹果、马蹄粉、淮山药粉、莲藕粉等。

4. 低盐饮食　妊娠合并慢性肾炎患者,若伴有水肿、高血压和少尿应限制食盐的摄入,每日食盐量以 2～4 克为宜。而不伴有水肿、高血压和少尿者则不宜限制食盐的摄入,否则可使食盐摄入不足,排出过多,引起低钠综合征。此外,患者因饮食无味而食欲缺乏,还会影响蛋白质和热能的摄入,不利于胎儿发育和疾病恢复。

5. 富含维生素和叶酸的食物　新鲜蔬菜、水果、肉类、动物肝及肾等食物富含叶酸、维生素 E、维生素 C、B 族维生素及微量元素锌、锡、铜等,有利于胎儿发育及疾病的恢复,故妊娠合并慢性肾炎的患者适宜多进食富含各种维生素和叶酸的食物。必要时亦可给予片剂口服补充。

6. 饮食原则

（1）慢性肾炎以蛋白尿为主者

①益气固肾，补而不滞。长期蛋白尿，精微流失，日久出现少气无力，面色萎黄，腰背酸痛。治则为益气固肾。所用食物亦须从这个角度选择，用益气固肾、补而不滞的食谱，如虫草炖鸭、黄芪蒸鸡、生拌黄瓜、番茄拌豆腐、炒黄瓜片等。

②增加蛋白质，注意摄入量。蛋白质的失去，需适量补充，使之充分吸收，又不增加肾脏负担，牛奶、豆浆、豆制品、肉类、禽蛋类在用量上要少而多次。

③随时增减解毒性寒之物。解毒性寒之物，如荠菜、马兰头、冬瓜、芦笋、茭白、莴苣、萝卜、荸荠等，能调节排除体内有害毒素。由于肾功能下降，排泄尿毒作用减弱，因此要根据病情随时增减解毒性寒之物。

④时时加用健脾利水之品。脾主运化水湿，肾病水湿内停，健脾则能利水，在食物选择上可多用具有健脾利湿的食物，如薏苡仁、芡实、山药、莲子、南瓜等。

（2）慢性肾炎以血尿为主者

①滋阴降火，多用寒凉食物。血尿可由尿检所知，多因阴虚火旺、迫血妄行所致，因此滋阴降火为治血尿的重要方法。选择食用性寒凉血之食物，多有凉血止血之功效，如黑木耳、黄花菜、马兰头、荠菜、藕、芦笋等。

②补阴止血，固摄血络。肾脏损害，血络受损，尿血不止，故需补阴止血。在食物配伍上需时时顾及，用固摄血络之品，如补阴止血的藕制食品，滋阴润燥的木耳，其他如菱角、黄花菜、荠菜、马兰头及含有大量维生素C的番茄、胡萝卜等也应适当多食。

③注意益气健脾以统血归脾。尿血属于气虚不能摄血而尿血不止者，当以补益脾气之药以统血归脾，在饮食上同样可选用益气健脾之菜肴，如黄芪虫草制作的菜肴等。

（3）慢性肾炎以高血压为主者

①补肝肾、清肝火，重用补肾之品。高血压多因肝肾两亏而肝阳上亢所致，肾性高血压患者常见面色潮红、头晕耳鸣、五心烦恼热等症状，故应选用滋补肝肾之品，如甲鱼、鳗鱼、猪肉、鸭肉等。这些动物类食物常需配滋阴清凉的蔬果类食物（如苦瓜、马兰头、青瓜、冬瓜、芹菜、笋、豆制品）。

②利水湿、消水肿，多用淡渗之物。水潴留体内亦是引起肾性高血压的主要原因，因此利尿可以降血压，在饮食上也需要选食淡渗利水的食物，如西瓜皮、丝瓜、冬瓜、茭白、鲤鱼、鲫鱼、田螺、河蚌、海带等。

③多用清蒸、水煮，少用煎炸爆炒。清蒸、水煮食物不但原汁原味，味道鲜美，而且无黏滞呆胃之弊，高血压患者一般以清淡食物为主，故常须以清蒸、水煮为基本烹调方法。煎炸爆炒多油腻，容易生痰生湿，而致水湿停滞、血压升高，因此应少用此种烹调方法。

【饮食相克】

1. 高脂肪食物　慢性肾炎患者多伴有高血压和贫血，动物脂肪对高血压和贫血都是不利因素，因为脂肪能加重动脉硬化和抑制造血功能。此外，高脂肪食物还能影响脾胃的消化功能，不利于各种营养素的吸收，从而影响胎儿发育和疾病恢复，因此妊娠合并慢性肾炎患者不宜高脂肪饮食。但如果没有脂肪的摄入，不能供给人体足够的热能，机体就会增加蛋白质分解提供热能，体内蛋白质消耗，机体会变得更加虚弱，也不利于胎儿发育和肾功能改善。在日常生活中可用植物油代替，每日需要量以 60～70 克为宜。

2. 植物蛋白质　慢性肾炎患者每日丢失大量蛋白质，必须给予补充，否则不利于胎儿发育和疾病恢复，但植物蛋白质中含有大量嘌呤碱，能加重肾脏中间代谢的负担，故妊娠合并慢性肾炎的患者不宜用豆类或豆制品（如黄豆、绿豆、蚕豆、豆浆、豆腐、豆芽等)来补充蛋白质。

3. 食盐及饮水过多 慢性肾炎患者大多数有高血压和水肿。食盐摄入过多会造成体内水、钠潴留,血浆容量增加,使血压增高,水肿加重,故妊娠合并慢性肾炎患者原则上应低盐饮食。有尿少、水肿、心力衰竭者,应严格控制进水量,每日水的摄入量以1 200～1 500毫升为适宜,但对尿量＞1 000毫升而又无水肿者,则不宜限制水的摄入。

4. 调味品 各种香料、胡椒、辣椒、咖喱、大葱、小葱、芥末等对肾脏都具有刺激作用,应禁用。

5. 高嘌呤食物 芹菜、菠菜、菜花、花生、鸡汤、牛肉汤、鹅汤、猪头肉、沙丁鱼及动物内脏等食物中的嘌呤含量高,在代谢过程中其代谢产物不能及时排出,可加重肾脏负担,不宜食用。

6. 香蕉 香蕉中含有较多的钠,若食用大量香蕉,和摄入钠盐一样,可使患者血中钠水潴留,加重水肿,加大肾脏负荷,故妊娠合并慢性肾炎患者不宜过多食用香蕉。

【饮食搭配】

1. 荠菜与粳米 荠菜加粳米制成荠菜粥,可补虚健脾、明目止血,对水肿、尿血、妊娠合并慢性肾炎等有辅助治疗作用。

2. 莴苣与香菇 莴苣含钾高,含钠低,可增强排尿,利于维持水电解质的平衡,与香菇同食,有利尿通便、降脂降压功效,对妊娠合并慢性肾炎、高血压、高血脂、便秘等有辅助治疗作用。

3. 蚕豆与粳米 蚕豆加粳米制成蚕豆粳米粥,能健脾开胃、利湿消肿,对妊娠合并慢性肾炎等症有辅助治疗作用。

【食疗药膳方】

1. 刀豆煮猪腰 刀豆300克,猪腰1个。猪腰去臊腺,洗净,与刀豆加水500毫升同煮熟。每日食1次。适用于肾虚型妊娠合并慢性肾小球肾炎。

2. 冬瓜杂锅汤 冬瓜750克,冬菇50克,猪瘦肉100克,鲜

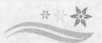

鸡肝1副,叉烧肉100克,鲜虾肉60克,鸡蛋2个。猪瘦肉切粒,鲜虾肉去壳,鲜鸡肝切粒,冬瓜去皮,冬菇用清水浸软,均切粒,加水烧沸,滚至将熟时入猪瘦肉粒、鲜鸡肝粒、叉烧肉、鲜虾肉,最后入鸡蛋磕破搅匀。健脾开胃,清热利湿。适用于妊娠水肿,症见神疲乏力,眩晕,手足麻木。

3. 猪肚汤　猪肚500克,白茅根、玉米须各50克,大枣10枚,食盐、生粉各适量。猪肚去净肥脂,切开,用食盐、生粉拌擦,以水冲洗干净,放沸水中煮15分钟,再用冷水冲洗干净,与白茅根、玉米须、大枣同入锅,大火煮沸后改小火煲3小时。调味食用。补肾缩尿,利尿消肿,清热去湿。适用于妊娠水肿,症见头面,四肢水肿,小便短少,四肢困倦,口渴身重。

4. 黄雌鸡　黄母鸡1只,草果6克,赤小豆30克,食盐、味精、葱、姜。黄母鸡宰杀,去毛杂与肠脏,与草果、赤小豆同入锅,加水小火炖至鸡、豆熟透,再加食盐、味精、葱、姜。佐餐食用,每日1次。适用于脾虚型妊娠合并慢性肾小球肾炎。

5. 鲤鱼汁粥　鲤鱼1条,糯米100克,葱、豆豉各适量。鲤鱼加水1000毫升先煮,水煮至1/2时去鱼,入糯米及葱、豆豉煮粥食用,每日1次。适用于脾虚型妊娠期肾炎。

6. 鲤鱼豆瓜饮　鲤鱼1条,黄豆50克,冬瓜200克,葱白末、食盐适量。鲤鱼去鳞、内脏,与黄豆、冬瓜2同入锅,加水500毫升煮汤,调入葱白末、食盐食用。每日中午1剂,15～20日1个疗程。适用于气虚型妊娠合并慢性肾小球肾炎。

7. 鲤鱼眉豆汤　鲤鱼1条,花生30克,眉豆24克,生姜6片,植物油适量。鲤鱼活剖后去鳞、鳃、肠杂,下油锅,以生姜爆至微黄,与花生、眉豆、生姜同入锅,加清水适量,大火煮沸后改小火煲2～3小时,至花生、眉豆熟烂,调味食用。补虚健脾,利水消肿。适用于妊娠后期水肿,症见妊娠后期体弱气短,饮食减少,心悸眩晕,小便不利,下肢水肿。

8. 冬瓜汤 猪肋骨 250 克,冬瓜 500 克,食盐适量。猪肋骨用沸水烫过,入汤锅,加 400 毫升水熬煮成高汤,去浮沫。冬瓜切块,入高汤,大火煮沸后改小火煮 10 分钟,加少许食盐,盖上锅盖,5 分钟后取出食用。清热利尿,消肿。适用于湿热型妊娠合并肾盂肾炎、膀胱炎。

9. 冬瓜瘦肉汤 鲜荷叶 2 张,冬瓜 500 克,猪瘦肉块 200 克,食盐适量。鲜荷叶、冬瓜、猪瘦肉块同入汤煲,加清水煲 2 小时,加食盐调味食用。每日 1 剂,连食 3～5 日。清暑去湿,通利小便。适用于产后尿潴留、妊娠后泌尿系统感染,症见产后小便难解,或妇娠期小便短赤而痛,伴口干口渴,大便干。

10. 玉米须粥 玉米须 30 克,车前叶 30 克,葱白 1 根,粳米 100 克。将洗干净的车前叶切碎,放入砂锅,然后放进玉米须和葱白,加适量水用小火煎 60 分钟;去渣,再加入洗好的粳米,添些水熬粥,过 40～50 分钟即可出锅。每日 1 剂,分早晚食用,7 日为 1 个疗程。利水消肿,通淋泄浊。适用于急性肾盂肾炎、慢性肾盂肾炎、尿道炎、膀胱炎等。

11. 冬瓜砂仁 冬瓜 1000 克,砂仁 50 克。冬瓜、砂仁加水同炖汤饮,每日 1 次,连用 10～15 日。适用于脾肾阳虚型妊娠合并慢性肾小球肾炎。

12. 薏苡仁鳝鱼粥 鳝鱼 250 克,薏苡仁、山药、粳米各 30 克,生姜 3 克,食盐适量。鳝鱼去内脏、切段,与薏苡仁、山药、粳米及生姜共煮粥,加食盐调味食用。每日食之,连食 5～6 日为 1 个疗程。健脾,利水渗湿。适用于脾虚湿盛型妊娠水肿,症见水肿日久,腰以下为甚,脘闷腹胀,食少便稀,面色萎黄,神疲肢冷,小便量少。

13. 姜桂大枣粥 桂枝 6 克,生姜 9 克,大枣 6 枚,粳米 100 克。桂枝用纱布包好,与生姜、大枣、粳米同入锅,加水煮粥,粥熟去桂枝。早晚各食 1 次。适用于脾肾阳虚型妊娠合并慢性肾小

球肾炎。

14. 黄芪鸡　黄芪 150 克、母鸡 1 只。母鸡宰杀,去毛杂及肠脏,与黄芪加水同煮,炖至鸡熟烂。喝汤,食肉。适用于气阴两虚型妊娠合并慢性肾小球肾炎。

15. 黄芪鲈鱼　糯米 30 克,鲈鱼 500 克,黄芪 30 克,生姜 6片。糯米用清水浸过;鲈鱼活剖,去鳞、鳃、肠脏。糯米入鲈鱼肚,与黄芪、生姜同入炖盅,加沸水适量,盖好盅盖,隔沸水小火炖 2～3 小时,调味。分 1～2 次喝汤,食鱼。补气健脾,利水安胎。适用于脾虚型妊娠水肿,症见妊娠后期下肢水肿,面色萎黄,饮食减少,或食后不消化,胎动不安。适用于肾炎水肿、营养性水肿。

16. 车前草粥　新鲜车前草叶 40 克,葱白 1 茎,粳米 50 克。新鲜车前草叶切碎,与葱白煮汁后去渣,入粳米同煮粥食用。每日 3 次,连用 3～5 日。清热利尿。适用于妊娠期泌尿系统感染,症见小便不通,淋漓涩痛,或尿血、尿频,小便黄赤,食欲不佳。

17. 黄芪粳米粥　黄芪 60 克,粳米 50 克,红糖适量。先将黄芪加水煎煮 40 分钟,取药汁与粳米共同煮粥,加入红糖烊化后食用,每日早晚各 1 次。补脾益胃。适用于脾胃虚弱的慢性肾炎者。

【药物与饮食相克】

1. 噻嗪类利尿药

(1)胡萝卜:氢氯噻嗪为中效噻嗪类利尿药,服药后可使尿中排钾明显增多,而胡萝卜中所含的"琥珀酸钾盐"的成分具有排钾作用,两者同用,可导致低钾血症。表现为全身无力,烦躁不安,胃部不适等症状,故服用氢氯噻嗪时不宜食用胡萝卜。

(2)高盐饮食:因服用氢氯噻嗪期间若食盐过多(如过食咸菜、腌鱼、腌肉等),不利于氢氯噻嗪利尿作用的发挥,故服用氢氯噻嗪期间不宜高盐饮食。

(3)酒及含醇饮料:氢氯噻嗪可导致体内钾减少,而酒及含醇饮料(啤酒等)亦可使钾减低,若两者同服则可加重体内失钾而致低血钾症状,故服用氢氯噻嗪期间不宜饮酒及含醇饮料。

2. 头孢菌素类

(1)酒类:详见"胎膜早破"。

(2)果汁:详见"胎膜早破"。

(3)饭后服:详见"胎膜早破"。

【本病与药物相克】

1. 易引起免疫反应的药物 某些药物(如蛇毒、花粉、三甲双酮等)应用后可引起免疫反应而累及肾小球,加重肾脏损害。此外,这类药物对胎儿的正常发育也不利,故妊娠合并慢性肾炎的患者不宜应用此类药物。

2. 对肾脏有损害的药物 氨基糖苷类抗生素(如链霉素、庆大霉素、卡那霉素、妥布霉素),磺胺类药物,四环素类药及两性霉素等,主要经肾脏排泄,肾脏发生病变时排泄率降低,药物易在体内蓄积,引起中毒症状,加重肾脏负担,不利于疾病的康复。故无明显感染症状者,一般不用抗生素,需要应用时亦应选择对肾脏无毒或毒性小的抗生素(如青霉素等)。重金素类(如汞、砷、镉、铬、铅等),工业毒物(如氰化物、四氯化碳、甲醇等),进入人体后不能及时经肾脏排泄清除,易在体内蓄积而产生不良反应,损害肾脏,加重病情。甲苯磺丁脲、丙磺舒、苯乙双胍等对肾脏也有损害。此外,以上这些药物也有致畸、致死胎及耳毒性等不良反应,不利于胎儿的健康发育。

3. 有肾毒性的中药 药理研究发现,防己、厚朴、马兜铃可引起肾间质炎症和纤维化;甘草可导致水钠潴留,加重水肿;木通大剂量应用可致肾衰竭;斑蝥可在体内蓄积中毒,有肾毒性作用。因此,妊娠合并慢性肾炎的患者应禁用或慎用。

4. 苦寒或甘寒类中药 中医学认为,慢性肾炎主要是由于肺脾肾三脏器功能失调,气化失司所致。治疗应以补气温阳、化气利水为原则。滥用苦寒或甘寒中药(如黄柏、大黄、黄芩等),可克伐中阳,损伤脾肾,脾不制水,肾不主水,则水液泛滥,病情日趋加重。

5. 利尿药　慢性肾炎的水肿与低蛋白血症相关,乃由于血浆蛋白低,血浆胶体渗透压下降,体液外渗而引起。所以,单纯利尿消肿作用不大,且当慢性肾炎合并肾衰竭时,大剂量使用利尿药,会加重低蛋白血症和低血容量,使肾衰竭更趋恶化。因此,应在补充血浆蛋白后再用利尿药。

6. 白蛋白　大量应用白蛋白有免疫抑制、诱发心力衰竭、延迟缓解和增加复发率等不良反应,且白蛋白进入人体后迅速丢失,价格昂贵,故静脉应用白蛋白时应严格掌握适应证,谨防滥用。严重的全身水肿而静脉注射呋塞米达不到利尿效果者,使用利尿药后出现血容量不足的临床表现者,因间质水肿引起急性肾衰竭者,为使用白蛋白的适应证。

7. 利尿不补钾　应用利尿药和糖皮质激素治疗期间,随着尿液的大量排出,钾也大量流失,此时若不能及时补充氯化钾或配用保钾利尿药(如螺内酯)易产生低钾血症,出现腹胀、乏力、精神不振、心音低钝等症状。

8. 含钾多的药物　库存血中的红细胞易被破坏释放出钾,青霉素钾食盐含钾量较高,保钾利尿药螺内酯、氨苯蝶啶等使钾的排泄减少,中药金钱草、夏枯草、牛膝等也含钾较多,妊娠合并慢性肾炎者应用这些药物时应慎重,以免引起高钾血症。

9. 降压药物　妊娠合并慢性肾炎患者出现血压过高时,应予以适当控制,但不宜将血压降至正常水平,以免肾血流量剧降而加重肾功能不全。降压药胍乙啶、美卡拉明、帕吉林等因能降低肾血流量,故妊娠合并慢性肾炎的患者不宜应用。

【药物与药物相克】

1. 甲基多巴

(1)利血平:因为甲基多巴与利血平合用可加重中枢神经抑

制作用,使心率变慢,导致抑郁,故不宜合用。

(2)帕吉林:因为甲基多巴与帕吉林合用,可出现头痛、血压升高等症状,故不宜合用。

(3)碳酸锂:因为甲基多巴能使碳酸锂从体内排出减少,两者合用可增强锂的毒性,故不宜合用。

(4)普萘洛尔:甲基多巴与普萘洛尔合用可引起血压升高,原因可能是周围血管 β 受体兴奋所致,故不宜合用。

(5)氟烷:因为甲基多巴与氟烷对肝脏均有毒性作用,两药合用可加剧对肝脏的损伤,故不宜合用。

(6)三环类抗抑郁药:因为三环类抗抑郁药(如丙米嗪、阿米替林等)能阻断 α 受体,使甲基多巴失去降压作用,故甲基多巴不宜与三环类抗抑郁药合用。

2. 血管紧张素转化酶抑制药

(1)保钾利尿药或含钾食盐的药物:因为血管紧张素转化酶抑制药(如卡托普利、贝那普利、依那普利等)能减少钾的丢失,若与保钾类利尿药(如螺内酯、氨苯蝶啶等)或含钾食盐的药物(如氯化钾等)合用,易导致高钾血症,故不宜合用。

(2)吲哚美辛:因为卡托普利与吲哚美辛合用可降低卡托普利的疗效,故不宜合用。

3. 阿替洛尔

(1)氨苄西林:因为氨苄西林可降低阿替洛尔的作用,故不宜同用。

(2)维拉帕米:因为阿替洛尔与维拉帕米合用可增加心肌传导阻滞的发生,故不宜合用。

4. 其他 有关噻嗪类利尿药(氢氯噻嗪)详见"羊水过多";头孢菌素类详见"胎膜早破"。

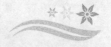

十九、妊娠合并急性阑尾炎

急性阑尾炎是妊娠期较常见的外科疾病,孕妇急性阑尾炎发病率,国外资料为 0.1％～2.9％,国内资料为 0.1％～2.95％。妊娠各期均可发生急性阑尾炎,但以妊娠前 6 个月内居多。妊娠期盆腔器官充血,阑尾也充血,炎症发展很快,容易发生阑尾坏死、穿孔。由于大网膜被增大的子宫推移,难以包裹炎症,一旦穿孔不易使炎症局限,而造成弥漫性腹膜炎,其发病率为非妊娠期的 1.5～3.5 倍。若炎症波及子宫浆膜,可诱发子宫收缩,引起流产、早产或子宫强直性收缩,其毒素可能导致胎儿缺氧,甚至死亡,严重威胁母儿安全。因此,早期诊断和及时处理对预后有重要影响。妊娠合并急性阑尾炎一经确诊,在给予大剂量广谱抗生素的同时,为防止炎症扩散应尽快行手术治疗。若阑尾已穿孔,切除阑尾后尽量吸净脓液,并放腹腔引流,术后脓液细菌培养并做药敏试验,给予大剂量广谱抗生素。若妊娠已近预产期,术中暴露阑尾有困难,应先行腹膜外剖宫产术,随后再切除阑尾。若孕妇需继续妊娠,阑尾切除术后 3～4 日,给予宫缩抑制药及镇静药,如静脉滴注利托君、硫酸镁,也可口服沙丁胺醇,肌注黄体酮注射液,口服维生素 E 和肌内注射绒促素等,以减少流产与早产的发生。

【饮食宜进】

1. 富含优质蛋白质的食物　蛋白质摄入不足,不仅可导致胎儿宫内发育迟缓,而且也可降低机体抵抗力,不利于炎症的控制,故妊娠合并急性阑尾炎的患者适用于高蛋白饮食。食物中蛋白质的主要来源是蛋类、瘦肉、鱼类及豆类,这些食物不仅蛋白质含量高,而且生物效价也高,易于机体吸收。因此,妊娠合并急性阑尾炎的患者应进食足量的蛋类、瘦肉、鱼类及豆类食物。

2. 富含维生素及矿物质的食物 谷类、豆类及新鲜蔬菜中含有丰富的维生素 E、维生素 C、B 族维生素及微量元素锌、锡、铜等,有利于胎儿发育及疾病的恢复,故妊娠合并急性阑尾炎的患者宜多进食富含维生素及矿物质的食物。

3. 低脂肪饮食 由于急性阑尾炎患者消化功能低下,加之发热、腹痛,食欲也较差,而且妊娠早期多有早孕反应或妊娠剧吐,患者胃酸分泌减少,胃排空时间延长,使得高脂肪的食物不易消化、吸收。因此,妊娠合并急性阑尾炎的患者宜选择低脂肪、易消化的清淡膳食,如新鲜蔬菜、水果、米汤、稀粥、豆浆等。

【饮食相克】

1. 辛辣刺激性食物 生葱、姜、大蒜、韭菜、酒、辣椒、花椒、胡椒、芥末等辛辣刺激性食物,多食则生痰致火,散气耗血,加剧腹部的疼痛,加重炎症症状。此外,孕妇过用辛辣食物易导致胎热、胎动、难产,还可使小儿出生后易患疮疡疹毒、目赤眼烂等病。因此,妊娠合并急性阑尾炎的患者不宜进食辛辣刺激性食物。

2. 过食油腻食物 因为过食肥肉、奶油、油炸类食物等油腻之品,会加重胃肠道负担,引起消化不良,产生胀气,加重病情,故妊娠合并急性阑尾炎的患者不宜过食油腻食物。

3. 牛奶 因为牛奶中含有脂肪酸和酶蛋白,两者在肠胃中难以消化,牛奶中还含有乳酸杆菌,发酵后可产生气体,使肠胀气加重,不利于病情的好转,故妊娠合并急性阑尾炎的患者不宜饮用牛奶。

4. 含气饮料 因为急性阑尾炎患者胃肠功能减弱,不能将气体向前推进,此时若饮用了大量含气饮料,使气体在胃肠内积存,导致腹胀,加重病情,故妊娠合并急性阑尾炎的患者不宜饮用含气饮料。

5. 海鲜发物 如海虾、河虾、带鱼、鳜鱼、黄鱼、黑鱼、蟹、黄鳝、牡蛎、鲍鱼等多属发物,食后不利于炎症消退,而且有些水产品还具有堕胎作用。因此,妊娠合并急性阑尾炎的患者不宜进食海鲜发物。

6. 酒　饮酒后会加重炎症充血,不利于炎症的控制,而且也不利于母体健康和胎儿发育,故妊娠合并急性阑尾炎的患者不宜饮酒。

【饮食搭配】

1. 绿豆与蒲公英　蒲公英是一种颇受欢迎的野菜,含有蛋白质、脂肪、粗纤维及大量的钙、铁和多种维生素,还含有蒲公英甾醇、胆碱、菊糖等有效成分,其性寒味甘,能清热解毒、利尿散结,若与清热解毒的绿豆同食,其功效大增,可清热解毒、利尿消肿,适用于治疗妊娠合并急性阑尾炎等多种炎症、小便不利、大便秘结等。

2. 苦菜与绿豆　苦菜主要营养成分有蛋白质、脂肪、糖类、粗纤维、胡萝卜素、维生素 B_1、维生素 B_2、烟酸、维生素 C 及钙、磷、铁等,有清热解毒、凉血作用。与清热解毒的绿豆同食,其功效大增,适用于妊娠合并急性阑尾炎的辅助治疗。

【药物与饮食相克】

1. 头孢菌素类

(1)酒类:详见"胎膜早破"。

(2)果汁:详见"胎膜早破"。

(3)饭后服:详见"胎膜早破"。

2. 甲硝唑

(1)酒类:详见"产后与流产术后"。

(2)牛奶:详见"产后与流产术后"。

(3)蘑菇、菜花等高钙食物:详见"产后与流产术后"。

3. 维生素 E　详见"自然流产"。

【食疗药膳方】

1. 芹菜瓜仁汤　芹菜 30 克,冬瓜仁 20 克,藕节 20 克,野菊花 30 克。水煎,每日分 2 次服。适用于瘀滞型急性阑尾炎。

2. 冬瓜仁苦参汤 冬瓜仁 15 克,苦参 30 克,甘草 10 克,蜂蜜适量。冬瓜仁、苦参、甘草水煎,调蜂蜜适量饮。适用于湿热型急性阑尾炎。

3. 桃仁薏苡仁粥 桃仁 10 克,薏苡仁 30 克,粳米 50 克。桃仁去皮、尖,薏苡仁、粳米与加水同煮粥至极烂食用。适用于瘀滞型急性阑尾炎。

【本病与药物相克】

1. 镇痛药物 腹痛患者,尤其是早期急性腹痛的患者,不能盲目使用镇痛药物。因为疼痛是机体自身保护功能的反应,它标志着疾病的病变位置所在。人体腹部内脏较多,如果诊断不明,过早盲目使用镇痛药物,会掩盖了真正的患病部位,影响疾病的诊断与治疗。此外,过多使用镇痛药物还可抑制延髓中枢,加重患者的缺氧,降低机体抵抗力,使病情进一步恶化。

2. 促进肠蠕动的药物 若应用促进肠蠕动的药物可使肠蠕动加快,刺激阑尾黏膜充血、水肿,不利于炎症的局限和治疗,而且还易致阑尾穿孔,使病情更加严重。

3. 对胃黏膜有刺激作用的药物 阿司匹林、保泰松、吲哚美辛、磺胺嘧啶、复方磺胺甲噁唑、洋地黄、氨茶碱、泼尼松、可的松等均有刺激胃黏膜的作用,甚至会引起胃黏膜糜烂出血,故忌用。

4. 酸性药物 维生素 C 等酸性药物可使胃酸增多,刺激胃黏膜,故应慎用。

5. 热性温补之品 因为本病由湿热之邪引起,故患病期间禁止使用具有温里补阳作用的药物(如红参、附子、干姜、吴茱萸、丁香、细辛、荜茇、高良参、鹿茸、补骨脂、菟丝子、巴戟天、淫羊藿、牛鞭、仙茅、黄狗肾、锁阳、蛤蚧、肉苁蓉等)和中成药(如十全大补丸、右归丸、金匮肾气丸等)。

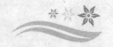

第一章 产科疾病

【药物与药物相克】

1. 青霉素

(1)四环素、两性霉素 B:不宜与青霉素钾盐联用,后者也不宜在含葡萄糖注射液或右旋糖酐溶液中与碳酸氢钠配伍,否则很快失效。

(2)庆大霉素:不宜与青霉素配伍静脉滴注,两药联用时应分别给药。

(3)维生素 C:不宜与青霉素或红霉素在同一个容器中静脉滴注。但也有报道认为,加入一定量的维生素 C,在一定的时间内能使青霉素在 10%葡萄糖注射液中的稳定性增加。红霉素、两性霉素 B、苯妥英钠、间羟胺或维生素 C,不能与青霉素或头孢菌素类加入同一容器中,易出现混浊。

(4)口服避孕药:与广谱青霉素联用能使避孕失败。口服氨苄西林可使炔雌醇与炔诺酮的口服吸收减少,机制可能是肠道细菌被抗生素大量杀死,甾醇结合物水解减少重吸收随之减少,雌激素浓度不足以抑制排卵。

(5)复方磺胺甲噁唑:为慢效抑菌剂,而青霉素类为繁殖期杀菌剂,两药联用影响青霉素的杀菌作用,普鲁卡因青霉素也可致复方磺胺甲噁唑降低药效。

(6)氨基酸营养液:不可与青霉素 G 混合给药,因为两者混合可增强青霉素的抗原性。

(7)肾上腺素:其不良反应在青霉素引起的休克时加重。已有报道,患有冠状动脉病变的患者发生青霉素过敏性休克时,肾上腺素宜减量,并同时应用糖皮质激素,可使患者的生存率提高20%~25%。

(8)四环素:可降低青霉素治疗肺炎球菌肺炎、脑膜炎和猩红热的疗效。青霉素 G 与四环素类联用时能产生拮抗作用。青霉素是杀菌药,抑制细菌细胞壁的合成,在细菌繁殖期此作用最强。

(9)利巴韦林:与青霉素溶液混合后抗微生物作用有所减弱,稳定性稍有降低,因而不宜联用。

(10)复方氨基比林:与青霉素混合可引起过敏性休克及大脑弥漫性损害。复方氨基比林是含氨基比林和巴比妥的水溶液,呈弱碱性,可使青霉素降解为青霉烯酸(苯甲青霉酸或苄青霉酸)及青霉噻唑罗。这两种产物易与血清蛋白或药品蛋白结合,产生过敏反应。复方氨基比林具有致过敏性休克作用,禁忌与任何药品混合注射。

(11)清开灵注射液:与青霉素联合静脉滴注可致不良反应(高热、不安、抽搐、血压下降等)。清开灵单独应用亦可致过敏反应(发热、抽搐、咽不适、呼吸困难、眼睑水肿等)。两药不宜联用。

(12)培氟沙星:青霉素静脉滴注后用培氟沙星可致过敏性休克,应慎用。

(13)甲硝唑:与氨苄西林混合配伍 30 分钟颜色开始变黄,配伍 4 小时 pH 值由 8.89 降至 8.59。氨苄西林浓度由 100% 降至 79.46%,故两药不宜配伍使用。甲硝唑与青霉素钠配伍后应间歇快速、高浓度输入为好。甲硝唑与哌拉西林、头孢哌酮、小诺米星、吉他霉素或头孢拉定在室温下配伍稳定。甲硝唑与苯唑西林配伍 2 小时外观颜色变为淡黄色,应于 2 小时内用完。

(14)甲氨蝶呤:青霉素可使甲氨蝶呤从肾脏排泄减少,引起甲氨蝶呤中毒。

(15)头孢菌素类:头孢噻肟钠与美洛西林一起滴注,头孢噻肟的清除率降低 40%。

(16)抗凝药:口服华法林的患者,应用氨苄西林时延长凝血酶原时间;静脉滴注青霉素 G 2 400 万单位,发生低凝血酶原血症。其作用机制可能是抗凝血酶原Ⅲ活性改变,血小板和纤维蛋白原向纤维蛋白转换的改变等。

(17)氯喹:可减少口服青霉素类的吸收,原因可能是氯喹刺

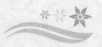

激肠道,使青霉素通过肠道的速度加快。

2. 苯唑西林钠 与庆大霉素、间羟胺、去甲肾上腺素、新生霉素、土霉素、戊巴比妥钠、苯巴比妥钠、多黏菌素 B、磺胺嘧啶钠、四环素、维生素 C 不可配伍使用。

3. 氨苄西林

(1)葡萄糖注射液(pH 值 3.2～5.5):在酸性介质中氨苄西林易失活,降低疗效。

(2)维生素 C:维生素 C 可使氨苄西林失活或降效。

(3)庆大霉素:氨苄西林可使庆大霉素失活。

(4)氯喹:氯喹可减少氨苄西林吸收量达 19％～29％,但不影响巴氨西林吸收。

(5)食用纤维:食用纤维可减低口服氨苄西林的吸收。

(6)平衡液:平衡液乳酸可促进氨苄西林钠水解降效(30 分钟降到 75％)。

(7)青霉素:青霉素与氨苄西林均作用于青霉素结合蛋白而发挥抗菌效应;两药联用可因竞争同一结合位点产生拮抗,甚至导致耐药菌的产生,故不宜联用。

(8)林可霉素:林可霉素与氨苄西林有拮抗作用,配伍在同一溶液中可发生沉淀,故不宜联用。

(9)不可配伍的其他药物:如肾上腺素,去甲肾上腺素,阿托品,氯丙嗪,盐酸羟嗪,戊巴比妥钠,苯巴比妥钠,硫喷妥钠,右旋糖酐,间羟胺。

4. 哌拉西林钠 庆大霉素、阿米卡星、妥布霉素、头孢噻吩钠、头孢唑啉钠、头孢噻肟不可与哌拉西林钠配伍使用。

5. 羧苄西林

(1)庆大霉素、阿米卡星:庆大霉素、阿米卡星与羧苄西林联用有一定的协同作用,可用于铜绿假单胞菌感染。但如果两药配伍于同一容器中,则可致效价降低。两药联用可能增加肾毒性。

（2）妥布霉素：妥布霉素与羧苄西林联用时，羧苄西林可使妥布霉素的半衰期延长，肾排泄延缓，可能导致耳毒性和肾毒性增加。两药联用治疗铜绿假单胞菌感染有协同作用，必须联用时应调整用药量和间隔时间，对肾功能不全的患者慎用。

（3）强心苷类中药（夹竹桃、万年青、福寿草等）：大量应用羧苄青西林、两性霉素 B 易致低血钾，使心肌对强心苷的敏感性提高，可诱发强心苷中毒。

（4）不可配伍药物：两性霉素 B、氯霉素、卡那霉素、土霉素、链霉素、四环素、林可霉素、B 族维生素、维生素 C、碳酸氢钠、氨茶碱、碘化钠、去甲肾上腺素、异丙肾上腺素等。

6. 美西林与丙磺舒　丙磺舒可抑制美西林的排泄，提高血药浓度。

7. 萘夫西林　萘夫西林不可维生素 C、庆大霉素及其他氨基糖苷类抗生素、氢化可的松、拟交感神经胺类、琥钠甲强龙、盐酸丙嗪、琥珀胆碱、四环素、复合维生素 B、氨茶碱配伍使用。

8. 氯唑西林钠　氯唑西林钠不可与维生素 C、氯丙嗪、庆大霉素、多黏菌素、土霉素、四环素、卡那霉素、碳酸氢钠、乳酸钠配伍使用。

9. 头孢菌素类

（1）维生素 K：头孢菌素类抗生素可降低维生素 K 的肠道吸收，使抗凝药作用增强。

（2）丙磺舒：丙磺舒可降低头孢噻啶、头孢噻吩的肾清除率，使抗生素血药浓度升高，可能增加肾损害，联用时应适当减少抗生素剂量。

（3）乙醇：头孢菌素类抗生素可使乙醇氧化被抑制，发生"戒酒硫样反应"，故用药期间及停药 3 日内不要饮酒。本类药与乙醇联用时，体内乙醛蓄积而呈醉酒样反应，表现为面红、胸闷、血压下降、恶心、呕吐、失神、呼吸困难、心悸、头痛、痉挛等。

(4)强利尿药:强利尿药与头孢噻啶或美孢噻吩联用时增加肾中毒的可能性。机制为强利尿药阻碍头孢菌素肾排出,使血清和组织中药浓度升高。呋塞米可增加头孢噻啶的肾毒性,并降低头孢噻啶在脑中的浓度。甘露醇可降低头孢唑啉血药浓度,加重肾毒性。必须联用时抗生素应减少剂量。

(5)氨基糖苷类抗生素:氨基糖苷类药与头孢菌素类联用可起协同作用,但肾毒性也会加重,故肾功能不良者慎用,并避免在同一容器中使用,以免相互降低效价。庆大霉素与头孢噻啶联用,可使肾毒性相加,多黏菌素 E 与头孢噻吩联用,可引起起肾衰竭。妥布霉素、卡那霉素、粘菌素、链霉素等与头孢霉素类联用均可导致肾毒害。

(6)非甾体抗炎药:阿司匹林、二氟尼柳或其他水杨酸制剂与头孢哌酮联用时,由于血小板的累加抑制作用,可增加出血的危险性。

(7)考来烯胺:考来烯胺可降低头孢氨苄的血药浓度,因而降低其抗菌活性。考来烯胺与头孢羟氨苄或头孢氨苄可在肠道结合,使后者吸收减慢,但总吸收量不受影响。

(8)青霉素:青霉素预先应用可阻止头孢噻啶在肾皮质区蓄积,预防其引起急性肾小管坏死。美洛西林可降低头孢噻肟清除率达 40%。哌拉西林与头孢唑林抗菌谱相同,联用时应分别减少剂量。

(9)乙酰螺旋霉素:其快速抑菌作用,可使头孢唑林的快速杀菌效能受到明显抑制。

(10)环孢素:环孢素与头孢呋辛、头孢曲松合并用时,对患者的肾功能无不良影响,亦不改变环孢素的血药浓度。与头孢他啶联用,虽然不改变环孢素的血药浓度,但有一定的肾毒性,血清肌酐、尿素氮水平较合并用药前增加 2.6% 和 27.1%,较停药后增加 6.6% 和 29.9%。

(11)林可霉素：林可霉素与头孢菌素有拮抗作用，不宜联用。

(12)含钙液体：头孢曲松钠不可与含钙液体配伍。

(13)头孢唑啉钠：不可与巴比妥类、钙制剂、红霉素、卡那霉素、四环素、多黏菌素 B、多黏菌素 E 配伍使用。

(14)头孢他啶：不可与碳酸氢钠溶液、氨基糖苷类抗生素配伍。

(15)头孢拉定：奈替米星与头孢拉定联用时，奈替米星的生物利用度增高，连续长期联用将导致体内蓄积；不可与各种抗生素、肾上腺素、利多卡因或钙制剂配伍；注射用头孢拉啶不可与复方氯化钠溶液配伍。

(16)头孢哌酮钠：妥布霉素与头孢哌酮注射液混合即出现乳白色混浊，静脉输注中可发生输液反应；与氨基糖苷类抗生素在物理上不能配伍，如需要联用时，必须在不同部位注射。

(17)头孢吡肟：不宜与甲硝唑、万古霉素、庆大霉素、妥南霉素、奈替米星联用。严重感染可与阿米卡星联用。

(18)其他：有关甲硝唑详见"产后及人工流产后"；硫酸镁详见"妊娠高血压综合征"；黄体酮、维生素 E 详见"自然流产"。

二十、妊娠合并急性胆囊炎和胆石症

妊娠期急性胆囊炎和胆石症的发病率仅次于急性阑尾炎，国外报道妊娠期急性胆囊炎发病率为 0.8‰，其中 70％合并胆石症。妊娠是胆囊炎和胆囊结石的重要诱因。妊娠期在孕激素作用下，胆囊及胆管平滑肌松弛致使胆囊排空缓慢及胆汁瘀积；雌激素降低胆囊黏膜对钠的调节，使胆囊黏膜吸收水分的能力下降而影响胆囊浓缩功能；加之胆汁中胆固醇成分增多，胆汁酸食盐及磷脂分泌减少，有利于形成胆结石。胆囊炎和胆石症可发生在妊娠期任何阶段，但以妊娠晚期更为多见。妊娠合并急性胆囊炎和胆石症的临床表现与非妊娠期基本相同，常在进油腻食物后发病,表现为突然右上腹和(或)中上腹阵发性绞痛,常放射至右肩或背部,并常伴有恶心、呕吐等消化道症状。病情严重时有畏寒、发热及右上腹绞痛。尽管妊娠期急性胆囊炎和胆石症不多,但处理应慎重。妊娠合并急性胆囊炎和胆石症患者应禁食,必要时胃肠减压,同时纠正水、电解质紊乱和酸碱失衡,选用对胎儿无害的广谱抗生素(如氨苄西林、头孢菌素类、磷霉素等);发生胆绞痛时给予解痉镇痛药(如阿托品、哌替啶等);缓解期给予低脂肪、低胆固醇饮食,并给予利胆药物,如熊去氧胆酸等;经非手术治疗效果不佳且病情恶化者,或并发胆囊积脓、胆囊穿孔及弥漫性腹膜炎时,应尽快行手术治疗,必要时给予黄体酮等保胎治疗。

【饮食宜进】

1. 富含优质蛋白质的食物　蛋白质摄入不足,不仅可导致胎儿宫内发育迟缓,而且也可降低机体抵抗力,不利于炎症的控制,故妊娠合并急性胆囊炎和胆石症的患者适宜高蛋白饮食。食物中蛋白质的主要来源是蛋类、瘦肉、鱼类等,这些食物不仅蛋白质含量高,而且生物效价也高,易于机体吸收。

2. 富含维生素 C 和维生素 A 的食物　维生素 C 的食物来源主要为新鲜蔬菜和水果。柑橘、柠檬、石榴、山楂和鲜枣均含有丰富的维生素 C。一般膳食中仍以蔬菜为主要来源,如柿子椒、菠菜、韭菜、番茄、油菜、菜花等都是维生素 C 的良好来源。此外,野生的苋菜、沙棘、猕猴桃和酸枣中的含量尤其丰富,可作为维生素 C 的补充来源。维生素 A 的食物来源主要为动物性食物,动物肝脏、禽蛋黄及鱼肝油等均含有丰富的维生素 A。胡萝卜素主要来自植物性食物,红黄色及绿色的水果与蔬菜中均含有丰富的胡萝卜素,如胡萝卜、辣椒、红薯、油菜、杏和柿子等。由于维生素 C 和维生素 A 可保护胆囊,故妊娠合并急性胆囊炎和胆石症的患者应进食足量的富含维生素 C 和维生素 A 的食物。

3. 低脂肪、低胆固醇食物　胆结石的形成与体内胆固醇过多密切相关,高脂肪、高胆固醇食物可提高人体内胆固醇的含量,促进结石形成及胆囊收缩,加重腹痛症状。因此,妊娠合并急性胆囊炎和胆石症的患者宜选择低脂肪、低胆固醇、易消化的清淡饮食。如新鲜蔬菜、水果、米汤、稀粥、豆浆等。

4. 急性期饮食　急性期宜采用高糖类流质或半流质饮食,如藕粉、米汤、稀粥、果汁、青菜汤等。症状缓解、炎症消失后,可吃低脂肪、清淡的饮食,每日应限制脂肪总量在 40 克以内。日本医学家主张每日脂肪总量在 25 克,以植物油为好。植物油具有良好的利胆作用,对慢性胆囊炎有一定的治疗意义。

5. 缓解期饮食　缓解期宜食用少渣、易消化的蔬菜,如萝卜、番茄、菜花、白菜心、冬瓜、茄子等。症状减轻、精神好转,宜吃半流质饮食,如粳米稀饭、蒸蛋羹、细面条、馄饨,以及面包、饼干、豆腐、肉末、青菜末、菜泥等,每日 4～5 餐。病情恢复良好,食欲增加,消化良好,宜吃馒头、烧饼、米饭、面条等。

6. 胆囊切除术后饮食　胆囊是人体储存胆汁的场所,不断将肝脏分泌的胆汁储存起来,并加以浓缩。在进食的时候,胆囊通过自身的收缩,将浓缩的胆汁排入十二指肠,以帮助消化脂肪。当胆囊因病被切除时,患者将因胆汁得不到调控而持续进入十二指肠,而在人们进食时却又不能得到足够的胆汁来帮助消化,会导致消化不良,如出现腹胀、腹痛、腹泻等症状。因此,这样的患者必须合理饮食。

(1)高蛋白、低脂肪、半流质饮食或软食:胆囊切除的患者术后必须严格控制脂肪的摄入,蛋白质每日 80 克或以上(出现肝肾功能异常时,应限制蛋白质的摄入量),脂肪每日 40 克或以下,总热能为 8 368～10 042 千焦。选择脂肪含量少且易消化、富含蛋白质的食物,如鱼肉、鸡肉、蛋清、豆腐、脱脂奶、莲子等。不吃肥肉、油炸食品及动物内脏等,植物油也不宜多吃。

(2)补充足够的维生素:可以从食物补充,如胡萝卜、番茄、玉米、鱼肝油、海产品及豆制品等,必要时可静脉注射补给。结合临床症状,重点补充相应的维生素。

(3)注意水、电解质平衡:饮食中给予鲜果汁、无油肉汤、蘑菇汤等。缺铁性贫血者可进食含铁丰富的食物(如黑色食物等),必要时采用口服铁剂治疗。

(4)少量多餐:养成规律进食的习惯,选择细软易消化的食物,并且要做到少量多餐,以适应胆囊切除术后的生理改变。烹调时应以煮、烩、汆、蒸等烹调方法为宜,避免煎、炸、烧等烹调方法,以减少脂肪的摄入。

【饮食相克】

1. 高脂肪类食物　因为胆结石的形成与体内胆固醇过多关系密切,而高脂肪类食物(如肥肉、油炸鸡蛋、猪油、黄油、奶油等)可增加体内胆固醇的含量,促进胆囊收缩素的产生与释放,增加胆囊收缩次数,造成胆囊内压力升高,胆囊扩张,致使患者腹痛加剧。此外,由于妊娠合并急性胆囊炎和胆石症的患者消化功能降低,高脂肪类食物可加重胃肠道负担,不利于消化吸收,故妊娠合并急性胆囊炎和胆石症的患者不宜进食高脂肪类食物。

2. 高胆固醇食物　肝脏在胆固醇的代谢过程中发挥重要作用,如果胆固醇代谢不完全就会成为胆结石的原料。有研究证明,胆结石的主要成分 90%～99% 由胆固醇构成,限制胆固醇的摄取,可调整胆固醇的代谢,减缓或防止胆结石的形成。因此,妊娠合并胆囊炎和胆石症的患者不宜过食高胆固醇食物。高胆固醇食物主要有动物内脏,如猪脑、牛脑、猪腰、猪肝、牛肝、羊肝、猪肚、猪心及鸡、鸭内脏等;还有蚌肉、蟹黄、螃蟹、鲫鱼、松花蛋、咸鸭蛋、蛋黄、鱿鱼、虾皮等。

3. 粗纤维类食物　粗纤维类食物可促进肠蠕动,使胆囊疼痛加重。所以妊娠合并急性胆囊炎和胆石正的患者不宜吃含纤维素多的蔬菜和水果,应多吃富含维生素 C 和维生素 A 的食物,以保护胆囊。

4. 酸性食物　醋、杨梅、山楂、柠檬等酸性食物可刺激胃及十二指肠分泌胆囊收缩素，从而引起胆囊收缩，诱发或加重胆绞痛，因此，妊娠合并急性胆囊炎和胆石症的患者不宜过食酸性食物。

5. 辛辣刺激性食物　辛辣刺激性食物（如酒、茶、咖啡、辣椒、芥末、胡椒、花椒等）均可引起胃和十二指肠分泌物增多，促进胆囊收缩素增加，导致胆管口括约肌痉挛，胆汁排出受阻而诱发或加重胆绞痛。此外，孕妇过用辛辣食物易导致胎热、胎动、难产，还可使小儿出生后易患疮疡疹毒、目赤眼烂等病。因此，妊娠合并急性胆囊炎和胆石症的患者不宜进食辛辣刺激性食物。

6. 产气食物　胆囊炎和胆石症患者常因胀气而加重病情，因此凡产气食物必须禁食或慎食。这类食物有大豆、豆制品、炒蚕豆、土豆、白薯、芹菜、韭菜、毛笋、竹笋、蒜苗等。

7. 糖及含糖量高的食物　因为糖可刺激胰岛细胞分泌胰岛素，胰岛素可使胆固醇增加，导致胆汁中胆固醇处于过饱和状态，促进胆结石的形成，故妊娠合并急性胆囊炎和胆石症的患者不宜过食糖或含糖量高的食物。

8. 含钙高的食物　因为含钙高的食物（如奶制品、巧克力、坚果等）食入过多易引起或加重胆结石，故妊娠合并急性胆囊炎和胆石症的患者不宜过食含钙高的食物。

9. 牛奶　脂肪的消化需要胆汁的参与，牛奶中含有较多的脂肪，胆囊炎和胆结石患者若饮用含脂肪较多的牛奶，不仅加重胆囊的负担，而且可使腹痛等症状加剧。因此，妊娠合并急性胆囊炎和胆石症的患者应禁食牛奶。

10. 过冷或过热的食物　过热的食物或汤水，过冷的食物如冰淇淋、冰镇饮料、冰咖啡，以及刚从冰箱中取出的食物，食入后可导致胆管括约肌的痉挛，从而引起或加重胆囊区的隐痛或绞痛，故妊娠合并急性胆囊炎和胆石症的患者不宜食用过冷或过热

的食物。

11. 香料、香精 过浓的香料、香精等为强烈调味品,可促进胆囊强烈收缩,从而影响胆汁的排泄,诱发或加重胆绞痛,故妊娠合并急性胆囊炎和胆石症的患者不宜过食香料和香精。

【饮食搭配】

1. 西瓜与蜂蜜 西瓜,又名寒瓜、夏瓜、水瓜等,为葫芦科植物,主要营养成分有水分、蛋白质、脂肪、膳食纤维、糖类、胡萝卜素、维生素 A、维生素 B_1、维生素 B_2、维生素 C、烟酸、瓜氨酸、丙氨酸、谷氨酸、精氨酸及苹果酸等有机酸,其味甘性寒,具有清热解暑、利尿、促进机体新陈代谢、减少胆固醇的沉积等功效,与具有益气补中、清热润燥、健脾益胃、解毒止痛作用的蜂蜜搭配,对妊娠合并急性胆囊炎和胆石症有一定辅助治疗作用。

2. 包菜与虾米 包菜富含维生素 C、维生素 E、维生素 A 及微量元素锌、硒、钼等,具有增强机体免疫力的作用,所含的纤维素、果胶,能阻止胆固醇、胆汁酸的吸收,对动脉硬化、胆石症及肥胖症有益;虾米具有补肾壮阳、滋阴健脾的功效,两者搭配,能强壮身体,防病抗病。适宜妊娠合并急性胆囊炎和胆石症患者食用。

【食疗药膳方】

1. 鸡蛋黄瓜藤饮 黄瓜藤 100 克,新鲜鸡蛋 1 个。将黄瓜藤洗净后,用水煎至 100 毫升,再取汁冲服鸡蛋,每日 1 次。清热,滑肠,镇痛,清热利胆。适用于胆囊炎。

2. 金钱草粥 新鲜金钱草 60 克(或干品 30 克),粳米 50 克,冰糖适量。将金钱草洗净,切细,加水 200 毫升,煎至 100 毫升,去渣取汁,放入粳米,再加水 400 毫升左右,同煮为稀粥,加入冰糖溶化。每日 2 次,稍温食用。通淋排石,利胆退黄。适用于胆结石、胆囊炎肝胆湿热,胁肋胀痛,身目发黄,口苦咽干,小便黄赤,大便稀薄或干结,舌苔黄腻等。

3. 鸡内金粥 鸡内金 6 克，粳米 100 克，白糖适量。将鸡内金用小火炒至黄褐色，研为细粉。把粳米放入锅内，加水 800 毫升左右，煮至米开未稠时，放入鸡内金粉和白糖，再煮一沸，粥稠即可，适量食用。健脾胃，消积滞。适用于胆结石砂石积滞，胁肋疼痛，饮食不消等。

4. 鲤鱼赤小豆陈皮粥 鲤鱼 1 条，赤小豆 120 克，陈皮 6 克。将鱼去鳞及内脏，洗净，放入锅内，加水适量，入赤小豆、陈皮同煮至烂熟成粥，去鱼骨。不拘时食之。适用于急性胆囊炎，慢性胆囊炎急性发作，或伴有黄疸，小便不利者。

5. 大麦粥 大麦 50～100 克。先将大麦磨碎如粟米大，再加入水，煮粥食之。适用于慢性胆囊炎，急性胆囊炎恢复期。

6. 山楂散 山楂 200～500 克，白糖适量。先将山楂炒焦研末，然后用白糖水送饮。每次 6～10 克，每日 3 次。适用于慢性胆囊炎，急性胆囊炎恢复期。

7. 萝卜生炒猪肝 猪肝 250 克，白萝卜 250 克，植物油、食盐、香葱、味精各适量。萝卜切成均匀薄片，先用植物油炒至八成熟，加食盐盛起，再起油锅，放植物油 2 匙，用大火烧热后，放入猪肝片，快速翻炒 3 分钟，倒入萝卜片与猪肝同炒，几分钟后加香葱、味精即可。佐餐食用。适用于虚证夹气滞之胁痛。

8. 茉瑰粥 茉莉花 6 克，玫瑰花 5 克，厚朴花 3 克，生山楂 6 克，粳米 60 克，冰糖适量。粳米淘洗干净，生山楂去核仁，茉莉花、玫瑰花、厚朴花冲洗干净。粳米、生山楂、茉莉花、玫瑰花、厚朴花共入砂锅内，加水煮粥，粥熟加冰糖。早晚分食，每日 1 剂，连食数日。疏肝和胃，理气活络。适用于慢性胆囊炎、胆石症肝胃不和，气滞血瘀，脘胁不适疼痛，食欲缺乏，厌油腻。

9. 珍珠草猪肝汤 鲜珍珠草 60 克（或干品 30 克），猪肝 100 克。鲜珍珠草洗净，切碎；猪肝洗净，切成薄片。猪肝先入锅，加适量水煮，肝熟后再加入珍珠草，水沸即可。去药渣。喝汤，食猪

肝,每日 1 次,连食 5～6 日。清热解毒,利湿退黄。适用于慢性胆囊炎、胆石症、肝炎肝胆湿热,胁肋疼痛、灼热,心烦口苦,小便黄赤,大便不爽臭秽。

10. 莱菔子粥 莱菔子 15 克,白米 30～50 克。先将莱菔子炒后研末,再与白米同煮成粥,不拘时食之。适用于慢性胆囊炎,急性胆囊炎恢复期。

11. 薏苡仁粥 生薏苡仁 60 克,白米 20～30 克。先将薏苡仁煮烂,后入白米煮粥食之。适用于慢性胆囊炎,或急性胆囊炎恢复期。

【药物与饮食相克】

1. 头孢菌素类药物

(1)酒类:详见"胎膜早破"。

(2)果汁:详见"胎膜早破"。

(3)饭后服用:详见"胎膜早破"。

2. 阿托品

(1)饭后服用:因为阿托品对腺体分泌有抑制作用,饭后服用会影响食物的消化,故不宜饭后服用。

(2)蜂王浆:蜂王浆中含有两种类似乙酰胆碱的物质,实验证明,这两种物质所产生的作用可被抗胆碱药物阿托品所对抗,若与抗胆碱药物同时使用则会明显降低抗胆碱类药物的疗效,故不宜与抗胆碱类药物同时应用。

(3)富含鞣酸的食物:核桃仁、柿子、茶叶等食物中含有大量鞣酸,而鞣酸易使阿托品失去活性或产生沉淀,从而降低其疗效,故在服用阿托品期间不宜饮茶,亦不宜食用富含鞣酸的食物。

【本病与药物相克】

1. 镇痛药物 腹痛患者,尤其是早期急性腹痛的患者,不宜盲目使用镇痛药物。因为疼痛是机体自身保护功能的反应,它标志着疾病的病变位置所在。人体腹部内脏较多,如果诊断不明,过早盲目使用镇痛药物,会掩盖了真正的患病部位,影响疾病的诊断与治疗。此外,过多使用镇痛药物还可抑制延髓中枢,加重患者的缺氧,降低机体抵抗力,使病情进一步恶化。

2. 促进肠蠕动的药物　若应用促进肠蠕动的药物可使肠蠕动加快,使胆囊疼痛加重,不利于疾病的恢复。

3. 钙剂　虽然孕妇进食足够的钙质有利于胎儿骨骼和牙齿的发育,但大量服用钙质易引起结石,故妊娠合并急性胆囊炎和胆石症的患者不宜将钙剂(如葡萄糖酸钙、碳酸钙等)作为常规用药,以免诱发或加重结石。

4. 止泻固涩药物　妊娠合并急性胆囊炎和胆石症患者应保持大便通畅,因此应避免使用止泻固涩药物,如肉豆蔻、桑螵蛸、五味子等。

5. 补气及固涩药物　胆囊炎和胆结石患者气滞者居多,故补气药(如人参、黄芪等)及固涩药(如芡实、金樱子等)均当忌用,以免加重病情。

【药物与药物相克】

1. 哌替啶

(1)异烟肼及其衍生物:哌替啶与异烟肼及其衍生物合用,可产生严重的不良反应,如昏迷、低血压、周围血管萎陷等,故不宜合用。但这种反应可用静脉注射氢化可的松和加压素来对抗。

(2)单胺氧化酶抑制药:因为单胺氧化酶抑制药(如帕吉林、呋喃唑酮)能阻止哌替啶的去甲过程和去甲哌替啶的水解过程,而引起毒性反应,故不宜合用。

2. 阿托品

(1)吩噻嗪类药物:因为吩噻嗪类药物(如氯丙嗪、奋乃静、三氟拉嗪等)具有阿托品样作用,与阿托品合用可加重口干、视物模糊、尿闭等症状,并有诱发青光眼的可能,故不宜合用。

(2)苯海拉明:因为苯海拉明具有硫酸阿托品样作用,合用时

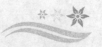

可增加阿托品的不良反应,故不宜合用。

(3)维生素C:因为维生素C可加速阿托品的清除,使阿托品的血药浓度降低,疗效减弱,故不宜合用。

(4)抗酸药:阿托品与抗酸药(如氢氧化铝、西咪替丁)联用有协同作用,但因为抗酸药能干扰阿托品的吸收,故联用时应分开给药。

(5)甲氧氯普胺:因为甲氧氯普胺是中枢性止吐药,有促进胃肠道蠕动、排空及增进消化功能的作用,而阿托品、溴丙胺太林属于抗胆碱药,能抑制胃肠道蠕动及分泌,两药呈现拮抗作用,合用时两者的作用均减弱,故不宜合用。

(6)含有鞣酸的中药及其制剂:因为含有鞣酸的中药及其制剂,如五倍子、虎杖片、四季青片、紫金锭等易使阿托品失去活性或产生沉淀,不易被吸收而降低疗效,故不宜合用。

(7)含有生物碱成分的中药:中药乌头、黄连、贝母等含有一定量的生物碱,与西药生物碱类药物阿托品、氨茶碱、咖啡因等联合应用,会使药物毒性增加,容易导致药物中毒,故不宜合用。

3. 熊去氧胆酸与考来烯胺及含有氢氧化铝的制剂 因为考来烯胺、氢氧化铝等可降低熊去氧胆酸的作用,故不宜合用。

4. 其他 有关青霉素及头孢菌素类药物详见"妊娠合并急性阑尾炎";黄体酮详见"自然流产"。

二十一、妊娠合并淋病

淋病是由革兰染色阴性的淋病奈氏菌(简称淋菌)引起的以泌尿生殖系统化脓性感染为主要表现的性传播疾病。近年来,在我国的发病率居性传播疾病的首位。任何年龄均可发生,以20~30岁居多。淋菌对柱状上皮和移行上皮有亲和力,极易侵犯并隐匿在女性泌尿生殖道而引起感染。孕妇感染淋菌并不少见,占

0.5%～7%。妊娠期任何阶段的淋菌感染,对妊娠预后均有很大影响。对胎儿的威胁则是早产和胎儿宫内感染,有资料报道早产发病率约为17%,胎儿感染易发生胎儿窘迫、胎儿宫内发育迟缓,甚至导致死胎、死产。胎儿幸存经阴道娩出,可以发生新生儿淋菌结膜炎、肺炎,甚至出现淋菌败血症,使围生儿死亡率明显增加。因此,一旦确诊,应遵循及时、足量、规则的用药原则尽早彻底治疗。淋病孕妇通常首选头孢曲松钠加红霉素治疗,对β-内酰胺类抗生素过敏者,改用大观霉素加红霉素治疗。

【饮食宜进】

1. 富含优质蛋白质的食物　蛋白质摄入不足,不仅可导致胎儿宫内发育迟缓,而且也可降低机体抵抗力,不利于疾病的恢复,故妊娠合并淋病的患者适用于高蛋白饮食。食物中蛋白质的主要来源是蛋类、牛奶、瘦肉、鱼类及豆类,这些食物不仅蛋白质含量高,而且生物效价也高,易于机体吸收。因此,妊娠合并淋病的患者应进食足量的蛋类、牛奶、瘦肉、鱼类及豆类食物。

2. 富含维生素及矿物质的食物　谷类、豆类及新鲜蔬菜中含有丰富的维生素 E、维生素 C、B 族维生素及微量元素锌、锡、铜等,有利于胎儿发育及疾病的恢复,故妊娠合并淋病的患者宜多进食富含维生素及矿物质的食物。

3. 低脂清淡饮食　油腻食物(如动物油、肥肉、油炸食物等)及糖类(如奶糖)易助湿生热,湿热下注膀胱,可使尿频、尿急、尿痛等膀胱刺激症状加重,故妊娠合并淋病的患者宜于进食低脂、易消化的清淡食物,如新鲜蔬菜、水果、米汤、稀粥、豆浆等。

4. 具有利尿解毒作用的食物　冬瓜、西瓜、扁豆、赤小豆、绿豆等具有利尿、解毒作用的食物有助于性病的康复,故妊娠合并淋病的患者宜于多食用。

【饮食相克】

1. 辛辣刺激性食物　辛辣刺激性食物(如酒、茶、姜、葱、蒜、咖啡、辣椒、芥末、胡椒、花椒、咖喱等)属阳热之品,易生热助火,伤耗津液,可使膀胱刺激症状加重。此外,孕妇过用辛辣食物易导致胎热、胎动、难产,还可使小儿出生后易患疮疡疹毒、目赤眼烂等病。因此,妊娠合并淋病的患者不宜进食辛辣刺激性食物。

2. 饮酒 饮酒后会加重炎症充血,不利于炎症的控制,甚至可使膀胱刺激症状加重,而且饮酒也不利于母体健康和胎儿发育,故妊娠合并淋病的患者不宜饮酒。

3. 饮水不足 妊娠合并淋病的患者应多饮水、勤排尿,以便冲洗掉尿道中的淋菌及炎症渗出物。如果患者饮水不足,尿量减少,淋菌及炎症渗出物不能及时排出,则不利于淋病的治疗。

4. 发物 发物对炎症发热有导致病情加重的作用,并使膀胱刺激症状加重,故妊娠合并淋病的患者不宜食用公鸡肉、羊肉、鲫鱼、韭菜、南瓜、雀肉等发物。

5. 酸性食物 尿液的酸碱度对细菌的生长及药物的抗菌活力都有密切的关系。醋、杨梅、山楂、柠檬等酸性食物可使尿液酸化,有利于细菌的生长繁殖,并能降低红霉素、青霉素、头孢菌素等抗生素的杀菌能力,因此妊娠合并淋病的患者应禁食酸性食物。

【饮食搭配】

1. 芦笋与银杏 芦笋性微温,味甘、苦,所含的天冬酰胺、黏液汁、β-谷甾醇及糖醛衍生物,对心血管系统、泌尿系统等疾病均有治疗作用;银杏性温,味甘、苦,具有很好的消毒杀虫功能,两者搭配对妊娠合并淋病具有较好的治疗作用。

2. 紫菜与豇豆 紫菜味道鲜美,营养丰富,主要营养成分有蛋白质、糖类、脂肪、胡萝卜素、维生素 B_1、维生素 B_2、维生素 C、维生素 U、烟酸及丰富的钙、铁、碘、磷等,其性味甘、咸、寒,有清热利水、补肾养心等作用;豇豆性平,味甘,有健脾补肾、理中益气等功效,其叶子能治疗淋病,两者搭配,适宜淋巴结核、妊娠合并淋病等患者食用。

3. 荠菜与银杏 荠菜具有和脾利水、健胃消食、清热降压的功效,与具有消毒杀虫功能的银杏搭配,适宜妊娠合并淋病有患者食用。

4. 葡萄、莲藕与蜂蜜 葡萄能除烦解渴、健胃益气、增进食欲、补气养血、利尿消肿、补虚养身、延年增寿等。研究表明葡萄中含有天然聚合苯酚,能与病毒、细菌中的蛋白质结合,使病毒、细菌失去传染疾病的能力,葡萄与莲藕捣碎取汁,加蜂蜜煎熬服用,对泌尿系感染、小便短赤有疗效,适宜妊娠合并淋病等患者食用。

【食疗药膳方】

1. 滑石粥 滑石 30 克,瞿麦 10 克,粳米 30～60 克。先将滑石用布包扎,再与瞿麦同入水中煎煮,取汁,去渣,加入粳米煮稀粥。空腹食用。适用于湿热型淋病。

2. 大黄鸡蛋 大黄 3 克,鸡蛋 1 个。将大黄研末,鸡蛋挖一个小孔,放入药末,以湿纸封口蒸熟。吃鸡蛋,每日 1 次。适用于各型淋病。

【药物与饮食相克】

1. 头孢菌素类

(1)酒类:详见"胎膜早破"。

(2)果汁:详见"胎膜早破"。

(3)饭后服用:详见"胎膜早破"。

2. 红霉素

(1)酒类:红霉素对肝脏的毒性较强,服用红霉素时饮酒,可使其毒性更为加强,对肝脏的损害加重,故服用红霉素期间不宜饮酒。

(2)酸性食物与饮料:红霉素在碱性环境中,抗菌功能增强,在酸性溶液中易被破坏,在 pH 值低于 4 时几乎完全失效,故在使用红霉素时,不宜大量进食酸性食物及酸性饮料,如酸味水果、醋制食品、酸梅汤、橘子汁、柠檬汁等。

（3）富含钙、磷、镁的食物：红霉素可与钙离子结合成牢固的络合物，钙、磷、镁还会和红霉素结合，延缓和减少药物的吸收，故服用红霉素时不宜食用富含钙、磷、镁的食物，如虾皮、羊肝、大豆、南瓜、黄花菜及其他绿叶蔬菜。

（4）海味食物：在应用红霉素期间，不宜过食螺、蚌、蟹、甲鱼、海带、海蜇等海味食物，因为这些食物中富含的钙、镁、铁、磷等金属离子会和红霉素结合，容易形成一种难溶解而又难吸收的物质，降低药物疗效。

（5）果汁：果汁或清凉饮料的果酸容易导致碱性药物红霉素提前分解或溶化，不利于药物在肠内的吸收，而大大降低药效。并且红霉素有时还会与酸性液体反应生成有害物质，故不宜用果汁服用红霉素。

【本病与药物相克】

1. 四环素族抗生素　包括四环素、多西环素均为典型致畸药物，可导致胎儿软骨或胃生长障碍、指畸形，婴儿长大后会出现牙齿色素沉着和牙釉质发育不良，故妊娠合并淋病患者不宜使用。

2. 氨基糖苷类抗生素　如链霉素、庆大霉素、卡那霉素等氨基糖苷类抗生素有肾毒性和耳毒性，且较常见，对孕妇及胎儿均有一定危害，故妊娠合并淋病的患者不宜使用。

3. 氯霉素　氯霉素可透过胎盘屏障，有抑制骨髓的报道，较大剂量使用后，可引起"灰婴综合征"，表现为新生儿腹泻、呕吐、呼吸功能不良、发绀、皮肤发灰，甚至死亡，故妊娠合并淋病的患者不宜使用。

4. 喹诺酮类抗生素　包括诺氟沙星、环丙沙星等喹诺酮类抗生素，其作用机制为抑制细菌 DNA 旋转酶，影响胎儿软骨发育，故妊娠合并淋病的患者不宜使用。

5. 磺胺类药物　动物实验证明，磺胺甲噁唑有致畸作用，人类无报道。但磺胺类药物易透过胎盘进入胎体,与胎儿血中的胆红素竞争血浆蛋白的结合部位,使血浆游离胆红素增高,导致胎儿核黄疸,故妊娠合并淋病的患者不宜使用。

【药物与药物相克】

1. 红霉素

(1)溴丙胺太林:因为溴丙胺太林为抗胆碱药,具有松弛胃肠道平滑肌的作用,能延长胃排空时间,而碱性药物(红霉素)在胃酸影响下易被破坏失效,两药合用可延长红霉素在胃中的停留时间,而使其疗效降低或失效,故不宜合用。两者若需合用,可在红霉素疗程结束后再服用溴丙胺太林,或服用红霉素 2 小时后再服用溴丙胺太林,也可同时加服碳酸氢钠或复方氢氧化铝等碱性药物以中和胃酸。

(2)月桂硫酸钠:因为月桂硫酸钠能促使红霉素在肠道中的吸收,增加对细胞的穿透力,使红霉素对肝脏的毒性增强,结果易导致黄疸及转氨酶升高,故不宜合用。

(3)氯霉素、林可霉素:因为红霉素与氯霉素或林可霉素合用时,都与细菌核糖蛋白体 50-s 亚单位结合,使核糖体的构型发生变化,彼此影响疗效。另外,氯霉素在弱酸或中性条件下其活性增强,而红霉素在碱性条件下活性较强,合用易可产生拮抗作用,故不宜合用。

(4)维生素 C、阿司匹林:因为维生素 C、阿司匹林均为酸性药物,而红霉素在酸性条件下呈解离型,不易吸收,而且排泄快,在胃肠道中不稳定,易被破坏,使红霉素疗效降低,故不宜合用。

(5)氯丙嗪、保泰松、苯巴比妥:因为氯丙嗪、保泰松、苯巴比妥等药物对肝脏都具有毒性作用,与红霉素合用,会加重肝脏毒性,故不宜合用。

(6)乳酶生:由于红霉素能抑制乳酸杆菌的活性,使乳酶生药效降低,同时也耗损了红霉素的有效浓度,故不宜合用。

（7）四环素：因为红霉素与四环素合用会增加红霉素对肝脏的不良反应，故不宜合用。

（8）含鞣质的中成药：因为含鞣质的中成药，如四季青片、虎杖浸膏片、感冒片、复方千日红片、长风槐角丸、肠连丸、紫金粉、舒痔丸、七厘散等可使红霉素失去活性，疗效降低，故不宜合用。

（9）含有机酸的中药：因为红霉素在碱性条件下抗菌作用才得以发挥，而含有机酸的中药（如山楂、五味子、山楂丸、保和丸等）口服可酸化胃液，提高酸度，使红霉素的单键水解而失去抗菌作用，故不宜合用。

（10）穿心莲片：穿心莲片具有清热解毒、燥湿之功效，可用于肺脓肿。其作用不是直接抑菌，但能提高机体白细胞吞噬细菌的能力，发挥消炎解毒之作用。红霉素等抗生素具有抑制穿心莲促白细胞吞噬功能的作用，从而降低其疗效，故不宜合用。

2. 头孢类抗生素　有关青霉素及头孢菌素类药物详见"妊娠合并急性阑尾炎"。

二十二、妊娠合并梅毒

梅毒是由苍白密螺旋体引起的慢性全身性疾病，早期主要表现为皮肤黏膜损害，晚期能侵犯心血管、神经系统等重要器官，造成劳动力丧失甚至死亡。梅毒孕妇还能通过胎盘将病原体传给胎儿，梅毒病原体在胎儿内脏（主要在肝、肺、脾、肾上腺等）和组织中大量繁殖，引起妊娠流产、早产、死胎、死产，幸存的新生儿可患先天性梅毒，其病死率及致残率均明显增高。梅毒是严重危害人类健康的性传播疾病，必须引起足够的重视。梅毒的治疗原则是早期明确诊断，及时治疗，用药足量，疗程规则，治疗期间应避免性生活，同时性伴侣也应接受检查及治疗。治疗应首选青霉素疗法，若青霉素过敏，应改为红霉素治疗。

【饮食宜进】

（1）妊娠合并梅毒患者应注意多摄入蛋白质、维生素等能增强人体抵抗力的食物，如蛋类、牛奶、瘦肉、鱼类、豆类及新鲜蔬菜和水果。冬瓜、西瓜、扁豆、赤小豆、绿豆等具有利尿、解毒作用的食物有助于性病的康复，故妊娠合并梅毒的患者适宜多食用。

（2）妊娠合并梅毒的患者还应饮食规律，荤素搭配，合理膳食，不暴饮暴食。

【饮食相克】

1. 辛辣刺激性食物　辛辣刺激性食物（如酒、茶、姜、葱、蒜、咖啡、辣椒、芥末、胡椒、花椒、咖喱等）属阳热之品，易生热助火，伤耗津液，可使病情加重。此外，孕妇过用辛辣食物易导致胎热、胎动、难产，还可使小儿出生后易患疮疡疹毒、目赤眼烂等病。因此，妊娠合并梅毒的患者不宜进食辛辣刺激性食物。

2. 饮酒　大量饮酒会使机体免疫功能低下，抵抗力减弱，不利于疾病的控制，而且饮酒也不利于母体健康和胎儿发育，故妊娠合并梅毒的患者不宜饮酒。

【饮食搭配】

1. 冬瓜与芦笋　芦笋性微温，味甘、苦，营养丰富，所含的天冬酰胺、黏液汁、β谷甾醇及糖醛衍生物，对心血管系统、泌尿系统等疾病均有治疗作用，若配以甘淡微寒、清热利尿、解毒生津的冬瓜，不仅清凉爽口，而且有良好的保健效果。适宜妊娠合并梅毒、高血压、高血脂、动脉硬化等患者食用。

2. 苋菜与鸡蛋　苋菜含有丰富的铁和赖氨酸，能清热解毒、利尿除湿；鸡蛋能滋阴润燥、养血安胎。两者同食，有滋阴润燥、清热解毒的功效，并能增强机体的免疫力。适宜妊娠合并梅毒等患者食用。

3. 香椿与竹笋　香椿性平，味苦，有清热解毒、化湿功效；竹笋味甘，性微寒，可清热化痰、利膈爽胃。两者搭配，能清热解毒、利湿化痰,适宜妊娠合并性病所致的小便短赤、涩痛患者食用。

4. 绿豆与蒲公英　蒲公英是一种颇受欢迎的野菜,含有蛋白质、脂肪、粗纤维及大量的钙、铁和多种维生素,还含有蒲公英甾醇、胆碱、菊糖等有效成分,其性寒味甘,能清热解毒、利尿散结,若与清热解毒的绿豆同食,其功效大增,可清热解毒、利尿消肿。适宜多种炎症、小便不利、妊娠合并梅毒等患者食用。

【食疗药膳方】

1. 梅花粥　粳米、梅花各适量。先煮粳米为粥,待粥将成时加入白梅花,同煮二三沸即可。每日 2 次,空腹温热食用,3～5 日为 1 个疗程。可清余热。适用于梅毒康复后期。

2. 蒲公英粥　蒲公英 40～60 克(鲜品 60～90 克),粳米 30～60 克。将蒲公英洗净,切碎,煎取药汁,去渣,入粳米同煮为粥。每日 2～3 次,温热时食用,3～5 日为 1 个疗程。清热解毒,消肿散结。适用于梅毒初起。

【药物与饮食相克】

1. 红霉素与酒类　详见"妊娠合并淋病"。

2. 红霉素与酸性食物、饮料　详见"妊娠合并淋病"。

3. 红霉素与富含钙、磷、镁的食物　详见"妊娠合并淋病"。

4. 红霉素与海味食物　详见"妊娠合并淋病"。

【本病与药物相克】

1. 四环素族抗生素　包括四环素、多西环素均为典型致畸药物,可导致胎儿软骨或胃生长障碍、指畸形,婴儿长大后会出现牙齿色素沉着和牙釉质发育不良,故妊娠合并梅毒患者不宜使用。

2. 氨基糖苷类抗生素　如链霉素、庆大霉素、卡那霉素,有肾毒性和耳毒性,且较常见,对孕妇及胎儿均有一定危害,故妊娠合并梅毒患者不宜使用。

3. 氯霉素　氯霉素可透过胎盘屏障,有抑制骨髓的报道,较大剂量使用后,可引起"灰婴综合征",表现为新生儿腹泻、呕吐、呼吸功能不良、发绀、皮肤发灰,甚至死亡,故妊娠合并梅毒患者不宜使用。

4. 喹诺酮类抗生素 包括诺氟沙星、环丙沙星等喹诺酮类抗生素,作用机制为抑制细菌 DNA 旋转酶,影响胎儿软骨发育,故妊娠合并淋病的患者不宜使用。

5. 磺胺类抗生素 动物实验表明,磺胺甲噁唑有致畸作用,人类无报道。但磺胺类药物易透过胎盘进入胎体,与胎儿血中的胆红素竞争血浆蛋白的结合部位,使血浆游离胆红素增高,导致胎儿核黄疸,故妊娠合并梅毒患者不宜使用。

【药物与药物相克】

有关青霉素及头孢菌素类药物详见"妊娠合并急性阑尾炎";红霉素详见"妊娠合并淋病"。

二十三、产后出血

胎儿娩出后 24 小时内出血量超过 500 毫升者称产后出血。产后出血是分娩期严重并发症,居我国目前孕产妇死亡原因的首位,发生率占分娩总数的 2%～3%。产后出血的预后随失血量、失血速度及产妇体质不同而异。若短时间内大量失血可迅速发生失血性休克,严重者危及产妇生命,休克时间过长可引起脑垂体缺血坏死,继发严重的腺垂体功能减退-希恩综合征。因此,应重视产后出血的防治。引起产后出血的原因主要有子宫收缩乏力、胎盘因素、软产道裂伤和凝血功能障碍。其中以子宫收缩乏力所致者最常见,占产后出血总数的 70%～80%。产后出血的主要临床表现为阴道出血过多,继发失血性休克、贫血及易于感染。其治疗原则为针对原因迅速止血、补充血容量纠正休克及防治感染。常用药物有甲氨蝶呤、缩宫素、麦角新碱等。必要时行手术治疗。

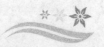

【饮食宜进】

1. 低脂肪、易消化的清淡膳食　由于产后出血者需卧床休息,胃肠道消化功能较差,高脂肪食物易加重胃肠道负担,不易消化、吸收。因此,适用于选择清淡爽口、易消化、富含营养的食物。如新鲜蔬菜、水果、米汤、稀粥、豆浆等。

2. 富含维生素的食物　产后出血者宜进食富含维生素的食物,如新鲜蔬菜、水果及蛋黄等。同时还应注意进食多纤维蔬菜,如韭菜、芹菜、白菜,以及香蕉、红薯等,以防止便秘,诱发或加重出血。

3. 止血类食物　如花生内衣、木耳、荠菜、金针菜、百合、莲蓬、藕汁、海螵蛸等具有止血功效,产后出血者可食用。

4. 高蛋白质食物　蛋白质是人体的重要组成成分,也是修复组织的重要材料,故恢复期应进食高蛋白质食物,如鸡肉、猪瘦肉、鸡蛋、牛奶、豆类及其制品等。

5. 富含铁质及维生素 B_{12} 的食物　恢复期可多食动物肝脏、乌鸡、黑木耳、黑芝麻、菠菜、牛奶、鸡蛋及豆制品等含铁量及维生素 B_{12} 多的食物,以利造血。

【饮食相克】

1. 暴饮暴食　由于子宫出血量多,大脑皮质兴奋性降低,胃肠功能紊乱,消化能力也随之降低,若暴饮暴食,就会造成消化不良,引起腹痛、腹胀等病症,故产后出血者不宜暴饮暴食。

2. 辛辣刺激及热性食物　产后大量失血、出汗,加之组织间液较多地进入血循环,故机体阴津明显不足,而辛辣刺激性食物如辣椒、胡椒、咖喱、芥末、茴香、浓茶,以及羊肉、狗肉、鹿肉、公鸡肉等热性食物,食后均易伤津耗阴、加重子宫出血,故产后出血者不宜食用。

3. 生冷寒凉之物　由于子宫出血量多,大脑皮质兴奋性降低,全身各个器官的抵抗力均下降,若遇寒冷刺激,如各种冷饮、冰镇饮料,凉拌生菜(如生拌萝卜、拌海蜇、拌凉粉、小葱拌豆腐)等低温食物,以及柿子、梨、西瓜、冬瓜、黄瓜、苦瓜、丝瓜、绿豆、白萝卜、百合、蚌肉、田螺、螃蟹、蛏子、鳖等寒性食物,就会引起瘀血内阻,导致腹痛、腹胀,甚至会诱发全身性疾病,不利于恢复健康,故产后出血者不宜食用生冷寒凉之物。

4. 酒　由于酒类不利于子宫内膜的修复,而且具有活血作用,饮食后会扩张血管,加快血行,加重出血,故产后出血的妇女不宜饮酒。

5. 大麦及其制品　大麦芽、麦乳精、麦芽糖有回奶的作用,故产后出血需哺乳者不宜食用大麦芽、麦乳精、麦芽糖。

6. 食盐　过咸的食物有回奶作用,在提倡母乳喂养的今天口味宜偏淡。

7. 红糖　红糖中含有多种营养素,食用红糖有助于产妇虚弱的身体得到补养。同时,有利于子宫收缩、复原、排出恶露。但因红糖具有活血化瘀的功能而加重子宫出血,故产后出血者不宜过多食用。

8. 桃　桃活血消积,多食可以通行经血,加重出血的病情,故产后出血者不宜食用。

9. 生姜　生姜辛散助热,温通血脉,可使火热内盛、迫血妄行而加重出血,故产后出血者不宜食用。

【饮食搭配】

1. 百合与鸡肉　鸡肉与百合搭配,有补血养血、开胃增食等功效,适宜产后出血过多、身体虚弱、乳汁不足患者食用。

2. 菠菜与猪血　菠菜中含有丰富的维生素 C、胡萝卜素,性味甘凉,有养血、止血、敛阴、润燥功能;而猪血含有丰富的蛋白质和铁质,具有生血功能。菠菜配猪血,有养血、止血、敛阴、润燥功能,适宜产后出血、贫血及血虚肠燥等患者食用。

3. 荠菜与马齿苋　现代医学证明,荠菜中的荠菜酸有止血作用,荠菜和马齿苋制成荠菜马齿苋汤,可增强清热凉血、止血及兴奋子宫作用,适宜产后出血、妇女崩漏、月经过多、产后恶漏患者食用。

4. 芦笋与黄花菜　芦笋与黄花菜同食,有养血、止血、除烦等功效,对产后出血、功能失调性子宫出血及各种贫血有辅助治疗作用。

【食疗药膳方】

1. 红糖桃仁粳米粥　桃仁 35 克,粳米 100 克,红糖 50 克。将粳米淘洗干净;把桃仁去皮、尖,清水洗净;将粳米与桃仁齐放入洗净的煮锅中,加清水适量,置于炉火上煮,待米烂汁黏时离火,加入红糖搅化调味即可食用。化瘀止血,养血益胃。适用于妇女瘀血内停所致的产后出血。

2. 大枣花生桂圆泥　大枣 100 克,花生仁 100 克,桂圆肉 15克,红糖适量。将大枣去核,清水洗净,花生仁、桂圆肉清洗干净。将大枣、花生仁、桂圆肉放入大碗内,共捣为泥,加入红糖搅匀后,上笼蒸熟即可。清气醒脾,调中开胃,补血止血。适用于妇女产后子宫出血和缺铁性贫血等。

3. 荠菜炒鲜藕片　鲜荠菜 50 克,鲜莲藕 90 克,猪油 20 克,食盐、味精、植物油各适量。将荠菜去杂后,用清水洗净;鲜藕刮去皮,洗净,切成薄片。将炒锅洗净,置于炉火上,起油锅,倒入荠菜,鲜藕片,翻炒至熟,点入食盐、味精调味即可食用。和脾、利水、止血。适用于血瘀引起的妇女产后腹痛,出血等。

4. 香菇小油菜　新鲜小油菜 100 克,香菇 3 朵,植物油、蒜末、食盐、米酒、香油各适量。先将小油菜彻底清洗干净,切段;香菇泡软后洗净,去蒂。在锅里倒油,烧热后爆香蒜末,下入香菇、小油菜、食盐、米酒、香油翻炒,油菜炒熟后即可。油菜中除了富含钙、铁、维生素 C 等营养素,还富含维生素 K。适用于产后出血。

5. 桂圆桑葚汤　桂圆肉 15 克,桑葚 30 克,蜂蜜适量。桂圆肉、桑葚共入锅中加水煎煮,去渣取汁,调蜂蜜饮,连用 10～15 日为 1 个疗程。适用于产后出血。

6. 木耳大枣汤　黑木耳 30 克,大枣 20 枚,红糖适量。黑木耳浸泡 30 分钟后,捞出,与大枣共煮汤,调入红糖食用。适用于产后贫血。

7. 豆豉酱猪心　猪心 1 000 克,豆豉 30 克,姜片、酱油、面酱、黄酒各适量。将猪心对切成两半,清水洗净,沥干后,与豆豉一并放入锅内,酌加姜丝、酱油、黄酒,加入清水适量,置于火上,煮沸后,转为小火炖 30 分钟,以猪心熟烂为度;把猪心取出,晾凉后切成薄片,当冷食用。补血养心,安神止痉。适用于心血与亏虚所致的心悸、烦躁,特别是妇女产后血虚所致的惊悸、抽搐等。

8. 鸭肝烩木耳　木耳 5～6 朵,鸭肝 300 克,红辣椒 1 个,植物油、食盐、鸡精、料酒、水淀粉、葱段、姜片,香油各适量。先将鸭肝切厚片;木耳用温水泡发后,洗净,撕成小朵;红辣椒切成细丝。锅里加水,待开后下鸭肝,用中火稍煮一会儿,捞出洗干净。另起锅烧热放油,烧热后爆香葱段、姜片,下入鸭肝、木耳、红辣椒丝,加入少许清水用中火焖 5 分钟,再加食盐、鸡精、胡椒粉焖 2 分钟入味,用水淀粉勾芡,淋上香油即可。鸭肝中含有多种营养素,特别是富含维生素 K。如果在孕后期选择食用。适用于生产时及产后出血的预防。

9. 大枣炖鹌鹑　鹌鹑 1 只,大枣 10 枚,黄芪 9 克,猪肝 50 克。鹌鹑宰杀,去毛杂与肠脏,洗净,与大枣、黄芪、猪肝共入锅中加水炖熟食用。每日 1 剂,连用 7～10 日为 1 个疗程。适用于产后贫血。

10. 花生大枣猪蹄汤　花生仁 100 克,大枣 10 枚,猪蹄 2 只,食盐适量。花生仁、大枣、猪蹄共放锅中加水煮熟,调入食盐即可。适用于产后贫血。

11. 海参炖猪肝　海参 60 克,猪肝 60 克。海参泡发,与猪肝共炖汤,调味食用。每日 1 剂,连用 10～15 日。适用于产后贫血。

12. 奶油菜花 菜花 200 克,西蓝花 200 克,胡萝卜丁、面粉、鲜牛奶、食盐、胡椒粉、植物油各适量。先将菜花、西蓝花洗净,切小块,放在开水中煮 1 分钟,冲凉沥干;锅烧热,倒入 1 汤匙植物油,放入菜花、西蓝花炒熟,放在盘子里;在锅里倒半汤匙油,加入面粉,以慢火加入鲜奶,拌至均匀,加入食盐、胡椒粉、胡萝卜丁炒匀,淋在菜花、西蓝花上即可。佐餐食用。养血和络止痛,散寒除湿,养血祛风,扶正祛邪。菜花里富含维生素 K,如果在产前经常食用,可以预防产后出血,并还可以增加母乳中维生素 K 的含量。

13. 三七炖鸡蛋 鸡蛋 3 个,三七粉 3 克,红糖 20 克。将鸡蛋打入碗内,用筷子搅匀。在锅中加清水适量,放入炉火上烧开,将鸡蛋倒入锅内,再把三七粉放入,煮至鸡蛋凝固时,即可离火,盛入大碗中,再加入红糖搅化即可食用鸡蛋。化瘀止血,养血活血,能络止血,化瘀而止血。适用于瘀血内停所致的产后出血。

14. 归桂红糖粥 当归 20 克,肉桂 10 克,粳米 100 克,红糖 50 克。将当归、肉桂清洗净,放入砂锅内,加清水适量,置于火上,煮 1 小时后,取汁去渣。把粳米淘洗干净,直接放入锅中,加入药汁,再兑适量清水,煮至米烂汁粘时,放入红糖搅化即可食用。温经散寒,化瘀止血,益气养血。适用于产后寒凝、瘀血内阻所致的产后出血。

15. 田七大枣炖鸡 鲜鸡肉 200 克,田七 5 克,大枣 8 枚,生姜 3 片,食盐、味精各适量。将大枣用清水浸软后,去核,洗净;把田七切成薄片,用清水略冲洗;将鸡肉去皮,洗净,滤干水分。把所有原料放入一个洗净的炖锅内,加入清水适量,置于炉火上,以大火隔水炖 2 小时,点入食盐、味精调味,即可。趁热吃鸡肉,喝汤。止血,镇痛,强身。对于产后流血不止有辅助治疗作用。

16. 当归炖羊肉 羊肉 400 克,生姜 50 克,当归 10 克。羊肉

去脂肪,与生姜、党归炖熟食之。适用于产后血、腹中虚痛及产后贫血等。

17. 芎胡桃仁粥 粳米 100 克,川芎、延胡索、桃仁各 15 克,红糖适量。川芎、延胡索、桃仁水煎取汁,加入粳米煮成粥,红糖调味。每日 1 次,连食 5 日。活血化瘀,疏通经络。适用于产后血瘀,肩背拘痛。

【药物与饮食相克】

甲氨蝶呤与酒及含酒的中药 甲氨蝶呤口服吸收完全,但大剂量应用时有肝毒性。当与酒精同服时可干扰胆碱合成,使肝毒性增加,转氨酶升高。因此,用甲氨蝶呤期间禁饮酒和含酒的饮料、中药等。

【本病与药物相克】

1. 抗凝、抗血小板聚集药物 如双香豆素、环香豆素、醋硝香豆素、苯茚二酮、茴茚二酮、二苯茚酮等,以上这些药品或抑制凝血酶原形成,或抑制血小板聚集和破坏血小板,或使血中钙离子减少,或抑制凝血酶和激活的凝血因子,用药后会诱发或加重出血,故产后出血者应忌用。此外,具有抑制血小板聚集作用的药物(如阿司匹林、磺吡酮、双嘧达莫、氯苯贝酯、曲克芦丁等)使用后会使出血时间延长,从而诱发或加重出血。因此,产后出血者亦应忌用。

2. 具有活血祛瘀作用的中药和中成药 具有活血祛瘀作用的药物,如蒲黄、川芎、月季花、王不留行、益母草、牛膝、红花、桃仁、苏木、姜黄、穿山甲、三棱、水蛭、虻虫;含有上述某种成分的中成药,如大活络丹、小活络丹等,均易诱发或加重出血,产后出血者禁用。

【药物与药物相克】

有关甲氨蝶呤详见"异位妊娠";缩宫素、麦角新碱详见"前置胎盘"。

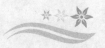

二十四、产后缺乳

产后缺乳是指产妇分娩 3 天后，乳汁稀少或全无分泌的一种病症，亦称乳汁不足、乳汁不行，也可发生在整个哺乳期内，是产后常见病。引起产后缺乳的原因很多，主要是营养不良和内分泌功能失调所致。由于母体体质虚弱、乳腺发育不良，或产妇厌食、挑食，以及营养物质摄入不足或不平衡，使乳汁分泌减少，或产后大出血、急性乳腺炎，产妇过于紧张、恐惧、忧虑、悲伤等情绪波动，使大脑皮质受到异常刺激，从而通过下丘脑对垂体分泌功能的影响，使催乳素分泌减少，乳汁分泌受到抑制。此外，随着社会经济的发展，部分妇女不愿哺乳而用人工喂养，这种做法不利于婴儿的发育，也容易导致产妇内分泌功能失调。母乳中含有丰富的营养成分和抗体，能满足婴儿的身体发育和抗病能力，而且有新鲜、清洁、温度适用于、方便、能随时哺乳的优点，因此应提倡母乳喂养。产后缺乳的治疗，应针对不同病因，除消除精神因素、调理饮食外，可用养血、活血、益气、养阴等中药（如党参、炒白术、当归身、王不留行、黄花、川芎、通草、陈皮、地黄、木香等）佐以通乳。

【饮食宜进】

1. 富含维生素 E 的食物　用维生素 E 治疗产后缺乳，可取得满意疗效。据初步研究认为，维生素 E 能使末梢神经兴奋、乳腺血管扩张，使乳房血液供应充足，从而促使乳汁分泌增加。维生素 E 广泛存在于植物油、水果、蔬菜中。因此，产后缺乳患者适宜多进食富含维生素 E 的新鲜蔬菜和水果。民间喜用花生仁炖墨鱼或花生仁炖猪蹄催奶，乃因花生仁含有丰富的维生素 E。

2. 富含优质蛋白质、糖类和维生素的食物　蛋白质是人体的重要组成成分，也是修复组织、泌乳的重要材料，故产后缺乳的患者适用于多进食富含优质蛋白的食物，如鲤鱼、鲢鱼、鲫鱼、河虾、

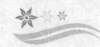

海参、牛奶、瘦肉、猪肝、鸡蛋、豆制品等。食物品种应丰富多样，以确保产妇所需的各种营养，且能补中有消，不致积滞，消中有补，不致匮乏，经常更换，可增进食欲。同时，可于正餐之前，适当给予点心、水果，以保证供给足够的能量和维生素。所食食物适用于做成汤、羹、粥之类，保证乳汁对水分的需要，以增加乳汁量。

3. 啤酒 据研究，乳汁分泌的多少与产妇血液内所含催乳素的浓度密切相关。而产妇适量地喝啤酒，能提高血清催乳素的浓度，促进乳汁分泌。产妇每日喝 3 次啤酒，每次喝 100 毫升。

4. 具有通乳、催乳作用的食物 这类食物主要有芝麻、茭白、猪蹄、冬瓜、丝瓜、豆腐、赤小豆、虾、鲫鱼、鲤鱼、瘦肉、骨头汤、牛奶、花生、南瓜子、桂圆、核桃、大枣、鸡蛋、家禽、金针菇等。

5. 具有疏肝理气、活血通络作用的食物 这些食物包括刀豆、佛手、麦芽、桂花、鸡血、鹅血、萝卜、柿饼、大头菜等。

【饮食相克】

1. 麦乳精 麦乳精的主要成分是麦芽糖，麦芽糖是从大麦芽中提取出来的，而大麦芽能抑制乳汁分泌，引起缺乳。因此，对营养不良造成产后缺乳的产妇来说，不能把麦乳精当作营养补品大量饮用。

2. 食盐 过咸的食物有回奶作用，产妇口味宜偏淡。

3. 烧焦成炭食物 我国民间流传着"煳锅饭回奶"之说。因为煳锅饭属炭类，有止血作用，影响乳汁流通，故产后缺乳患者应禁食。

4. 生冷、寒凉食物 如茄子、黄瓜、冷饮、凉菜等可影响脾胃的消化吸收，使乳汁来源减少，产后缺乳者应禁食。

5. 花椒 临床报道，花椒有回乳的作用，产妇食用后可导致乳汁减少或断乳，故产妇不宜食用。

6. 鹿肉 鹿肉对气虚血少不盈血脉的产后无乳或缺乳有治

疗作用,气滞血瘀所致者应当行气化瘀不应补气,故气滞血瘀产后无乳者不宜食用鹿肉,否则会加重病情。

7. 饮酒　酒是刺激性的东西,酒中含有酒精,可进入乳汁中,大量饮酒可使婴儿沉睡、深呼吸、触觉迟钝等。因此,乳母为了保证乳汁充足必须戒酒。此外,乳母亦应忌食刺激性食物,如辣椒、大蒜、芥末、浓茶、咖啡等。

【饮食搭配】

1. 莴苣与香干　莴苣与香干搭配,有理气宽胸、强壮筋骨、通乳通便的功效,适用于慢性气管炎、腰腿痛、产后缺乳及习惯性便秘患者。

2. 茭白与猪蹄　茭白与猪蹄加水炖汤食用,有催乳作用,适用于产后缺乳患者。

3. 黄豆与猪蹄、金针菜　黄豆与猪蹄、金针菜搭配制成黄豆、猪蹄、金针菜汤,能养血通乳、补心明目,对产妇产后缺乳、身体虚弱有效。

4. 木瓜与带鱼　木瓜具有催奶作用,若与带鱼搭配食用,具有营养、补虚、通乳的功效,适宜营养不良、久病体虚及产后缺乳患者食用。

5. 番木瓜与猪蹄　番木瓜性平味甘,有健胃、助消化、除燥润肺、健身通乳等功效,若与猪蹄搭配煮食,对产后缺乳有辅助治疗作用。

6. 花生与粳米、冰糖　花生与粳米、冰糖搭配食用,能健脾开胃、润肺止咳、养血通乳,对消化不良、咳嗽、产后乳汁分泌不足等有一定辅助治疗作用。

【食疗药膳方】

1. 冬瓜皮炖鲢鱼　鲢鱼 1 条,冬瓜皮适量。冬瓜皮洗净;鲢鱼去鳞、鳃及内脏。冬瓜皮与鲢鱼加水煮熟食用。适用于产后少乳。

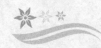

2. 花生粳米粥 花生仁、粳米各适量。将花生仁捣碎,与粳米加水煮成粥食用。适用于产后少乳。

3. 鲢鱼炖丝瓜仁 鲢鱼1条,丝瓜仁适量。鲢鱼去鳞、鳃及内脏,与丝瓜仁加水煮熟食用。适用于产后少乳。

4. 猪蹄炖鸭 鸭1只,猪蹄2只。鸭宰杀,去毛及内脏,与猪蹄同煮汤调味食用。适用于产后少乳。

5. 姜醋煮木瓜 鲜木瓜(切片)1个,生姜30克,米醋30克。同煮熟食用。有补气活血,祛风散瘀,解郁调中,解毒消积作用。适用于病后体虚,产后乳少。

6. 羊肉猪蹄汤 羊肉200克,猪蹄1个。同煮汤,熟烂时加少量食盐和调料食用。每日2次,连用4～5日。适用于产后乳少,乳汁清稀,乳房柔软感,面白无华,神疲食少,舌质淡,苔少,脉虚细。

7. 花生黄豆猪蹄汤 花生仁60克,黄豆50克,猪蹄2只。先煮猪蹄30分钟,弃去污沫,下花生仁和黄豆,煮至蹄烂为止。佐膳食用,每日2次。适用于产后乳少,乳汁清稀,乳房柔软感,面白无华、神疲食少,舌质淡,苔少,脉虚细。

8. 橙酒汁 甜橙1个,鲜佛手10克,米酒1汤匙。将甜橙去皮、核,用干净纱布绞汁,加入佛手(切片)、米酒及温开水适量浸泡后食用,每日2次。适用于产后乳汁分泌少,胸胁胀闷,抑郁不乐,或有微热、饮食不振,舌淡红,苔薄黄,脉弦细数。

9. 王不留行炖猪蹄 王不留行9克,猪蹄500克。将王不留行洗净,装入纱布袋;猪蹄剁开去毛,洗净后入锅,注入清水适量,放葱、姜、黄酒适量,煮沸后撇去浮沫,然后将装有的王不留行的药袋放入,炖至猪蹄酥烂,捞去药袋,加少量食盐、味精即可食用。适用于产后少乳。

10. 黑芝麻粥 黑芝麻25克,粳米适量。将黑芝麻捣碎,粳米淘净,加水适量煮粥。每日2～3次,经常佐餐食用。补肝肾,润五脏。适用于产后乳汁不足,以及老年体衰眩晕消瘦,便燥,须发早白等。

11. 黄豆针菜煮猪蹄 猪蹄 2 只,黄豆 150 克,黄花菜 30～50克。同煮汤食用(以淡食为适宜),可连续食用多次。滋阴,补虚,通乳。适用于热性病后体弱,产后体虚乳少。

12. 番薯叶炖鸡 鲜番薯叶 300 克,鸡 1 只。先将鸡宰杀,去毛及肠杂,放入锅内加水炖 2 小时。取鸡汤 500 毫升,和剁至极碎的番薯叶一起煮熟成稀糊,调味食用,每日 1 次。适用于产后少乳。

13. 黄花菜炖猪肉 黄花菜 50 克,猪瘦肉 200 克,食盐适量。将黄花菜、猪瘦肉清炖,加食盐调味佐膳。生津止渴,利尿通乳。适用于产后乳少。

14. 胎盘黄酒饮 胎盘 1 个,黄酒适量。胎盘洗净,用瓦焙干研细末,每次 5 克,用黄酒送饮,每日 3 次。适用于产妇乳少。

15. 黄芪猪肝汤 猪肝 500 克,黄芪 60 克,食盐适量,同煮成汤,少加食盐。连汤带肉一起食用少。黄芪性味甘温益气,猪肝性味甘苦而温,补肝养血。补肝益气通乳。适用于产后少乳。

16. 黄芪猪肝汤 黄芪 60 克,猪肝 300 克。同煮汤,连汤带肉一起食用。适用于产后乳少,乳汁清稀,乳房柔软感,面白无华,神疲食少,舌质淡,苔少,脉虚细。

17. 猪蹄通乳汤 猪蹄 2 只,通草 5 克,姜、葱、食盐各适量。猪蹄去毛,洗净,与通草小火炖至烂,加姜、葱、食盐调味,每日食肉,喝汤数次,连用数日。适用于产后乳少,乳汁清稀,乳房柔软感,面白无华,神疲食少,舌质淡,苔少,脉虚细。

18. 穿山甲炖猪蹄汤 炮穿山甲 30 克,王不留行 15 克,北芪20 克,猪蹄 2 只,姜、葱、食盐各适量。小火炖至猪蹄烂熟,食前放姜、葱、食盐调味,食肉喝汤。适用于产后乳少,乳汁清稀,乳房柔软感,面白无华,神疲食少,舌质淡,苔少,脉虚细。

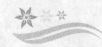

19. 山甲通乳汤　穿山甲 30 克,瓜络 20 克,猪蹄筋 200 克,佛手 10 克,食盐、姜汁各适量。上药洗净,置砂锅或高压锅内炖熟,食时加食盐、姜汁调味,喝汤,吃肉,每日 1 次,连用 3～4 日。适用于产后乳汁分泌少,胸胁胀闷,抑郁不乐,或有微热,饮食不振,舌淡红,苔薄黄,脉弦细数。

20. 逍遥猪蹄汤　北柴胡 6 克,当归 12 克,白芍 15 克,川芎 6 克,青皮 10 克,穿山甲 10 克,猪蹄 2 只。将前 6 味中药用干净纱布包裹,与猪蹄同放砂锅内煮,至猪蹄烂熟,喝汤吃肉,每日 1 剂,连用 3～4 日。适用于产后乳汁分泌少,胸胁胀闷,抑郁不乐,或有微热、饮食不振,舌淡红,苔薄黄,脉弦细数。

21. 鲫鱼通芪汤　鲫鱼 1 条,通草 9 克,黄芪 10 克,植物油、姜、葱、料酒、食盐各适量。活鲫鱼宰杀后去鳞及内脏,洗净,沥干;将通草、黄芪洗净入锅烧锅,加水先煎,去渣存汁。炒锅置大火上,放植物油,待油六成热时放入鲫鱼,二面煎至稍黄色,倒入药汁和适量鸡汤,加姜、葱、料酒、食盐,用小火炖至鲫鱼熟。吃鱼,喝汤。适用于产后少乳。

22. 水烫磨笼虾　海虾 100 克,王不留行 30 克,桑葚 30 克,味精、食盐各适量。先将洗净的王不留行、桑葚投入砂锅,加入清水 2 碗,用小火约煲 20 分钟;滤去药渣,放入海虾,煮滚至虾熟透即可。食时调好食盐、味精。酸甜带涩,别具风味。王不留行味微苦、性平,多用以活血通经、下乳消痈、利尿通淋和止血;桑葚味甘性寒,可补益肝肾、息风滋阴。王不留行和桑葚与味咸性温的海虾合炖,适用于产后乳少,经行不畅,痈肿疗毒,胃虚食少,肝肾阴亏,目暗耳鸣等。

【药物与饮食相克】

1. 白术

(1)雀肉、青鱼:《本草纲目》曰:"苍术、白术忌雀肉、青鱼。"雀肉甘温,功能壮阳补肾;青鱼甘平,主治脚气湿痹,从性味功能而言,似无抵触之处。但古籍屡有所载,《日华本草》曰:"服术人忌青鱼";《饮膳正要》曰:"有术勿食雀肉、青鱼等物。"其相克机制,大概在于术类中所含苍术炔、苍术醇、β-桉油醇等物质与雀肉、青鱼中的某些成分起不良反应,可能对人体有害或降低白术药效。

(2)桃、李:《饮膳正要》曰:"有术勿食桃、李。"桃味甘酸、性热,多食令人生火。吴瑞曰:"服术人忌食之。"李子味甘、酸,性温,多食令人胪胀发虚热。寇宗奭曰:"服术人忌食李。"从食物药性看桃、李皆可生热。苍白术皆苦湿燥湿之品。在药方中用术时,故不宜食桃、李,否则湿热加燥易干扰药效,产生不良反应。

(3)白菜、芫荽、大蒜:《本草纲目》《饮膳正要》曰:"有苍白术忌食菘、胡荽、蒜。"菘,即白菜,性味甘冷。李时珍曰:"气虚、胃冷人,多食恶心、吐沫";孟诜曰:"发冷风,内虚人不可食之。"术类性温,功用在于燥热健脾,而白菜性冷,与之相悖,故服用术类时应忌食白菜。芫荽、大蒜又皆辛温香窜之品,皆含挥发油类,易于同类中的挥发油互相干扰。往往改变其药性,使之趋于燥烈,故应禁食。

2. 地黄

(1)诸血:《本草纲目》曰:"地黄忌诸血,葱、蒜、萝卜。"猪、牛、羊血皆咸平,狗血咸温,驴血咸凉,马血有毒(见《本草纲目》)。咸为阴寒之味。李时珍曰:"服地黄、何首乌诸血忌之,云能损阳也。"动物的血均含复杂的有机成分,如其与地黄中的一些生物活性相遇,则易发生不良的生化反应,故服地黄应忌诸血。

(2)萝卜:萝卜能发散,下气消谷,宽胸化积,熟地黄滋阴补血,生地黄凉血清热。性味功能皆不相合。萝卜中含多种酶类,地黄中含梓醇,滋阴凉血,利尿作用,若与酶相遇则发生分解而失效,故服地黄的人应忌萝卜。

(3)葱、蒜:葱、蒜中皆含蒜辣素,气味辛辣,其性燥热,能耗津动火,伤阴化燥,正与地黄功用相反,故药中有地黄时,应禁食葱、蒜、辣椒等。

【本病与药物相克】

1. 有回奶作用的中药 中药麦芽及中医古方回乳方（由麦芽、枳壳组成）等均有回乳作用，产后缺乳患者应忌用。

2. 麦角制剂 因为麦角制剂（如麦角新碱、麦角流浸膏）能抑制垂体泌乳素的分泌，而可影响乳汁的分泌，产后缺乳患者应忌用。

【药物与药物相克】

1. 白术与肾上腺素 由于肾上腺素与白术有拮抗性作用，故不宜合用。

2. 川芎 有关川芎详见"产后及人工流产后"。

二十五、产褥感染

产褥感染，又称为产褥热，俗称"月子病"。是指分娩及产褥期生殖道受病原体感染，引起局部或全身的炎症变化。发病率为 1%～7.2%，是产妇死亡的四大原因之一。产褥病率与产褥感染的含义不同，是指分娩 24 小时以后的 10 日内，用口表每日测量体温 4 次，有 2 次≥38℃。虽然造成产褥病率的原因以产褥感染为主，但也包括生殖道以外的乳腺炎、上呼吸道感染、泌尿系统感染等。引起产褥感染的原因可分为内源性感染和外源性感染两大类。近年研究表明，内源性感染更重要，因孕妇生殖道病原体不仅可以导致产褥感染，而且还能通过胎盘、胎膜、羊水间接感染胎儿，导致流产、早产、胎儿发育不良、胎膜早破、死胎等。临床主要表现为高热、局部灼热、疼痛、下坠或下腹疼痛及压痛、恶露增多、全身明显中毒症状、白细胞增高等。产褥感染轻者影响健康，重则危及生命，因此必须引起足够的重视。产褥感染一旦确诊，应加强营养，增强全身抵抗力，纠正水、电解质失衡，病情严重或贫血者，多次少量输血或血浆，必要时清除宫腔残留物，脓肿切开引流,根据药敏试验选用广谱抗生素,中毒症状严重者,短期选用糖皮质激素,以提高机体应激能力,对血栓静脉炎,在应用大量抗生素的同时,可加用肝素,并口服双香豆素、双嘧达莫等。

【饮食宜进】

1. 易消化、富有营养的食物　由于产后胃肠张力及蠕动均较弱,特别是产褥感染伴有高热时,产妇的胃肠功能更差,此时产妇适用于进食易消化、富有营养的流质或半流质饮食,如牛奶、米汤、藕粉、鸡蛋汤、菜汁、水果汁、面条、馄饨、蒸蛋羹等。

2. 富含优质蛋白质的食物　蛋白质是人体的重要组成成分,也是修复组织的重要材料,产后及产褥感染时蛋白质摄入不足,则会使机体抵抗力降低,不利于感染的控制,同时也不利于子宫损伤组织的修复。因此,产后及产褥感染的妇女在恢复期应进食足够的富含优质蛋白质的食物,如鸡肉、鱼类、猪瘦肉、鸡蛋、牛奶、豆类及其制品等。

3. 富含维生素及矿物质的食物　谷类、豆类、新鲜蔬菜、水果及蛋黄中含有丰富的维生素 E、维生素 C、B 族维生素及微量元素锌、锡、铜等,有利于炎症的控制,故产后感染的患者适用于多进食富含维生素及矿物质的食物。

4. 高热能饮食　摄入足量的糖类和脂肪,以供给人体足够的热能,这样就能减少蛋白质为提供热能而分解,有利于炎症的控制,故产褥感染恢复期的患者可食用甜薯、芋头、土豆、苹果、马蹄粉、淮山药粉、莲藕粉等。

【饮食相克】

1. 油腻食物　由于产后胃肠张力及蠕动均较弱,加之产褥感染伴发热,产妇的消化功能更差,因此过于油腻的食物如肥肉、板油、油炸花生等应尽量少食,以免引起消化不良。

2. 辛辣燥热之物　产后大量失血、出汗,加之组织间液较多地进入血液循环,故机体阴津明显不足,而辛辣燥热食物如辣椒、

胡椒、咖喱、芥末、茴香、炒瓜子、炒花生、大蒜、韭菜、油条、大饼、花椒及各种经过油中煎炸、火中烤炙、炒干的食物,均会伤津耗液,加重口干、便秘、痔疮等病情,而且多食则生痰致火,散气耗血,加重炎症症状,故产褥感染的患者不宜进食辛辣燥热之物。

3. 生冷寒凉之物 产后孕妇的脾胃功能尚未完全恢复,过于含凉的食物会损伤脾阳,影响消化,不利于恢复健康。中医历来有"产前适用于清,产后适用于温""胎前多实,产后多虚"的古训,就是说,在妊娠期由于胎气胎热较重,故进食服药均须偏于清凉;而产后身体百节空虚,恶露容易瘀阻不净,故药食均应偏于温润,不可一味寒凉,柿子、梨、西瓜、冬瓜、黄瓜、苦瓜、丝瓜、白萝卜、百合、蚌肉、田螺、螃蟹、蛏子、鳖等寒性食物均应忌之。同时,各种冷饮、冰镇饮料、凉拌生拌萝卜、拌海蜇、拌凉粉、小葱拌豆腐等低温食物亦应忌之。

4. 坚硬粗糙及酸性食物 产后身体各部位都比较弱,需要有一个恢复过程,在此期间身体极易受到损伤,比如坚硬粗糙及酸性食物就会损伤牙齿,使产妇日后留下牙齿易于酸痛的遗患;坚硬粗糙的食物不利于消化,影响疾病康复。比较坚硬的食物如坚果类干炒花生、瓜子、小核桃、香榧子、松子、蚕豆、黄豆、栗子、腰果等;较为粗糙的食物如芹菜、竹笋、毛笋、冬笋、韭菜、咸菜、蕹菜等;酸性食物如醋、鲜山楂、柠檬、橘子、橙子、杨梅、柚子、李子、桑葚、杜果、石榴、酸枣、青梅、乌梅、青橄榄、葡萄等。此外,具有较强的韧性、难以咀嚼的食物如牛肉、牛筋、牛肉干、海蜇皮、螺蛳、墨鱼等亦应尽量避免食用。

5. 酒类及热性食物 由于酒类不利于子宫内膜的修复,而且酒类及牛肉、羊肉等热性食物也易激发炎症,加重炎症充血,不利于炎症的控制,故产褥感染的患者不宜饮酒及进食热性食物。

6. 大麦及其制品 大麦芽、麦乳精、麦芽糖有回奶的作用,故产后哺乳期应禁食。

7. 食盐 过咸的食物有回奶作用,产妇口味宜偏淡。

8. 海鲜发物 如海虾、河虾、带鱼、鳜鱼、黄鱼、黑鱼、蟹、黄鳝、牡蛎、鲍鱼等多属发物,食后不利于炎症消退。

【饮食搭配】

1. 绿豆与蒲公英 蒲公英是一种颇受欢迎的野菜,含有蛋白质、脂肪、粗纤维及大量的钙、铁和多种维生素,还含有蒲公英甾醇、胆碱、菊糖等有效成分,其性寒味甘,能清热解毒、利尿散结,若与清热解毒的绿豆同食,其功效大增,可清热解毒、利尿消肿,适用于治疗产褥感染等多种炎症、小便不利、大便秘结等。

2. 苦菜与绿豆 苦菜又名荼草、苦马菜等,主要营养成分有蛋白质、脂肪、糖类、粗纤维、胡萝卜素、维生素 B_1、维生素 B_2、烟酸、维生素 C 及钙、磷、铁等,其性寒味苦,有清热解毒、凉血作用,若与清热解毒的绿豆同食,其功效大增,适用于治疗产褥感染等多种炎症。

【食疗药膳方】

1. 冬瓜赤小豆饮 赤小豆、冬瓜皮各适量。微炒,水煎代茶饮。适用于产褥感染。

2. 桃仁粳米粥 桃仁(去皮、尖,研碎)10 克,粳米 60 克,红糖适量。加水共煮成稀粥,加红糖食用,每日 1 次。适用于产后发热。

3. 参术黄芪粥 党参 9 克,白术 18 克,黄芪 15 克,粳米 60 克。党参、白术、黄芪布包煎汤,再入粳米煮粥食用。每日 1 剂,连服 6～7 日。适用于气虚型产褥感染。

4. 苏木鸭蛋藕 苏木 6 克,藕节 30 克,鸭蛋 1 个。苏木、藕节加水煎汤去渣,然后加入去壳煮熟的鸭蛋共煮片刻。吃鸭蛋,喝汤,每日 1 剂,连食 3～5 日。适用于气虚型产褥感染。

5. 益母鸡蛋汤 益母草 30～60 克,鸡蛋 2 个,红糖适量。加水同煮,蛋熟后去壳取蛋再煮片刻,去药渣加入红糖,吃鸡蛋,喝汤。每日1剂,连食5~6日。适用于血瘀型产褥感染。

6. 白糖益母木耳汤 益母草50克,黑木耳10克,白糖50克。水煎代茶饮。适用于产褥感染。

7. 马齿苋红糖饮 马齿苋30克,红糖30克。将马齿苋洗净,加水煮开,放入红糖煎20分钟后饮用。适用于产褥感染。

8. 山药桂圆炖甲鱼 山药片30克,桂圆肉20克,甲鱼(约重500克)1只。先将甲鱼宰杀,洗净去内脏,连甲带肉加适量水,与山药片、桂圆肉清炖,至炖熟。吃甲鱼肉,喝汤。适用于产褥感染。

9. 何首乌粥 何首乌60克,糯米100克,大枣3枚,冰糖适量。何首乌入砂锅加水煎取浓汁,加入粳米、大枣、冰糖同煮为粥。每日早晚食用。适用于产后发热。

10. 鸡冠花煮鸡蛋 红鸡冠花3克,鸡蛋2个。红鸡冠花加水煎服,趁沸冲生鸡蛋,再置火上微沸,待温时顿食。适用于产后腹痛。

【药物与饮食相克】

1. 头孢菌素类

(1)酒类:详见"妊娠合并急性阑尾炎"。

(2)果汁:详见"妊娠合并急性阑尾炎"。

(3)饭后服:详见"妊娠合并急性阑尾炎"。

2. 甲硝唑

(1)酒类:详见"产后与流产术后"。

(2)牛奶:详见"产后与流产术后"。

(3)蘑菇、菜花等高钙食物:详见"产后与流产术后"。

3. 红霉素

(1)酒类:红霉素对肝脏的毒性较强,服用红霉素时饮酒,可使其毒性更为加强,对肝脏的损害加重,故服用红霉素期间不宜饮酒。

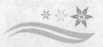

（2）酸性食物与饮料：红霉素在碱性环境中，抗菌功能增强，在酸性溶液中易被破坏，在 pH 值低于 4 时几乎完全失效，故在使用红霉素时，不宜大量进食酸性食物及酸性饮料，如酸味水果、醋制食品、酸梅汤、橘子汁、柠檬汁等。

（3）富含钙、磷、镁的食物：红霉素可与钙离子结合成牢固的络合物，钙、磷、镁还会和红霉素结合，延缓和减少药物的吸收，故服用红霉素时不宜食用富含钙、磷、镁的食物，如虾皮、羊肝、大豆、南瓜、黄花菜及其他绿叶蔬菜。

（4）海味食物：在应用红霉素期间，不宜过食螺、蚌、蟹、甲鱼、海带、海蜇等海味食物，因为这些食物中富含的钙、镁、铁、磷等金属离子会和红霉素结合，容易形成一种难溶解而又难吸收的物质，降低药物疗效。

（5）果汁：果汁或清凉饮料的果酸容易导致碱性药物红霉素提前分解或溶化，不利于药物在肠内的吸收，而大大降低药效。并且红霉素有时还会与酸性液体反应生成有害物质，故不宜用果汁服用红霉素。

4. 肝素与富含维生素 C 的食物　白菜、卷心菜、芥菜、大头菜、香菜、萝卜等蔬菜及水果中所含的维生素 C 可对抗肝素的抗凝血作用，使凝血酶原时间缩短，故应用肝素时不宜食用富含维生素 C 的食物。

5. 双香豆素

（1）药酒及含醇饮料：乙醇可使肝药酶代谢的竞争性受抑制，而使抗凝血药醋硝香豆素、双香豆素等作用加强，导致用药后发生意外而加重病情，因此，应用双香豆素期间不宜饮酒及含醇饮料。

（2）动物肝脏：动物肝脏中含有丰富的维生素 K，有明显的促凝血作用，服用抗凝血药物时食用动物肝脏，则会降低药物的疗效。

（3）酱类：因为酱豆菌能在肠道中合成维生素 K，从而抵消了抗凝血药物的抗凝血作用,故在服用抗凝血药物时不宜食用酱类。

(4)含维生素 K 多的食物:因为维生素 K 能抵消抗凝血药物的治疗作用,故服用抗凝血药物时,不宜食用含维生素 K 多的食物,如番茄、菠菜、菜花、卷心菜、莴笋、动物肝脏、绿茶等。

【本病与药物相克】

1. 有回奶作用的中药 中药麦芽及中医古方回乳方(由麦芽、枳壳组成)等均有回乳作用,产后需哺乳者应忌用。

2. 麦角制剂 因为麦角制剂(如麦角新碱、麦角流浸膏)能抑制垂体泌乳素的分泌,而可影响乳汁的分泌,产后需哺乳者应忌用。

3. 对婴儿有不良反应的抗生素 有些抗生素可进入乳汁,对婴儿具有不良反应,如氨基糖苷类对婴儿具有耳毒性和肾毒性,四环素类可产生牙齿着色及牙釉质发育不良,喹诺酮类可影响软骨发育等。因此,哺乳期患者应避免应用这些药物,或应用这些药物期间暂停哺乳。

【药物与药物相克】

1. 双香豆素

(1)利福平:因为利福平能促进凝血因子合成,并能促进抗凝血药物代谢,双香豆素与利福平合用后,可降低双香豆素的抗凝血作用,故不宜合用。

(2)碳酸氢钠:因为碳酸氢钠碱化尿液,可减少双香豆素的重吸收,促进排泄,使其疗效减弱,故不宜合用。但碳酸氢钠可用于对双香豆素中毒的解救。

(3)考来烯胺:考来烯胺属阴离子型交换树脂,因静电吸附作用可与双香豆素形成复合物,从而减少其吸收,使其作用降低,故不宜合用。

(4)肝素:因双香豆素与肝素有药理性拮抗作用,故不宜合用。

(5)镇静催眠药:因为镇静催眠药(如巴比妥类、格鲁米特、水合氯醛等)有酶促作用,能诱导肝微粒体中的药物代谢酶,使醋硝香豆素、双香豆素代谢加快,血药浓度降低,半衰期缩短,从而使其作用减弱,故不宜合用。

(6)灰黄霉素:因为灰黄霉素为酶促药物,能促进口服抗凝血药物(如醋硝香豆素、双香豆素等)的代谢,使其血药浓度降低,抗凝血作用减弱,故不宜合用。

(7)维生素 K:维生素 K 可抵消抗凝作用,减低抗凝血药物(如双香豆素、醋硝香豆素等)的疗效,故不宜合用。

2. 氨基糖苷类

(1)神经肌肉阻断药:氨基糖苷类抗生素具有神经肌肉阻断作用,如果与肌肉松弛药或具有此种作用的药物(如地西泮等)联用,可致神经-肌肉阻滞作用加强。氨基糖苷类可能减少或阻止神经肌肉接头释放乙酰胆碱(与 Ca^{2+} 内流的损害有关),同时也能降低突触后膜的敏感性因而减少传递。这些作用与常规神经肌肉阻断药对突触后膜的作用相加。根据动物实验研究,氨基糖苷类的神经肌肉阻断作用强度依次为:庆大霉素>链霉素>阿米卡星>西索米星>卡那霉素=妥布霉素>卡那霉素 B=地贝卡星。如在术中给予这类抗生素,由于有复箭毒化的危险,应严密监护。原有肾脏疾病和低钙血症的患者(抗生素血浓度可升高),或者原有肌无力的患者,用药时危险性加大,可引起呼吸抑制。应用抗胆碱酯酶药(如新斯的明)和钙剂治疗,均可拮抗氨基糖苷类抗生素所致神经肌肉阻滞作用。

(2)强心苷:新霉素可降低地高辛的血药浓度。口服新霉素可抑制和延迟胃肠道对地高辛的吸收达 50%。可能的原因是新霉素可引起吸收不良综合征,从而影响许多药物的吸收。有些患者这一作用可被新霉素抑制肠道细菌对地高辛的分解作用而部分抵消。服用地高辛的患者加服新霉素时可能出现疗效降低,有时要适当调整剂量。分开服药不能防止此相互作用。卡那霉素和巴龙霉素可能也有类似的相互作用，但仍需证实。

（3）甲氨蝶呤：巴龙霉素及其他口服氨基糖苷类抗生素，可能减少甲氨蝶呤在胃肠道的吸收，但卡那霉素能增加其吸收。口服氨基糖苷类抗生素可以引起吸收不良综合征，从而使药物吸收减少。卡那霉素较少引起吸收不良，但可降低分解甲氨蝶呤的肠道菌丛的活性，而增加其从肠道的吸收。临床用药应予注意。

（4）氟尿嘧啶：新霉素、巴龙霉素和卡那霉素引起吸收不良综合征，可延迟氟尿嘧啶在胃肠内的吸收，但一般不减低疗效。

（5）环孢素：环孢素与庆大霉素、妥布霉素或新霉素 B 联用将增加肾毒性，可使肾毒性的发生率从 5％增至 67％。因而环孢素与氨基糖苷类抗生素应避免联用或谨慎使用。

（6）头孢菌素类：头孢菌素类抗生素与氨基糖苷类抗生素联用可致肾毒性加强。高危患者尽可能避免这种联合用药。在监测肾脏功能的条件下，将药物剂量减少至最低限度方可联合用药。为减少肾毒性，可供参考选择的联合用药方法有：庆大霉素或妥布霉素＋甲氧西林；妥布霉素＋头孢呋辛或头孢噻肟。

（7）右旋糖酐：右旋糖酐可增强氨基糖苷类抗生素的肾毒性。

（8）茶苯海明：茶苯海明可能掩盖链霉素及其他氨基糖苷类抗生素所致的耳毒性症状。

（9）强利尿药（呋塞米、依他尼酸等）：与氨基糖苷类抗生素联用可增加耳毒性，静脉注射及患者肾功能不良也是加重耳毒性的因素，即使间隔用药也不安全。氨基糖苷类抗生素和强利尿药均可引起听力损害或耳毒，前者损害毛细胞，后者损害血管纹。动物实验表明，新霉素能使依他尼酸盐在耳蜗中的浓度增加 5 倍。氨基糖苷类抗生素也有使依他尼酸更易渗透到组织中去的作用。呋塞米可降低庆大霉素清除率，使庆大霉素、妥布霉素的血浓度升高。为防止发生永久性耳聋，应避免合用或间隔使用这两种药物。对于肾功能不良的患者,因其清除药物较慢,联用药危险性更大。大部分耳聋是静脉给药后出现,但口服给药也可引起耳聋。如果必须联用这两种药物,应使用最小剂量,并连续监测听功能。

(10)广谱青霉素:氨基糖苷类抗生素(庆大霉素、奈替米星、妥布霉素、西索米星)与羧苄西林、替卡西林、阿洛西林、哌拉西林、美洛西林在大输液中配伍可发生化学反应,使前者的活性降低。如果两药用于严重肾功能不良患者或正在进行肾透析患者,可使药物活性降低;但对肾功能正常的患者,这两种药物没有明显的相互作用。氨基糖苷类上的氨基与青霉素的 β 内酰胺环发生化学反应生成无生物活性的酰胺,使两种抗生素的生物活性均降低。据报道,妥布霉素、庆大霉素、阿米卡星可被羧苄西林、替卡西林、青霉素、氨苄西林灭活,使活性降低 20%~25%,其中对妥布霉素的影响较大,对庆大霉素、阿米卡星的影响较小。肾功能正常的患者由于在体内没有明显的失活作用,因此可以合用这两种药物。肾功能不良患者,如果必须联用这两种抗生素,应根据肾功能状况调整剂量,并监测血药浓度。青霉素类对某些链球菌的抗菌作用,可因联用氨基糖苷类而得到加强,但对其他细菌感染这种联用是否有增效作用尚未肯定,因此两药联用必须遵循其适应证。

(11)万古霉素:万古霉素与氨基糖苷类抗生素联用时肾毒性增加。两药联用时肾毒性的发生率为 35%,比单用时的发生率(2%~10%)明显增高。两药联用时应监测肾毒性和耳毒性。氨基糖苷类抗生素之间联用,其对耳和肾脏的毒性会成线性增加,因而不宜联用。

(12)亚胺培南:亚胺培南与氨基糖苷类抗生素的肾毒性有相加作用,联用时应监测肾脏功能。

(13)碱性药物:如碳酸氢钠、氨茶碱等氨基糖苷类抗生素联

用,抗菌效能可增强,但同时毒性也相应增强,必须慎用。

(14)维生素 A:新霉素可明显减少维生素 A 的肠道吸收。可能是由于在肠道中,新霉素与胆汁和脂肪酸直接的化学干扰,影响了脂肪和脂溶性维生素的吸收。

(15)维生素 C:维生素 C 酸性尿可使氨基糖苷类抗菌作用减弱。

(16)咪康唑:咪康唑可使妥布霉素的血浓度降低。

(17)可增强氨基糖苷类抗生素的耳毒性和损害作用:如红霉素、阿司匹林、水杨酸钠、奎宁、氯喹、氮芥、顺铂均有不同程度的耳毒性。

(18)卡那霉素:卡那霉素不可与两性霉素 B、氨苄西林、羧苄西林、头孢唑啉、噻孢噻吩、头孢匹胺钠、氯苯那敏、多黏菌素、林可霉素、甲氧西林、巴比妥钠、苯妥英钠、磺胺嘧啶钠、氨茶碱、泼尼松龙、葡萄糖酸钙、氯丙嗪、新生霉素、硫喷妥钠、水解蛋白、二甲弗林、毒毛花苷 G 或 K、利血平、氢化可的松、能量合剂、罗通定、辅酶 A、氯霉素、氯化钙、增压素等配伍使用。

(19)庆大霉素

①头孢噻啶。头孢噻啶与庆大霉素联用可使肾毒性相加。

②细胞毒药物。庆大霉素与阿霉素、硫鸟嘌呤或阿糖胞苷联用可以引起低镁血症。

③两性霉素 B。两性霉素 B 与庆大霉素联用可加重肾毒性。

④β 内酰胺类抗生素:均可破坏庆大霉素抗菌活性,其对庆大霉素的灭活能力为:氨苄西林>羧苄西林>甲氧西林>青霉素>氯唑西林>氯唑西林。

⑤其他氨基糖苷类抗生素。均不宜与庆大霉素联用,联用不能增强疗效,但增加毒性作用。庆大霉素与卡那霉素并用有致无动性缄默的报道。

⑥氨茶碱。氨茶碱与庆大霉素联用抗菌效力增强,但存在配

伍禁忌（酸碱中和反应）。碱性庆大霉素对前庭神经的毒性增强。两药如需联用应分别注射，并相应减少庆大霉素用量。

⑦异丙嗪。异丙嗪可掩盖庆大霉素所致耳损害的早期症状。

⑧氯霉素。与庆大霉素存在条件性配伍禁忌（氯霉素水溶性低，只有溶剂＞1∶400时才能完全溶解），并且抗菌活性拮抗，联用后毒性增强，可致呼吸衰竭。两药分别或合用静脉滴注或肌内注射，均有致死报道，两药混合静脉滴注则更易致死。许多实验和临床报告表明，庆大霉素和氯霉素联用可降低抗菌活性和药物的疗效。并增加死亡率，两药联用有增毒作用。死亡主要原因是呼吸衰竭，其毒理机制被认为是，庆大霉素诱发外周性神经肌肉阻滞和氯霉素中枢性抑制膈神经放电。钙盐及新斯的明可拮抗神经肌肉阻滞和呼吸抑制；4-氨基吡啶是最佳解毒剂，联用钙盐时解毒效果尤佳。此两种抗生素应禁止并用。

⑨广谱青霉素。包括羧苄西林、替卡西林、阿洛西林、哌拉西林、美洛西林等，在大输液中配伍可发生化学反应，使氨基糖苷类抗生素（庆大霉素等）活性降低，但用于肾功能正常者无明显影响。

⑩呋塞米、依他尼酸。呋塞米、依他尼酸与氨基糖苷类抗生素的耳毒性具有协同作用，可加强庆大霉素的肾毒性，不宜并用。

⑪碳酸氢钠。碳酸氢钠尿碱化可使庆大霉素的作用增强，但易发生中毒反应，两药联用时庆大霉素宜减量。

⑫复方氨基比林。复方氨基比林与庆大霉素联用可致严重不良反应和变态反应，甚至可致死亡。死亡原因可是过敏休克所致庆大霉素与复方氨基比林混合注射亦强化其不良反应。预防措施：两药不混合注射，避免反复间歇用药，过敏体质患者慎用，提高药物的纯度，可选用过敏反应较少的中药。

⑬耳毒性药物。水杨酸盐、保泰松、氯喹等可增强庆大霉素的耳毒性，应避免联用。

⑭柴胡注射液。柴胡注射液与庆大霉素混合肌内注射,可产生严重过敏性休克。两药混合肌注,亦可发生少尿、水肿、急性肾衰竭致死。

⑮含钙中药。含钙中药可降低血浆蛋白与庆大霉素的结合率,增加毒性反应。钙剂能与庆大霉素竞争血浆蛋白的结合部,可使游离型的庆大霉素增多,而致使药物作用和毒性均增强。

⑯酸性中药。如山楂、山茱萸、五味子等酸化尿液,可使庆大霉素、卡那霉素、链霉素等在泌尿系中的抗菌效价降低,降低疗效。

⑰高蛋白食物。高蛋白食物可增加庆大霉素在机体内清除率达70%。

⑱镁盐。镁盐可使庆大霉素血镁浓度升高,导致呼吸停止。

⑲不可配伍的药物。复方氨基酸注射液、两性霉素B、氨苄西林、羟苄西林及其他青霉素、头孢菌素类、氯霉素、红霉素、多巴胺、肝素、磺胺嘧啶钠、碳酸氢钠、复合维生素B。

⑳避免与下列药物联用或相继使用。顺铂、头孢噻啶、卡那霉素、新霉素、多黏菌素B、多黏菌素E、巴龙霉素、链霉素、妥布霉素、万古霉素、紫霉素、强利尿药等避免与庆大霉素联用或相继使用。

(20)异帕米星

①血浆代用品。异帕米星与右旋糖酐、葡聚糖、藻酸钠等血浆代用品联用可加重肾损害和耳毒性。

②肌肉松弛药。肌肉松弛药与异帕米星联用可加重神经肌肉阻滞作用,甚至有发生呼吸肌麻痹的危险。

③袢利尿药。如呋塞米等与异帕米星联用,可加重肾损害和听觉损害。

④青霉素类、头孢菌素类。青霉素类、头孢菌素类与异帕米星同置一容器中,可降低异帕米星的活力,必需联用时应分别给药。

(21)阿米卡星

①不可配伍药物。两性霉素 B、氨苄西林、甲氧西林、头孢噻吩、头孢唑啉、肝素、红霉素、新霉素、呋喃妥因、苯妥英钠、磺胺嘧啶钠、硫喷妥钠、华法林等。条件性不宜配伍的药液有羧苄西林，四环素类、氨茶碱，地塞米松。

②环丙沙星。环丙沙星与阿米卡星联用,会产生变色沉滤。

(22)阿司米星

①强利尿药。强利尿药与阿司米星联合应用可致耳毒性和肾毒性加强,避免联用。

②右旋糖酐。右旋糖酐与阿司米星联合应用可加强肾损害,避免联用。

③肌肉松弛药。肌肉松弛药与阿司米星联用可加强神经肌肉阻滞,甚至引起呼吸肌麻痹,避免联用。

(24)小诺米星:小诺米星应避免与依他尼酸、呋塞米、右旋糖酐、多黏菌素、第一代头孢菌素药物具有耳毒性和肾毒性的药物联用。

3. 妥布霉素

(1)羧苄西林:羧苄西林可使妥布霉素半衰期延长、尿排泄缓慢,联用可使肾毒性增加,对肾功能不全者慎用。

(2)钙和镁离子:钙和镁离子可抑制妥布霉素对铜绿假单胞菌的抗菌活性。

(3)不可配伍药物:羧苄西林及其他青霉素类、头孢菌素类药物及肝素。

(4)清开灵注射液:清开灵注射液不宜与妥布霉素联用,因两药混合后会产生棕色沉淀,降低效价,甚至产生不良反应。

4. 万古霉素 含有万古霉素的输液中不得加入其他药物。

(1)氨基苷类抗生素:氨基苷类抗生素与万古霉素联用,两药的肾毒性相加。

（2）钙通道阻滞药：已经应用钙通道阻滞药扩张血管者，再快速静脉输注万古霉素更容易产生降血压作用。

（3）肝素：肝素禁忌与万古霉素混合应用。

（4）硫酸镁：硫酸镁可加重万古霉素的肌肉神经阻滞作用，静脉或腹腔给药时反应尤为严重。

（5）氯霉素、甾体激素、甲氧西林：氯霉素、甾体激素、甲氧西林与万古霉素配伍可产生沉淀。

5. 新霉素

（1）铁剂、葡萄糖注射液、脂溶性维生素：口服新霉素可降低这些药物和营养物的肠道吸收率。

（2）青霉素钾盐：新霉素可使口服青霉素钾盐的血药浓度降低 50%。

（3）呋塞米、氨基糖苷类抗生素：呋塞米、氨基糖苷类抗生素与新霉素并用增强毒性反应。

（4）乌梅丸：乌梅丸可使新霉素疗效降低。

（5）安宫牛黄丸、至宝丹：新霉素硫酸盐在胃肠道分解产生少量硫酸，可使安宫牛黄丸、至宝丹中雄黄的硫化砷氧化，增加药物毒性。其他含雄黄的中药，也不宜与硫酸新霉素同服。

（6）痧气散、行军散、通窍散：痧气散、行军散、通窍散与新霉素同服抗菌作用增强，但毒性也增强，两药长期同服可引起暂时性或长期性耳聋。

（7）牛黄解毒丸、石膏：新霉素中的硫酸或磷酸盐可与石膏的钙离子形成难溶性化合物降低抗菌效果。新霉素中的硫酸根可与牛黄解毒丸中雄黄的砷离子生成硫化砷酸盐，增加毒性反应。

6. 四环素类

（1）口服甾体避孕药：四环素类抗生素能抑制肠道菌群，使甾体避孕药的肠肝循环受阻，因而可能影响避孕效果。

（2）肝毒性药物：四环素类可干扰红霉素、竹桃霉素、利福平、对氨基水杨酸钠、异烟肼、氯丙嗪、地西泮、噻嗪类利尿药、保泰松、口服降糖药等的肠肝循环,影响药物疗效,增加肝毒性反应。

(3)肾毒性药物:如某些镇痛药、万古霉素、杆菌肽、多黏菌素等与四环素类联用可加剧毒性反应。

(4)维生素 B_{12}、口服青霉素类、葡萄糖注射液:四环素类药物改变肠内菌群,降低这些药物的吸收。

(5)维生素 K:四环素类药物阻碍维生素 K 在肠道内的生物合成,使其的抗凝作用加强,两药联用易发生出血性并发症。

(6)青霉素:四环素可促进细胞壁合成,与青霉素有拮抗作用。

(7)糖皮质激素:与四环素类抗生素长期联用可产生严重感染。

(8)吩噻嗪类药物:个别女患者服用米诺环素、奋乃静、阿米替林和苯海拉明后出现泌黑乳现象。

(9)硫酸锌:硫酸锌可使四环素吸收率下降 50%,联用时应尽可能延长服药间隔时间。

(10)橘红丸:橘红丸含有石膏,可与四环素、多西环素等形成螯合物,降低药物吸收影响疗效。多西环也不宜与含重金属离子的药物(牛黄解毒片、牡蛎、瓦楞子、明矾等)同用。

(11)维生素 A:维生素 A 过量可引起良性颅内压升高,四环素亦偶可引起良性颅内压增高,两药联用增加颅内压升高的危险性。

(12)乙醇:饮酒患者多西环素的血药浓度可能会降至治疗水平以下,其他四环素类药物不受影响。

(13)抗酸药:含有铝、钙、镁等离子的抗酸药,能明显降低口服四环素类抗生素的血药浓度,并降低其疗效。机制为形成螯合物或络合物,减少吸收。

(14)抗惊厥药:长期应用巴比妥、苯妥英钠或卡马西平治疗的患者,多西环素的血药浓度可被降至最低治疗浓度以下,其他四环素类药物不受影响。

(15)利尿药:利尿药增加四环素的肾毒性,使血尿素氮增加。

(16)铁剂:铁剂与四环素同时服用后,两者在肠道吸收均降低,血药浓度下降。

(17)利福平:利福平使个别患者多西环素的血药浓度明显下降。

(18)其他抗生素:其他抗生素与四环素联用时宜分别给药。

(19)肌肉松弛药:肌肉松弛药与四环素联用可加重呼吸抑制。四环素能增加箭毒的肌松作用,此作用可被钙离子所拮抗。

(20)硫酸锌:硫酸锌可使四环素的吸收率降低50%。

(21)牛奶和奶制品:牛奶和奶制品可使四环素类药物的吸收明显降低,疗效也受影响。

(22)不宜与四环素类同时服用的药物:下列中药及其中成药不宜与四环素类药物同时服用(如需联用时应间隔2小时)。

①含钙中药。如石决明、石膏、龙骨、龙齿、瓦楞子、花蕊石、牡蛎、海蛤壳、海浮石、海螵蛸、珍珠、珍珠母、鸡子壳、钟乳石、寒水石、珊瑚等及其中成药。

②含镁中药。如马宝、青礞石、滑石、琥珀等及其中成药。

③含铝中药。如白矾、赤石脂等及其中成药。

④含铁中药。如代赭右、灵磁石、禹余粮、桑螵蛸、铁落、绿矾等及其中成药。

⑤含碱性成分较多药物。如硼砂、行军散等。

⑥含鞣质较多药物。如儿茶、地榆、荆芥、虎杖、牡丹皮、白芍,以及七厘散、槐角丸等。

⑦含消化酶较多药物。如神曲、麦芽、豆豉等。复方五味子片和当归浸膏片等亦不宜与四环素类同服。

(23)不可与四环素配伍的药物:阿米卡星、氨茶碱、氨苄西林、巴比妥类、羧苄西林、呋喃妥因、钙盐、头孢菌素类、氯霉素、氯噻嗪钠、红霉素、肝素、氢化可的松、甲氧西林、新生霉素、苯唑西林钠、青霉素钾或钠、苯妥英钠、多黏菌素 B、碳酸氢钠、磺胺嘧啶钠、华法林。

7. 氯霉素

(1)青霉素及头孢菌素药物:氯霉素可减弱青霉素类、头孢菌素药物的杀菌效能。

(2)苯巴比妥:苯巴比妥能明显降低氯霉素的血药浓度,而苯巴比妥的血药浓度明显升高。

(3)利福平:利福平可使氯霉素血药浓度明显下降达 64～85%。

(4)口服抗凝药(双香豆素、华法林):氯霉素降低抗凝药的代谢,可增强抗凝作用,联用时应调整抗凝剂用量。

(5)甲苯磺丁脲、氯磺丙脲:氯霉素可增强其降糖作用,联用时易发生急性低血糖。氯霉素能增强格列齐特的降糖作用,延长作用持续时间。

(6)环磷酰胺:氯霉素可降低环磷酰胺有治疗作用的活性产物,使其治疗作用降低。

(7)甲氨蝶呤:与氯霉素、对氨基水杨酸钠、四环素或甲苯磺丁脲联用时,甲氨蝶呤的毒性反应增强。

(8)铁剂、维生素 B_{12}:氯霉素可引起严重的骨髓抑制,因而拮抗铁剂和维生素 B_{12} 的抗贫血作用。

(9)碱性药物:不宜与氯霉素同服或配伍注射,以免氯霉素分解失效。

(10)牛奶:牛奶可降低氯霉素的疗效,故不宜同服。

(11)骨髓抑制药:骨髓抑制药与氯霉素联用可加剧骨髓抑制,甚至发生不可逆性后果。

(12)含铁药物:氯霉素中的硝基苯能直接抑制红细胞对铁的摄取和吸收,干扰骨髓细胞的蛋白合成,抑制线粒体内的铁络合酶,导致血红蛋白合成障碍,使铁剂的药效减弱或消失。含铁药物包括右旋糖酐铁、硫酸亚铁、代赭石、阳起石、灵磁石、禹余粮、桑螵蛸、铁落、绿矾、定痛熄风片、脑立清、鹿茸归芪丸、羊痫风丸、耳聋左慈丸、神经衰弱丸、黄病补血丸、强阳保肾丸、磁朱丸、生血片、肝炎丸、清脑降压片、更年安等。氯霉素可使含叶酸、维生素B_{12}的中药(如当归制剂)抗贫血作用减弱或消失。

(13)碱性中药：氯霉素在中性或酸性溶液中(pH 值 4.5～7.5)比较稳定,强酸或强碱中导致水解反应,使药物失效。碱性中成药包括天黄苏打片、龙胆合剂、龙胆苏打片、复胃片、肝胃气痛片、陈香露百露片、胃乐片、胃散、健胃片、贝羚散、行军散、红灵散、保气清凉散、通窍散、蛇犬化毒散、痧气散、喉症丸、猴枣散、噙化上清丸、大金丹等。

(14)氢氧化铝：氢氧化铝可延缓胃排空速率,使氯霉素的吸收降低。含氢氧化铝中成药包括复方入地金牛丸、胃康宁片、复方救心应急丸、痢炎宁、复方斑蝥胶囊、迁肝片、复方斑蝥片、愈风宁心片、复方胃宁片、胃钙宁片、当归浸膏片、啤酒花片、溃疡片、胃灵片等。

(15)苯妥英钠：氯霉素阻碍苯妥英钠代谢,因而使苯妥英钠血药浓度升高,半衰期延长达 2 倍,可致苯妥英钠中毒。

(16)不可配伍药物：甲氧西林、庆大霉素、氯丙嗪、新生霉素、多黏菌素 B、苯妥英钠、异丙嗪、磺胺嘧啶钠、四环素、羧苄西林、红霉素。

8. 大环内酯类

(1)红霉素

①果汁、酸性饮料、维生素 C。果汁、酸性饮料、维生素 C 可使红霉素在胃内破坏,并产生不良臭味。

②无机盐溶液。红霉素针剂忌用氯化钠、氯化钾或其他无机盐溶液作为溶媒,以免沉淀。

③氨茶碱。红霉素可降低其消除率,联用时可发生氨茶碱中毒。

④麦迪霉素、乙酰螺旋霉素。麦迪霉素、乙酰螺旋霉素与红霉素呈拮抗作用。

⑤β受体阻滞药。红霉素可使其中一些制剂的血药浓度增加2倍,联用易发生不良反应。

⑥维拉帕米。红霉素可作为促动力药用于胃排空迟缓性疾病(对下段肠管效差),维拉帕米可拮抗红霉素的胃肠平滑肌收缩作用。

⑦口服避孕药。红霉素可使其避孕效力降低。

⑧糖皮质激素。糖皮质激素与红霉素有协同性免疫抑制作用。

⑨含有机酸中药。如乌梅、五味子、山楂等与红霉素同服易使其失去抗菌活性。

⑩丙磺舒。丙磺舒可降低红霉素血药浓度。

⑪非洛地平。红霉素抑制非洛地平(抑制肝微粒体酶P450系统),可使后者血液浓度升高。西咪替丁与二氢吡啶类钙通道阻滞药(硝苯地平、尼群地平、伊拉地平及非洛地平等)也有类似作用。

⑫酸性溶液。红霉素在酸性溶液中(包括葡萄糖注射液)不稳定。液体pH值越低,经过时间越长,对红霉素的效价影响越大。在pH值6.0～7.0时比较稳定,经8小时仅降低效价2%。

⑬青霉素。青霉素与乳糖酸红霉素针剂配伍可出现溶液混浊,沉淀或变色。两药的抗菌作用相互拮抗。必需联用时,青霉素应先于红霉素2～3小时使用。氨苄西林与红霉素针剂配伍,室温下1小时出现混浊沉淀。

⑭林可霉素。红霉素可降低其抗菌作用(竞争血浆蛋白结合部位),两药并有部分交叉耐药现象,故不宜联用或交替使用。

⑮吉他霉素。吉他霉素与红霉素竞争结合部位,使抗菌效力减弱,并易引起细菌耐药性。

⑯四环素。四环素与红霉素针剂配伍后,溶液效价降低,并有混浊沉淀,两药联用尚可加剧肝功能损害。

⑰溴丙胺太林。溴丙胺太林可延长红霉素在胃内的停留时间,使药效降低。

⑱阿司匹林。阿司匹林可使红霉素的抗菌作用降低,不宜同服。

⑲卡马西平。红霉素可减少其清除率20%,联用时可导致卡马西平中毒。

⑳强心苷。应用地高辛的患者,同时应用红霉素约有10%出现地高辛血药浓度加倍,可发生洋地黄中毒。

㉑维生素 B_6。维生素 B_6 与红霉素联合静脉用药,可使红霉素效价降低。

㉒华法林。华法林与红霉素联用时,少数患者可发生华法林作用加强和出血。

㉓氯霉素。氯霉素与红霉素可产生相加的抗菌作用,但在一些感染中联用可能出现拮抗作用,并加重肝损害。氯霉素与红霉素联用须间隔2个半衰期(3~4小时),以免发生拮抗。

㉔莨菪碱类中药。如天仙子、洋金花、颠茄、华山参等可抑制胃肠蠕动和排空,延长口服红霉素在胃内停留时间,药物被胃酸破坏增加,减少吸收,降低疗效。

㉕穿心莲。红霉素和庆大霉素可抑制穿心莲促进白细胞吞噬功能作用,降低其药效。

㉖千里光。其所含鞣质可与红霉素结合,形成不溶性沉淀物,降低红霉素的口服吸收和抗菌活性。含鞣质中药(虎杖、石榴皮、金钱草及地锦草等)均不宜与红霉素同服。

㉗炭类中药。炭类中药可吸附红霉素,影响吸收,降低生物利用度。

㉘丙吡胺。红霉素可干扰丙吡胺在肝脏进行 N-脱羟基作用。

使丙吡胺血药浓度增加。两药并用时丙吡胺应减量,并防止滴速过快。国外有两药相互作用致死的报道。

㉙不可配伍液体。不可用生理盐水直接溶解毒 pH 值 5.5 以下或 pH 值 8.0 以上的液体,需用适当缓冲剂调节至 pH 值 7.0 左右才可配伍。

㉚不可与乳糖酸红霉素配伍的药物。如氨苄西林、头孢噻吩、多黏菌素 E、肝素、间羟胺、庆大霉素、四环素、氯唑西林、氨茶碱、羧苄西林、维生素 C 等。

㉛不可与葡庚糖酸红霉素配伍的药物。如阿米卡星、头孢拉啶、头孢噻吩、头孢唑啉、氯霉素、苯巴比妥钠、苯妥英钠、链霉素、四环素、羧苄西林、多黏菌素 E、硫喷妥钠、氨茶碱等。

(2)罗红霉素:罗红霉素可使茶碱血药浓度升高,半衰期延长,引起药物蓄积作用产生不良反应。两药联用当血清茶碱浓度≥15 毫克/升时,应对茶碱血药浓度进行监测。

(3)克拉红霉素

①卡马西平。克拉红霉素可使卡马西平的血药浓度升高 38.3%,环氧化物形成明显减少,清除率减少 28.5%。两药联用应降低卡马西平的用量,否则可诱发卡马西平中毒。

②丙吡胺。丙吡胺与克拉霉素之间可发生威胁生命的相互作用。红霉素干扰丙吡胺代谢。红霉素、克拉霉素可能通过改变肠道菌丛对药物的代谢和/或形成复合物,以及使细胞色素酶亚类ⅢA(CYP3A)失活,而影响某些与此两药同用的药物的药动学。联用时丙吡胺血药浓度升高,Q-T 间期延长。丙吡胺血药浓度降低后心电图恢复正常。因此,大环内酯类药物与抗心律失常药联用时,应进行心电监护,并测定血浆药物浓度。

(4)乙酰螺旋霉素

①环孢素。乙酰螺旋霉素可显著升高环胞素血药浓度,联用时需减少环孢素用量,否则将增加肾毒性。环孢素与交沙霉素及

卡那霉素均有类似相互作用。

②头孢唑林。螺旋霉素具有快速抑菌作用,可使头孢唑林的快速杀菌效能受到明显抑制。

(5)阿奇霉素:阿奇霉素可增加地高辛、环孢素、卡马西平的血药浓度,联用时应进行监测。

(6)林可霉素

①白陶土、果胶。白陶土、果胶可使克林霉素和林可霉素的胃肠吸收减少,降低抗菌效果。

②红霉素。红霉素与林可霉素性质相近,可产生拮抗作用,不宜联用。

③食物。饭后服药可减少吸收,可使林可霉素的血药浓度降低 2/3。

④麦迪霉素。麦迪霉素与林可霉素的作用部位相同,可干扰或破坏林可霉素,降低抗菌效果,增强胃肠道不良反应。

⑤氨苄西林。氨苄西林属于快效杀菌剂,如与快效抑菌剂林可霉素联用可发生相互拮抗,且注射液混合后发生沉淀。

⑥维生素 C。维生素 C 可与林可霉素发生氧化还原作用,生成新的复合物,使林可霉素失去抑菌活性。两药不宜联用。

⑦庆大霉素。庆大霉素属于慢性杀菌药,与林可霉素联用可增强抗链球菌作用,两药具有协同作用,但可增加庆大霉素的肾毒性。

⑧不可与林可霉素配伍的药物。羧苄西林、多黏菌素、卡那霉素、苯妥英钠、新生霉素、青霉素、头孢噻吩、氯唑西林、链霉素、复合维生素 B。

(7)克林霉素

①肌肉松弛药。肌肉松弛药与克林霉素联用,使神经肌肉阻断作用增强。

②红霉素。红霉素与克林霉素有拮抗作用,不可联用。

③不可配伍的药物。氨苄西林、苯妥英钠、巴比妥盐类、氨茶碱、葡萄糖酸钙、硫酸镁。

9. 磷霉素

(1)葡萄糖、磷酸盐制剂:磷霉素的分子结构与磷酸烯醇丙酮酸盐相似,能竞争同一转移酶,使细菌细胞壁的合成受到抑制而导致细菌死亡。磷霉素这一作用可以被葡萄糖和磷酸盐制剂所抑制,因而使用磷霉素期间本能有大量葡萄糖、磷酸盐存在。磷霉素与一些金属盐可生成不溶性沉淀,故不可与钙、镁等盐相配伍。

(2)酸性药物:磷霉素钠针剂在 pH 值 4.0～11.0 时稳定,静脉滴注时不宜与酸性较强的药物同时应用。在 pH 值 2.0 以下时磷霉素钙剂极不稳定,所以不宜与酸性药物同时服用。也不宜饭前服药(胃液空腹时 pH 值为 0.9～1.5)。

(3)不可配伍的药物:氨苄西林、头孢噻吩、头孢噻啶、红霉素、庆大霉素、土霉素、利福平、链霉素、卡那霉素。

10. 新生霉素

(1)青霉素:新生霉素低浓度时呈抑菌作用,因而与青霉素的作用相拮抗;高浓度时呈杀菌作用,因而可增强青霉素的疗效,故不宜小剂量合用。

(2)肝素:肝素禁与新生霉素混合注射。

11. 多黏菌素

(1)不可与多黏菌素 B 配伍的药物:两性霉素 B、头孢唑啉、噻孢噻吩、头孢匹林钠、氯霉素、氯噻嗪钠、金霉素、肝素、硫酸镁、泼尼松龙、四环素、氨苄西林、青霉素、卡那霉素、苯妥英钠。

(2)不可与多黏菌素 E 配伍的药物:氨茶碱、细胞色素 C、氢化可的松、青霉素、羧苄西林、乙酰半胱氨酸、碳酸氢钠、四环素、能量合剂、维生素 B_{12}、巴比妥盐、头孢类抗生素、红霉素、卡那霉素、万古霉素。

12. 喹诺酮类药物

(1)非甾体抗炎药：非甾体抗炎药与喹诺酮类药物联用可增加神经系统毒性，诱发惊厥或痉挛表现。惊厥表现的机制：氟喹诺酮类药物抑制 GABA（氨酪酸）与受体的结合，而非甾体抗炎药及其代谢产物能显著增加氟喹诺酮类药物抑制 GABA 受体的作用。喹诺酮类药物在体外可减少 GABA50％结合剂量为 300毫克/升，而在非甾体抗炎药荐在时将减少到 1/1 000，故癫痫或有既往史的患者，以及急性脑血管障碍患者应当避免联用这两类药物（阿司匹林除外）。安替比林可使喹诺酮类药物总清除率下降，半衰期延长；在严重肝功能损害患者中，抑制作用更加明显。

(2)氨茶碱：喹诺酮类抗菌药能抑制茶碱代谢，其中依诺沙星是最强的茶碱抑制药，可使茶碱清除率下降 40％～75％，环丙沙星、诺氟沙星可使茶碱清除率下降 20％～30％。依诺沙星可使茶碱的血药浓度升高近 2 倍，可导致出现不良反应。环丙沙星、诺氟沙星可增加茶碱血药浓度 1～2 倍，联用时应检测茶碱浓度，调整剂量。氧氟沙星对于茶碱血药浓度几乎无影响。

(3)咖啡因：其体内的代谢可被氟诺酮类抑制，联用时应减少剂量。依诺沙星、环丙沙星可使咖啡因半衰期延长，总清除率降低 33％。这种抑制作用随剂量而增大，可产生神经兴奋症状（焦虑、失眠、头痛等），还可致心律失常和恶心。诺氟沙星和氧氟沙星无明显影响。

(4)钙剂、铁剂、抗胆碱药、H_2 受体阻滞药、碳酸氢钠等抗酸剂：均可降低氟喹诺酮类药物的吸收，应避免同用。

(5)不可与喹诺酮类联用的药物

①氨基糖苷类。与喹诺酮类均有肾毒性，联用时应监测肾功能并注意掌握剂量。

②两性霉素 B、美帕曲星。两性霉素 B、美帕曲星抗菌作用可被环丙沙星所拮抗。

③万古霉素。万古霉素与环丙沙星联用可增强肾毒性。

④利福平。利福平可加速环丙沙星代谢,使其血药浓度下降。

⑤氯霉素、多西环素、林可霉素、大环内酯类抗生素。氯霉素、林可霉素及大环内酯类抗生素与环丙沙星联用时导致抗菌活性降低,增加造血系统、神经系统不良反应。

⑥阿洛西林。阿洛西林可延长和提高环丙沙星血药浓度,使不良反应发生率增加。两药联用时应减少环丙沙星剂量和延长给药间歇时间。

(6)磷酸盐结合剂:可降低血清和透析液中环丙沙星浓度达76%～92%,避免联用。

(7)抗酸药、碳酸钙、硫糖铝:氟喹诺酮类药物可与镁、铝、锌、铜、铁、钙等多价阳离子发生螯合反应,影响吸收,应避免同时服用。某些抗酸药可减少氟喹诺酮类药物的吸收。氢氧化铝、氢氧化镁、硫酸铁、硫酸锌等药物可使尿中诺氟沙星的排泄量减少50%～90%。其中与诺氟沙星的相互作用最强,与氧氟沙星作用最弱。环丙沙星与含铝、镁的抗酸药联用时,可使血浆中环丙沙星几乎完全丧失活性。碳酸钙抗酸药可使环丙沙星的吸收平均减少40%。硫糖铝可使诺氟沙星、环丙沙星及依诺沙星的生物利用度降低。

(8)丙磺舒:丙磺舒可降低肾清除率,使氟诺喹酮类血药浓度升高。诺氟沙星可降低格列本脲的生物利用度。

(9)免疫抑制药

①环孢素与喹诺酮类联用,可引起急性肾功能不全,应注意肾功能监测。喹诺酮类可通过抑制环孢素的代谢,使其血药浓度升高,肾毒性增高。

②卡莫司汀与诺氟沙星联用可使卡莫司汀的细胞毒性加重。氧氟沙星可抑制卡莫司汀的代谢,使其血药浓度增高,联用时可增强卡莫司汀对 DNA 的损害,使细胞毒性增大。

（10）呋喃妥因、阿霉素：环丙沙星可增加呋喃妥因和阿霉素的毒性。呋喃妥因、阿霉素也可使环丙沙星毒性增加，对于肾功能不全者损害更大。

（11）牛奶、酸奶：牛奶、酸奶可使环丙沙星吸收减少，血药浓度降低。

（12）苯妥英钠、卡马西平：环丙沙星具有酶抑制作用，可使抗癫痫药代谢受阻，作用加强，肝毒性增加，导致中毒反应。联用时宜进行药物监测。

（13）其他

①环丙沙星与克林霉素配伍立即产生沉淀；与氨茶碱配伍 24 小时内产生沉淀；与呋塞米、肝素、苯妥英钠配伍产生沉淀。

②环丙沙星与氯霉素、多西环素或克林霉素联用时抗菌活性降低，并增加造血系统、神经系统等毒性反应。利福平具有酶促作用，可加速环丙沙星的代谢，降低血药浓度。故以上药物不宜联用。

③环丙沙星与含镁、铝的抗酸药或硫酸亚铁、含锌的多种维生素等联用时，可明显降低环丙沙星的吸收和抗菌活性。

④环丙沙星抑制肝脏微粒体细胞色素 P448 和 P450 酶系统，可降低氨茶碱在肝脏的代谢和清除，延长氨茶碱的半衰期。因此，两药联用时应减少氨茶碱用量 1/3 左右，以免发生氨茶碱中毒，最好能监测氨茶碱的血药浓度。

⑤非甾体抗炎药可抑制氨酪酸（GABA）与其受体结合的药物，增加中枢神经系统的兴奋性导致惊厥。环丙沙星使 GABA 从神经末梢的释放减少，并竞争性抑制 GABA 与突触后受体的结合，某些非甾体抗炎药及其代谢产物可使环丙沙星的上述作用增强。例如：环丙沙星与芬布芬联用可诱发惊厥，与布洛芬联用可诱发痉挛发作，与安替比林联用可降低代谢和消除率，使血浆安替比林和环丙沙星水平均可升高。为避免发生不良反应，对有癫

痫病史或急性脑血管疾病患者不宜联用上述药物。

⑥抗凝血药与环丙沙星联用可导致凝血时间延长,导致出血倾向;两药联用时应监测凝血酶原时间。

⑦头孢哌酮与环丙沙星接触即可发生沉淀,产生沉淀的快慢与头孢哌酮的浓度有关。

⑧氢氧化铝、硫酸铁、氧化镁可显著影响左氟沙星吸收,降低其生物利用度。这些药物也能降低本品的经肾排泄。

⑨芬布芬与洛美沙星联用可致中枢兴奋、癫痫发作。

⑩洛美沙星可加强口服抗凝血药(如华法林等)的作用,联用时应监测凝血酶原时间及其他项目。

13. 硝基咪唑类药物

(1)甲硝唑

①甲硝唑抑制乙醛脱氢酶阻滞乙醇代谢,服药期间饮酒可发生胃肠功能紊乱、腹痛、恶心、呕吐、颜面潮红及头痛等不良反应,即戒酒硫样反应。

②双硫醒与甲硝唑联用可显著加剧饮酒后的乙醛蓄积反应,部分人尚可发生精神障碍及幻觉等不良反应。

③甲硝唑抑制华法林代谢,使抗凝作用增强。两药联用时应监测凝血酶原时间,调整华法林剂量,可降低用量 $1/3 \sim 1/2$。

④苯妥英钠与甲硝唑联用时,少数患者血清苯妥英可达到中毒水平。

⑤西咪替丁可减少甲硝唑从体内排泄,使总清除率下降约30%。使血药浓度提高,增加神经毒性。但有人认为,西咪替丁等肝酶诱导剂可使甲硝唑加速消除而降效。

⑥氢氧化铝、考来烯胺可略降低甲硝唑的胃肠吸收,降低生物利用度14.5%。

⑦糖皮质激素加速甲硝唑从体内排泄,可使血药浓度降低31%,联用时需加大甲硝唑用量。

（2）替硝唑

①西咪替丁可减少替硝唑从体内的排泄,使血药浓度升高40%,半衰期延长47%。西咪替丁抑制肝脏对替硝唑的代谢和从体内的清除,两药联用时替硝唑的疗效及毒性可能增高。

②利福平可加快替硝唑从体内的排泄,降低其血药浓度达30%,半衰期缩短27%。可能是由于利福平增加肝脏对替硝唑的代谢,并加快从体内的排泄,两药联用时替硝唑的疗效可能降低。

③含乙醇饮料与替硝唑同服可引起腹部痉挛、灼热感及呕吐等不良反应,因此用药期间避免饮酒。

④替硝唑可增强抗凝药作用,两药联用时应注意观察凝血酶原时间,并调整抗凝药剂量。

14. 抗真菌药

（1）灰黄霉素

①苯巴比妥可降低或完全抑制灰黄霉素的抗真菌作用。

②小檗碱、硫酸镁可使灰黄霉素的吸收降低35%。

③维生素 B_6 可使灰黄霉素代谢灭活加速,甚至丧失疗效。

④秋水仙碱与灰黄霉素联用可加重血卟啉代谢障碍。

⑤高脂肪饮食可促进灰黄霉素的吸收,提高疗效,但亦相应地增加不良反应。

⑥服用灰黄霉素期间饮用酒精类饮料可致发热、面红、呕吐、心动过速等双硫醒样作用,使乙醇中毒反应加重,故两者不宜联用。

⑦灰黄霉素使抗凝药肝代谢增加,降低抗凝作用,故应经常检测凝血酶原含量及国际标准化比率,使用及停用灰黄霉素 8 日后应调整口服抗凝药的剂量。

⑧灰黄霉素可增加溴隐亭的肝脏代谢而影响溴隐亭的疗效。灰黄霉素可拮抗溴隐亭对肢端肥大症的治疗作用。

⑨灰黄霉素可加速环孢素的代谢而降低其循环量,故应提高环孢素用量;停用肝酶诱导剂灰黄霉素后再减少环孢素用量。

⑩灰黄霉素可增加 T3、T4 的代谢,对甲状腺功能减退者可出现甲状腺功能降低或功能不全;两药联用时应监测 T3、T4 的血清浓度,并在服用灰黄霉素期间及停药后调整甲状腺素用量。

⑪灰黄霉素可加快异烟肼毒性代谢物的形成而增加其肝毒性作用,两药联用时应进行临床及生化监测,如出现肝损伤应即停用异烟肼。

⑫灰黄霉素可加快齐多夫定的肝脏代谢而降低其疗效,两药联用时应定期进行临床监测。

(2)两性霉素 B

①咪唑类抗真菌药,如克霉唑、咪康唑、酮康唑与两性霉素 B 联用可发生拮抗作用,降低咪唑类抗真菌药的疗效。

②糖皮质激素与两性霉素 B 联用可引起钾丢失和水盐潴留,导致心脏的不良反应。两药联用时应监测电解质、体液平衡和心脏功能,老年人更应慎用。糖皮质激素可用于治疗两性霉素 B 的不良反应(发热、寒战、头痛等),但降低抵抗力。

③两性霉素 B 可诱发低血钾,使心肌对福寿草、洋地黄等强心苷的敏感性增强,发生强心苷中毒。

④氨基糖苷类抗生素与两性霉素 B 联用会使肾毒性相加,引起肾损害。两药联用应密切监测肾功能。

⑤氟胞嘧啶与两性霉素 B 联用可增加疗效,但毒性也增强,因本品可致肾功能不全,可加强氟胞嘧啶的毒性。

⑥两性霉素 B 可增加环孢素的肾毒性,机制尚不明确。如果必须两药联用,可以降低环孢素剂量,以控制其血清浓度<150 纳克/毫升,这可降低肾毒性而又不影响免疫抑制作用。

⑦阿米卡星、钙剂、依地酸钙钠、羧苄西林、氯丙嗪、苯海拉明、多巴胺、庆大霉素、卡那霉素、利多卡因、间羟胺、甲基多巴、青霉素、多黏菌素 B、氯化钠、氯化钾、普鲁卡因、四环素、链霉素、维生素等,不可与两性霉素 B 配伍。

（3）咪康唑

①西沙必利与咪康唑联用可增加室性心律失常的危险性，尤其易致尖端扭转，故两药禁忌联用。

②咪康唑可使血清苯巴比妥浓度显著上升，总血浆清除率下降50%～90%。两药联用时应监测药物浓度，适当减少巴比妥量。

③个例报道，服用卡马西平时给予咪康唑出现不良反应（不适、肌阵挛及震颤），停药后这些不良反应消失。

④咪康唑抑制苯妥英在肝脏的代谢和清除，可使苯妥英的血清浓度提高50%以上，导致体内蓄积中毒。两药联用时应监测苯妥英血清浓度并适当减少剂量，否则最好避免联用。这种相互作用发生很快。

⑤口服咪康唑或用口腔胶状剂，可使醋硝香豆素、乙双香豆素、氟茚二酮、苯丙香豆素、噻氯香豆素和华法林的抗凝效应明显加强，可发生出血性不良反应。咪康唑用药2周，可使华法林的抗凝作用增强5～6倍。所以，服用抗凝药的患者不应该使用咪康唑，如果必须两药联用，要密切检查抗凝效果和适当降低抗凝药物的剂量，一般认为可以减少剂量50%左右。

⑥服用甲苯磺丁脲、格列本脲或格列齐特的糖尿病患者，联用咪康唑后出现低血糖。在对疗效进行监测下两药可以联用，并在必要时减少磺酰脲类药物的剂量。

⑦咪康唑可使阿司咪唑在肝脏的代谢率降低，增加室性心律失常危险，尤其易致尖端扭转，故两药禁忌联用。

⑧咪康唑可使妥布霉素的血浓度降低。两药联用时应进行监测。

⑨两性霉素B与咪康唑或酮康唑联用时，效果比单用两性霉素差。最好不要两药联用，或联用时对疗效进行监测。

（4）酮康唑

①酮康唑可使环孢素血药浓度升高15倍，两药联用时可逐渐减少环孢素剂量达68%～89%，酮康唑剂量亦可减少。两药低剂量联用有效和安全（两药联用肝毒性相加，但不一定会发生），可降低环孢素的肾毒性。停用酮康唑后，需要增加环孢素的用量，方能保持疗效。

　　②西咪替丁可使酮康唑的吸收降低65%，但在酸性介质中应用则可避免这种作用。

　　③两性霉素B与酮康唑联用可增强杀灭脑脊液中隐球菌的效力，但体外研究表明无相加作用。另据报道，咪唑类抗真菌药与两性霉素B有拮抗作用，联用时疗效减弱。

　　④服用酮康唑患者不宜联用抗酸中成药（陈香露白露片、溃疡片、胃舒片、复方入地金牛丸、胃灵片等）。

　　⑤加服酮康唑可使奎尼丁的血药浓度升高（个例报道）。

　　⑥酮康唑可使华法林抗凝作用增强。

　　⑦酮康唑可降低泼尼松龙和甲泼尼松龙的体内消除和代谢达60%，联用时应减少皮质激素用量。

　　⑧抗酸药（氢氧化铝、钙、镁等）可降低酮康唑在胃肠道的吸收达60%，酸性条件下酮康唑吸收增加5%。

　　⑨乙醇、烈性酒与酮康唑联用可出现发热、面红、呕吐、心动过速等双硫醒样作用，故应避免同时服用含酒精饮料和药物。

　　⑩西沙必利与酮康唑联用有增强室性心律失常的危险，尤其是尖端扭转韵危险，故禁止两药联用。

　　⑪双脱氧肌苷抗酸作用可使胃内pH值增高而降低酮康唑的吸收，故应在服用双脱氧肌苷前2小时或服用后6小时服用酮康唑。

　　⑫异烟肼可降低酮康唑的血药浓度，两药应间隔2小时服用，并应监测酮康唑的血浆浓度，以调整其剂量。

　　⑬酮康唑可抑制咪达唑仑肝脏代谢，使其血药浓度升高；如

需要联用,咪达唑仑应当降低剂量。

⑭苯妥英钠、苯巴比妥可使酮康唑的血药浓度降低,必要时应增加酮康唑用量。

⑮酮康唑可使三唑仑半衰期延长,降低清除率达 90%。两药禁忌联用。

⑯利福平、异烟肼可使酮康唑的血药浓度降低 50%～90%。酮康唑可使利福平的血药浓度降低 50%,两药如果间隔 12 小时服用则没有这种影响。

⑰酮康唑可减低口服避孕药的作用,引起月经间期出血。

⑱抑制胃酸分泌中成药可降低酮康唑的吸收。

⑲抗胆碱药可抑制胃酸分泌,减少酮康唑吸收。

(5)特比萘芬

①利福平可加速特比萘芬的消除,与利福平联用可降低血药浓度,故在服用利福平期间及停药后,应调整特比萘芬剂量。

②西咪替丁可抑制特比萘芬的消除,联用时应减少剂量。

(6)氟胞嘧啶

①氟胞嘧啶单用效果不如两性霉素 B,与两性霉素 B 联用可以增强疗效(协同作用),但毒性作用也有所增强。

②齐多夫定与氟胞嘧啶联用其骨髓毒性可呈相加性,增加对血液的毒性作用,故联用时应经常检测血常规。

(7)伊曲康唑

①伊曲康唑可降低华法林肝脏代谢,使其增加抗凝作用及出血危险。故在两药联用时应检测凝血酶原含量及国际标准化比率,在服用伊曲康唑期间和停药后应适当调整华法林剂量。

②利福平、苯妥英钠具有肝药酶诱导作用的药物可明显降低伊曲康唑的口服生物利用度,两药联用时应监测伊曲康唑的血药浓度。

③西沙必利与伊曲康唑联用可增加室性心律失常,尤其是尖

端扭转的危险,故禁止联用。

④双脱氧苷使胃内 pH 值升高而降低伊曲康唑的吸收,故应在服用双脱氧苷前 2 小时或服后 6 小时服用伊曲康唑。

⑤伊曲康唑可使地高辛排泄降低而血药浓度增高,可出现恶心、呕吐、心律失常等地高辛毒性反应;两药联用时应加强临床监护,必要时应监测心电图及地高辛血药浓度,在用药期间和停药后应适当调整地高辛剂量。

⑥抗癫痫药(卡马西平、苯巴比妥、苯妥英、扑米酮等)由于肝酶诱导作用,可降低伊曲康唑的血浓度及疗效。两药联合应进行临床监护,必要时检测伊曲康唑的血药浓度及调整剂量。

⑦环孢素不宜与超过推荐量的伊曲康唑联用。

⑧伊曲康唑是肝药酶的强抑制药,联用时非洛地平血药浓度升高 4 倍多,引起下肢水肿。唑类抗真菌药与其他钙通道拮抗药(硝苯地平、伊拉地平)也发生相似的相互作用。

(8)氟康唑

①应用氟康唑可使避孕失败和月经间期出血,这是口服避孕药效应降低的征兆,两药联用要谨慎。

②氢氯噻嗪可使氟康唑血药浓度降低。

③利福平肝药酶诱导作用可加速氟康唑代谢,使氟康唑血药浓度下降及半衰期缩短 20%,导致药效降低。两药联用时应增加氟康唑剂量。

④氟康唑可抑制肝脏药酶,降低华法林代谢,增加出血危险;如需联用应检测血酶原含量及国标准化比率,在服用氟康期间及停用 8 日后,应适当调整华法林剂量。

⑤氟康唑可使苯妥英钠的肝脏代谢减少,使其血药浓度增至中毒值,故应监测苯妥英的血药浓度,并在服用氟康唑期间或停用后适当调整苯妥英钠的剂量。

⑥氟康唑可使口服磺脲类降糖药半衰期延长而发生低血糖,

故在应用氟康唑期间应加强血糖的自我监测,调整口服降糖药剂量。

⑦氟康唑可降低茶碱的清除率,故可使其血药浓度升高而出现过量中毒的危险。在应用氟康唑期间及停用后,应加强监护并尽可能监测茶碱的血药浓度,酌情调整茶碱剂量。

⑧氟康唑可增加循环量,因而增加齐多夫定发生不良反应的危险。两药联用时应定期进行临床检测。

⑨氟康唑可使环孢素血药浓度增加,因此接受氟康唑治疗的患者,必须根据环孢素的浓度调节剂量。另有研究表明,环孢素和氟康唑联用时不增加其肾毒性,所有患者都能耐受氟康唑,未见明显不良反应。氟康唑可安全地与环孢素联用,但应每周监测血清环孢素浓度和血肌酐 2 次,并检查肝功能(氟康唑有引起环孢素潜在毒性的可能)。

15. 抗病毒药

(1)阿昔洛韦

①两性霉素 B 与阿昔洛韦联用可增强抗病毒作用及毒性反应,故不宜联用。

②哌替啶与大剂量阿昔洛韦联用可发生哌替啶中毒,故不宜联用。

③丙磺舒与阿昔洛韦同服,可使丙磺舒的肾清除率降低 31%,阿昔洛韦血药浓度增加 40%,故不宜联用。

④氨基糖苷类抗生素、环孢素与阿昔洛韦联用,可加重肾脏损害,故不宜联用。

(2)利巴韦林

①利巴韦林加头孢唑林、青霉素或庆大霉素联合输液均出现不良反应。但分开静脉滴注则均无不良反应,可能与药液混合后不溶性微粒及异物大量增加,或药物结构稳定性破坏有关。据报道,利巴韦林与吉他霉素联合输液可致抽搐。

②利巴韦林有溶血性不良反应,在合并应用骨髓抑制药时,贫血反应更加严重。

(3)齐多夫定

①对乙酰氨基酚、阿司匹林、西咪替丁、保泰松、吗啡及磺胺类、苯二氮䓬类药物均可抑制齐多夫定的葡萄糖醛酸化,降低清除率,故应避免联用。

②阿昔洛韦与齐多夫定联用可引起神经系统毒性,如昏睡、疲劳等。

③丙磺舒可抑制齐多夫定的葡萄糖醛酸化并减少肾排泄,可引起中毒危险。

(4)泛昔洛韦:能与代谢涉及醛氧化酶的药物(如奎宁、奎尼丁、甲氨蝶呤等)发生相互作用。

(5)阿糖腺苷

①别嘌醇可使阿糖腺苷的毒性增大,联用时可致较严重的神经系统毒性反应。

②氨茶碱与阿糖腺苷联用可使茶碱的血药浓度升高。

(6)阿糖胞苷

①氟尿嘧啶属于碱性药物,不宜与阿糖胞苷(酸性制剂)混合应用。

②阿糖胞苷能降低氟胞嘧啶的活性。

16. 其他 有关青霉素及头孢菌素类药物详见"妊娠合并急性阑尾炎";甲硝唑详见"产后及人工流产后";肝素详见"胎膜早剥"。

二十六、产褥中暑

产褥中暑是指产妇在产褥期因高温、高湿、通风不良等环境中,体内余热不能及时散发引起中枢性体温调节功能障碍的急性热病。临床上以产妇出现高热、汗出、心慌、头晕、谵妄，甚至昏迷、抽搐等为基本特征。产妇在产后体内潴留的水分需要排出，因此有显著的多尿现象，出汗也特别多。当外界气温超过 35℃时，机体靠汗液蒸发散热。而汗液蒸发需要空气流通才能实现。但是，由于受旧风俗习惯的影响，产妇分娩后怕"受风"而要求关门闭窗，产妇常常深居室内，包头盖被，穿长袖衣、长裤，紧扎袖口、裤脚，使居室和身体小环境处在高温、高湿状态，严重影响产妇出汗散热，导致体温调节中枢功能衰竭而出现高热、意识丧失和呼吸循环功能衰竭。当人体处于超过散热机制能力的极度热负荷时，因体内热积蓄过度而引起高热，发生中暑。若不及时抢救，数小时内可因呼吸、循环衰竭而死亡。即或幸存也常遗留中枢神经系统不可逆的后遗症。产褥中暑关键在于预防，一旦发生中暑，原则上应立即改变高温和不通气环境，迅速降温，及时纠正酸中毒和休克，补充水分和氯化钠。常用的药物有 20%甘露醇、盐酸氯丙嗪、盐酸异丙嗪、地塞米松、地西泮、硫酸镁、毛花苷丙、尼可刹米、洛贝林等。

【饮食宜进】

1. 易消化、富有营养的食物　产妇在中暑之后身体很虚弱，消化功能也较差，在恢复过程中应进食较为清淡、容易消化且富含营养的食物，补充必要的水分、食盐、热能、维生素、蛋白质等，并佐以鱼、肉、蛋、奶等，以保证人体所必需的营养成分。

2. 具有清热解暑作用的食物　西瓜不仅水分多，营养也很丰富，含有蛋白质、糖、钙、磷、铁和多种维生素，还含有人体必需的氨基酸，在中暑恢复过程中适用于多食用，既可补充水分，消暑解渴，又能供给人体所必需的营养成分。此外，冬瓜汤、绿豆汤、番茄、青菜等具有清热解暑功能，适用于多进食。

【饮食相克】

1. 一次性大量饮水　中暑患者应采用少量多次的饮水方法，

每次饮水量以不超过 300 毫升为宜,切忌狂饮。因为大量饮水不仅会冲淡胃液而影响消化功能,还会引起反射性排汗亢进。尤其是在过量饮用热水时,更会大汗淋漓。结果体内水分和食盐分进一步大量流失,严重时可促使热痉挛(抽搐)的发生,如此便是得不偿失。

2. 油腻荤腥之物　中暑患者应少吃脂肪类厚腻荤腥之物,以适应夏天胃肠的消化能力。若过油腻荤腥之物,会增加消化系统的负担。大量血液滞留于胃肠,输送到大脑的血液便相对减少,人体便感到困倦,容易引起消化不良。同时,营养也不能充分吸收。

3. 辛辣之品　夏天阳浮于外,阴液不足,辛辣燥热的食物,如胡椒、辣椒等,最好少吃或不吃,烧酒也以少饮或不饮为好,以免产生助热劫阴之弊。

4. 生冷之品　产褥中暑患者大多脾胃虚弱,大量进食生冷之品会进一步损伤脾胃阳气,加重病情。西瓜类食物一次也不宜吃得太多,以免妨碍消化,而引起腹痛、腹泻。

【饮食搭配】

1. 绿豆芽与金针菇　绿豆芽解热毒、利三焦、清暑热、通经脉,与金针菇搭配,具有清热解暑的功效,适用于防治产褥中暑和肠炎。

2. 大米与绿豆　绿豆含有淀粉、蛋白质、多种维生素及矿物质,能清热解暑、利尿消肿、润喉止渴,与大米煮粥,适用于产褥中暑,酒精中毒,水肿,咽喉炎等。

3. 草莓与牛奶　草莓清热解毒、生津润燥,与营养丰富的牛奶搭配,有清凉解暑、养心安神之功效,适用于产褥中暑。

4. 草莓与冰糖　草莓清热解毒、生津止渴,若与具有同样功效的冰糖搭配食用,对口渴烦躁、产褥中暑有一定的辅助治疗作用。

5. 西瓜与冰糖　西瓜皮清热解暑、利尿,若与冰糖搭配,对产褥中暑、水肿等有一定的辅助治疗作用。

【食疗药膳方】

1. 芦根粥 鲜芦根 30 克，粳米 50 克，冰糖适量。先将芦根切成段，加水适量，煎煮 15 分钟，取汁纳粳米，以米熟为度，随后加冰糖食之。适用于痱毒等。

2. 苦瓜汤 鲜苦瓜 50 克，鲜荷叶 1 张，食盐适量。鲜苦瓜剖开去瓤，鲜荷叶洗净，撕成片，加水适量煮汤，加食盐调味后喝汤。适用于痱毒等。

3. 西瓜白糖水 西瓜瓤 500 克，白糖、食盐各适量。将西瓜瓤去籽，放入榨汁机中打成汁状，加入 500 毫升凉开水及白糖、食盐，在冰箱中略冷却后饮用。适用于痱毒等。

4. 西瓜皮白糖水 鲜西瓜外皮 200 克，白糖适量。鲜西瓜外皮洗净，切碎，加水适量煎煮 15 分钟，待凉后去渣取汁，加白糖代茶饮。适用于痱毒等。

5. 绿豆饮 绿豆 100 克，粳米 20 克，水 3 000 毫升。将绿豆、粳米及水放入高压锅中煮沸 20 分钟，待凉后食用。适用于痱毒等。

6. 香薷粥 香薷叶 30 克，粳米 100 克。先将薷香叶入沸水中煮 5 分钟，捞出，放入小火煮 30 分钟后即可。每天分 2～3 次食完。适用于痱毒等。

7. 乌梅桂花饮 乌梅 50 克，桂花 6 克，白糖、食盐各适量，水 1 000～1 500 毫升。将乌梅浸泡 30 分钟，煎煮 15 分钟后放入桂花，再煮沸 1～3 分钟后过滤取汁，加入白糖和食盐，待冷后代茶饮。适用于痱毒等。

8. 双花绿茶 金银花(又名双花)10 克，绿茶 3～5 克。开水浸泡，代茶饮。有清热解毒、消暑止渴的作用。适用于痱毒等。

【药物与饮食相克】

1. 吩噻嗪类药物

(1)咖啡及咖啡类饮料：咖啡及咖啡类饮料中的咖啡因与氯丙嗪可产生药理性拮抗作用，若同时服用，氯丙嗪的疗效将降低，

故氯丙嗪忌与咖啡类饮料同服。

（2）酒：因为酒中所含乙醇与吩噻嗪类药物（如氯丙嗪、奋乃静、氟奋乃静、氟奋乃静癸酸酯等）对中枢神经有相加抑制作用，并且吩噻嗪类药物还可抑制肝内乙醇脱氢酶活性而阻碍乙醇降解，加强并延长乙醇的中枢抑制作用和血管扩张等作用，故吩噻嗪类药物忌与酒同服。

2. 抗组胺药

（1）酸化尿液的食物：服用抗组胺药（如异丙嗪、苯海拉明）期间若过食酸化尿液的食物（如肉、鱼、蛋、乳制品等），由于离子型重吸收减少，排泄增加，可使疗效降低，故服用抗组胺药期间不宜过食酸化尿液的食物。

（2）酒和酒精性饮料：酒能增加抗组胺药（异丙嗪、苯海拉明）的镇静作用，增加其不良反应。因此，服用抗组胺药期间不宜饮酒和酒精性饮料。

【本病与药物相克】

中暑之后，暑热未清，虽có虚证，不能单纯用补药，应结合清暑退热药同用，如消暑益气汤。纯补药物如升脉饮，必须待暑热全退之后才可使用。使用过早，会使暑热不易消退，甚至使已经逐渐消退的暑热复燃。

【药物与药物相克】

1. 甘露醇与箭毒、氨基糖苷类、两性霉素 B　因为甘露醇与箭毒合用可增加神经肌肉阻滞作用，与氨基糖苷类（如链霉素、庆大霉素等）合用可增加耳毒性，与两性霉素 B 合用易引起肾损害，故不宜合用。

2. 抗组胺药

（1）中枢抑制药：抗组胺药（如异丙嗪、苯海拉明）能加强中枢抑制药（如地西泮、巴比妥类等）的作用，同时也易加重不良反应，故合用时应减少用量。

(2)阿托品、三环类抗抑郁药:因为抗组胺药能加强阿托品和三环类抗抑郁药(如丙米嗪等)的抗胆碱作用及其不良反应,故合用时应慎重,确需合用时应注意减量。

(3)成瘾性镇痛药:因为抗组胺药能加强成瘾性镇痛药(如吗啡、哌替啶等)的呼吸抑制作用,故不宜合用。

(4)单胺氧化酶抑制药:单胺氧化酶抑制药(如呋喃唑酮、帕吉林、苯乙肼等)可加重抗组胺药的不良反应,故抗组胺药不宜与单胺氧化酶抑制剂合用。

(5)酸化尿液的药物:因为抗组胺药苯海拉明等与酸化尿液的药物(如氯化铵、枸橼酸等)合用,由于离子型重吸收减少,排泄增加,可使其疗效降低,故不宜合用。

(6)防己碱:有实验证明,抗组胺药与防己碱合用虽可产生协同镇痛作用,但有蓄积现象,可加重不良反应,故不宜合用。

(7)活性炭、白陶土:由于活性炭、白陶土具有吸附作用,与抗组胺药合用会妨碍抗组胺药的吸收,降低其疗效,故不宜合用。

(8)平肝息风中成药:平肝息风中成药(如密环片、天麻片、止痉散、五虎追风散等)具有降压、抗癫痫、抗惊厥镇静作用,若与抗组胺药物合用,可产生药理性拮抗而降低治疗效果,故一般不宜合用。

(9)肝素:因为大剂量的抗组胺药能降低肝素的抗凝血作用,故不宜合用。

3. 吩噻嗪类药 有关吩噻嗪类药(氯丙嗪等)详见"妊娠剧吐"。

4. 甘露醇

(1)箭毒:甘露醇与箭毒合用可增加神经肌肉阻滞作用。

(2)氨基糖苷类抗生素:甘露醇与氨基糖苷类抗生素(如链霉素、庆大霉素等)合用可增加耳毒性。

(3)两性霉毒B:甘露醇与两性霉毒B合用易引起损害。

第二章 妇科疾病

一、非特异性外阴炎

外阴与尿道、肛门邻近,经常受到经血、阴道分泌物、尿液、粪便的刺激,若不注意皮肤清洁易引起外阴炎;其次糖尿病患者糖尿的刺激、粪瘘患者粪便的刺激,以及尿瘘患者尿液的长期浸渍等;此外,穿紧身化纤内裤,导致局部通透性差,局部潮湿,以及行走时受两大腿的摩擦、经期使用卫生巾的刺激,均可引起非特异性外阴炎。本病为妇科的一种常见病,多发于经期前后、产后恶露未净、妇科手术后阴道分泌物增加、糖尿病患者,以及肥胖妇女。临床上主要表现为外阴皮肤瘙痒、疼痛、烧灼感,于活动、性交、排便、排尿时加重。积极寻找病因,若发现糖尿病应积极治疗糖尿病,若有尿瘘、粪瘘,应及时行修补术。可用1:5 000高锰酸钾液坐浴,还可选用中药苦参、蛇床子、白鲜皮、土茯苓、黄柏各15克,川椒6克,水煎,熏洗外阴。

【饮食宜进】

1. 富含优质蛋白质和糖类的食物 食物中蛋白质的主要来源是蛋类、瘦肉、鱼类、牛奶及豆类,这些食物不仅蛋白质含量高,而且生物效价也高,易于机体吸收;面食是糖类的主要来源。因此,外阴炎的患者宜进食足量的蛋类、牛奶、瘦肉、鱼类、豆浆及面食等。

2. 富含维生素及无机盐的食物 谷类、豆类及新鲜蔬菜、水果中含有丰富的维生素 E、维生素 C、B 族维生素及微量元素锌、锡、铜等,故外阴炎的患者宜多食谷类、豆类及新鲜蔬菜、水果,以补充多种维生素及无机盐。

3. 低脂肪、清淡饮食 外阴炎的患者宜选择低脂肪、易消化的清淡膳食,如新鲜蔬菜、水果、米汤、稀粥、豆浆等;适宜多饮水。

【饮食相克】

1. 辛辣、煎炸及热性食物 辛辣、煎炸食物,如辣椒、胡椒、茴香、花椒、姜、葱、大蒜、油条、烤羊肉、烤鸡、炸鸡翅等;热性食物,如牛肉、羊肉、狗肉等和炒瓜子、炒花生、炒香榧子等,食用后均会助热上火,使内脏热毒蕴结,出现牙龈肿痛,口舌生疮,小便短赤,肛门灼热,前后阴痒痛等症状,从而使炎症充血加重,故患者应忌食辛辣、煎炸及热性食物。

2. 海鲜发物 腥膻之品,如鳜鱼、带鱼、海虾、河虾、蟹、黄鳝、牡蛎、鲍鱼等水产品可助长湿热,食后能使外阴瘙痒加重,不利于炎症的消退,故外阴患者应忌食海鲜发物。

3. 甜腻食物 油腻食物,如猪油、肥猪肉、奶油、牛油、羊油、鸡蛋黄、鸭蛋黄等;高糖食物,如巧克力、糖果、甜点心、奶油蛋糕、八宝饭等,这些食物有助湿增热的作用,会增加白带的分泌量,降低治疗效果,故外阴炎患者应忌食甜腻食物。

4. 酒 酒能助长湿热,会加重炎症充血,不利于治疗,故应当禁忌酒,同样,含酒饮料如酒酿、药酒等均不宜饮用。

【饮食搭配】

1. 绿豆与蒲公英 蒲公英是一种颇受欢迎的野菜,含有蛋白质、脂肪、粗纤维及大量的钙、铁和多种维生素,还含有蒲公英甾醇、胆碱、菊糖等有效成分,其性寒味甘,能清热解毒、利尿散结,若与清热解毒的绿豆同食,其功效大增,可清热解毒、利尿消肿,适用于治疗非特异性外阴炎等多种炎症、小便不利、大便秘结等。

2. 苦菜与绿豆 苦菜又名荼草、苦马菜等,主要营养成分有蛋白质、脂肪、糖类、粗纤维、胡萝卜素、维生素 B_1、维生素 B_2、烟酸、维生素 C 及钙、磷、铁等,其性寒味苦,有清热解毒、凉血作用,若与清热解毒的绿豆同食,其功效大增,适用于治疗非特异性外阴炎等多种炎症。

3. 豆腐与番茄 番茄含丰富的维生素、有机酸及钙、磷、锌、铁、锰、铜、碘等矿物质,若与蛋白质含量丰富的豆腐搭配,营养更加全面,其益气和中、生津润燥、健脾和胃、清热解毒的功效会增强,适宜非特异性外阴炎的患者食用。

4. 马齿苋与鸡蛋 马齿苋性寒,味酸,有清热解毒、宽中下气、利水祛湿、散血消肿、止痢消炎、杀虫灭菌之功效,有"天然抗生素"的美称,与鸡蛋搭配,能治疗妇女阴部瘙痒、白带发黄等症,适宜非特异性外阴炎的患者食用。

【食疗药膳方】

1. 丝瓜饮 老丝瓜 1 个,白糖 10 克。老丝瓜入锅,加水适量煎 15 分钟后去渣取汁,调白糖为茶饮。清热解毒。适用于外阴红、肿、热、痛。

2. 白菜绿豆芽饮 白菜 500 克,绿豆芽 50 克。白菜连根茎切片,与绿豆芽同入锅,加水适量煎 15 分钟,去渣取汁。代茶饮,随时饮。清热解毒。适用于外阴红、肿、热痛明显,小便赤痛,大便干结,心烦易怒。

3. 冰糖冬瓜汤 冬瓜子 30 克,冰糖 30 克。冬瓜子碾末,入冰糖,冲沸水 200 毫升,入陶罐以小火隔水冲饮,每日 2 次,连饮数日。清热利湿。适用于湿热型外阴炎,症见外阴红肿、疼痛,带下黄稠,食欲不作,小便黄短。

4. 薏苡仁羹 薏苡仁、山药、莲子各 30 克。同入锅,加清水适量,大火煮沸后改小火煮 1~2 小时,煮成羹后调味食。每日 1 次,连食 7 日为 1 个疗程。健脾祛湿。适用于脾虚湿胜型外阴炎,症见外阴肿痛,食欲不佳,脘闷不适,带下量多,不欲饮水。

5. 苋菜糖水　鲜苋菜根 50 克,白糖 20 克。鲜苋菜根入砂锅,加清水适量,小火煮 30 分钟,去渣取汁,入白糖再煮沸使白糖溶化,分 2 次饮。清热利湿止带。适用于急性湿热型外阴炎、前庭大腺炎等妇科疾病,症见带下量多,色黄或黄赤,有秽臭味,伴外阴肿痛,潮红灼热,心烦口干,甚或有发热者。

6. 附桂鸡蛋汤　肉桂 3 克、熟附子 9 克,乌鸡蛋 1 个。肉桂、熟附子加水适量煎汤,去渣取汁,磕入乌鸡蛋煮熟。吃蛋,喝汤,每日 1 次,连食 7 日。温补肾阳。适用于虚寒型外阴炎,症见外阴肿痛不甚,带下清稀,畏寒肢冷。

7. 鸡冠花土茯苓龟肉汤　乌龟 250 克,鸡冠花、土茯苓各 30 克。乌龟活剖,去肠脏,用滚水烫过,去表皮白膜,与鸡冠花、土茯苓同入锅,加清水适量,大火煮沸后改小火煲 2～3 小时,调味食用。清热解毒,祛湿止带。适用于湿热型黄带,症见带下色黄,黏稠气臭,外阴瘙痒、糜烂,口渴咽干,小便短黄;亦适用于湿热型滴虫阴道炎,子宫颈糜烂等。

【药物与饮食相克】

1. 甲硝唑

(1)酒类:详见"妊娠合并急性阑尾炎"。

(2)牛奶:详见"妊娠合并急性阑尾炎"。

(3)蘑菇、菜花等高钙食物:详见"妊娠合并急性阑尾炎"。

2. 酮康唑与碱性食物　因为酮康唑在酸性环境中易于吸收,所以服用酮康唑期间若过食碱性食物(如菠菜、胡萝卜、黄瓜、苏打饼干、茶叶等)则使 pH 值升高,使酮康唑作用减弱,故服用酮康唑期间不宜过食碱性食物。

3. 鹤草酚与酒、油腻食物　服用鹤草酚期间若饮酒或进油腻食物(如肥肉和油炸食品等)可增加鹤草酚的毒性,故服用和草酚期间不宜饮酒或进油腻食物。

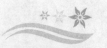

【本病与药物相克】

因为本病由湿热之邪所引起,故患病期间,禁止使用具有温里补阳作用的药物,如红参、附子、干姜、吴茱萸、丁香、细辛、荜茇、鹿茸、补骨脂、菟丝子、巴戟天、淫羊藿、牛鞭、仙茅、黄狗肾、锁阳、蛤蚧、肉苁蓉等;中成药,如十全大补丸、右归丸、金匮肾气丸等药物。

【药物与药物相克】

1. 甲硝唑　因甲硝唑、替硝唑可抑制华法林的代谢,增强其抗凝血作用,故合用时应注意。

2. 酮康唑

(1)呋喃硫胺、利血平:因为维生素类药物呋喃硫胺可减少酮康唑的吸收,降压药物利血平可降低酮康唑的血药浓度,故不宜合用。如必须合用,两者的服药时间至少间隔 2 小时。

(2)抑制胃酸分泌的药物:酮康唑在酸性环境中易于吸收,抑制胃酸分泌的药物(如阿托品、H_2 受体阻滞药西咪替丁等)可导致胃酸分泌减少,从而使酮康唑吸收降低,作用减弱,故不宜合用。如临床需要合用,抑制胃酸分泌的药物应在服用酮康唑 2 小时后再服用。

(3)利福平:因为酮康唑与利福平合用,会使彼此的血药浓度降低,疗效减弱,故不宜合用。

(4)抗酸药物:因为酮康唑在酸性介质中易于吸收,当酮康唑与抗酸药物(如碳酸氢钠、氧化镁、氢氧化铝凝胶等)合用后 pH 值升高,从而使酮康唑吸收降低,作用减弱,故不宜合用。

3. 鹤草酚与莨香油　因为莨香油属油类导泻剂,可增加鹤草酚的毒性,故在服用鹤草酚期间应避免应用莨香油导泻。

二、滴虫阴道炎

滴虫阴道炎是由阴道毛滴虫生长在阴道中引起的炎症。滴虫不仅寄生于阴道,还常侵入尿道或尿道旁腺,甚至膀胱、肾盂,以及男性的包皮皱褶、尿道或前列腺中。适用于滴虫生长的温度为 25℃～40℃、pH 值为 5.2～6.6 的潮湿环境。月经前后阴道pH 值发生变化,经后接近中性,故隐藏在腺体及阴道皱襞中的滴虫于月经前后常得以繁殖,引起炎症的发作。滴虫阴道炎主要通过浴池、浴具、游泳池、坐式便器、衣物或未彻底消毒的医疗器械、敷料等途径间接传播,也可以通过性交直接传播。其主要症状是稀薄的泡沫状白带增多及外阴瘙痒,若有其他细菌混合感染则分泌物呈脓性,可有臭味。瘙痒的主要部位为阴道口及外阴,伴有灼热、疼痛、性交痛等。若尿道口有感染,可有尿频、尿痛,有时可见血尿。注意个人卫生是预防滴虫阴道炎的关键,局部结合全身应用甲硝唑、鹤草酚等药物才能彻底消灭病菌,彻底治愈本病。局部用药前,应用 1% 乳酸液或 0.1%～0.5% 醋酸液冲洗阴道,改善阴道内环境,可以提高疗效。已婚者若男方有生殖器滴虫病,需同时治疗。

【饮食宜进】

1. 富含优质蛋白质的食物　食物中蛋白质的主要来源是蛋类、瘦肉、鱼类、牛奶及豆类,这些食物不仅蛋白质含量高,而且生物效价也高,易于机体吸收,因此阴道炎的患者宜进食足量的蛋类、牛奶、瘦肉、鱼类、豆浆等食物以补充机体所需,提高机体抗病能力。

2. 具有抗菌作用的食物　大蒜、洋葱、马齿苋、鱼腥草、马兰头、菊花脑等食物具有一定的抗菌作用,适宜滴虫阴道炎患者食用。

3. 低脂肪、清淡饮食　阴道炎患者宜选择低脂肪、易消化的清淡膳食,如新鲜蔬菜、水果、米汤、稀粥、豆浆等。

【饮食相克】

1. 辛辣、煎炸及热性食物　详见"非特异性阴道炎"。

2. 海鲜发物　详见"非特异性阴道炎"。

3. 甜腻食物 详见"非特异性阴道炎"。

4. 酒 详见"非特异性阴道炎"。

【饮食搭配】

1. 洋葱与生姜 洋葱性温,味辛、甘,对葡萄球菌、链球菌、白喉杆菌、痢疾杆菌、大肠埃希菌、阴道滴虫等均有抑制和杀灭作用;生姜味辛、微温,能有效地抑制葡萄球菌的繁殖,并对阴道滴虫、皮肤真菌亦有明显的抑制作用,两者搭配效果更加,对滴虫阴道炎、细菌性阴道炎、盆腔炎具有一定的辅助治疗作用。

2. 洋葱与黄鱼 洋葱对葡萄球菌、链球菌、白喉杆菌、痢疾杆菌、大肠埃希菌、阴道滴虫等均有抑制和杀灭作用;黄鱼性平味甘,鱼鳔炒炼成胶,制成鱼鳔胶珠,可调理血气、大补元气。两者搭配,对滴虫阴道炎、细菌性阴道炎、盆腔炎具有一定的辅助治疗作用。

3. 马齿苋与洋葱 马齿苋性寒,味酸,有清热解毒、宽中下气、利水祛湿、散血消肿、止痢消炎、杀虫灭菌之功效,有"天然抗生素"的美称;与具有相同功效的洋葱搭配食用,杀虫灭菌作用更强,对滴虫阴道炎、细菌性阴道炎、盆腔炎具有一定的辅助治疗作用。

【食疗药膳方】

1. 鸡冠花藕汁 鲜鸡冠花500克,鲜藕汁500毫升,白糖500克。将鲜鸡冠花洗净,加水适量,煎煮3次,每次20分钟;合并3次煎液,再继续以小火煎煮浓缩,加入鲜藕汁,加热至黏稠时,倒入白糖,停火;混匀晒干,压碎,装瓶备用。每次10克,以沸水冲化顿饮,每日3次。适用于滴虫阴道炎。

2. 蚌肉鸡冠花 鲜蚌肉10克,鸡冠花30克,食盐适量。先加水煎至200毫升,加入鲜蚌肉煮沸至熟,再加入食盐调味。喝汤,食蚌肉,每次1次,3～5日为1个疗程。清热利湿。适用于湿热下注型滴虫阴道炎。

3. 鸡冠花鸡蛋汤　鸡冠花 30 克,鸡蛋 2 个。将鸡冠花洗净;鸡蛋煮熟,去壳。把全部用料放至锅内,加清水适量,大火煮沸后,小火煲约 1 小时,调味食用。去湿止带。适用于湿浊盛的滴虫阴道炎,症见体倦乏力,带下增多,色白气腥,质稀如水,或小便不利,外阴瘙痒。

4. 槐花冬瓜薏苡仁粥　槐花 9 克,冬瓜仁 20 克,薏苡仁 30 克,粳米 60 克。首先将冬瓜仁、槐花用水一起煎,然后去渣取汁,再加入粳米、薏苡仁一起煮成粥食用,每日 1 次,5 日为 1 个疗程。清热利湿健脾。适用于湿热下注型滴虫阴道炎。

5. 茯苓粳米粥　茯苓粉 30 克,车前子 30 克,粳米 60 克,白糖适量。将车前子布包,入砂锅,加水适量,煎汁;去药包,将药汁同粳米、茯苓粉共煮粥,加白糖即可。温热食用,每日 1 剂,连用 5～7 日为 1 个疗程。适用于滴虫阴道炎。

6. 秦皮乌梅汤　秦皮 12 克,乌梅 30 克,白糖适量。将上 2 味加适量水煎煮,去渣取汁,临服用时加白糖。每日 2 次,早晚空腹饮,每日 1 剂,连用 5 日。清热利湿杀虫。适用于滴虫阴道炎,症见带下黄臭,阴痒。

7. 百部乌梅汤　百部 15 克,乌梅 30 克,白糖适量。将百部和乌梅加适量清水煎煮,煎好后去渣取汁,加入白糖煮沸。趁热分 2～3 次饮,每日 1 剂,连用 3～5 日。清热利湿杀虫。适用于湿热型滴虫阴道炎,症见带下黄稠、有异味,阴痒明显。

8. 金樱白果鸡冠饮　金樱子 20 克,白果 20 克,鸡冠花 30 克,冰糖 20 克。先将金樱子、白果、鸡冠花加水煎至 80 毫升,去渣,加入冰糖,待其溶解后,微温饮。每日 1 次,3～5 日为 1 个疗程。清热利湿。适用于湿热下注型滴虫阴道炎。

9. 齿苋白槿花饮　鲜白槿花 20 克,鲜马齿苋 30 克。将两者洗净,水煎,去渣取汁,代茶饮用,每日 1 剂,5 日为 1 个疗程。清热利湿。适用于湿热下注型滴虫阴道炎。

【药物与饮食相克】

1. 甲硝唑

（1）酒类：详见"产后与流产术后"。

（2）牛奶：详见"产后与流产术后"。

（3）蘑菇、菜花等高钙食物：详见"产后与流产术后"。

2. 鹤草酚与酒及油腻食物　服用鹤草酚期间若饮酒或进油腻食物（如肥肉和油炸食品等）可增加鹤草酚的毒性，故服用和草酚期间不宜饮酒或进油腻食物。

【本病与药物相克】

1. 糖皮质激素　本病炎症控制时间较长，在未经使用有效抗炎药物时，不宜应用糖皮质激素类药物，如可的松、地塞米松、氢化可的松等。

2. 热性温补之品　详见"非特异性阴道炎"。

【药物与药物相克】

有关甲硝唑、鹤草酚详见"非特异性外阴炎"。

三、念珠菌性阴道炎

念珠菌性阴道炎是一种常见的阴道炎，过去误称真菌性阴道炎。80%～90%是由白色念珠菌感染所致，其余为别种念珠菌和拟酵母菌属所引起。其发病率仅次于滴虫阴道炎。白色念珠菌是真菌，为条件致病菌，当阴道内糖原增加、酸度增高、局部细胞免疫力下降，适合念珠菌的繁殖引起炎症，故多见于孕妇、糖尿病患者及口服避孕药、维生素缺乏、接受大量雌激素治疗者。此外，长期应用抗生素，改变了阴道微生物之间的相互制约关系；糖皮质类固醇激素或免疫缺陷综合征，使机体的抵抗力降低；穿紧身化纤内裤、肥胖可使会阴局部的温度及湿度增加，也易使念珠菌得以繁殖而引起感染。念珠菌存在于人的皮肤、口腔、鼻、生殖道、肠道及指、趾之间,这些部位的念珠菌可相互传染。此外,少部分患者可通过性交直接传染或接触污染的衣物间接传染。念珠菌性阴道炎主要表现为外阴瘙痒、灼痛,严重时坐卧不宁,异常痛苦,还可伴有尿频、尿痛及性交痛。急性期白带增多,白带呈白色稠厚乳凝块状或豆腐渣样。注意个人卫生和消除诱因是预防和治疗本病的关键;及时停用广谱抗生素、雌激素、糖皮质激素。可选用咪康唑栓剂、克霉唑栓剂或片剂、制霉菌素栓剂或片剂等放于阴道内,局部用药前可用 2%～4% 碳酸氢钠液冲洗阴道,改变阴道酸碱度,造成不利于念珠菌生长的条件,以提高疗效;若局部用药效果差或病情较顽固者可选用氟康唑、酮康唑等药物口服。必要时其性伴侣也应同时接受治疗。

【饮食宜进】

1. 富含优质蛋白质的食物 食物中蛋白质的主要来源是蛋类、瘦肉、鱼类、牛奶及豆类,这些食物不仅蛋白质含量高,而且生物效价也高,易于机体吸收,因此阴道炎的患者应进食足量的蛋类、牛奶、瘦肉、鱼类、豆浆等食物以补充机体所需,提高机体抗病能力。

2. 富含 B 族维生素的食物 念珠菌性阴道炎患者适宜多食用含有 B 族维生素丰富的食物,如小麦、高粱、芡实、蜂蜜、豆腐、鸡肉、韭菜、牛奶等;适用于多食水果和新鲜蔬菜。

3. 低脂肪、清淡饮食 念珠菌性阴道炎患者适宜选择低脂肪、易消化的清淡膳食,如新鲜蔬菜、水果、米汤、稀粥、豆浆等。

【饮食相克】

1. 辛辣、煎炸及热性食物 详见"非特异性阴道炎"。

2. 海鲜发物 详见"非特异性阴道炎"。

3. 甜腻食物 详见"非特异性阴道炎"。

4. 酒 详见"非特异性阴道炎"。

【饮食搭配】

1. 大蒜与乌梅　大蒜性温辛辣，现代医学研究表明，大蒜含有植物杀菌素，对金黄色葡萄球菌、链球菌、脑膜炎双球菌、结核杆菌、痢疾杆菌、大肠埃希菌、副伤寒杆菌、炭疽杆菌、霍乱弧菌、流感病毒及多种真菌有抑制和杀灭作用，与杀菌作用较强的乌梅搭配，对细菌性阴道炎、念珠菌性阴道炎和盆腔炎具有一定的辅助治疗作用。

2. 番茄与大蒜　番茄性微寒，味甘、酸，所含的番茄碱对多种真菌、细菌有抑制作用，与大蒜搭配，杀菌作用更强，对细菌性阴道炎、念珠菌性阴道炎和盆腔炎具有一定的辅助治疗作用。

3. 椰子油与大蒜　椰子油所含有酚类，能治疗真菌感染所致的真菌病，与大蒜搭配，适宜细菌性阴道炎、念珠菌性阴道炎和盆腔炎等患者食用。

【食疗药膳方】

1. 马鞭草猪肚汤　马鞭草 30 克，猪肚 60～100 克。马鞭草洗净后，切成小段；猪肚切片。将水煮沸，把猪肚、马鞭草倒入煮沸。去渣取汁代茶饮，每日 1 次。解毒杀虫，清热利湿。适用于各型念珠菌性阴道炎。孕妇及脾胃虚弱者慎用。

2. 淡菜芡实墨鱼汤　淡菜 100 克，墨鱼（干品）50 克，芡实 20 克，猪瘦肉 100 克。将淡菜、墨鱼（干品）分别用清水浸软、洗净，连其内壳切成 3～4 段；芡实洗净；猪瘦肉洗净。把全部用料一起放入砂锅，加清水适量，大火煮沸后，小火煮 2 小时，调味即可，随意饮用。滋阴清热，收敛止带。适用于念珠菌性阴道炎，证属肾阴虚或阴虚有热，症见带下量多、色微黄质稀，或带下色黄赤相兼、质稠如糊状，或伴有阴道热辣感觉，甚则热痛，烦闷不安，睡卧不宁，口干大便干结等，也适用于阴虚体质或热病之后、更年期或绝经后妇女之带下病而有阴虚或阴虚内热者。

3. 苦参百部大蒜汤　苦参、百部各 15 克，大蒜 10 瓣，白糖适量。苦参、百部、大蒜加水同煎,去渣取汁,加入白糖。每日饮2次,连饮3～7日为1个疗程。除湿解毒杀虫。适用于湿热毒聚型念珠菌性阴道炎。

【药物与饮食相克】

酮康唑在酸性环境中易于吸收,所以服用酮康唑期间若过食碱性食物(如菠菜、胡萝卜、黄瓜、苏打饼干、茶叶等)则使 pH 值升高,使酮康唑作用减弱,故服用酮康唑期间不宜过食碱性食物。

【本病与药物相克】

1. 糖皮质激素　本病炎症控制时间较长,在未经使用有效抗炎药物时,不宜应用糖皮质激素类药物,如可的松、地塞米松、氢化可的松等。

2. 热性温补之品　详见"非特异性阴道炎"。

3. 抗生素　长期或大量应用抗生素,可改变阴道内微生物之间的相互制约关系,加重菌群失调,不利于念珠菌性阴道炎的控制,故患病期间不宜长期或大量使用广谱抗生素。

【药物与药物相克】

1. 咪康唑、氟康唑与香豆素类抗凝血药　因为咪康唑、氟康唑与香豆素类抗凝血药(如华法林、双香豆素等)合用,可增强香豆素类抗凝血药的抗凝血作用,易引起出血,故需合用时香豆素类抗凝血药应适当减量。

2. 酮康唑　有关酮康唑详见"非特异性外阴炎"。

四、细菌性阴道炎

细菌性阴道炎曾被命名为嗜血杆菌性阴道炎、加德纳尔菌阴道炎、非特异性阴道炎,现称细菌性阴道病。称细菌性是由于阴道内有大量不同的细菌,称阴道病是由于临床及病理特征无炎症改变并非阴道炎。引起细菌性阴道炎的病原体与其他性病不同,它是一组细菌共同作用的结果,实际是正常寄生在阴道内的细菌生态平衡(菌群)失调所致。生理情况下,阴道内的各种细菌不会对机体产生危害,但是当人体内分泌或免疫功能紊乱,再加上性关系混乱或性生活过频、过度,阴道内环境改变时,阴道内乳杆菌减少,而其他细菌(主要有加德纳尔菌、动弯杆菌及其他厌氧菌等)大量繁殖,引起阴道炎的发生。细菌性阴道炎多发生于身体衰弱及卫生条件较差的育龄妇女,在性关系混乱的妇女中,本病的发生率为40%左右。临床上主要表现为顽固性白带增多,呈灰白色,稀薄均质,黏度很低且有少量泡沫,有恶臭味,可伴有轻度外阴瘙痒或烧灼感。全身和(或)局部应用甲硝唑、克林霉素等药物对本病治疗有效,应用过氧化氢溶液或1%乳酸液或0.5%醋酸液冲洗阴道,改善阴道内环境可提高疗效。

【饮食宜进】

1. 富含优质蛋白质的食物 食物中蛋白质的主要来源是蛋类、瘦肉、鱼类、牛奶及豆类,这些食物不仅蛋白质含量高,而且生物效价也高,易于机体吸收。因此,阴道炎患者应进食足量的蛋类、牛奶、瘦肉、鱼类、豆浆等食物以补充机体所需,提高机体抗病能力。

2. 低脂肪、清淡饮食 细菌性阴道炎患者适宜选择低脂肪、易消化的清淡膳食。适用于多食新鲜蔬菜、水果、米汤、稀粥、豆浆等,以保持大便通畅;适用于多饮水,防止合并尿路感染。

【饮食相克】

1. 辛辣、煎炸及热性食物 详见"非特异性阴道炎"。

2. 海鲜发物 详见"非特异性阴道炎"。

3. 甜腻食物 详见"非特异性阴道炎"。

4. 酒 详见"非特异性阴道炎"。

【饮食搭配】

1. 洋葱与生姜 两者搭配,对细菌性阴道炎具有一定的辅助治疗作用。

2. 马齿苋与洋葱　马齿苋与具有相同功效的洋葱搭配食用，杀虫灭菌作用更强，对滴虫阴道炎具有一定的辅助治疗作用。

3. 马齿苋与菊花　两者搭配，适宜滴虫阴道炎患者食用。

4. 大蒜与乌梅　大蒜性温辛辣，现代医学研究表明，大蒜含有植物杀菌素，对金黄色葡萄球菌、链球菌、脑膜炎双球菌、结核杆菌、痢疾杆菌、大肠埃希菌、副伤寒杆菌、炭疽杆菌、霍乱弧菌、流感病毒及多种真菌有抑制和杀灭作用，与杀菌作用较强的乌梅搭配，对细菌性阴道炎具有一定的辅助治疗作用。

5. 番茄与大蒜　番茄性微寒，味甘、酸，所含的番茄碱对多种真菌、细菌有抑制作用，与大蒜搭配，杀菌作用更强，对细菌性阴道炎具有一定的辅助治疗作用。

【食疗药膳方】

1. 鲤鱼赤小豆汤　鲤鱼 1 条，赤小豆 60 克。鲤鱼去头、尾及骨头，取肉与赤小豆共煮至豆烂，分 2 次食用。适用于细菌性阴道炎白带多，湿热有毒者。

2. 木棉花粥　木棉花 30 克，粳米 500 克。将木棉花加水适量，煎沸去渣取汁，加入粳米煮粥，粥成食用。每日 1 次，7 日为 1个疗程。清热利湿。适用于细菌性阴道炎，症见白带黄臭。

3. 冬瓜白果饮　冬瓜子 30 克，白果 10 个。冬瓜子、白果洗净，加 700 毫升水一起入锅水煎。频频代茶饮，不宜久饮。清热利湿止带。适用于细菌性阴道炎，症见白带黄臭。

4. 白果仁鸡蛋　白果仁 1 个，鸡蛋 1 个。白果仁研末，鸡蛋打 1 小孔，将白果仁末放入鸡蛋中，湿麻纸封口蒸熟，去壳。每日早晚各食 1 个鸡蛋，连食 1 周。扶正补气，涩精止带。适用于冲任不固，精虚下泄细菌型细菌性阴道炎。

5. 石榴茶　石榴皮 30 克。水煎，代茶饮，每日 2～3 次，连饮1 周为 1 个疗程。温肾固脉。适用于细菌性阴道炎。

6. 白果乌鸡汤　将乌鸡1只,莲子肉30克,糯米15克,白果10枚,胡椒适量。乌鸡活宰,去毛、内脏,洗净。把白果、莲子肉、糯米、胡椒装入鸡腹腔内,封口后,放至炖盅内并加盖,隔水用小火炖2～3小时,至鸡熟烂,调味供用(可分2～3次喝汤,食肉、白果等)。补益脾肾,固涩止带。适用于脾肾两虚型细菌性阴道炎,症见形体消瘦,面色萎黄,气短体倦,腰膝酸软,带下量多,色白无味,质如胶丝。

7. 洋葱猪肾　洋葱50克,猪肾1枚。洋葱捣成泥状,猪肾常法加工,同煮熟食用。适用于细菌性阴道炎。

8. 茯苓粳米粥　茯苓末30克,粳米30～60克。先将粳米煮粥,半熟时,加入茯苓末,和匀后,煮至米熟,空腹食用。适用于脾虚湿重型细菌性阴道炎患者。

9. 马齿苋白果鸡蛋汤　鸡蛋3个,鲜马齿苋60克,白果仁7个。将鸡蛋打碎取鸡蛋清,把鲜马齿苋、白果仁混合捣烂,用鸡蛋清调匀,用刚煮沸的水冲饮,空腹饮,每日1剂,连饮4～5日为1个疗程。清热解湿,止带。适用于湿热下注型细菌性阴道炎,症见白带黄稠,小便黄。

10. 金菊叶鸡蛋　金菊叶60克,鸡蛋2个。把金菊叶洗净,切碎,与打碎之鸡蛋搅匀,放锅内干炒(不放食盐、油),将熟时加水1/2碗煮沸,顿饮。疏肝解郁,扶正培中。适用于肝郁伤脾所致的细菌型细菌性阴道炎。

11. 金樱子炖冰糖　金樱子30克,冰糖15克。将金樱子洗净,放至炖盅内,加入冰糖、开水适量,炖盅加盖,小火隔水炖1小时即可,随意饮用。补肾固精,收涩止带。适用于细菌性阴道炎,证属肾气虚失于固摄,症见带下量多,色透明而质稀薄,或见头晕耳鸣,失眠梦多等。适用于体质虚弱,或久病及肾,或年老肾气虚衰而致细菌型细菌性阴道炎。

12. 马齿苋饮　将鲜马齿苋50克,蜂蜜适量。将鲜马齿苋洗净,冷开水再浸洗一次,切小段,搅拌机搅烂,榨取鲜汁,加入蜂蜜调匀,隔水炖熟即可,分 2 次饮用。清热解毒,利湿止带。适用于细菌性阴道炎,证属湿热或热毒内盛者。马齿苋又叫瓜子菜,性味酸寒,功能清热解毒,化湿止带,对志贺杆菌、宋内杆菌、斯氏杆菌、费氏痢疾杆菌、伤寒杆菌、大肠埃希菌、金黄色葡萄球菌都有一定的抑制效果。马齿苋因能抗炎,适用于生殖道炎症所引起的白带增多。孕妇禁用。

13. 肉苁蓉茶　肉苁蓉 20 克。水煎代茶饮,每日早晚各 1 次。温阳补肾。适用于细菌性阴道炎。

【药物与饮食相克】

1. 甲硝唑

(1)酒类:详见"产后与流产术后"。

(2)牛奶:详见"产后与流产术后"。

(3)蘑菇、菜花等高钙食物:详见"产后与流产术后"。

2. 克林霉素、林可霉素与食物饮料　各种饮料中的甜味剂环己氨基磺酸食盐可与林可霉素、克林霉素形成不溶解的复合物,使其吸收率减少 75%。林可霉素、克林霉素和一般食物同服时亦会使其吸收减少,疗效降低。因此,适用于饭前服用林可霉素、克林霉素。

【本病与药物相克】

1. 糖皮质激素　本病炎症控制时间较长,在未经使用有效抗炎药物时,不宜应用糖皮质激素类药物,如可的松、地塞米松、氢化可的松等。

2. 热性温补之品　详见"非特异性阴道炎"。

【药物与药物相克】

1. 克林霉素、林可霉素与大环内酯类抗生素　因为大环内酯类抗生素(如红霉素、螺旋霉素等)与克林霉素、林可霉素合用并不能增强抗菌效果,反而影响克林霉素、林可霉素的抗菌作用。

这是因为两者的作用部位均在菌体蛋白的 50-s 亚基上,两者合用后可发生竞争性结合。

2. 甲硝唑　详见"非特异性外阴炎"。

3. 其他抗生素　详见"产褥感染"及"妊娠合并急性阑尾炎"。

五、老年性阴道炎

老年性阴道炎是一种非特异性阴道炎症,常见于绝经后的老年妇女,有 30%～50% 可罹患此病。因卵巢功能衰退,体内雌激素水平降低或缺乏,阴道壁萎缩,黏膜变薄,上皮细胞内糖原含量减少,阴道内 pH 值增高,局部抵抗力降低,致病菌容易入侵繁殖引起炎症。此外,手术切除双侧卵巢、卵巢功能早衰、盆腔放射治疗后、长期闭经、长期哺乳等均可引起本病发生。另外,个人卫生习惯不良,营养缺乏,尤其是 B 族维生素缺乏,可能与发病有关。其主要症状为阴道分泌物增多及外阴瘙痒、灼热感。阴道分泌物稀薄,呈淡黄色,严重者呈血性脓样白带。增强阴道抵抗力及抑制细菌生长为其治疗原则。选用 1% 乳酸液或 0.1%～0.5% 醋酸液冲洗阴道,增加阴道酸度,抑制细菌生长繁殖,甲硝唑或氧氟沙星局部和(或)全身用药以杀灭细菌,炎症较重者可应用雌激素制剂增加阴道抵抗力,如己烯雌酚局部应用或尼尔雌醇口服用药。

【饮食宜进】

1. 富含优质蛋白质的食物　食物中蛋白质的主要来源是蛋类、瘦肉、鱼类、牛奶及豆类,这些食物不仅蛋白质含量高,而且生物效价也高,易于机体吸收,因此阴道炎的患者应进食足量的蛋类、牛奶、瘦肉、鱼类、豆浆等食物以补充机体所需,提高机体抗病能力。

2. 富含 B 族维生素的食物　由于老年性阴道炎与 B 族维生

素缺乏有关,宜多进食含有维生素 B 丰富的食物,如小麦、高粱、芡实、蜂蜜、豆腐、鸡肉、韭菜、牛奶等;适宜多食水果和新鲜蔬菜。

3. 清淡、富含营养的食物　由于老年人消化功能较差,加之炎症反应,更不利于食物的消化吸收,故老年性阴道炎患者宜选用清淡且富含营养的食物,如牛奶、豆类、鱼类、新鲜蔬菜和水果等。

4. 具有滋补脾肾作用的食物　中医学认为,老年性阴道炎与脾肾阴虚有关,宜选用于选用粳米、糯米、山药、扁豆、莲子、薏苡仁、百合、大枣、桂圆肉、栗子、黑芝麻、黑大豆、蚌肉、核桃仁、动物肝脏、蛋类等具有补益脾肾作用的食物。

5. 具有清热利湿作用的食物　由于老年性阴道炎证属湿热下注,宜选用鸡冠花、车前草、芹菜等具有清热利湿作用的食物。

【饮食相克】

1. 辛辣、煎炸及热性食物　详见"非特异性阴道炎"。

2. 海鲜发物　详见"非特异性阴道炎"。

3. 甜腻食物　详见"非特异性阴道炎"。

4. 酒　详见"非特异性阴道炎"。

【饮食搭配】

1. 马齿苋与洋葱　两者搭配食用,杀虫灭菌作用更强,对老年性阴道炎具有一定的辅助治疗作用。

2. 大蒜与乌梅　大蒜与杀菌作用较强的乌梅搭配,对老年性阴道炎有一定的辅助治疗作用。

3. 绿豆与蒲公英　蒲公英含有蛋白质、脂肪、粗纤维及大量的钙、铁和多种维生素,还含有蒲公英甾醇、胆碱、菊糖等有效成分,其性寒味甘,能清热解毒、利尿散结,若与清热解毒的绿豆同食,其功效大增,可清热解毒、利尿消肿,适用于老年性阴道等多种炎症、小便不利、大便秘结等。

4. 苦菜与绿豆　苦菜主要营养成分有蛋白质、脂肪、糖类、粗纤维、胡萝卜素、维生素 B_1、维生素 B_2、烟酸、维生素 C 及钙、磷、铁等,有清热解毒、凉血作用,若与清热解毒的绿豆同食,其功效大增,适用于老年性阴道多种炎症。

【食疗药膳方】

1. 淮药鱼鳔瘦肉汤　淮山药 30 克,猪瘦肉 250 克,鱼鳔 15 克。淮山药洗净;猪瘦肉洗净,切块;鱼鳔用水浸发,洗净,切丝。把全部用料放入锅,加清水适量,大火煮沸后,改小火煲 2 小时,调味食用。滋阴补肾,涩精止带。适用于肝肾阴虚型老年性阴道炎,症见腰酸脚软,头晕耳鸣,带下不止,稠黏如丝,五心烦热,潮热盗汗;也适用于产后血虚眩晕。

2. 淡菜韭菜汤　淡菜 60 克,韭菜 120 克,黄酒适量。把炒锅置大火上,倒入生油烧热,倒入洗净的淡菜速炒片刻,再加水两碗煮沸,然后倒入洗净切好的韭菜和黄酒,略煮 1～2 沸即可。每日 1 剂,1 次喝完,5～7 日为 1 个疗程。补肾止带。适用于老年性阴道炎。

3. 白果豆腐方　白果 7～10 个,豆腐适量。将白果洗净,与豆腐一起放入炖盅,加水适量,隔水炖熟食用。每日 2～3 次,连饮 5～7 日。健脾祛湿。适用于老年性阴道炎反复发作。

4. 椿白皮扁豆花汤　扁豆花 9 克,椿白皮 12 克。将扁豆花、椿白皮洗净,用纱布包好后,加水 200 毫升,煮成 150 毫升,分 2 次饮完,1 周为 1 个疗程。适用于老年性阴道炎。

5. 莲子薏苡仁炖蚌肉　莲子、薏苡仁各 60 克,蚌肉 120 克。莲子去皮、心,薏仁洗净,蚌肉切成薄片,共入砂锅,加水 750 毫升,小火煮 1 小时即可,连食 7～10 日。清热燥湿止带。适用于老年性阴道炎。

6. 萸肉山药薏苡仁粥　山茱萸 10 克,山药、薏苡仁适量。将山茱萸、山药和薏苡仁一起煮粥。每日 1～2 次,连食 2 周。补肾,健脾燥湿。适用于老年性阴道炎反复发作。

7. 多味鸡丝汤　荞麦 100 克,白果 10 个,鸡肉丝 500 克,芡实 60 克,车前子(用布包)30 克,生姜 3 片,大枣适量。荞麦、芡实、车前子、生姜、大枣(去核)洗净;白果去壳取肉;鸡肉洗净、切丝。把全部用料放入锅中,加清水适量,大火煮沸后,小火煲1小时,调味食用。每日分2～3次食用,连食3～5日。清热祛湿,健脾止带。适用于老年性阴道炎反复发作。

【药物与饮食相克】

1. 甲硝唑

(1)酒类:详见"产后与流产术后"。

(2)牛奶:详见"产后与流产术后"。

(3)蘑菇、菜花等高钙的食物:详见"产后与流产术后"。

2. 喹诺酮类药物

(1)碱性食物:因为偏碱性食物(如菠菜、胡萝卜、黄瓜、苏打饼干等)可减少喹诺酮类药物的吸收,影响其疗效,故服用喹诺酮类药物期间应避免食用碱性食物。

(2)茶水:饮茶有许多益处,但茶叶中含有鞣酸、咖啡因、茶碱等成分,喹诺酮类药物与茶水同服可降低其药效,故喹诺酮类药物一般不宜与茶水同服。

【本病与药物相克】

1. 激素 本病炎症控制时间较长,在未经使用有效抗炎药物时,不宜应用糖皮质激素类药物,如可的松、地塞米松、氢化可的松等。

2. 热性温补之品 详见"非特异性阴道炎"。

【药物与药物相克】

1. 喹诺酮类药物

(1)碱性药物、抗胆碱药物、H_2受体阻滞药:因为碱性药物(如氢氧化铝、氧化镁)、抗胆碱药物(如苯海索、阿托品、琥珀胆碱)、H_2受体阻滞药(如西咪替丁)等均可降低胃液酸度而使喹诺酮类药物的吸收减少,从而影响其疗效,故不宜合用。

(2)非甾体类抗炎药:因为喹诺酮类药物与非甾体类抗炎药

（如吲哚美辛、布洛芬等）合用，可增加药物的不良反应，故不宜同服。

（3）氨茶碱、咖啡因、华法林：因为喹诺酮类药物有抑制肝细胞色素 P-450 氧化酶的作用，可减少对氨茶碱、咖啡因及华法林的清除，可使氨茶碱、咖啡因和华法林的血药浓度升高，引起毒性反应，故不宜合用。

（4）利福平、氯霉素：因为利福平可抑制细菌 RNA 合成，氯霉素可抑制细菌蛋白质合成，与喹诺酮类药物合用可使喹诺酮类药物作用降低，故不宜合用。

2. 己烯雌酚

（1）氨苄西林：因为氨苄西林可影响己烯雌酚的吸收而导致己烯雌酚作用降低，故不宜合用。

（2）利福平：因为利福平能促进己烯雌酚的代谢灭活，从而减弱己烯雌酚的药效，故不宜合用。

3. 甲硝唑 详见"非特异性外阴炎"。

六、宫 颈 炎

宫颈炎是妇科最常见的疾病。正常情况下，宫颈具有多种防御功能，对保持内生殖器无菌非常重要。但宫颈易受分娩、流产、阴道异物及宫腔操作的损伤，宫颈管单层柱状上皮抗感染能力较差，因而易受致病菌侵袭发生炎症反应，并且由于宫颈管黏膜皱襞多，一旦发生感染，很难将病原体完全清除，而导致慢性宫颈炎症。宫颈炎分为急性宫颈炎和慢性宫颈炎两种。急性宫颈炎过去少见，主要见于感染性流产、产褥期感染、宫颈损伤或阴道异物并发感染。常见的病原体为葡萄球菌、链球菌、肠球菌等。近年来，随着性传播疾病的增加，急性宫颈炎已成为常见疾病。目前急性宫颈炎最常见的病原体为淋病奈氏菌、沙眼衣原体。其主要症状为阴道分泌物增多,呈黏液脓性,阴道分泌物刺激可引起外阴瘙痒,伴有腰酸及下腹部坠痛。此外,常有下泌尿道症状,如尿急、尿频、尿痛。沙眼衣原体感染还可出现经量增多、经间期出血、性交后出血等症状。慢性宫颈炎多由急性宫颈炎转变而来,常因急性宫颈炎治疗不彻底,病原体隐藏于宫颈黏膜内形成慢性炎症,多见于分娩、流产或手术损伤宫颈后,病原体侵入而引起感染。慢性宫颈炎的病原体主要为葡萄球菌、链球菌、大肠埃希菌及厌氧菌。目前沙眼衣原体及淋病奈氏菌感染引起的慢性宫颈炎亦日益增多,已引起注意。此外,单纯疱疹病毒也可能与慢性宫颈炎有关。慢性宫颈炎的主要症状是阴道分泌物增多,分泌物呈乳白色黏液状,有时呈淡黄色脓性,伴有息肉形成时易有血性白带或性交后出血。临床分为宫颈糜烂、宫颈肥大、宫颈息肉、宫颈腺体囊肿和宫颈内膜炎,其中以宫颈糜烂最多见。治疗急性宫颈炎主要针对病原体,分别选用治疗淋病的药物(如头孢菌素类、喹诺酮类、大观霉素等)及治疗衣原体的药物(如四环素、红霉素、喹诺酮类、阿奇霉素等);慢性宫颈炎以局部治疗为主,可采用物理治疗、药物治疗及手术治疗,而以物理治疗最常见。

【饮食宜进】

1. 富含优质蛋白质和糖类的食物　食物中蛋白质的主要来源是蛋类、瘦肉、鱼类、牛奶及豆类,这些食物不仅蛋白质含量高,而且生物效价也高,易于机体吸收;面食是糖类的主要来源。因此,宫颈炎患者应进食足量的蛋类、牛奶、瘦肉、鱼类、豆浆及面食等。

2. 富含维生素及无机盐的食物　谷类、豆类及新鲜蔬菜、水果中含有丰富的维生素 E、维生素 C、B 族维生素及微量元素锌、锡、铜等,故宫颈炎的患者宜多食谷类、豆类及新鲜蔬菜、水果,以补充多种维生素及无机盐。

3. 低脂肪、清淡饮食　宫颈炎患者宜选择低脂肪、易消化的清淡膳食,如新鲜蔬菜、水果、米汤、稀粥、豆浆等;并注意多饮水。

4. 具有滋补脾肾作用的食物　中医学认为,宫颈炎与脾肾阴虚有关,患者宜选用粳米、糯米、淮山药、扁豆、莲子、薏苡仁、百合、大枣、桂圆肉、栗子、黑芝麻、黑大豆、蚌肉、核桃仁、动物肝脏、蛋类等具有补益脾肾作用的食物。

5. 具有清热利湿作用的食物　由于宫颈炎证属湿热下注,宜选用芹菜等具有清热利湿作用的食物。

【饮食相克】

1. 辛辣、煎炸及热性食物　辛辣、煎炸食物,如辣椒、胡椒、茴香、花椒、姜、葱、大蒜、芥末、辣酱、油条、烤羊肉、烤鸡、炸鸡翅等;热性食物,如牛肉、羊肉、狗肉等和炒瓜子、炒花生、炒香榧子等,食用后均会助热上火,从而使炎症扩展、充血加重,故宫颈炎患者应忌食辛辣、煎炸及热性食物。

2. 海鲜发物　腥膻之品,如鳜鱼、带鱼、海虾、河虾、蟹、黄鳝、牡蛎、鲍鱼等水产品可助长湿热,不利于炎症的消退,故宫颈炎患者应忌食海鲜发物。

3. 甜腻食物　油腻食物如猪油、肥猪肉、奶油、牛油、羊油、鸡蛋黄、鸭蛋黄等,高糖食物如巧克力、糖果、甜点心、奶油蛋糕、八宝饭等,这些食物有助湿增热的作用,会增加白带的分泌量,降低治疗效果,故宫颈炎患者应忌食甜腻食物。

4. 酒及含酒饮料　酒及含酒饮料如酒酿、人参酒、鹿茸酒等能助长湿热,食后会加重炎症充血,不利于治疗,故宫颈炎患者应当禁忌酒及含酒饮料。

5. 湿热之物　由于宫颈炎症证属湿热下注,故宫颈炎患者应少食榴梿、杞果、香蕉等湿热之物。

【饮食搭配】

1. 核桃仁与鹅肠菜　核桃仁与鹅肠菜搭配食用,对子宫内膜炎、宫颈炎、附件炎有辅助治疗作用。

2. 苦菜与黄鱼 苦菜性寒,味苦,有解毒清热、凉血的功效;黄鱼性平味甘,鱼鳔炒炼成胶,制成鱼鳔胶珠,可调理血气、大补元气,两者搭配食用对宫颈炎、阴道炎有一定的辅助治疗作用。

3. 大蒜与马齿苋 马齿苋性寒,味酸,有清热解毒、宽中下气、利水祛湿、散血消肿、止痢消炎、杀虫灭菌之功效,有"天然抗生素"的美称;大蒜性温辛辣,现代医学研究表明,大蒜含有植物杀菌素,对金黄色葡萄球菌、链球菌、脑膜炎双球菌、结核杆菌、痢疾杆菌、大肠埃希菌、副伤寒杆菌、炭疽杆菌、霍乱弧菌、流感病毒及多种真菌有抑制和杀灭作用。两者搭配食用,具有清热利湿止带作用,对急性宫颈炎有辅助治疗作用。

4. 荞麦与鸡蛋 荞麦性凉,味甘,具有开胃宽肠、下气消积、清热降火、健胃止痢、调脂降压等功效;鸡蛋性平味甘,具有滋阴养血、清热解毒、健脾和胃、养心安神等功效。两者搭配食用,具有健脾祛湿止带之功效,对慢性宫颈炎有一定辅助治疗作用。

【食疗药膳方】

1. 韭菜根鸡蛋汤 韭菜根 50 克,鸡蛋 2 个,白糖 50 克。韭菜根煮汤,加入鸡蛋液煮熟后食用,连用数日。温补肾阳,固涩止带。适用于肾阳虚型慢性宫颈炎。

2. 雄乌鸡汤 雄乌鸡 1 只,莲肉、白果、粳米各 15 克,胡椒 30 克。将乌鸡洗净,再将上药放入鸡腹内,放砂锅内煮烂熟后空腹食用。健脾利湿止带。适用于脾虚型慢性宫颈炎。

3. 乌鸡汤 乌鸡 1 只。乌鸡宰杀,去毛杂及内脏,加水煮熟食用,常食。适用于各类糜烂性宫颈炎,特别是有阴道出血者。

4. 鸡冠花瘦肉汤 鸡冠花 20 克,猪瘦肉 100 克,大枣 10 个。将鸡冠花、大枣(去核)、猪瘦肉洗净。把全部用料一起放入砂锅,加清水适量,大火煮沸,改小火煮 30 分钟,调味即可。随量饮用。具有清热利湿止带的功效。鸡冠花有白色、红色两种,白色者以渗湿清热为主,适用于白带增多;红色者除清热利湿,尚能入血分以治赤白带,使用时可按症候不同选用。适用于湿热型急性宫颈炎。

5. 椿白皮扁豆花汤 扁豆花 9 克,椿白皮 12 克。均用纱布包好后,加水 200 毫升,煎取 150 毫升,分次饮用,一般 1 周。适用于慢性宫颈炎。

6. 山楂炖鲍鱼 鲍鱼 50 克,生山楂 10 个。煨至鲍鱼熟烂,喝汤,食鲍鱼、山楂。适用于糜烂性宫颈炎并有阴道出血。

7. 当归金针炖肉 猪瘦肉 500 克,金针菜 30 克,当归 30 克。猪瘦肉、金针菜、当归同烧熟食用。适用于糜烂性宫颈炎并体虚乏力,阴道时时出血。

8. 蚕沙薏苡仁粥 新蚕沙(布包)30 克,薏苡仁 30 克。新蚕沙、薏苡仁放瓦锅内加水适量煎,每日饮 1 次,连用 5～7 日。适用于急性宫颈炎。

9. 蒲公英瘦肉汤 猪瘦肉 250 克,蒲公英、薏苡仁各 30 克。蒲公英、生薏苡仁、猪瘦肉洗净,一起放入锅,加清水适量,大火煮沸后,改小火煲 1～2 小时,调味佐餐食用。清热解毒,祛湿止带。适用于湿热型急性宫颈炎。

10. 三妙鹌鹑汤 肥嫩鹌鹑(重约 100 克)1 只,薏苡仁 30 克,黄柏 12 克,苍术 6 克。肥嫩鹌鹑活宰,去毛、内脏,洗净;薏苡仁炒至微黄,去火气,备用;黄柏、苍术洗净。把全部用料放入锅内,加清水适量,大火煮沸后,小火煲约 2 小时,调味佐餐食用。清热解毒,利水止带。适用于湿热型急性宫颈炎。

11. 黄瓜土茯苓乌蛇汤 黄瓜 500 克,土茯苓 100 克,赤小豆 60 克,乌蛇 250 克,生姜 30 克,大枣 8 个。将乌蛇剥皮,去内脏,放入开水锅内煮沸,取肉去骨;鲜黄瓜洗净。将上述用料与蛇肉一起放入锅,加清水适量,大火煮沸后,小火煲 3 小时,调味后即可。每日 1 剂,佐餐食用,5～7 日为 1 个疗程。清热解毒,除湿。适用于急性宫颈炎。

12. 马齿苋瘦肉汤 猪瘦肉 250 克,马齿苋、芡实各 30 克。将马齿苋、芡实、猪瘦肉洗净,一起放入锅,加清水适量,大火煮沸后,改小火煲 2 小时,佐餐食用。清热解毒,祛湿止带。适用于湿热型急性宫颈炎。

13. 鱼腥草猪肺汤 鲜鱼腥草 60 克,猪肺 200 克,食盐适量。将猪肺切成块,用水洗去泡沫,加清水适量煲汤,用食盐调味。喝汤,食猪肺。清热解毒。适用于急性宫颈炎。

14. 刺苋根冰糖饮 刺苋根 30～60 克,冰糖适量。将刺苋根洗净,切碎,放砂锅内煎取汁液,去渣,调入冰糖饮用。清热解毒,利湿止带。适用于湿热型慢性宫颈炎。

15. 鹿茸白果山药 鹿茸 6 克,白果仁 30 克,淮山药 30 克,猪膀胱 1 具,食盐适量。先将猪膀胱洗净,将诸药捣碎,装入猪膀胱内,扎紧膀胱口,小火炖至烂熟,入食盐调味。药、猪膀胱、汤同食用。适用于急性宫颈炎。

16. 杜仲粳米粥 杜仲(布包)30 克,粳米 30～60 克。杜仲、粳米同煮为粥,去药渣,食粥。每日 1 剂,连食 7～8 剂。适用于急性宫颈炎。

17. 当归羊汤 羊肉 500 克,当归 50 克,生姜 3 克。羊肉、当归、生姜用小火炖熟,喝汤,食羊肉。适用于糜烂性宫颈炎并恶寒,舌淡,贫血。

18. 黄芪当归粥 黄芪 50 克,当归 15 克,粳米适量。黄芪、当归水煎取汁,与粳米煮粥,常食。适用于糜烂性宫颈炎并体虚乏力。

【药物与饮食相克】

1. 头孢菌素类药物

(1)酒类:详见"胎膜早破"。

(2)果汁:详见"胎膜早破"。

(3)饭后服:详见"胎膜早破"。

2. 喹诺酮类药物

(1)碱性食物:详见"老年性阴道炎"。

(2)茶水:详见"老年性阴道炎"。

3. 红霉素

(1)酒类:详见"妊娠合并淋病"。

(2)酸性食物与饮料:详见"妊娠合并淋病"。

(3)富含钙、磷、镁的食物:详见"妊娠合并淋病"。

(4)海味食物:详见"妊娠合并淋病"。

(5)果汁:详见"妊娠合并淋病"。

4. 四环素

(1)碱性食物:因为四环素与碱性食物(如菠菜、胡萝卜、黄瓜、苏打饼干、茶叶等)同服,可使胃液中的盐酸被中和,从而使胃液的 pH 值升高,四环素的溶解性降低,进入小肠的吸收率下降,药效降低,故服用四环素期间应避免过食碱性食物。

(2)茶水:饮茶有许多益处,但茶叶中含有鞣酸、咖啡因及茶碱等成分,四环素类药物与茶水同服可降低药效,故服用四环素期间不宜饮茶。

(3)牛奶:因为牛奶含有大量钙,可阻碍四环素吸收,故四环素不宜与牛奶同服,尤其对婴幼儿更不能用牛奶送服四环素类药物。

(4)酒及酒精性饮料:因为四环素类药物易与酒精发生不良反应,故在服用四环素类药物期间应避免饮酒或酒精性饮料。

(5)黑米:云南石屏产的稻米为紫色米,有"接骨糯"之称,其他地方尚产有黑米或绿米,江苏常熟尚有"血糯"之称的大米,含铁质均比较丰富,含其他矿物质也比较丰富,服用四环素类药物时食用黑米,这些金属离子会和药物形成不溶性螯合物,影响四环素类药物的吸收而降低疗效,故在服用四环素类药物期间不宜过食黑米。

（6）钙、铁、镁含量高的食物：蘑菇、香菇、平菇、菠菜（含铁高）；牛奶、蛋黄、虾米、海参、银耳、木耳、海蜇等含钙高；螃蟹、茶叶、豆腐、海带、蛤干等含铁、钙皆高；鲜豆类、雪里蕻、冬菇等含镁高；黄豆、紫菜等钙、铁、镁皆高。四环素类药物与上述食物中的钙、铁、镁离子发生络合反应，产生难以吸收的金属络合物，干扰机体对药物成分的吸收利用，降低四环素类药物的抗菌效力。故服用四环素类药物期间不宜过食钙、铁、镁含量高的食物。

【本病与药物相克】

1. 糖皮质激素　本病炎症控制时间较长，在未经使用有效抗炎药物时，不宜应用糖皮质激素类药物，如可的松、地塞米松、氢化可的松等。

2. 热性温补之品　详见"非特异性阴道炎"。

【药物与药物相克】

1. 头孢菌素类药物　"妊娠合并急性阑尾炎"。

2. 红霉素

（1）溴丙胺太林：因为溴丙胺太林为抗胆碱药，具有松弛胃肠道平滑肌的作用，能延长胃排空时间；而碱性药物红霉素在胃酸影响下易被破坏失效，两药合用可延长红霉素在胃中的停留时间，而使其疗效降低或失效，故不宜合用。若合用，可在红霉素疗程结束后再服用溴丙胺太林，或服用红霉素2小时后再服用溴丙胺太林，也可同时加服碳酸氢钠或复方氢氧化铝等碱性药物以中和胃酸。

（2）月桂硫酸钠：因为月桂硫酸钠能促使红霉素在肠道中的吸收，增加对细胞的穿透力，使红霉素对肝脏的毒性增强，结果易导致黄疸及转氨酶升高，故不宜合用。

（3）氯霉素、林可霉素：因为红霉素与氯霉素或林可霉素合用时，都与细菌核糖蛋白体50-s亚单位结合，使核糖体的构型发生变化，彼此影响疗效。另外，氯霉素在弱酸或中性条件下其活性增强,而红霉素在碱性条件下活性较强,两者合用易可产生拮抗作用,故不宜合用。

(4)维生素C、阿司匹林:因为维生素C、阿司匹林均为酸性药物,而红霉素在酸性条件下呈解离型,不易吸收,而且排泄快,在胃肠道中不稳定,易被破坏,使红霉素疗效降低,故不宜合用。

(5)氯丙嗪、保泰松、苯巴比妥:因为氯丙嗪、保泰松、苯巴比妥等药物对肝脏都具有毒性作用,与红霉素合用,会加重肝脏毒性,故不宜合用。

(6)乳酶生:由于红霉素能抑制乳酸杆菌的活性,使乳酶生药效降低,同时也耗损了红霉素的有效浓度,故不宜合用。

(7)四环素:因为红霉素与四环素合用会增加红霉素对肝脏的不良反应,故不宜合用。

(8)含鞣质的中成药:因为含鞣质的中成药(如四季青片、虎杖浸膏片、感冒片、复方千日红片、长风槐角丸、肠连丸、紫金粉、舒痔丸、七厘散等)可使红霉素失去活性、疗效降低,故不宜合用。

(9)含有机酸的中药:因为红霉素在碱性条件下抗菌作用才得以发挥,而含有机酸的中药(如山楂、五味子、山楂丸、保和丸等)口服可酸化胃液,提高酸度,使红霉素的单键水解而失去抗菌作用,故不宜合用。

(10)穿心莲片:中药穿心莲是清热解毒药,具有清热解毒、燥湿之功效,可用于肺脓肿。其作用不是直接抑菌,但能提高机体白细胞吞噬细菌的能力,发挥消炎解毒之作用。红霉素等抗生素具有抑制穿心莲促白细胞吞噬功能的作用,从而降低其疗效,故不宜合用。

3. 四环素类药物

(1)对肝脏有损害的药物:因为四环素与依托红霉素、异烟肼、氯丙嗪、氯磺丙脲、保泰松、苯妥英钠、苯茚二酮、甲睾酮、辛可芬、氯噻嗪等对肝脏有损害的药物合用,可使四环素类药物对肝脏的毒性增加,故不宜合用,尤其是肾衰竭患者更应注意。

(2)碳酸氢钠:因为四环素与制酸药(碳酸氢钠)合用,可使胃液中的盐酸被中和,从而使胃液 pH 值升高,四环素的溶解性降低,进入小肠的吸收率下降,药效降低,故不宜合用。

(3)硫酸亚铁:因为硫酸亚铁与四环素在消化道内易形成难容的螯合物,影响四环素的吸收,使血药浓度下降 40%～50%,故不宜合用。如需用铁剂,两药应间隔 3 小时以上服用,可避免相互影响。此外,亦可停用四环素后再服用硫酸亚铁,或改用其他抗生素。

(4)含钙、镁、铝、铋、锰、锌等金属离子的药物:因为这类药物如氢氧化铝凝胶、氧化锌、碳酸钙、三硅酸镁、碱式碳酸铋等会在消化道内与四环素结合成难以溶解的络合物,使四环素作用减弱,故不宜合用。临床上如需联用,两药的服药时间应间隔 2 小时。

(5)双嘧达莫:因为双嘧达莫除了扩张冠状血管外,还具有对抗二磷酸腺苷、降低血小板黏附与聚集、抑制血栓形成的作用。四环素为广谱抗生素,能抑制肠道内正常菌的生长,使肠道内细菌合成维生素 K 的数量减少,而维生素 K 的减少会影响凝血酶原的合成,使凝血时间延长,故两药长期合用将会增加出血倾向。如必须联用时,应定期检查凝血酶原时间,在 14 秒以上时应停药。

(6)活性炭、硅酸银:因为活性炭、硅酸银(含活性炭、白陶土、氯化银)具有吸附作用,与四环素合用可使四环素的疗效降低,故不宜合用。

(7)氨非咖、氨茶碱:因为氨非咖、氨茶碱为碱性,可使四环素疗效降低,故不宜合用。

(8)考来烯胺:因为考来烯胺为阳离子交换树脂,其受静电吸附所形成的复合物干扰四环素在肠道的吸收,从而减弱四环素的

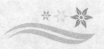

疗效,故不宜合用。

(9)复合维生素 B:因为复合维生素 B 与四环素合用将使四环素的作用降低,甚至失效,故不宜合用。

(10)含有硼砂的中成药(如痧气散、红灵散、行军散等):因为硼砂为碱性,可使四环素吸收减少,疗效降低,故不宜合用。

(11)中药降矾丸:降矾丸为中医治疗钩虫病的有效成药,以降矾为主药,主含硫酸亚铁、杂有铜、镁、锌等,其所含金属离子(如铁、镁离子)可与四环素类抗生素结合,形成不易被吸收的螯合物,使彼此吸收减少,疗效降低,故不宜合用。

(12)牛黄解毒片:因为牛黄解毒片含有石膏,其中的钙离子能与四环素形成络合物,使疗效降低,故不宜合用。

(13)含钙、镁、铁等金属离子的中药:如防风丸、解肌宁咳丸、橘红丸、鹭鸶涎丸、清眩丸、追风丸、明目上清丸、牛黄上清丸、清胃黄连丸、胃痛宁、舒胃丸、白金丸、女金丹等,含有的金属离子可与四环素形成螯合物,不易被肠道吸收,从而减弱四环素的疗效,故不宜合用。

4. 喹诺酮类药物 详见"产褥感染"。

七、盆 腔 炎

女性内生殖器(包括子宫、输卵管和卵巢)及其周围的结缔组织、盆腔腹膜发生炎症时称盆腔炎。盆腔炎大多发生在性活跃期有月经的妇女,是妇科常见病。盆腔炎有急性和慢性两类。急性盆腔炎多由产后或流产后感染、宫腔内手术操作后感染、经期卫生不良、宫内节育器,以及感染性传播疾病等引起。主要症状有寒战、高热、恶寒、头痛、精神不振、腹胀、下腹疼痛、白带增多、经量增多、经期延长等。急性盆腔炎发展可引起弥漫性腹膜炎、败血症、感染性休克,严重者可危及生命。慢性盆腔炎常为急性盆腔炎未能得到彻底治疗,或患者体质较差病程迁延所致,但亦可无急性盆腔炎症病史。常见症状有下腹坠胀疼痛、白带增多等。慢性盆腔炎病情较顽固,当机体抵抗力较差时,可有急性发作,往往经久不愈,反复发作,不仅严重影响妇女健康、生活及工作,也会造成家庭与社会的负担。引起盆腔炎的病原体可以单纯为需氧菌、单纯厌氧菌或需氧菌及厌氧菌的混合感染,但往往是需氧菌及厌氧菌的混合感染。近年来,淋病奈氏菌、沙眼衣原体、支原体等性传播疾病的病原体引起的盆腔炎日益增加,已引起人们的重视。急性盆腔炎除了营养支持治疗外,可根据病原体种类或药敏结果酌情选用青霉素类、头孢菌素类、大环内酯类、氨基糖苷类、喹诺酮类、磺胺类药等抗生素,或上述几种抗生素联合应用。慢性盆腔炎可选用物理疗法和(或)清热利湿、活血化瘀的中药治疗,必要时选用手术治疗。

【饮食宜进】

1. 高热能饮食 摄入足量的糖类和脂肪,以供给人体足够的热能,这样就能减少蛋白质为提供热能而分解,有利于炎症的控制,故急性盆腔炎患者可食用甜薯、芋头、土豆、苹果、马蹄粉、淮山药粉、莲藕粉等。

2. 高蛋白质饮食 蛋白质是人体的重要组成成分,若蛋白质摄入不足,则会使机体抵抗力降低,不利于感染的控制。而食物中蛋白质的主要来源是蛋类、瘦肉、鱼类、牛奶及豆类,这些食物不仅蛋白质含量高,而且生物效价也高,易于机体吸收。因此,盆腔炎患者宜进食足够的富含优质蛋白质的食物,如鸡肉、鱼类、猪瘦肉、鸡蛋、牛奶、豆类及其制品等。

3. 富含维生素及矿物质的食物 谷类、豆类、蛋黄及新鲜蔬菜、水果(如大枣、乌梅、芹菜、橘子、胡萝卜等)中含有丰富的维生素 E、维生素 C、B 族维生素及微量元素锌、锡、铜等,有利于炎症的控制,故盆腔炎患者宜多进食富含维生素及矿物质的食物。

4. 易消化、富有营养的食物 急性盆腔炎伴有高热时,患者的胃肠功能较差,宜进食易消化、富有营养的流质或半流质饮食,如牛奶、米汤、藕粉、鸡蛋汤、菜汁、水果汁、面条、馄饨、蒸蛋羹、赤小豆、冬瓜等。

5. 具有清热利湿作用的食物 由于盆腔炎证属湿热瘀毒,故适用于选用鸡冠花、车前草、芹菜等具有清热利湿作用的食物。

【饮食相克】

1. 辛辣刺激性食物 如辣椒、胡椒、咖喱、茴香、花椒、姜、洋葱、大蒜等,食后能加重机体的湿热,从而使炎症充血加重,不利于治疗,故盆腔炎患者应忌食辛辣刺激性食物。

2. 热性食物 如牛肉、羊肉、狗肉、麻雀、海马、香菜、荔枝等,以及各种炒货,如炒瓜子、炒花生、炒香榧子等,食用后均会助热上火,使内脏热毒蕴结,不利于炎症的控制,故盆腔炎患者应忌食热性食物。

3. 海鲜发物 如鳜鱼、带鱼、海虾、河虾、蟹、黄鳝、牡蛎、鲍鱼等水产品可助长湿热,不利于炎症的消退,故盆腔炎患者应忌食海鲜发物。

4. 甜腻食物 油腻食物如猪油、肥猪肉、奶油、牛油、羊油、鸡蛋黄、鸭蛋黄等;高糖食物如巧克力、糖果、甜点心、奶油蛋糕、八宝饭等。这些食物有助湿增热的作用,会加重炎症充血,增加白带的分泌量,降低治疗效果,加之急性盆腔炎伴有高热时,患者的胃肠功能较差,过于油腻的食物可引起消化不良,故盆腔炎患者应忌食甜腻食物。

5. 酒及含酒饮料 酒及含酒饮料如酒酿、人参酒、鹿茸酒等能助长湿热,食后会加重炎症充血,不利于治疗,故盆腔炎患者应当禁忌酒及含酒饮料。

6. 湿热之物 由于盆腔炎证属湿热瘀毒,故盆腔炎患者应少食榴梿、杧果、香蕉等湿热之物。

【饮食搭配】

1. 莲子与金银花　金银花具有清热解毒、透表清瘟等作用；莲子具有健脾止泻、清心安神的作用，能提高机体的免疫力。两者搭配食用，具有清热解毒、凉血消炎等作用，对急性盆腔炎有辅助治疗作用。

2. 金银花与蒲公英　蒲公英含有蛋白质、脂肪、粗纤维及大量的钙、铁和多种维生素，还含有蒲公英甾醇、胆碱、菊糖等有效成分，能清热解毒、利尿散结，若与具有清热解毒、透表清瘟等功效的金银花搭配食用，功效大增，对急性盆腔炎有一定辅助治疗作用。

3. 冬瓜与薏苡仁、绿豆　冬瓜性平、微寒、味甘，有利尿消肿、解暑止渴、清热化痰之功效，与薏苡仁、绿豆同煮成粥，适用于急性盆腔炎发热、下腹疼痛较重者。

4. 橘皮、橘核与橘络　橘皮、橘核与橘络加入适量水煎煮后服用，具有行气通络、消肿散结之功效，对各种慢性盆腔炎均有辅助治疗作用。

5. 青皮与红花　青皮与红花加入适量水煎煮后代茶饮，具有活血化瘀、补虚止痛等功效，适用于慢性盆腔炎患者饮用。

【食疗药膳方】

1. 槐花薏苡仁瓜仁粥　槐花 10 克，薏苡仁 20 克，冬瓜仁 20 克，粳米 50～100 克。槐花、薏苡仁、冬瓜仁水煎去渣，取汁，加入粳米煮粥食用。适用于盆腔炎。

2. 桃仁饼　桃仁、面粉、香油各适量。桃仁研成极细粉，与面粉充分拌匀，加沸水 100 毫升揉透后冷却，擀成长方形薄皮子，涂上香油，卷成圆筒形，用刀切成每段 30 克，擀成圆饼，在平底锅上烤熟即可。早晚餐随意食用，每日数次，每次 2 块。理气活血，散瘀止痛。适用于气滞血瘀型盆腔炎，症见下腹部及小腹两侧疼痛如针刺，腰骶疼痛，舌有紫气，脉细弦。

3. 荔枝核蜜饮　荔枝核 30 克,蜂蜜 20 克。荔枝核敲碎后放入砂锅,加水浸泡片刻,煎煮 30 分钟,去渣取汁,趁温热调入蜂蜜,拌和均匀即可。早晚分饮。理气,利湿,止痛。适用于各类慢性盆腔炎,症见下腹及小腹两侧疼痛、不舒,心情抑郁,带下量多。

4. 皮红花茶　青皮 10 克,红花 10 克。青皮晾干,切成丝,与红花同入砂锅,加水浸泡 30 分钟,煎煮 30 分钟,用洁净纱布过滤,去渣取汁即可。当茶频频饮用。理气活血。适用于气滞血瘀型盆腔炎,症见下腹部及小腹两侧疼痛如针刺,腰骶酸痛,舌有紫气,脉弦。

5. 苦菜萝卜　苦菜 100 克,金银花 20 克,蒲公英 25 克,青萝卜 200 克。苦菜、金银花、蒲公英、萝卜共煎煮,去药渣后吃萝卜,喝汤,每日 1 剂,清热解毒。金银花对多种细菌(如葡萄球菌、链球菌、肺炎双球菌、大肠埃希菌、铜绿假单胞菌)及皮肤真菌均有不同程度的抑制作用。适用于湿热瘀毒型盆腔炎,症见发热,下腹胀痛,小腹两侧疼痛拒按,带下色黄量多,舌质红、苔黄,脉滑数。

6. 银花冬瓜仁蜜汤　冬瓜籽仁 20 克,金银花 20 克,黄连 2 克,蜂蜜 50 克。先煎金银花,去渣取汁,用药汁煎冬瓜籽仁 15 分钟后入黄连、蜂蜜即可。每日 1 剂,连饮 1 周。清热解毒。适用于湿热瘀毒型盆腔炎,症见下腹及小腹两侧疼痛,拒按,微发热,自汗,带下色黄量多,舌红苔黄。

【药物与饮食相克】

1. 氨基糖苷类抗生素与酸化尿液的食物　因为氨基糖苷类抗生素(链霉素、庆大霉素、卡那霉素等)在碱性环境中作用较强,各种蔬菜、豆制品等食物可碱化尿液,能提高氨基糖苷类抗生素的疗效,而肉、鱼、蛋、乳制品与素食混合可酸化尿液,降低其疗效,故在应用氨基糖苷类抗生素期间应避免食用酸化尿液的食物。

2. 磺胺类药

(1)糖类:因为糖类分解代谢后可产生大量酸性成分,可使磺胺类药物在泌尿系统形成结晶而损害肾脏,降低药物的疗效,故服用磺胺类药物时不宜食用糖类。

(2)果汁:因为磺胺及其乙酰化物在碱性环境下溶解度增大,对肾脏不良反应减少,而果汁等酸性饮料则易使磺胺类药析出结晶,增强对肾脏的损害,引起血尿、少尿、尿闭等,故不宜饮用果汁或用果汁送服磺胺类药物。

(3)茶水:因为茶叶中含有鞣酸、咖啡因及茶碱等成分,磺胺类药物与茶水同服可降低其抗菌作用,故不宜饮茶或用茶水送服磺胺类药物。

(4)酒及含醇饮料:因为磺胺类药物能增加乙醇的毒性,服磺胺类药物期间饮酒或含醇饮料容易发生乙醇中毒,故不宜饮酒及含醇饮料。

(5)酸性食物:因为磺胺类药物在碱性环境中可增加尿中的溶解度,对肾脏的不良反应减少,而酸性食物如茭白、大头菜、雪里蕻、醋、酸菜、番茄、咸肉、鱼、山楂、杨梅、柠檬、葡萄、杏、李子等易使磺胺类药析出,不良反应增强,故服用磺胺类药物期间不宜过食酸性食物。

(6)碱性食物:因为碱性食物如菠菜、胡萝卜、黄瓜、苏打饼干、茶叶、豆制品等,可增加磺胺类药在尿中的溶解度,减少结晶尿形成对肾脏的刺激性,但同时也影响了磺胺类药的吸收,从而降低其疗效,故服用磺胺类药物期间不宜过食碱性食物。

(7)饮水不足:因为磺胺类药物在尿中的溶解度很小,如果饮水不足,尿很少时,药物在尿中的浓度很高,容易在肾小管、肾盂、输尿管、膀胱处析出磺胺结晶,对肾脏产生机械性刺激,引起腹痛、血尿,甚至阻塞尿道而发生尿闭等,故在服磺胺类药物期间应大量饮水。

3. 头孢菌素类

(1)酒类:详见"妊娠合并淋病"。

（2）果汁：详见"妊娠合并淋病"。

（3）饭后服：详见"妊娠合并淋病"。

4. 甲硝唑

（1）酒类：详见"产后与流产术后"。

（2）牛奶：详见"产后与流产术后"。

（3）蘑菇、菜花等高钙食物：详见"产后与流产术后"。

5. 红霉素

（1）酒类：详见"妊娠合并淋病"。

（2）酸性食物与饮料：详见"妊娠合并淋病"。

（3）富含钙、磷、镁的食物：详见"妊娠合并淋病"。

（4）海味食物：详见"妊娠合并淋病"。

（5）果汁：详见"妊娠合并淋病"。

6. 喹诺酮类药物

（1）碱性食物：详见"老年性阴道炎"。

（2）茶水：详见"老年性阴道炎"。

【本病与药物相克】

1. 糖皮质激素　本病炎症控制时间较长，在未经使用有效抗生素时，不宜应用糖皮质激素类药物，如可的松、地塞米松、氢化可的松等。

2. 热性温补之品　因为本病由湿热之邪所引起，故患病期间，禁止使用具有温里补阳作用的药物，如红参、附子、干姜、吴茱萸、丁香、细辛、荜茇、高良参、鹿茸、补骨脂、菟丝子、巴戟天、淫羊藿、牛鞭、仙茅、黄狗肾、锁阳、蛤蚧、肉苁蓉等；中成药如十全大补丸、右归丸、金匮肾气丸等药物。

【药物与药物相克】

1. 链霉素

（1）其他氨基糖苷类抗生素或具有耳毒作用的药物：因为链霉素与其他氨基糖苷类抗生素（如庆大霉素、卡那霉素等）或具有耳毒作用的抗菌药(如紫霉素)合用,会增加对听神经的损害,引起耳聋等不良反应,故不宜合用。

(2)骨骼肌松弛药:因为链霉素与骨骼肌松弛药(如氯化琥珀胆碱、氯化筒箭毒碱等)合用,有增加链霉素对神经肌肉的阻滞作用,从而有导致呼吸抑制的危险,故不宜合用。

(3)酸化尿液的药物:因为链霉素在碱性环境中作用较强,在酸性环境中疗效降低,故凡是酸化尿液的药物(如氯化铵、阿司匹林、维生素C等)都会使链霉素抗菌效价降低,临床上联合应用应慎重。

(4)强利尿药:因为强利尿药(呋塞米、依他尼酸)及甘露醇等可抑制链霉素的排泄,从而增加其耳毒性及肾脏毒性,故临床上联用应慎重。

2. 庆大霉素

(1)对耳及肾脏有较强毒性的药物:因为庆大霉素与对耳及肾脏毒性强的药物(如卡那霉素、链霉素等)合用,可增加耳聋、眩晕及肾脏损害等不良反应,故不宜合用。

(2)骨骼肌松弛药:因为庆大霉素与骨骼肌松弛药(如氯化琥珀胆碱、氯化筒箭毒碱)等合用,有增加庆大霉素对神经肌肉的阻滞作用,从而有导致呼吸抑制的危险,故不宜合用。

(3)强利尿药:因为强利尿药(呋塞米、依他尼酸)及甘露醇等可抑制庆大霉素的排泄,并增加其耳毒性及肾脏毒性,故临床上联用应慎重。

(4)酸化尿液的药物:因为庆大霉素在碱性环境中作用较强,在酸性环境中作用降低,故凡是酸化尿液的药物(如氯化铵、阿司匹林、维生素C等)都会降低庆大霉素的疗效,临床上联用应慎重。

3. 卡那霉素

(1)有耳毒性的药物:因为卡那霉素与具有耳毒性的抗菌药

(如紫霉素)合用,会增加对第八对脑神经的损害,引起耳聋等不良反应,故不宜合用。

(2)骨骼肌松弛药:因为卡那霉素与骨骼肌松弛药(如氯化琥珀胆碱、氯化筒箭毒碱)等合用,有增加卡那霉素对神经肌肉的阻滞作用,从而有导致呼吸抑制的危险,故不宜合用。

(3)酸化尿液的药物:因为卡那霉素在碱性环境中作用较强,在酸性环境中作用降低,故凡是酸化尿液的药物(如氯化铵、阿司匹林、维生素 C 等)都会降低卡那霉素的疗效,临床上联用应慎重。

(4)呋塞米、依他尼酸:因为卡那霉素与呋塞米、依他尼酸合用时,不良反应增强,可引起听觉及前庭功能障碍,造成永久性或暂时性耳聋,故不宜合用。

(5)硫酸镁:因为卡那霉素可抑制神经肌肉接头传递作用,可加强硫酸镁引起的呼吸麻痹,故不宜合用。

4. 磺胺类药

(1)酵母片:因为酵母中含有对氨苯甲酸,能对抗磺胺类药物的抗菌效能,故不宜合用。

(2)乳酶生:由于磺胺类药物能抑制乳酸杆菌的生长繁殖,磺胺类药物与乳酶生合用既可使乳酶生的疗效降低,同时又可使磺胺类药物自身的有效浓度降低,因此不宜合用。

(3)对氨苯甲酸的衍生物:因为对氨苯甲酸衍生物(普鲁卡因、普鲁卡因胺、丁卡因、苯佐卡因等)为细菌生长繁殖过程中所需要的生物合成原料,可促进细菌叶酸的生物合成,与磺胺类药物的抗菌作用拮抗,从而使磺胺类药物的疗效降低,故不宜合用。

(4)吸附收敛药:因为吸附药(如药用碳、白陶土),收敛药(如鞣酸、鞣酸蛋白等)与磺胺类药物合用,易导致磺胺类药物被吸附,从而使其疗效降低,故不宜合用。

(5)溴丙胺太林:因为溴丙胺太林能降低胃排空速率,而延缓磺胺类药物的吸收,使其抗菌疗效降低,故临床上一般不宜合用。如必须合用,应待磺胺类药物的作用结束后,再服溴丙胺太林。

(6)噻替哌、甲氨蝶呤:因为磺胺类药物与抗癌药噻替哌、甲氨蝶呤合用,可使胃肠道及骨髓的毒性反应明显增强,故不宜合用。

(7)硼砂、神曲:因为硼砂可降低磺胺类药物的疗效,神曲中含有多量的对氨苯甲酸,可拮抗磺胺类药物的抗菌作用,故不宜合用。

(8)酸化尿液的药物:因为有的磺胺类药(如磺胺噻唑、磺胺嘧啶等)在酸性尿中溶解度降低,易析出结晶,引起肾脏损害,故酸化尿液的药物(如氯化铵、阿司匹林、维生素C等)与磺胺类药合用时应慎重,一般应多饮开水,并定期做尿常规检查。

(9)碱化尿液的药物:因为碱化尿液的药物(如碳酸氢钠、氢氧化铝等)可增加磺胺类药在尿中的溶解度,减少结晶尿的形成和对肾脏的刺激性,但同时也影响了磺胺类药的吸收,从而使其疗效降低,所以除了磺胺噻唑、磺胺嘧啶及其乙酰化物外,一般慎与碱化尿液的药物合用。

(10)硫酸镁、硫酸钠和非那西汀:因为磺胺类药与大剂量硫酸镁、硫酸钠在血中会形成硫络血红蛋白,与大剂量非那西汀能形成氧化血红蛋白和硫络血红蛋白,从而引起中毒,故不宜合用。

(11)含有机酸的中药:服用磺胺类药物时同时服用乌梅、蒲公英、五味子、山茱萸、山楂等含有机酸的中药,易引起磺胺类药物在尿中的结晶,增加肾脏负担,引起尿闭和血尿,故不宜合用。

(12)含鞣酸的中药:因为磺胺类药物与石榴皮、地榆、酸枣仁、诃子、五倍子等含鞣酸的中药联合应用,可致中毒性肝病,不宜合用。

5. 其他 有关青霉素、头孢菌素类、红霉素及其他抗生素均详见"妊娠合并急性阑尾炎"及"产褥感染"。

八、生殖器结核

生殖器结核又称结核性盆腔炎，是由结核杆菌侵入人体引起的输卵管、子宫内膜、卵巢、盆腔腹膜及子宫颈等女性生殖器官的炎性病变。多见于 20～40 岁的妇女，也可见于绝经后的老年妇女。近年来生殖器结核的发病率有升高的趋势。生殖器结核是全身结核的一个表现，绝大多数继发于身体其他部位结核，如肺结核、肠结核、腹膜结核、肠系膜淋巴结的结核病灶，也可继发于淋巴结核、骨结核或泌尿系统结核，10%的肺结核患者伴有生殖器结核。不孕常常是生殖器结核的主要或唯一症状，在原发性不孕患者中生殖器结核常为主要原因之一。此外，有的患者还可表现为月经失调、下腹坠胀，以及结核病的一般症状，如发热、盗汗、乏力、食欲缺乏、体重减轻等。急性生殖器结核患者需卧床休息，慢性患者可从事部分轻工作，但要注意劳逸结合，加强营养，适当参加体育锻炼，增强体质；遵循早期、联合、规律、适量、全程的原则应用抗结核药物治疗。既往多采用 1.5～2 年的长疗程治疗，近年采用利福平、异烟肼、乙胺丁醇、链霉素、对氨基水杨酸钠及吡嗪酰胺等抗结核药物联合治疗，将疗程缩短为 6～9 个月，取得良好疗效。

【饮食宜进】

1. 富含优质蛋白质的食物　结核病是一种对人体消耗性很强的疾病，患病之后体重迅速减轻，营养状况下降，同时在治疗过程中结核病灶的恢复又有赖于蛋白质为原料，若蛋白质摄入不足，可使机体抵抗力降低，不利于结核病的恢复，故生殖器结核患者适用于高蛋白饮食。食物中蛋白质的主要来源是蛋、奶、瘦肉、鱼类及豆类，这些食物不仅蛋白质含量高，而且生物效价也高，易于机体吸收。因此，生殖器结核患者宜进食足量的蛋、奶、瘦肉、

鱼类及豆类食物。

2. 富含维生素及矿物质的食物　谷类、豆类及新鲜蔬菜、水果中含有丰富的维生素 E、维生素 C、B 族维生素及微量元素锌、锡、铜等,有利于炎症的控制及结核病的恢复,故生殖器结核患者宜多进食富含维生素及矿物质的食物。

3. 适量的糖类饮食　摄入足量的糖类,以供给人体足够的热能,这样就能减少蛋白质为提供热能而分解,有利于炎症的控制,但糖类摄入过多,又会使血糖升高,不利于结核病的治疗,故生殖器结核患者宜进食适量的糖类。

4. 低脂肪饮食　由于结核病患者消化功能低下,食欲也较差,若过食高脂肪食物,更会影响消化功能,使必需的营养得不到补充,以致机体抵抗力降低,不利于疾病的康复。因此,生殖器结核患者宜选择低脂肪、易消化的清淡膳食,如新鲜蔬菜、水果、米汤、稀粥、豆浆等。

5. 滋阴清热之品　因为结核病以阴虚为本,故生殖器结核患者适用于选用既能养阴,又能清虚热的滋阴清热之品以加速疾病的康复。这类食品有燕窝、乌鸡、鸽子肉、鸭肉、海参、黄鳝、枸杞子、芝麻、何首乌、雌鸡、黑豆、猪肺、冬虫夏草、山药、百合、白木耳、雪梨、莲藕、牛奶、蜂蜜、甲鱼、鸡蛋、豆浆等。

【饮食相克】

1. 辛辣之品　中医学认为,结核是由于患者抵抗力降低,感染痨虫,致人体阴虚火旺而发生。辛辣之品(如辣椒、姜、葱、鹿茸、肉桂等)食之易助火伤阴,加重病情。因此,生殖器结核患者不宜食用。而水果蔬菜如梨、藕等,则具有滋阴生津、清热润燥的作用,可以食用。

2. 甜味食物　结核病患者吃糖后,体内白细胞的杀菌作用会受到抑制,吃糖越多,抑制就越明显,不利于结核病的控制。甜味食物还可与抗结核药物异烟肼形成复合物,减少初期药物的吸收速度,降低药物的疗效,故生殖器结核患者不宜过食甜味食物。

3. 生冷食物 西瓜汁、黄瓜、苦瓜、丝瓜等过分寒凉食物,有伤脾胃,而不利于其他营养成分的吸收,造成患者食欲降低,而影响疾病康复,故生殖器结核患者不宜进食。

4. 营养不足 结核病是一种对人体消耗性很强的疾病,患病之后体重迅速减轻,营养状况下降,同时在治疗过程中结核病灶的恢复又有赖于蛋白质为原料,因此必须供给高蛋白饮食,并辅以适量脂肪。同时应注意照顾患者胃肠道功能情况,饮食应营养丰富、易于消化,要少量多餐,不要过饱。且忌因精神有压力而减少或拒绝进食,这样会导致营养不良,不利于身体健康及疾病恢复。

5. 肥腻油炸热性食物 结核病患者消化功能低下,食欲也较差,若过多食用动物油、羊肉、狗肉及油炸食物,更不利于消化吸收,使必需的营养得不到补充,从而影响康复。

6. 滋补食物 胡桃肉、羊肉、狗肉、鹿肉、麻雀肉、虾、枣等补阳类食物,结核病患者不宜食用,以免加重阴虚症状,而对疾病不利。对于其他补阴、补气、补血的食物,可作为结核病患者的基本滋补品而交替使用,但忌过多的滋补食物,以免引起胃肠道不适。若过分强调高营养食品,患者往往难以耐受。

【饮食搭配】

1. 百合与冰糖、粳米 百合与冰糖、粳米搭配熬成百合粥,有润肺、调中、镇静、止咳、清热、养阴的功效,对肺结核、咯血、神经衰弱、慢性支气管炎及生殖器结核病有辅助治疗作用。

2. 山药与薏苡仁、白萝卜 山药性平味甘,有补中益气、健脾和胃等功效,与薏苡仁、白萝卜加水煮粥食用,具有健脾行气之功效,对粘连性盆腔结核有一定辅助治疗作用。

3. 乌鸡与粳米 乌鸡肉性平,味甘,有相当高的滋补药用价值,特别是富含极高滋补价值的黑色素,具有滋阴、补肾、养血、益肝、填精、补虚、退热之功效,并能调节机体的免疫力,与粳米搭配食用,具有养阴退热、补气益血之功效,对生殖器结核有辅助治疗作用。

4. 百合与鸭子　百合性平味甘,微苦,有润肺、止咳、养阴、安神等功效,与鸭子搭配食用,具有滋阴清热的作用,对生殖器结核、肺结核有一定辅助治疗作用。

【食疗药膳方】

1. 萝卜炖羊肉　白萝卜1 000克,羊肉800克,葱、姜、味精、花椒、食盐各适量。将羊肉及萝卜洗净,切块;羊肉放锅内加入清水,中火烧,加入葱、姜、花椒,30分钟后,移至小火上炖至将熟时,加萝卜炖熟,最后加食盐、味精。佐餐食用。益气血,补虚损。适用于生殖器结核。

2. 荞麦鸡蛋面　鸡蛋4个,荞麦面200克。将鸡蛋打破放入面内,用砂锅炒为老黄色,勿炒焦,研为细末,早晚冲饮12克。清热解毒,活血化瘀,通经活络。适用于生殖器结核。

3. 紫菜牡蛎汤　紫菜15克,鲜牡蛎肉200克。紫菜、鲜牡蛎肉同煮汤,调味食用。适用于生殖器结核初期,不热不痛;也适用于生殖器结核中期,液化成脓时。

4. 文蛤海蜇汤　文蛤肉50克,海蜇50克。文蛤肉、海蜇共煎汤饮,每日2次。适用于生殖器结核中期,液化成脓时。

5. 油炸鱼鳔　鱼鳔60克,香油适量。将鱼鳔切成丝,用香油炸焦,趁热吃,每日1次,连吃10~20日。适用于生殖器结核中期液化成脓时。

6. 蜗牛炖猪肉　鲜蜗牛肉100克,猪瘦肉150克。蜗牛肉洗净,同猪肉共炖,调味喝汤食用。适用于生殖器结核后期,窦道形成及新鲜肉芽形成时。

7. 桑葚酒　鲜桑葚1200克,糯米600克,酒曲适量。将桑葚洗净,捣烂,以纱布绞挤取汁,将汁与糯米常法煮焖成干饭待凉,加入酒曲,拌匀,发酵成为酒酿,每日随量佐餐食用。适用于生殖器结核后期,窦道形成及新鲜肉芽形成时。

8. 桃仁菊花粥　桃仁、菊花各 10 克,粳米 100 克,白糖 10 克。将桃仁、菊花择净,同放锅中,加清水适量,浸泡 5～10 分钟,水煎取汁,加粳米煮粥,待熟时调入白糖,再煮 1～2 沸即可。每日 1 剂,温热食用。活血化瘀,养血益气。适用于气血瘀滞型生殖器结核。

9. 茯苓西洋参猪瘦肉汤　茯苓 30 克,西洋参 5 克,枸杞子 30 克,猪瘦肉 50 克,食盐、味精、葱各适量。将上料洗净,其中猪瘦肉、西洋参切成小片,一同放入砂锅中小火煎煮 3 小时,即可食用。每日 1 剂,常食效果较佳。益气利湿。适用于湿热下注型生殖器官结核。

【药物与饮食相克】

1. 异烟肼

(1)饭后服:因为抗结核药物异烟肼饭后服用,易降低药物在血中的浓度及药物的吸收量,影响药物疗效,故不宜饭后服用。

(2)睡前服:因为异烟肼易使维生素 B_6 缺乏,使脑内 γ-氨基丁酸下降而出现中枢神经兴奋症状,如失眠、头痛、眩晕等。故异烟肼不宜睡前服用,而且在服用异烟肼的同时要服用维生素 B_6。另外,因为异烟肼有中枢神经兴奋作用,所以癫痫患者及有精神病史者应慎用或禁用。

(3)咖啡:异烟肼等单胺氧化酶抑制药服用后,可使单胺类的神经递质如去甲肾上腺素不被破坏,储存在神经末梢下。咖啡因可刺激神经末梢,使去甲肾上腺素大量释放而出现恶心呕吐、腹泻、腹痛、头痛、头晕、抽搐、心律失常等症状。因此,服用异烟肼等单胺氧化酶抑制药时不宜饮用咖啡。

(4)含糖量多的食物:因为糖类食物可与异烟肼形成复合物,减少初期药物的吸收速度,降低药物的疗效,故在服用异烟肼期间不宜食用含糖量多的食物,如荔枝、桃、甜石榴等。

(5)鱼:服用异烟肼的患者如果食用鱼类,容易产生过敏反应,轻则出现恶心、头痛、皮肤潮红、眼结膜充血等症状,重则出现心悸、口唇及面部麻木、皮疹、腹痛、腹泻、呼吸困难、血压升高,甚至出现脑出血。因为鱼肉中通常含有较多的组氨酸,这种组氨酸在体内可转化为组胺,进入人体的少量组胺可由体内的单胺氧化酶氧化灭活,而异烟肼是一种单胺氧化酶抑制药,进入人体后有抑制和杀灭结核杆菌的作用,但同时也抑制了单胺氧化酶的转化和合成。因此,结核病患者在服用异烟肼期间不宜食用鱼类(如比目鱼、带鱼、鲫鱼、鲅鱼、鲳鱼等),以免造成组胺在体内蓄积,发生过敏反应。

(6)奶酪:因为服用异烟肼后食用奶酪食物(如牛奶、奶制品等)可出现皮肤潮红、冷感、寒战、头痛、心悸、稀便、脉搏异常、血压升高等症状而加重病情,故在服用异烟肼期间不宜食用奶酪。

(7)含铁、镁、铝、钙等离子的食物:因为异烟肼易与铁、镁、铝、钙等离子生成螯合物而影响酶的活性,导致疗效降低,故在服用异烟肼期间不宜食用豆制品、油条、熟制卤肉、咸鱼、海蜇、海带等富含铁、镁、铝、钙等离子的食物。

(8)富含组胺的食物:因为异烟肼可使人体内组胺代谢减慢,浓度增高,若再进食组胺含量高的食物(如菠萝、红葡萄酒等),则可能使机体内组胺浓度进一步增高而引起中毒反应,故在服用异烟肼期间不宜食用含组胺的食物。

(9)茄子:在抗结核治疗中,吃茄子容易过敏。有关专家研究发现,吃茄子的结核病患者在服用抗结核药物 $40\sim60$ 分钟后出现不同程度的过敏反应,如颜面潮红、皮肤瘙痒、全身红斑、恶心呕吐,严重者血压下降,胸部憋闷,停吃茄子后则过敏反应自愈。因此,在应用抗结核药物治疗期间应禁食茄子。

2. 利福平

(1)饭后服:因为抗结核药物利福平饭后服用,易降低药物在血中的浓度及药物的吸收量,影响药物疗效,故不宜饭后服。

(2)酒类:利福平进入人体后在肝脏和胆汁中的浓度最高,对肝脏有一定毒性,能使转氨酶升高,肝脏肿大,肝功能异常。酒类能抑制肝内的某些酶的活性,降低肝脏的解毒作用,因而增加了利福平对肝脏的毒性。因此,在服用利福平期间不宜饮酒。

3. 链霉素与酸化尿液的食物　因为链霉素在碱性环境中作用较强,各种蔬菜、豆制品等食物可碱化尿液,能提高链霉素的疗效,而肉、鱼、蛋、乳制品与素食混合可酸化尿液,降低其疗效,故在应用链霉素期间应避免食用酸化尿液的食物。

【本病与药物相克】

1. 温热辛燥伤阴动血之品　中医学认为,结核病以阴虚为本,因此在选用补药时,要避免温热辛燥伤阴动血的药物,如鹿茸(精)、人参(精)、苍术、肉桂、附子等,而应选用既能养阴润肺,又能清虚火的药物,以加速病愈。

2. 燥湿之品　结核病患者阴虚为多,燥湿之品(如苍术、厚朴等)能伤阴湿使病情加重,故必须禁忌。

3. 糖皮质激素　结核病患者一旦出现发热,在未用抗结核药物治疗时,禁止应用糖皮质激素,以免引起结核扩散。另外,糖皮质激素还能掩盖结核病症状,易使患者丧失警惕而失去及时治愈的机会。

4. 单味抗结核药物治疗　结核病早期,结核炎性病灶以渗出性病变为主,此时应用抗结核药物易渗入病灶,同时结核菌代谢旺盛,药物亦最能发挥其杀灭结核菌的作用。因此,结核病早期应主张联合足量应用抗结核药物,以迅速杀死结核杆菌,使病情好转以至痊愈。否则,单味药物用量不足,会造成病灶扩大,发生干酪样坏死,形成慢性纤维性空洞,使药物难以渗入,同时由于迁延日久,结核杆菌易产生耐药性,致使疾病迁延,日久难愈。

5. 用药半途而废 在治疗结核病时,若症状改善后就停止治疗,结核杆菌就会潜伏在未愈的病灶中,当营养不良和机体抵抗力降低时,这些病灶内的结核杆菌就会重新活跃起来,使病情复发或进一步恶化。

【药物与药物相克】

1. 异烟肼

(1)葡萄糖或苯甲醇:因为葡萄糖或苯甲醇能促进异烟肼分解,降低其疗效,故不宜合用。

(2)安达血平:异烟肼与安达血平合用可增大异烟肼的毒性反应,故不宜合用。

(3)泼尼松:因为泼尼松为药酶诱导药,能使异烟肼在肝脏发生快速乙酰化代谢,而造成肝功能受损,并且当抗结核药物用量不足以控制结核时,异烟肼与泼尼松合用有可能导致结核扩散。另外,糖皮质激素还能掩盖结核病症状,易使患者丧失警惕而失去及时治愈的机会,故一般不宜合用。但对结核性胸膜炎、结核性腹膜炎并且有积液者,泼尼松可与异烟肼合用,但时间不得超过 6 周。

(4)苯海拉明:因为苯海拉明能使胃肠道蠕动减慢,使异烟肼吸收减少,血药浓度降低,疗效减弱,故不宜合用。

(5)苯妥英钠:因为异烟肼与苯妥英钠合用,可使苯妥英钠的代谢受到抑制,从而增加其中毒机会,故合用时应注意减少苯妥英钠的用量。

(6)肼屈嗪:因为异烟肼和肼屈嗪均经乙酰化代谢而失活,两者合用时可使异烟肼血药浓度增高而蓄积中毒,故不宜合用。

(7)复方磺胺甲基异噁唑:因为异烟肼与复方磺胺甲基异噁唑合用有可能引起急性溶血性贫血,故不宜合用。

(8)麻黄碱、苯丙胺、抗胆碱药:因为异烟肼与麻黄碱、苯丙胺及抗胆碱药(如阿托品、苯海索、琥珀胆碱等)合用可导致不良反应增强,故不宜合用。

(9)硫酸亚铁、氢氧化铝、三硅酸镁:因为异烟肼易与铁、镁、铝离子生成螯合物而影响酶的活性,导致其疗效降低,故不宜合用。若两药必须联用时,应间隔3~4小时给药。

(10)双硫醒(戒酒硫):因为异烟肼和双硫醒都对肾上腺素能神经传导介质的代谢有影响,合用可导致精神的改变,故不宜合用。

(11)哌替啶:因为异烟肼与哌替啶合用可使某些患者出现严重甚或致死性反应(如低血压、昏迷等),故不宜合用。

(12)抗结核中成药酒花素片:因为酒花素片含有氢氧化铝,能干扰异烟肼的吸收,降低其疗效,故不宜合用。

(13)含铁、镁、铝、钙等离子的中成药:因为异烟肼易与铁、镁、铝、钙等离子生成螯合物而影响酶的活性,降低其疗效,故异烟肼不宜与含铁、镁、铝、钙等离子的中成药(如防风丸、解肌宁嗽丸、橘红丸、鹭鸶涎丸、清眩丸、追风丸、明目上清丸、牛黄上清丸、黄连丸、胃痛宁、舒胃丸、白金丸、震灵丹、女金丹等)合用。

2. 利福平

(1)对氨基水杨酸钠:因为对氨基水杨酸制剂常含皂土类物质,可延长胃排空时间,显著减慢和降低利福平的吸收,易使结核杆菌对利福平产生耐药性,故一般不宜联用。如果必须联用,两药给药时间应间隔8小时。

(2)口服避孕药:因为利福平具有药酶诱导作用,可加速避孕药中雌激素的分解,降低口服避孕药的效力,合用时可引起月经周期紊乱,经量减少或月经过多,避孕失败。故育龄期患结核病的妇女需服用利福平时,应采取其他避孕措施。

(3)巴比妥类(如苯巴比妥):因为巴比妥类药物能加速利福平的代谢,降低利福平的血药浓度,削弱其疗效,故不宜合用。如

果必须合用,服用时间应间隔6～8小时。

(4)酮康唑:因为利福平与抗真菌药酮康唑合用,会使彼此的血药浓度降低,疗效减弱,故不宜合用。

(5)石榴皮等中药:抗结核药物利福平不宜与石榴皮、地榆、酸枣根、诃子、五味子等中药联合应用,以防止引起中毒性肝病。

(6)含鞣质的中成药:因为利福平与含鞣质的中成药合用,可降低利福平的作用,故不宜与四季青、虎杖浸膏片、感冒片、复方千日红片、长风槐角丸、肠连丸、紫金粉、舒痔丸、七厘散等含鞣质的中成药合用。

3. 吡嗪酰胺与链霉素 因为链霉素与吡嗪酰胺发挥抗菌活性时所要求的值不同,合用可使其疗效降低,故不宜合用。

4. 对氨基水杨酸钠

(1)其他水杨酸制剂:因为对氨基水杨酸钠与其他水杨酸制剂(如阿司匹林、水杨酸钠等)合用可增强对氨基水杨酸钠的毒性反应,故不宜合用。

(2)对氨苯甲酸制剂:因为对氨基水杨酸钠阻碍叶酸的生物合成,抑制结核菌的繁殖,若与对氨苯甲酸制剂(如普鲁卡因、苯佐卡因、丁卡因等)合用,就又补充了结核菌所必需的物质,使抗结核作用减弱,故不宜合用。

(3)四环素:因为对氨基水杨酸钠对肝脏有毒性作用,而四环素亦能引起肝、肾的病理改变,两药合用,毒性增强,故不宜合用。

(4)氢氧化铝凝胶、苯海拉明:因为氢氧化铝凝胶、苯海拉明与对氨基水杨酸钠合用可使胃肠蠕动减慢,影响对氨基水杨酸钠的吸收,从而降低其疗效,故不宜合用。

5. 乙胺丁醇

(1)氢氧化铝凝胶:因为氢氧化铝凝胶可使部分患者对乙胺丁醇的吸收减少,疗效降低,故一般不宜合用。

(2)异烟肼:因为异烟肼能加重乙胺丁醇对视神经的损害,故

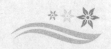

不宜合用。

6. 链霉素　有关链霉素详见"盆腔炎"。

九、功能失调性子宫出血

功能失调性子宫出血为妇科常见病，是指由于调节生殖的神经内分泌机制失常引起的异常子宫出血，而全身及内外生殖器官无器质性病变存在。功能失调性子宫出血可分为排卵性和非排卵性两类，约85％的病例属无排卵性功能失调性子宫出血。功能失调性子宫出血可发生于月经初潮至绝经期间的任何年龄，50％的患者发生于绝经前期，育龄期占30％，青春期占20％。无排卵性功能失调性子宫出血的原因是促性腺激素或卵巢激素在释放或调节方面的暂时性变化，机体内部或外界许多因素诸如精神过度紧张、恐惧、忧伤、环境和气候骤然变化，以及全身疾病，均可通过大脑皮质和中枢神经系统影响下丘脑-垂体-卵巢轴的相互调节，营养不良、贫血及代谢紊乱也可影响激素的合成、转运和对靶器官的效应而导致月经失调。临床多表现为非行经期阴道大量出血或淋漓不净。排卵性功能失调性子宫出血多与黄体孕激素分泌不足或黄体过早衰退、黄体萎缩不全、子宫内膜修复不全等原因有关。临床上可表现为月经量多、经期延长、经期出血及经间期出血等。功能失调性子宫出血的治疗药物主要有己烯雌酚、绒促素、丙酸睾酮、甲睾酮及止血药物（如卡巴克络、维生素 K_3、酚磺乙胺、氨基己酸、氨甲环酸）等。

【饮食宜进】

1. 清凉、止血食物　功能失调性子宫出血属于血热者适用于进食此类食物。

（1）清凉类食物：如大麦、小米、冰糖、白糖、豆腐、黄瓜、冬瓜、西瓜、藕、百合、荸荠、萝卜、梨、柿子、苋菜、紫菜、竹笋、鹅、鸭、鳖、河蚌、田螺等。

（2）止血类食物：如花生内衣、木耳、荠菜、金针菜、百合、莲蓬、藕汁、海螵蛸、鱼胶、阿胶、牡蛎、海蜇等。

（3）平补类食物：适宜血止后进食，如猪肉、鲤鱼、黄豆、小米、扁豆、芝麻、山药、大枣、花生、白果、芡实、莲子等。

（4）清补类食物：适宜血止后进食，如龟、鳖、蚌、鸭、鹅、银耳、豆腐、薏苡仁、小麦、绿豆、梨、百合、桑葚、蜂蜜、冰糖等。

2. 温补、清补食物　功能失调性子宫出血属于气虚、血虚者，宜进食温补类食物，以补充失血所造成的亏损，如牛肉、羊肉、鸡、黄鱼、墨鱼、鳝鱼、桂圆、荔枝、饴糖等。

3. 富含蛋白质、铁及维生素的食物　功能失调性子宫出血患者多伴有贫血的表现，因此应多进食富含蛋白质、铁及维生素 C 和维生素 B_{12} 的食物，如动物肝脏、鱼、海参、乌鸡、黑木耳、黑芝麻、牛奶、豆制品、鸡肉、猪瘦肉、鸡蛋、蛋黄及菠菜、荠菜、番茄、桂圆肉、花生等新鲜蔬菜和水果。这些食物多有养血补肝，健脾益肾填精的作用，有利于造血及体质的恢复。

【饮食相克】

1. 辛辣刺激性食物　辛辣刺激性食物，如辣椒、胡椒、姜、蒜、葱、蒜苗、韭菜、花椒等均能刺激子宫充血，加重出血，尤其是血热型阴道出血，会在原有出血的基础上愈增其血中之热，从而进一步加重病情。因此，功能失调性子宫出血患者不宜食用辛辣刺激性食物。

2. 暴饮暴食及高脂肪食物　由于子宫出血量多，大脑皮质兴奋性降低，胃肠功能紊乱，消化能力也随之降低，暴饮暴食及高脂肪食物可加重胃肠道负担，造成消化不良，引起腹痛、腹胀及腹内压增高等，因此，功能失调性子宫出血患者不宜暴饮暴食及进食高脂肪食物。

3. 酒类　白酒、黄酒、米酒、葡萄酒、啤酒及含酒食品（如醉蟹、醉肉、醉鸡、酒酿)和各种药酒(如人参酒、木瓜酒、参茸补酒、虫草补酒、虎骨酒等),各种含酒饮料(如施格兰冰露等),均有活血作用,饮食后会扩张血管,加快血行,导致子宫出血量增加。因此,功能失调性子宫出血患者不宜饮酒。

4. 红糖 红糖具有活血通经作用,食用后会加重出血,故功能失调性子宫出血者不宜食用。

5. 桃 桃活血消积,多食可以通行经血,加重出血的病情,故功能失调性子宫出血患者不宜食用。

6. 生姜 由于生姜辛散助热,温通血脉,可使火热内盛,迫血妄行,故功能失调性子宫出血患者不宜多食。

7. 寒冷食物 由于子宫大量出血,大脑皮质兴奋性降低,全身各个器官的抵抗力下降,若与寒冷刺激,如冷水、冷饮、瓜果等寒冷食物,就会引起瘀血内阻,导致腹痛、腹胀,甚至会诱发全身性疾病,故功能失调性子宫出血患者不宜食用寒冷食物。

8. 破气食物 虚症患者不宜食用破气食物,如白萝卜、大头菜、萝卜干等,因为食用后会加重气虚,进一步损伤其固摄经血的作用,加重子宫出血。

9. 热性食物 血热患者不宜食用热性食物,如牛肉、羊肉、狗肉、公鸡肉、虾、香菜、荔枝、李子、杏等,因为食用后会加重血分之热,不利于身体的康复。

【饮食搭配】

1. 芦笋与黄花菜 芦笋与黄花菜同食,有养血、止血、除烦等功效,对功能失调性子宫出血及各种贫血有辅助治疗作用。

2. 桂圆与莲子、大枣 莲子中含有多种生物碱,这些生物碱具有一定的生物活性,能养心安神、补中益气、补肾固精;桂圆是传统的滋补佳品,能养血安神、补脾益胃;大枣能补益脾胃、补阴养血。三者搭配,具有补益气血、调经止崩、养心安神之功效,对功能失调性子宫出血有一定辅助治疗作用。

3. 乌鸡与粳米 乌鸡肉性平,味甘,有相当高的滋补药用价值,特别是富含极高滋补价值的黑色素,具有滋阴、补肾、养血、益肝、填精、补虚、退热之功效,与粳米搭配食用,具有健脾养血、止血固经的作用,对功能失调性子宫出血有一定辅助治疗作用。

4. 扁豆与大枣 白扁豆与大枣煎汤后加少量白糖或冰糖,吃豆食枣喝汤,对功能失调性子宫出血有一定辅助治疗作用。

【食疗药膳方】

1. 芹菜藕片汤 鲜芹菜 150 克,鲜藕 150 克,植物油 250 克。将芹菜切段,藕切片。将油入锅烧热,放入芹菜、藕片翻炒片刻,再入水 500 毫升,煮熟。每日 1 剂,分 2 次食用,7 日为 1 个疗程。清热凉血,化瘀止血。适用于功能失调性子宫出血。

2. 淡菜芡实汤 淡菜 30 克,芡实 30 克,猪瘦肉 50 克。淡菜、芡实、猪瘦肉加水煮熟,调味佐餐。适用于功能失调性子宫出血。

3. 淡菜龟甲瘦肉汤 淡菜 50 克,龟甲 20 克,猪瘦肉 50 克。将龟甲放入砂锅内加水煮 20 分钟,入淡菜、猪瘦肉煮熟,调味食用。适用于功能失调性子宫出血。

4. 黑木耳蒸鸡 黑木耳 30 克,鸡肉 200 克,食盐、酱油、生粉、白糖、味精各适量。将黑木耳用清水泡发,洗净,备用;把鸡肉切成小块,加入食盐、酱油、生粉、白糖、味精腌渍 20 分钟,再加入黑木耳搅匀,小火隔水蒸熟。佐餐随量食用。祛瘀止血。适用于功能失调性子宫出血。

5. 红糖木耳 木耳(水发)120 克,红糖 60 克。先将木耳煮熟,加入红糖拌匀。1 次食完,连食 7 日为 1 个疗程。适用于功能失调性子宫出血。

6. 二鲜汁 鲜藕节、鲜白萝卜各 500 克,冰糖适量。鲜藕节、鲜白萝卜洗净,共捣烂,用干净纱布包裹取汁,加冰糖即可饮用。清热凉血,止血固经,增白皮肤。适用于功能失调性子宫出血。

7. 玉米须猪肉汤 玉米须 15～30 克,猪肉 250 克。玉米须、猪肉加水同煮,待肉熟后食猪肉,喝汤,每日 1 剂。适用于功能失调性子宫出血。

8. 猪皮胶冻 猪皮 1 000 克,黄酒 250 毫升,红糖 250 克。将猪皮切成小块,放大锅内,加水适量,以小火煨炖至肉皮烂透,汁液稠黏时,加黄酒、红糖调匀即可停火,倒入瓷盆内,冷却备用。随量佐餐食用。滋阴养血、止血。适用于月经过多、功能失调性子宫出血及一切出血症。

9. 姜汁米酒蚌肉汤 姜汁 3～5 毫升,米酒 20～30 毫升,蚌肉 150～200 克,植物油、食盐各适量。蚌肉剖洗干净,用植物油炒香后加入米酒、姜汁及适量清水同煮,待肉熟后再加食盐调味。佐餐食用。滋阴养血,清热解毒,润肤嫩肤。适用于功能失调性子宫出血。

10. 墨鱼炖乌鸡 墨鱼 250 克,甲鱼 1 只,乌鸡 1 只,食盐适量。将墨鱼去骨;甲鱼去头、爪、内脏,用开水烫后去黑衣;乌鸡去毛、内脏,洗净。墨鱼、乌鸡、甲鱼一起入锅,加适量水,大火煮沸,改用小火炖 1 小时至烂熟,加食盐调味。随量佐餐食用。滋阴养血,化瘀调经。适用于功能失调性子宫出血。

11. 桂圆莲子粥 桂圆肉 20 克,莲子肉 15 克,大枣 6 个,糯米 30 克,白糖适量。大枣去核,与糯米、桂圆肉、莲子肉一起放入锅内,加水适量,置大火上烧沸,改用小火熬煮至熟烂,加白糖调味。每日 1 剂,可经常食用。健脾益气,养血止血。适用于功能失调性子宫出血。

12. 海螵蛸炖鸡 海螵蛸 30 克,鸡肉 100 克,调味品适量。将鸡肉切块,海螵蛸打碎如蚕豆大,把鸡肉、海螵蛸装入陶罐内,加水和调味品,小火慢炖 2 小时。佐餐食用,食时去海螵蛸。每日 1 剂,5 日为 1 个疗程。健脾益气,养血摄血。适用于功能失调性子宫出血。

13. 荸荠茅根汁 荸荠 500 克,鲜茅根 500 克。荸荠去皮,榨汁,去渣;鲜茅根洗净,切成小段,绞汁,去渣。二汁混合,放入炖盅内,小火隔水炖 5 分钟,随量饮用。清热凉血止血。适用于功能失调性子宫出血。

14. 大蓟速溶饮　鲜大蓟 2500 克,白糖 500 克。将鲜大蓟切碎,中火水煮 1 小时,去渣取汁,小火浓缩,待温加入白糖,吸取药液,冷却晾干,轧粉装瓶。每次 10 克,滚开水冲开,温饮,每日 3次。清热凉血止血。适用于功能失调性子宫出血。

15. 众蛎肉　鲜牡蛎肉 250 克,肉汤 500 毫升,食盐、味精各适量。将肉汤烧沸,众入蛎肉,煮沸,以食盐、味精调味。食牡蛎肉,喝汤。滋阴养血,清热止崩。适用于功能失调性子宫出血。

16. 参枣鸡汤　边条参 10 克,大枣 30 克,童子鸡 1 只。边条参切片,大枣去核,童子鸡宰杀,去毛及内脏,洗净,同入炖盅内,炖至鸡熟烂。喝汤,吃鸡肉、大枣、边条参。适用于功能失调性子宫出血。

17. 参附鸡　附片 20 克,人参 6 克,鸡肉 100 克,食盐适量。将鸡肉切块,人参切片,与附片一起隔水蒸 1 小时,加食盐调味。佐餐食用。温肾固冲,补气摄血。适用于功能失调性子宫出血。

18. 归地烧羊肉　羊肉 500 克,当归 15 克,生地黄 15 克,干姜 10 克,酱油、白糖、料酒各适量。将羊肉切块,放入砂锅内,加当归、生地黄、干姜、酱油、白糖、料酒等,用小火烧至羊肉熟透。分次佐餐食用。温肾固冲,调经止血。适用于功能失调性子宫出血。

19. 人参炖甲鱼　甲鱼 1 只,人参 3 克。甲鱼去肠杂,洗净,切块,与人参一起放入炖盅内,炖至甲鱼熟烂食用。适用于功能失调性子宫出血。

20. 桂圆大枣枸杞子煎　桂圆 30 克,大枣、枸杞子各 20 克。桂圆、大枣、枸杞子加水煎。代茶饮,吃桂圆、大枣、枸杞子。适用于功能失调性子宫出血。

21. 乌梅红糖汤　乌梅 15 克,红糖 30～50 克。将乌梅、红糖一起入煲,加水 700 毫升,煎剩至 300 毫升,去渣温饮。补血止血,美肤悦颜。适用于妇女月经过多或功能失调性子宫出血。

22. 大枣炖猪皮 大枣 15～20 枚,猪皮 100 克。将猪皮刮净,切成小块;大枣洗净,去核。猪皮、大枣一起装入炖盅内,加清水少量,隔水炖至猪皮熟烂即可。补脾和血,增加皮肤光泽及弹性。适用于脾虚型功能失调性子宫出血等。

23. 甲鱼虫草汤 甲鱼 1 只,冬虫夏草 20 克,藕节 50 克,调料适量。将甲鱼去头、内脏,切块,与冬虫夏草、藕节一起放入砂锅内,加水适量,用小火炖 1 小时,加入调料。喝汤,食甲鱼肉。滋阴清热,固冲止血。适用于功能失调性子宫出血。

24. 茜草乌龟汤 乌龟 1 只,海螵蛸 30 克,茜草根 20 克。将乌龟用沸水烫死,去壳及内脏,洗净,斩成小块,与海螵蛸、茜草根一起放入砂锅内,加清水适量,大火烧沸,改用小火煮 3 小时,调味即可。随量食用。滋阴凉血,调经止血。适用于功能失调性子宫出血。

25. 参芪乳鸽汤 西洋参 5 克,黄芪 15 克,乳鸽 1 只,食盐适量。乳鸽去毛及内脏,腹中纳入参片、黄芪,加水适量隔水蒸 1 小时,加食盐调味。佐餐食用。健脾益气,升阳摄血。适用于功能失调性子宫出血。

26. 人参升麻粥 人参 6 克,升麻 3 克,粳米 30 克。将人参、升麻煎取汁,与粳米同煮为粥。每日 1 剂,连食 1 周。补气摄血,升阳举陷。适用于功能失调性子宫出血。

27. 山楂红糖水 山楂 30 克,红糖 20 克,益母草 20 克。将山楂、益母草,放入砂锅内,加清水适量,煮取汁液,加入红糖,再煮至红糖完全溶解。每日 1 剂,分 2 次饮用。活血祛瘀。适用于功能失调性子宫出血。

28. 三七藕蛋羹 鲜藕适量,三七粉 5 克,鸡蛋 1 个,食盐、猪油各适量。将藕洗净,切碎,用纱布绞取汁液 1 小杯,加少许水煮沸,把三七粉与鸡蛋调匀,倒入藕汁中成羹,加入食盐、猪油调味。以上为 1 次量,每日 2 次饮用。化瘀止血。适用于功能失调性子宫出血。

29. 益母草煮蛋　益母草 60 克,鸡蛋 2 个。益母草与鸡蛋同煮至熟,蛋去壳,再煮片刻。每日 1 剂,分 2 次吃鸡蛋,喝汤。活血调经。适用于功能失调性子宫出血。

30. 马齿苋菜汤　荠菜 100 克,马齿苋 100 克,食盐、醋、香油各适量。将荠菜、马齿苋加水适量煎汤,放入食盐、醋、香油调味。喝汤,食荠菜、马齿苋。清热凉血止血。适用于功能失调性子宫出血。

【药物与饮食相克】

1. 卡巴克络、维生素 K₃

(1)酒类:详见"前置胎盘"。

(2)兔肉:详见"前置胎盘"。

(3)山楂:详见"前置胎盘"。

(4)黑木耳:详见"前置胎盘"。

2. 富含维生素 C 的食物　因为富含维生素 C 的食物,如白菜、卷心菜、芥菜、大头菜、香菜、萝卜等蔬菜及水果中含有丰富的抗坏血酸成分,可降低卡巴克络、维生素 K₃ 等止血药的疗效,故应用卡巴克络、维生素 K₃ 时不宜食用富含维生素 C 的食物。

【本病与药物相克】

1. 己烯雌酚　功能失调性子宫出血患者若长期大量口服己烯雌酚,可引起子宫内膜过度增长,腺体变性或肝脏损害,故应用时应严格掌握适应证和用法用量。

2. 甲睾酮　由于甲睾酮可引起水、钠潴留,导致水肿,故不宜长期使用。若应用时需低盐饮食,服药时间一般应在饭后 15 分钟。

3. 抗凝、抗血小板聚集药物　如双香豆素、环香豆素、醋硝香豆素、华法林、苯茚二酮、茴茚二酮、二苯茚酮等抑制凝血酶原形成，或抑制血小板聚集和破坏血小板，或使血中钙离子减少，或抑制凝血酶和激活的凝血因子，用药后会诱发或加重出血，故功能失调性子宫出血患者应忌用。此外，具有抑制血小板聚集作用的药物如阿司匹林、磺吡酮、双嘧达莫、氯贝丁酯、曲克芦丁等，使用后会使出血时间延长，从而诱发或加重出血，故功能失调性子宫出血患者亦应忌用。

4. 具有活血祛瘀作用的中药和中成药 具有活血祛瘀作用的药物，如蒲黄、川芎、丹参、月季花、泽兰、大黄、王不留行、益母草、毛冬青、血竭、牛膝、红花、桃仁、苏木、姜黄、穿山甲、三棱、水蛭、虻虫、乳香、没药、五灵脂、川郁金等，以及含有上述某种成分的中成药，如益母草膏、当归片、妇科通经丸、痛经丸、通经甘露丸、人参再造丸、活血止痛片、麝香保心丸、骨刺片、大活络丹、小活络丹等，均易诱发或加重出血，功能失调性子宫出血患者应禁用。

5. 破气药物 气虚患者应禁用具有破气作用的中药，如枳实、陈皮、青皮、厚朴、大腹皮等，因为食用后会加重气虚，进一步损伤其固摄经血的作用，加重子宫出血。

6. 温里补阳药物 血热患者应禁用温里补阳药，如红深、赣江、附子、肉桂、鹿茸、补骨质、右归丸、金匮肾气丸、人参鹿茸丸等，因为食用后会加重血分之热，不利于身体的康复。

【药物与药物相克】

1. 维生素 K_3

（1）维生素 E：维生素 E 的主要氧化产物生育醌具有抗维生素 K_3 的作用，能降低维生素 K_3 的疗效，故不宜合用。

（2）链霉素：因链霉素能增强抗凝血药的抗凝血作用，故不宜合用。

（3）四环素：因维生素 K_3 与四环素合用时，维生素 K_3 的抗凝效价被降低，故不宜合用。

(4)考来烯胺:因维生素 K_3 与考来烯胺并用时,维生素 K_3 吸收减少,故长期用考来烯胺时,应补充维生素 K_3;而口服维生素 K_3 时亦不宜用考来烯胺。

2. 卡巴克络与抗组胺、抗胆碱药　因抗组胺药(苯海拉明、氯苯那敏、异丙嗪)和抗胆碱药(阿托品、东莨菪碱等)能扩张小血管,减弱卡巴克络对毛细血管断端的收缩作用,故一般不宜合用。若需联用,彼此用药时间需间隔 48 小时,或将卡巴克络的用量由一次 1 毫升增至 2 毫升(10 毫克)。

3. 酚磺乙胺

(1)右旋糖酐:因为右旋糖酐可抑制血小板聚集,拮抗酚磺乙胺的凝血作用,故不宜合用。

(2)氨基己酸:酚磺乙胺和氨基己酸均属于止血药物,若混合应用易引起一系列中毒反应(如鼻塞、结膜充血、皮疹、低血压、呕吐等)。

4. 氨基己酸与酚磺乙胺　因为氨基己酸与酚磺乙胺合用可引起中毒反应,故不宜合用。

5. 黄体酮

(1)氨基比林:黄体酮有抑制肝微粒体酶的作用,可减慢氨基比林的代谢灭活,从而增加其作用和毒性,故不宜合用。

(2)巴比妥类、苯妥英钠、卡马西平:因巴比妥类(主要是苯巴比妥)、苯妥英钠、卡马西平可诱导肝脏微粒体酶,加速黄体酮类化合物的灭活,从而降低其疗效。因此,黄体酮不宜与巴比妥类、苯妥英钠、卡马西平合用。

(3)郁金、姜黄:因为郁金、姜黄与黄体酮存在药理性拮抗作用,故不宜合用。

6. 甲睾酮、丙酸睾酮

(1)巴比妥类药物:因为巴比妥类药物(如苯巴比妥、戊巴比妥)可诱导肝药酶,可使甲睾酮、丙酸睾酮在体内的代谢加快,作

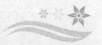

用减弱,故应尽量避免合用。

(2)四环素:因为甲睾酮、丙酸睾酮与四环素合用时对肝脏的毒性增加,尤其对肾功能不全患者,可使四环素的半衰期延长,毒性损害明显增强,故应尽量避免合用。

7. 己烯雌酚　详见"老年性阴道炎"。

十、痛　经

凡在行经前期或月经期出现下腹疼痛、坠胀,伴腰酸或其他不适,程度较重,以致影响生活和工作质量者称痛经。痛经为妇科最常见症状之一,随月经周期性发作,多发生于青年未婚女子,约 50% 的妇女有痛经,其中 10% 痛经严重。目前认为,痛经的主要原因是子宫内膜和血液中前列腺素含量增高。因为大量前列腺素对子宫有兴奋作用,可以引起子宫肌肉的强烈收缩,子宫缺血、缺氧而产生较剧烈的疼痛,从而导致痛经。此外,痛经还受精神、神经因素的影响,精神紧张、焦虑、恐惧,以及体内代谢物质等,均可通过影响中枢神经系统而刺激盆腔的痛觉神经纤维引起月经来潮时的疼痛。痛经常发生于月经初潮或初潮后不久,一般疼痛于月经来潮前数小时开始,并逐渐加重,可持续数小时或 2～3 日。疼痛常为下腹部和腰骶部阵发性绞痛,可放射至阴部、肛门和上腹部,常伴有恶心、呕吐、腹泻、尿频、头痛、紧张焦虑等症状。疼痛剧烈时,可出现面色苍白、四肢厥冷、手足冰凉、出冷汗、全身无力,甚至晕厥。痛经除精神心理治疗外,还应适当应用镇静镇痛药(如苯巴比妥、氯氮䓬等),解痉药(如阿托品、山莨菪碱等)及前列腺素合成酶抑制药(如布洛芬或酮洛芬、氟芬那酸或甲芬那酸)。

【饮食宜进】

1. 温性食物　由于痛经无论虚证、实证,皆与"寒"有关,故痛经患者宜进食温性食物,如红糖、大枣、鸡蛋、韭菜、葱、生姜、鲫鱼、虾、黄鳝、羊肉、狗肉等。

2. 富含营养、易消化、清淡食物 痛经患者在月经来潮之前，宜进食富含营养、易消化、清淡食物，主食以谷、豆、麦、薯类，也可食用禽类、蛋、奶、鱼、瘦肉等，副食宜选用多吃胡萝卜、菠菜、苋菜、丝瓜、番茄、扁豆等。

3. 富含钙质的食物 在日常饮食中应摄取足够的钙质以避免由于血钙偏低而引起子宫收缩剧烈，甚至痉挛而导致痛经。宜选择含钙质的食物，如牛肉、羊肉、鸡肉、带鱼、章鱼、鳗鱼、鳝鱼、红萝卜、菠菜、桂圆、核桃等。

4. 富含纤维的食物 痛经患者宜多吃富含纤维素的食物以防便秘，而引起痛经或症状加重。富含纤维素的食物，如菠菜、芹菜、韭菜、青菜及梨、桃、番木瓜等。

5. 具有理气、活血作用的食物 气滞血瘀者宜食用具有理气、活血作用的食物（如柿饼、山楂、桃仁、花生、桂圆、大枣、核桃等），以活血调经，开郁行气。

6. 具有温热散寒作用的食物 寒湿凝滞者宜选用茴香、花椒、生姜、荔枝等温热散寒之物，以温中利湿，活血止痛。

【饮食相克】

1. 酸性食物和烧焦成碳的食物 中医学认为，一般酸性食物具有收敛、固涩的特性；烧焦成碳的食物可增强收敛止血功效。食用酸性食物和烧焦成碳的食物后易使血管收缩、血液涩滞，不利于经血的畅行和排出，从而造成经血瘀阻，引起痛经，故痛经患者不宜食用酸性食物和烧焦成碳的食物（如米醋、以醋为调料的酸辣菜、泡菜）和多种水果（如石榴、青梅、杨桃、樱桃、酸枣、杧果、杏、苹果、李子、柠檬、橘子、橄榄、桑葚等）。

2. 生冷食品 中医学认为，"寒主收引""血得寒则凝"。凡是冷饮、各种冰镇饮料、冰镇酒类和生拌冷菜（如拌黄瓜、拌海蜇、拌凉粉、拌萝卜）等食物，均会因其低温的物理特性而使血管收缩,血液滞凝,从而使经血瘀阻,排泄不畅而致痛经,故寒湿型痛经患者经期及行经前后应禁食生冷食品。

3. 寒性食物　螃蟹、田螺、河蚌、蛏子、海蜇等水产品性质十分寒凉;梨、香蕉、柿子、西瓜、黄瓜、柚、橙子、雪梨、马蹄、石耳、石花、地耳、油菜、茭白、苋菜、荸荠、海带等蔬菜水果亦属凉性。经期前后食用这些食物后会遏阻血液运行,使经血不畅而致腹痛,故寒湿型痛经患者不宜食用。

4. 辛辣肥腻食物　因为湿热蕴结型痛经食用辛辣之物(如辣椒、胡椒、大蒜、姜、葱、韭菜、肉桂、丁香),以及以辛辣调味品为作料的食物(如辣腐乳、麻辣豆腐等),会加重盆腔炎症、充血,从而加重痛经,故患者不宜食用。如果痰湿盛,应忌食肥腻食物(如肥肉、油炸食品等),以免诱发痛经。

5. 损伤脾胃或肾气的食物　痛经患者多脾胃虚弱、肾气不足,如果食用损伤脾胃或肾气的食物,就会加重病情不利于疾病的康复。故痛经患者应忌食菱角、茭笋、冬瓜、芥蓝、蕨菜、黑木耳、兔肉、火麻仁等损伤脾胃或肾气的食物。

【饮食搭配】

1. 黑木耳与柑橘　柑橘与具有清热解毒作用的黑木耳搭配食用,对治疗辅助痛经有一定作用。

2. 生姜与大枣、红糖　生姜味辛、微温,可发表去寒、去湿去水,健脾进食;大枣补脾益阴,调和营卫,补血安中;红糖和中助脾,补血破瘀。三者搭配煮汤,具有滋补脾胃,温中益气之功效,适宜寒湿凝滞型痛经患者食用。

3. 韭菜与羊肝　韭菜性温,味辛,可温中下气、补肾益阳、健胃提神、调和脏腑、理气降逆、暖胃除湿、散血行瘀及解毒作用;羊肝性寒,味苦,维生素 A 含量丰富,有补肝明目功效。两者搭配食用,具有补益肝肾,调经之功效,适用于肝肾不足型痛经。

4. 佛手与山楂　山楂性温味甘酸,有调经化瘀,活血止血的作用,与佛手、红糖适量用沸水冲泡代茶饮,能理气化瘀、调经止痛,适用于气滞血瘀型痛经。

5. 黑豆与鸡蛋 黑豆与鸡蛋加适量水煮熟,吃鸡蛋,喝汤,具有调中、下气、止痛等功效,适用于气血虚弱型痛经。

【食疗药膳方】

1. 乌豆鸡蛋汤 乌豆 60 克,鸡蛋 2 个,米酒 100 毫升。将乌豆与鸡蛋加米酒同煮熟食用。具有调中、下气、止痛功能。适用于气血虚弱型痛经,并有和血润肤功效。

2. 姜枣红糖水 干姜、大枣、红糖各 30 克。将干姜、大枣洗净,干姜切片,大枣去核,加红糖水煎。喝汤,吃大枣。具有温经散寒功效。适用于寒性痛经。

3. 姜枣花椒汤 生姜 25 克,大枣 30 克,花椒 100 克。将生姜去皮,洗净,切片;大枣洗净,去核。生姜、大枣与花椒一起装入瓦煲中,加水 700 毫升,用小火煎剩 400 毫升,去渣留汤。饮用,每日 1 剂。温中止痛。适用于寒性痛经,并有光洁皮肤作用。

4. 韭汁红糖饮 鲜韭菜 300 克,红糖 100 克。将鲜韭菜洗净,沥干水分,切碎,捣烂,取汁备用。红糖放锅内,加清水少许煮沸,至糖化后调入韭汁内即可饮用。温经补气。适用于气血两虚型痛经,并可使皮肤红润光洁。

5. 山楂葵子红糖汤 山楂、葵花子仁各 50 克,红糖 100 克。以上用料一齐放入锅中加水适量同煎或炖,去渣取汤代茶饮。具有补中益气,健脾益胃,和血悦色功效。适用于气血两虚型痛经。在月经来潮前 3~5 日饮用,止痛、美容效果更佳。

6. 山楂大枣汤 山楂 50 克,生姜 15 克,大枣 15 枚。上药水煎服。每日 1 剂,分 2 次代茶饮,并吃大枣、山楂。活血化瘀,温经止痛,行气导滞。适用于痛经。

7. 干姜粥 干姜 50 克,粳米 200 克。将干姜切片备用,再将粳米洗净,放入锅内,加入适量清水,置大火上煮沸后,改用小火,加入姜片,煮至米开花即可。温热食用,温中祛寒,温经止痛。适用于寒湿凝滞型痛经,症见经前数日或经期小腹冷痛,得热痛减,经量少,经色黯黑有块。

8. 千丝瓜汤　老的干丝瓜1个。丝瓜洗净,放入锅内,放入清水3碗,小火煮至1碗,分早晚饮。通经止痛。适用于气滞血瘀型痛经,症见小腹胀痛,痛引腰尾部,经血流通不畅,色泽黯黑,有血块,舌紫有瘀点,脉弦。

9. 姜椒枣糖煎　生姜25克,花椒10克,红糖30克,大枣12枚。上四味水煎,于月经前1天饮用,每日1剂,连用5剂。散寒止痛。适用于寒湿凝滞型痛经,症见小腹冷痛,得热痛减,畏冷身痛,经量少色淡,脉沉。

10. 萝卜陈皮小肠汤　萝卜籽50克,萝卜1个,陈皮20克,猪小肠1条。上四味水洗净后放入砂锅内,加水煮汤至适量后即可。喝汤,吃猪小肠。理气止痛。适用于气滞型痛经,症见肥胖妇女月经期腹痛,经行不畅,乳房或胁肋胀痛,舌紫脉弦滑者。

11. 桂浆粥　肉桂2～3克,粳米50～100克,红糖适量。肉桂煎取浓汁去渣;粳米加水适量,煮沸后,调入桂汁及红糖,向煮为粥即可。或用肉桂末1～2克调入粥同煮成粥。每日食2次,一般3～5日为1个疗程。温中补阳,散寒止痛。肉桂具有镇痛作用,能提高痛阈,75%桂枝汤的镇痛作用与0.1%吗啡作用相似。适用于虚寒型痛经,症见腹部隐隐冷痛,喜揉按,月经量少,饮食减少,大便稀薄等。

12. 牡丹花粳米甜粥　干牡丹花6克(鲜品15克),粳米50克,白糖适量。先以粳米煮粥,两沸以后加入牡丹花再煮,粥熟后入白糖。空腹食用,每日1剂。理气活血止痛。牡丹花中所含牡丹酚,具有镇静、镇痛之功效。适用于气滞型痛经,症见小腹胀痛拒按,乳房及胁肋胀痛,舌紫,脉弦者。

13. 月季花茶　夏秋季节摘月季花花朵,以紫红色半开放花蕾、不散瓣、气味清香者为佳品。将其泡之代茶,每日饮用。行气活血润肤。适用于月经不调,痛经等。

14. 山楂酒 山楂干300克,低度白酒500毫升。将山楂干洗净,去核,切碎,装入带塞的大瓶中,加入白酒,塞紧瓶口,浸泡7~10日后饮用。浸泡期间每日摇荡1~2次。每次饮15毫升。健脾通经。适用于痛经,并可皮肤健美。

15. 玄胡益母草煮鸡蛋 延胡索20克,益母草50克,鸡蛋2个。将以上3味加水同煮,待鸡蛋熟后去壳,再放回锅中煮20分钟左右即可。喝汤,吃鸡蛋。通经止痛,补血悦色,润肤美容。适用于痛经。

16. 姜艾薏苡仁粥 干姜、艾叶各10克,薏苡仁30克。将干姜、艾叶水煎取汁,将薏苡仁煮粥至八成熟,入药汁同煮至熟。温热食用温经、化瘀、散寒、除湿、润肤。适用于寒湿凝滞型痛经。

18. 益母草香附汤 益母草、香附各100克,鸡肉250克,葱白5根。将葱白拍烂,与鸡肉、益母草、香附加水同煎。喝汤,食鸡肉。适用于痛经,并能光艳皮肤。

19. 山楂桂枝红糖汤 山楂肉15克,桂枝5克,红糖30~50克。将山楂肉、桂枝装入瓦煲内,加清水2碗,用小火煎剩1碗时,加入红糖,调匀,煮沸即可。喝汤,吃山楂肉。温经通脉,化瘀止痛。适用于寒性痛经。

20. 当归蒸仔鸽 仔鸽1只,大枣8枚,当归10克,熟地黄10克,川芎8克,红糖适量。仔鸽杀后去毛及内脏,剖开,洗干净,将大枣、当归、熟地黄、川芎放入鸽体内,加水适量,隔水蒸烂熟,加入红糖即可。吃鸽肉、大枣,喝汤。每周1剂。适用于气血亏虚型少女痛经。

21. 黄芪蒸母鸡 黑母鸡1只,黄芪10克,党参10克,大枣5枚,生姜适量。黑母鸡杀后去毛及内脏,洗干净,将黄芪、党参、大枣、生姜放入鸡腹中,加水适量,隔水蒸,先大火,后小火,蒸烂熟后即可食用。每周1剂。适用于气血亏虚型少女痛经。

【药物与饮食相克】

1. 苯巴比妥

(1)茶:"前置胎盘"。

(2)酒或含有酒精的饮料:"前置胎盘"。

(3)中药药酒:"前置胎盘"。

2. 氯氮䓬

(1)茶:因为茶叶中所含的咖啡因、茶碱和可可碱等具有兴奋中枢神经、强心利尿的作用,与镇静催眠药有相反的作用,故在应用氯氮䓬等镇静催眠药时不宜饮用茶水。

(2)酒及含酒精的饮料:因为酒精对人的中枢神经系统有抑制作用,但由于大脑受抑制的先后不同,初期可出现兴奋症状如语言增多、不眠等,后期则出现抑制症状。氯氮䓬等镇静催眠药对大脑也有抑制作用,若服用氯氮䓬等药物时饮酒或含酒精的饮料,会使人反应迟钝、昏昏欲睡,身体不协调;重则使抑制加重,呼吸困难,血压下降,饮酒量过大,还会使呼吸中枢麻痹而死亡,故在服用氯氮䓬等镇静催眠药时不宜饮酒及含酒精饮料。

3. 阿托品

(1)饭后服用:详见"妊娠合并急性胆囊炎和胆石症"。

(2)蜂王浆:详见"妊娠合并急性胆囊炎和胆石症"。

(3)富含鞣酸的食物:详见"妊娠合并急性胆囊炎和胆石症"。

4. 山莨菪碱与螃蟹　螃蟹能解山莨菪碱类的毒性,也可减轻山莨菪碱类药物的治疗作用,故服用山莨菪碱类药物时不宜食用螃蟹。

【本病与药物相克】

1. 苯巴比妥　由于长期服用苯巴比妥可产生耐受性和成瘾性,因此需要较长时间服用苯巴比妥时,应与其他类型的催眠药交替应用。

2. 止痛片 临床研究表明,痛经患者在行经期间服用止痛片,癌症的发病率要比一般人高 6.5 倍,故不宜服用。

3. 止血药物 因为痛经患者应保持经血通畅,若在行经期使用促凝药、止血药,如维生素 K_3、维生素 K_4、氨甲环酸、氨甲苯酸、安洛血、酚磺乙胺,以及中药紫草、仙鹤草、白及、棕榈炭、花生衣、藕节、大小蓟、侧柏叶、血余炭等,会加重血液凝滞瘀阻,不利于经血畅行,引起或加重痛经,故不宜使用。

4. 具有收涩作用的中药 月经是女性周期性子宫出血的生理现象,是卵巢内分泌周期性活动对子宫内膜作用的一种表现,循环发生障碍会引起痛经。痛经患者经期不宜使用具有收敛固涩作用的中药,如五味子、山茱萸、五倍子、酸枣仁、煅龙骨、煅牡蛎等,以免加重病情;寒湿型痛经患者不宜使用寒性中药,如犀角、生地黄、玄参、牡丹皮、赤芍、金银花、大青叶、板蓝根等,以免"雪上加霜",加重经血瘀滞;湿热型痛经患者应忌用性味温热之中药,如附子、肉桂、干姜、小茴香、吴茱萸、高良姜、红参等,以免"火上浇油",加剧盆腔充血,加重痛经症状。

【药物与药物相克】

1. 苯巴比妥

(1)安定催眠药:苯巴比妥与安定催眠药(如氯丙嗪、奋乃静、地西泮、氯氮䓬、甲丙氨酯、溴化钾、溴化钠、溴化铵、格鲁米特、司可巴比妥、戊巴比妥、扑癫灵、甲喹酮等)伍用,可使镇静催眠作用增强,故应减量慎用。

(2)单胺氧化酶抑制剂及药酶抑制药:单胺氧化酶抑制药(呋喃唑酮、帕吉林、异烟肼等)和药酶抑制药(如西咪替丁)均可使苯巴比妥代谢减慢,作用增强,故合用时应适当减量。

(3)灰黄霉素:因为苯巴比妥为酶促药物,能使灰黄霉素的代谢增强,血药浓度降低,药效减弱。此外,苯巴比妥有促进胆汁分泌的作用,胆汁可使肠蠕动加快,使灰黄霉素在肠道吸收部位(十二指肠)滞留时间缩短,从而降低灰黄霉素的吸收和疗效(血药浓度下降35%),故不宜同服。如必须同服,两药应间隔3～4小时服用或者适当增加灰黄霉素的剂量。

(4)洋地黄:苯巴比妥是一种较强的酶促药物,可以增强洋地黄的代谢速度,从而降低疗效,故不宜同服。

(5)哌甲酯:因为哌甲酯有拮抗苯巴比妥对中枢神经的抑制作用,并可抑制肝微粒体酶对苯巴比妥的代谢,故不宜同服。但如服用苯巴比妥剂量过大引起中毒时,可用哌甲酯解救。

(6)复方氢氧化铝:苯巴比妥与复方氢氧化铝两药合用可妨碍或延缓抗酸药物复方氢氧化铝在胃肠道内的重吸收,使其作用减弱,故不宜同服。

(7)碳酸氢钠:因为碳酸氢钠碱化尿液,可减少弱酸性药物苯巴比妥的重吸收,促进排泄,降低疗效,故一般不宜合用。但碳酸氢钠可用于解救苯巴比妥中毒。

(8)氢氯噻嗪:因为苯巴比妥与氢氯噻嗪两药相互作用,能增加直立性低血压的发生率,故不宜合用。

(9)口服避孕药:因为苯巴比妥能加快口服避孕药的代谢,导致血浆中避孕药的浓度降低,使避孕失败;此外,苯巴比妥有可能引起月经期间大出血,故不宜合用。

(10)苯妥英钠:因为苯巴比妥诱导肝微粒体酶系统,可加速苯妥英钠的代谢,使血药浓度和效力显著降低。如果两药长期合用,还可因两药都具有酶诱导作用,使体内维生素D的代谢加速,而引起维生素D缺乏,故应尽量避免合用。

(11)活性炭:因活性炭的吸附作用会影响苯巴比妥的吸收,使其疗效降低,故不宜合用。如需合用,则应在服苯巴比妥2～3小时后再服用活性炭。

(12)叶酸:大剂量的叶酸可拮抗苯巴比妥的抗癫痫作用,并可使敏感儿童的癫痫发作次数增多,故不宜合用。

(13)鹿茸:苯巴比妥、水合氯醛等镇静药与中药鹿茸合用可发生拮抗作用,降低疗效,故不宜合用。

(14)牛黄:牛黄有清心开窍、豁痰定惊的作用,但牛黄与苯巴比妥等同服,可发生拮抗作用,故不宜合用。

(15)含硼砂的中成药:如痧气散、红灵散、行军三、通窍散等可减少苯巴比妥的吸收,降低其疗效,故不宜合用。

(16)卡马西平:因为苯巴比妥可使卡马西平代谢加速,血药浓度降低,疗效减弱,故不宜合用。

2. 氯氮䓬与避孕药物 因为氯氮䓬可兴奋肝脏微粒体,使酶的活性增高,药物代谢率加快,从而导致血浆中的避孕药浓度降低,易于受孕,故在服用避孕药期间,应禁服氯氮䓬。

3. 阿托品

(1)吩噻嗪类药物:因为吩噻嗪类药物(如氯丙嗪、奋乃静、三氟拉嗪等)具有阿托品样作用,与阿托品合用可加重口干、视物模糊、尿闭等症状,并有诱发青光眼的可能,故不宜合用。

(2)苯海拉明:因为苯海拉明具有硫酸阿托品样作用,两者合用时可增加阿托品的不良反应,故不宜合用。

(3)维生素C:因为维生素C可加速阿托品的清除,使阿托品的血药浓度降低,疗效减弱,故不宜合用。

(4)抗酸药:阿托品与抗酸药(如氢氧化铝、西咪替丁等)联合应用有协同作用,但因为抗酸药能干扰阿托品的吸收,故两者联合应用时应分开给药。

(5)甲氧氯普胺:因为甲氧氯普胺是中枢性止吐药,有促进胃肠道蠕动、排空及增进消化功能的作用,而阿托品、溴丙胺太林属于抗胆碱药,能抑制胃肠道蠕动及分泌,两药呈现拮抗作用,合用时两者的作用均减弱,故不宜合用。

（6）含有鞣酸的中药及其制剂：因为含有鞣酸的中药及其制剂如五倍子、虎杖片、四季青片、紫金锭等易使阿托品失去活性或产生沉淀，不易被吸收而降低疗效，故不宜合用。

（7）含有生物碱成分的中药：中药乌头、黄连、贝母等含有一定量的生物碱，与西药生物碱类药物阿托品、氨茶碱、咖啡因等联合应用，会使药物毒性增加，容易导致药物中毒，故不宜合用。

4. 山莨菪碱与拟胆碱药　因为拟胆碱药（如毛果芸香碱、毒扁豆碱、新斯的明等）拮抗山莨菪碱的抗胆碱作用，故不宜合用。

5. 布洛芬

（1）依诺沙星：在小鼠实验中观察到，布洛芬以大剂量与依诺沙星并用时可诱发惊厥，故合用时应慎重。

（2）甲苯磺丁脲、华法林：大鼠实验表明，布洛芬可使甲苯磺丁脲的降血糖作用及华法林的抗凝血作用增强，故并用时须慎重。

（3）降压药物、呋塞米：因为布洛芬可使各种降压药物的降压作用及呋塞米的利尿作用减弱，故一般不宜合用。如果必须合用应适当增加降压药物及呋塞米的剂量。

（4）含大量有机酸的中药：因为含大量有机酸的中药（如乌梅、蒲公英、五味子、山楂等）会增加布洛芬在肾脏的重吸收而增加其毒性，故不宜合用。

十一、经前期紧张综合征

经前期紧张综合征是指妇女反复在黄体期周期性出现的躯体、精神及行为方面的一系列改变和不适症状，大多数患者症状较轻，不影响日常生活和工作，少数症状严重者影响工作及生活质量。经前期紧张综合征发病率为 30%～40%，严重者占 5%～10%。本病的病因目前尚未完全明了，可能与卵巢激素、中枢神经传递和自主神经系统失调等因素有关。此外，患有肝脏疾病及钠盐在体内潴留、内啡肽释放异常使下丘脑-垂体-卵巢轴的调节功能紊乱、体内维生素 B_6 缺乏等因素均可诱发本病。本病多见于 25～45 岁的妇女,常因家庭不和睦或工作紧张激发。症状出现于月经前 1～2 周,月经来潮后迅速明显减轻至消失。主要表现为头痛、乳房胀痛、腹部胀满、肢体水肿、体重增加、运动协调功能减退;激怒、焦虑、抑郁、情绪不稳定、疲乏,以及饮食、睡眠、性欲改变;思想不集中、工作效率低、意外事故倾向,易有犯罪行为或自杀意图。经前期紧张综合征的治疗首先应予以心理安慰与疏导,使精神松弛,重新控制生活。必要时适当给予药物治疗。常用的药物有艾司唑仑、氯硝地西泮、苯巴比妥、氢氯噻嗪、螺内酯、甲羟孕酮及维生素 B_6。

【饮食宜进】

1. 清淡、利水、低盐食物　由于经前期紧张综合征患者多可出现不同程度的水肿,故适宜进食清淡、利水、低盐食物,如粥类、百合汤、绿豆汤、赤小豆汤、瓜类等,以调节自主神经功能。

2. 糖类食物　经前期紧张综合征患者适宜多吃些糖类食物,如粗制面粉、藕粉、山药、绿色蔬菜、水果等,以保持血糖稳定。

3. 小麦粥(带皮)加大枣　小麦粥加大枣具有调节神经的作用,对烦躁、激动患者有显著的疗效,因此经前期紧张综合征患者适宜多吃。

4. 富含矿物质及维生素的食物　经前期紧张综合征患者适宜选用富含钙质,如牛肉、羊肉、鸡肉、带鱼、章鱼、鳗鱼、鳝鱼、红萝卜、菠菜、桂圆、核桃等,富含镁,如大豆及其制品、紫菜、蘑菇、干小虾、芝麻,以及豆类、花生、葵花子、西瓜子等含维生素 A、维生素 E、维生素 B_6 丰富的食物,以利于疾病的康复。

【饮食相克】

1. 水、食盐摄入过多　由于经前期紧张综合征患者多可出现不同程度的水肿,若水、食盐摄入过多,导致体内水、钠潴留,从而加重水肿症状,不利于疾病的康复,因此,经前期应尽量限制水、食盐的摄入量,平时应注意饮食调理,特别是在月经来潮以前,应禁食过咸的食物,如咸肉、腌菜、咸汤等,并减少饮水量。

2. 辛辣刺激性食物　如辣椒、胡椒、大蒜、姜、葱、韭菜、肉桂、丁香,以及以辛辣调味品为作料的食物如辣腐乳、麻辣豆腐等,可增强神经的兴奋性,使病情加重,故经前期紧张综合征患者不宜食用辛辣刺激性食物。

3. 酸性食物　中医学认为,经前期紧张综合征系心肝火旺,扰乱神明所致,酸性食物(如米醋、以醋为调料的酸辣菜、泡菜)和多种水果(如石榴、青梅、杨梅、樱桃、酸枣、杞果、杏、苹果、李子、柠檬、橘子、橄榄、桑葚等)可助长肝火,加重病情,故经前期紧张综合征患者不宜多食酸性食物。

4. 生冷、寒凉食物　中医学认为,经前期紧张综合征病因病机多为情志抑郁,肝失调达,疏泄无权所致,冷饮、各种冰镇饮料、冰镇酒类和生拌冷菜(如拌黄瓜、拌海蜇、拌凉粉、拌萝卜)等生冷食物,螃蟹、田螺、河蚌、蛏子、海蜇、梨、香蕉、柿子、西瓜、黄瓜、柚、橙子、雪梨、马蹄、石耳、石花、地耳、油菜、茭白、苋菜、荸荠、海带等寒凉食物,均可导致肝失调达、肝瘀气滞,从而加重病情,故经前期紧张综合征患者经前、经期不宜过食生冷、寒凉食物。

5. 损伤脾胃或肾气的食物　经前期紧张综合征患者多脾胃虚弱、肾气不足,如果食用损伤脾胃或肾气的食物,就会加重病情,不利于疾病的康复,故经前期紧张综合征患者应忌食菱角、茭笋、冬瓜、芥蓝、蕨菜、黑木耳、兔肉、火麻仁等损伤脾胃或肾气的食物。

【饮食搭配】

1. 金橘与萝卜　金橘有理气解郁、化痰开胃等功效;萝卜能顺气消食、止咳化痰、散瘀解毒、利尿补虚之功效。两者搭配食用具有疏肝理气、解郁消胀的作用,对经前期紧张综合征有一定辅助治疗作用。

2. 枸杞子、桂圆、大枣与黑芝麻 桂圆生津润燥、补心养血；枸杞子滋补肝肾、益精明目；大枣健脾和胃、益气养血；黑芝麻滋养肝肾、益血乌发、明目壮骨、延年益寿。两者加水适量煎煮成粥食用，具有养血益阴柔肝的作用，对经前期综合征有一定辅助治疗作用。

【食疗药膳方】

1. 黑木耳炖豆腐 黑木耳 30 克，豆腐 3 块、核桃（去皮）7个。黑木耳、豆腐、核桃仁加水共炖汤食用。适用于经前期易怒、烦躁等。

2. 姜桂牛肉汤 牛肉 250 克，生姜 15 克，肉桂 2 克，小茴香 2克，食盐、黄酒、胡椒粉适量。将黄牛肉洗净，切成薄片，与生姜片、肉桂、小茴香、食盐、黄酒同放入砂锅，加适量水，先用大火煮沸，改用小火炖煮至牛肉熟烂如酥，趁热调入胡椒粉，调拌均匀即可。可当菜佐餐，随意食用。温肾健脾。适用于脾肾虚引起的经前水肿。

3. 菊花脑虾米汤 菊花脑 250 克，虾米 15 克，食盐、香油适量。菊花脑取其嫩头，洗净备用。虾米用冷水浸泡后洗净，放入砂锅，加适量水，用大火煮沸 10 分钟，放入菊花脑，再煮至沸，加入食盐适量，拌和均匀，淋入香油适量即可。可当汤佐餐，随意食用。养阴平肝。适用于阴虚阳亢引起的经前头痛。

4. 牡蛎海带汤 牡蛎肉 250 克，海带 50 克，植物油、葱花、姜末、食盐、五香粉适量。将鲜牡蛎肉洗净，切成片。将海带用冷水泡发，漂洗干净，切成菱形片，放入砂锅，加适量水，用小火煮沸。待海带熟软后加进鲜牡蛎肉，并加适量植物油，煮沸后烹入黄酒，加葱花、姜末、食盐、五香粉适量，再煮至沸，淋入香油适量即可。可当汤佐餐，随意食用。滋阴降火。适用于阴虚火旺引起的经期口疮。

5. 枸杞子荠菜汁 鲜枸杞子 250 克,鲜荠菜 250 克。分别洗净,放入温开水中浸泡 15 分钟,取出,切碎,立即放入家用捣搅机中搅打成浆汁,用洁净纱布过滤取汁,用小火煮沸即可。上下午分饮。养阴平肝。适用于阴虚阳亢引起的经前头痛。

6. 杞菊柿叶茶 干柿叶 6 克,枸杞子 10 克,菊花 5 克。将干柿叶洗净,晒干,研成粗末,枸杞子、菊花与柿叶粗末同放入有盖杯中,用沸水冲泡,加盖闷 10 分钟即可。每日冲泡 1 次,每次冲泡 1 剂,每剂约冲泡 5 次。滋补肝肾,平肝止痛。适用于阴虚阳亢引起的经前头痛。

7. 参归海参羹 党参 15 克,当归 15 克,炙黄芪 15 克,海参 50 克,大枣 15 枚,红糖 20 克。将党参、当归、炙黄芪洗净,切成片,同入砂锅,加水浓煎两次,每次 30 分钟,合并 2 次滤汁;将海参泡发,纵剖成细条状,切成黄豆大小的海参丁;将大枣洗净,放入砂锅,加适量水,用大火煮沸,放入党参,黄芪,当归煎汁,改用小火煨煮 20 分钟,放入海参丁,加红糖,共煮 10 分钟,用湿淀粉勾芡成羹即可。早晚分食。养肝补血定眩。适用于肝血不足引起的经前眩晕。

8. 天麻猪脑羹 猪脑 1 个,天麻 10 克。将猪脑洗净,天麻蒸软切片,一并入锅,加水适量,煮沸后以小火炖 60 分钟,成稠厚羹汤,拣去药渣,晾温。上为 1 日量,喝汤,吃猪脑,经常食用。补血健脑,育阴潜阳。适用于阴虚血亏型经前或经期偏头痛及神经性头痛。

9. 参芪冬瓜鸡丝汤 去皮冬瓜 200 克,鸡脯肉 200 克,党参 5 克,黄芪 5 克,食盐、黄酒、香油适量。将冬瓜去皮,洗净,切成片;将鸡脯肉洗净后切成丝,与洗净的党参、黄芪一同放入砂锅内,加清水 500 毫升,用小火炖至九成熟,加入冬瓜片,食盐,黄酒,待冬瓜熟透时淋入香油适量即可。佐餐食用。温肾健脾。适用于脾肾虚引起的经前水肿。

10. 党参鲫鱼汤 党参 30 克,鲫鱼 500 克,葱、姜、食盐、五香粉、黄酒适量。将党参洗净,切成片,盛入碗中,备用。将鲫鱼宰杀后洗净,把党参片塞入鲫鱼腹中,待用。炒锅置火上,加植物油适量,中火烧至六七成热时加入葱花,姜末适量煸炒出香,放入鲫鱼煸至两面呈淡黄色,烹入黄酒适量,加适量清汤(或清水),改用小火煨炖 40 分钟,待鲫鱼熟烂,加食盐,五香粉适量,再煨至沸,淋入香油适量即可。可当汤佐餐,随意食用。温肾健脾。适用于脾肾虚引起的经前水肿。

11. 朱砂心 猪心 1 个,朱砂 2 克。将猪心洗净,控干血水,把朱砂放入猪心中捆紧,加水炖熟,吃猪心,喝汤。镇静、安神、定志。适用于经前综合征。

12. 百合枣仁汁 鲜百合 50 克,生、熟枣仁各 15 克。把枣仁用水煎去渣取汁煮百合,喝汤,吃百合。宁心安神。适用于经前期失眠、烦躁、易怒等。

13. 银杏桂圆汤 白果仁(银杏)3 枚,桂圆 7 枚,加水同煮汤,每日空腹顿服。适用于经前期头痛失眠症。

14. 银耳参 银耳 15 克,太子参 25 克,冰糖适量。水煮饮用,每日 1 次。适用于经前期精神症状者。

15. 大枣甘草汤 大枣 10 枚,甘草 4 克,浮小麦 30 克。用 3 大碗水把大枣、甘草、浮小麦煮成 1 碗,去渣取汁饮用。养阴、润燥、生津。适用于经前综合征的精神症状者。

16. 杞菊决明子茶 将枸杞子 20 克,菊花 5 克,决明子 30 克洗净后,放入杯中,用沸水中泡,加盖闷 10 分钟即可。可代茶频饮。可冲泡 3~5 次。养阴平肝。适用于阴虚阳亢引起的经前头痛。

17. 柴胡枳壳蜜饮 柴胡 10 克,枳壳 10 克,蜂蜜 20 毫。将柴胡、枳壳入锅,加适量水,用小火煎煮 30 分钟,取汁,待温后调入蜂蜜即可。上下午分饮。疏肝理气,解郁消胀。适用于肝郁气滞引起的经前乳胀。

【药物与饮食相克】

1. 苯巴比妥　详见"痛经"。

(1)茶：详见"前置胎盘"。

(2)酒或含有酒精的饮料：详见"前置胎盘"。

(3)中药药酒：详见"前置胎盘"。

2. 氯硝地西泮与浓茶、咖啡　因为浓茶、咖啡对中枢神经系统有兴奋作用，可拮抗氯硝地西泮等药物的药效，影响治疗效果，故在服用氯硝地西泮期间不宜饮浓茶及咖啡。

3. 噻嗪类利尿药

(1)胡萝卜：详见"羊水过多"。

(2)高盐饮食：详见"羊水过多"。

(3)酒及含乙醇饮料：详见"羊水过多"。

4. 保钾利尿药

(1)高钾食物：因为保钾利尿药(如螺内酯、氨苯蝶啶)可引起血钾增高，若与含钾高的食物(如蘑菇、大豆、菠菜、榨菜、川冬菜、芋头、刀豆、土豆、杏、香蕉、橘子、鲳鱼、泥鳅、紫菜、海带、扁豆、香椿等)同用，易致高钾血症，出现胃肠痉挛、腹胀、腹泻及心律失常等症状，故不宜同用。

(2)高盐食物：因服用螺内酯期间若过食高盐食物(如咸菜、腌鱼、腌肉等)可降低螺内酯的利尿作用，故在服用螺内酯期间不宜高盐饮食。

5. 维生素 B_6 与含硼食物　维生素 B_6 实际上包括 3 种衍生物，即吡哆醇、吡哆醛、吡哆胺，三者都具有同等的活性，均易被胃肠道吸收，吸收后吡哆醛、吡哆胺转变为吡哆醇，三者可相互转化。吡哆醇与硼酸作用可生成络合物。茄子、南瓜、胡萝卜、萝卜缨等含硼较多，这些食物中的硼，与体内消化液相遇，再遇上维生素 B_6，则可能生成络合物，就会影响维生素 B_6 的吸收与利用，从而降低药效，故不宜同用。

【本病与糖皮质激素相克】

由于经前期紧张综合征患者多可出现不同程度的水肿,而糖皮质激素(如可的松、泼尼松、泼尼松龙等)可导致钠水潴留,加重水肿症状,故经前期紧张综合征患者不宜应用糖皮质激素。

【药物与药物相克】

1. 氯硝西泮

(1)巴比妥类、扑痫酮:因为氯硝地西泮与巴比妥类(如苯巴比妥、戊巴比妥)及扑痫酮合用,易引起嗜睡、行为紊乱等不良反应,故不宜合用。

(2)含氰苷的中药:因为氯硝地西泮与含氰苷的中药如枇杷仁、桃仁、苦杏仁等同服,可能造成呼吸中枢抑制,进而损害肝功能,甚至有些患者会死于呼吸衰竭,故不宜合用。

(3)丙戊酸钠:因为氯硝地西泮与丙戊酸钠合用,可使氯硝地西泮的血药浓度升高,易引起中毒,故一般不宜合用。若须合用应适当减少氯硝地西泮的用量。

2. 噻嗪类利尿药

(1)甘珀酸:由于甘珀酸具有食盐皮质激素样作用,可使血压升高、水钠潴留及钾排泄,它与噻嗪类利尿药(如氢氯噻嗪)的排钾作用相加,可使血钾明显降低,故不宜同服。

(2)吲哚美辛:因噻嗪类利尿药与吲哚美辛合用可使高血压患者卧位血压升高,坐位血压也升高,如果两者合用可加重心力衰竭患者的心力衰竭症状,故不宜合用。

(3)二氮嗪:降压药二氮嗪与氢氯噻嗪合用,可使氢氯噻嗪的利尿作用减弱,故不宜合用。

(4)普萘洛尔:有资料表明,氢氯噻嗪与普萘洛尔并用可引起血浆极低密度脂蛋白、三酰甘油、磷脂及胆固醇浓度增高,有潜在增加冠心病的危险。因此,对伴有冠心病的患者不宜合用。

(5)阿司匹林:因氢氯噻嗪与阿司匹林均可轻度增加血尿酸

含量,两者并用易诱发痛风,故不宜合用。

(6)碳酸锂:由于氢氯噻嗪与碳酸锂都能抑制肾小管对 Na^+ 的重吸收,两者合用易引起血钠降低,促使组织对锂摄取,导致锂中毒,出现心力衰竭,故不宜合用。

(7)环孢素:氢氯噻嗪可竞争性抑制尿酸的分泌排出,与免疫抑制剂环孢素合用,可使肾小管重吸收尿酸增加,血清尿酸浓度增高,从而诱发痛风,故不宜合用。

(8)洋地黄制剂:氢氯噻嗪排钠的同时,也增加尿钾的排出,易引起低钾血症,而低血钾可使心肌对洋地黄敏感化,导致洋地黄中毒,出现严重心律失常。若必须合用时,应补充氯化钾或摄取含钾丰富的食物,如橘子、番茄等。

(9)肌肉松弛药:氢氯噻嗪易致低血钾,而低血钾可加强肌肉松弛药如筒箭毒碱的肌松和麻醉作用,故不宜合用。

(10)氯化铵:因氢氯噻嗪与氯化铵合用会引起血氨增高,肝功能障碍的患者易致肝性脑病,故肝功能障碍的患者不宜合用。

3. 保钾利尿药

(1)氯化钾:因为保钾利尿药(螺内酯、氨苯蝶啶等)有排钠贮钾的作用,若与氯化钾合用易致高钾血症,严重者可引起心率缓慢、传导阻滞等心律失常,故不宜合用,尤其对肾功能不全的患者更应注意。

(2)阿米洛利:因为保钾利尿药与阿米洛利合用易致高钾血症,故不宜合用。

(3)阿司匹林:因为保钾利尿药螺内酯与阿司匹林合用可使螺内酯的利尿作用减弱,故一般不宜合用。若须合用应适当增加螺内酯的用量。

(4)吲哚美辛:因为氨苯蝶啶可使尿中 $PG-F_2$ 的排泄增加,而吲哚美辛可使之减少,吲哚美辛对前列腺素有抑制作用,可使氨苯蝶啶毒性增加,从而导致肾衰竭,故合用时应慎重。

（5）含钾高的中药：因为保钾利尿药与含钾高的中药如萹蓄、泽泻、白茅根、夏枯草、金钱草、牛膝、丝瓜络等合用，易引起高钾血症等不良反应，故不宜合用。

4. 维生素 B_6

（1）雌激素：雌激素的转化产物可与维生素 B_6 竞争酶蛋白，从而促进维生素 B_6 的排泄，降低其疗效。雌激素还可使色氨酸氧化酶活性增强，使色氨代谢中的维生素 B_6 需要量增大，因而导致体内的维生素 B_6 相对不足，故不宜同服。

（2）青霉胺、左旋多巴：因维生素 B_6 可与青霉胺、左旋多巴形成络合物而使排泄增加，且以维生素 B_6 10～25 毫克与左旋多巴合用时尚可逆转左旋多巴的抗震颤麻痹作用，故不宜合用。

（3）异烟肼：抗结核药物异烟肼是吡哆醛抑制药，可与维生素 B_6 结合成腙而使其失去活性，故服用异烟肼时，需加服维生素 B_6，一方面是补充维生素 B_6，另一方面是对久服异烟肼所形成的周围神经炎有治疗作用。

（4）巴比妥：详见"痛经"。

十二、闭　经

闭经是妇科疾病中常见症状之一，可由不同原因引起。通常分为原发性和继发性闭经。原发性闭经系指年龄超过 16 岁（有地域性差异），第二性征已发育，或年龄超过 14 岁，第二性征尚未发育，且无月经来潮者，占闭经总数的 5%，往往由于遗传学原因或先天发育缺陷引起；继发性闭经则指以往曾建立正常月经，但此后因某种病理性原因而月经停止 6 个月，或按自身原来月经周期计算停经 3 个周期以上者，占闭经总数的 95%。其病因复杂，根据控制正常月经周期的 4 个主要环节，以下丘脑性闭经最常见，依次为垂体、卵巢及子宫性闭经。妇女发生闭经，首先应积极找出引起闭经的原因,属于正常闭经,无须特殊治疗;属于病理性闭经,除全身体质和心理治疗外,应针对病因进行手术或药物治疗。治疗闭经常用的药物有己烯雌酚、黄体酮、甲羟孕酮、促性腺激素释放激素激动药、溴隐亭及甲状腺素等。

【饮食宜进】

1. 富含蛋白质、矿物质及维生素的食物　闭经患者饮食需营养丰富,适宜多食富含蛋白质、铁、维生素、维生素、叶酸及铜的食物,如牛奶、鸡蛋、豆浆、羊肉、瘦肉、动物肝脏、大枣、桂圆、金橘饼、红糖、桃、金针菇等。

2. 具有养血调经及平补、温补作用的食物　原发性闭经与气血两虚型闭经,适宜进食具有养血调经及平补、温补作用的食物,以益气养血、调补冲任。养血调经食物,如核桃仁、山楂、甲鱼、荔枝核、马蹄、莲藕、黑木耳、墨鱼、当归、艾叶、益母草等;平补食物,如猪肉、鲤鱼、黄豆、小米、扁豆、芝麻、山药、大枣、花生、白果、莲子等;温补食物,如牛肉、狗肉、羊肉、鸡、鳝鱼、桂圆、荔枝、红糖、饴糖等。此外,如乌鸡、鸽肉、猪肝、猪血、青蛙肉、胡桃等,皆可适当食用。

3. 具有活血理气作用的食物　气滞血瘀型闭经,适宜进食具有活血理气作用的食物,如山楂、桂圆、金橘、枸杞子、鸡肫、香橼、橙子、萝卜、油菜、茄子、酒等,以疏肝理气、下通冲任。

4. 具有补血作用的食物　若辨证为血亏者,除应注意加强营养外,适宜多食具有补血作用的食物,如蛋类、奶、豆类及其制品、瘦肉、新鲜绿叶蔬菜、水果、黑色食品(如香血糯、黑木耳、黑芝麻及赤小豆、大枣等)等。

【饮食相克】

1. 不利于营养精血的食物　如大蒜、大头菜、茶叶、白萝卜、咸菜、榨菜、冬瓜等,多食后均会造成精血生成受损,从而使经血乏源,而致闭经,故应禁食。

2. 肥腻食物 如皮蛋黄、鸡蛋黄、鸭蛋黄、猪脑、猪肝、猪肾、猪油、猪肥肉、猪肠、猪心、羊肉、羊肝、鳗鱼、墨鱼、鸡肉、甲鱼、青鱼、草鱼、虾、带鱼、蛤蜊、蟹、奶油、巧克力等,这些食物含有较高的蛋白质、胆固醇、脂肪,多食后极易造成体内营养过剩,进一步增加脂肪堆积,加重肥胖,阻塞经络,使经血不能正常运行,故闭经患者应禁食肥腻食物。

3. 高糖食物 因为有些闭经是由于体胖痰湿内阻而引起,故闭经患者应禁食巧克力、糖果、甜点心等高糖食物,以免加重肥胖,造成痰湿内阻,经血不能正常运行,而引起闭经或加重闭经症状。

4. 酸性食物 中医学认为,一般酸性食物具有收敛、固涩的特性,食用酸性食物后易使血管收缩、血液涩滞,不利于经血的畅行和排出,从而造成经血瘀阻,引起闭经或加重闭经症状,故闭经患者不宜食用酸性食物(如米醋、以醋为调料的酸辣菜、泡菜)和多种水果(如石榴、青梅、杨梅、樱桃、酸枣、杧果、杏、苹果、李子、柠檬、橘子、橄榄、桑葚等)。

5. 生冷食品 中医学认为,"寒主收引","血得寒则凝"。各种冰镇饮料、冰镇酒类和生拌冷菜如拌黄瓜、拌海蜇、拌凉粉、拌萝卜等食物,均会因其低温而使血管收缩,血液凝滞,从而使经血闭而不行而致闭经,故闭经患者应禁食生冷食品。

6. 寒凉食物 螃蟹、田螺、河蚌、蛏子、海蜇等水产品性质十分寒凉;梨、香蕉、柿子、西瓜、黄瓜、柚、橙子、雪梨、马蹄、石耳、石花、地耳、油菜、茭白、苋菜、荸荠、海带等蔬菜水果亦属凉性,食用这些食物后会使阴寒内盛,凝滞气血,从而遏阻血液运行而致闭经,故闭经患者不宜食用寒凉食物。

7. 辛辣刺激性食物 如辣椒、胡椒、大蒜、姜、葱、韭菜、肉桂、丁香,以及以辛辣调味品为作料的食物(如辣腐乳、麻辣豆腐等)可使内分泌功能失调,从而引起闭经或加重闭经症状,故闭经患

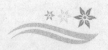

者不宜食用辛辣刺激性食物。

8. 胡萝卜　因为胡萝卜虽有较丰富的营养,但其有引起闭经和抑制排卵的功能,欲生育的妇女多食,则不容易怀孕,故闭经患者应禁食。

【饮食搭配】

1. 莲藕与桃仁　莲藕性寒,味甘,熟藕性温,味甘,是祛瘀生新之品,有止血、散瘀的功效;桃仁性平,味苦、甘,具有破血行瘀、润燥滑肠等功效,两者搭配,有活血化瘀的作用,适用于闭经及妇女产后恶漏排出不畅等。

2. 黑豆与红糖　黑豆与红糖搭配食用,能滋补肝肾、活血行经、美容乌发,适用于血虚气滞闭经患者。

3. 鳖肉与白鸽肉　鳖肉与白鸽肉搭配食用,具有滋肾益气、散结通经、润肤养颜等功效,适用于身体虚弱引起的闭经患者。

4. 大枣与桂圆　桂圆具有养血安神的功效,大枣亦有补血养血的作用,两者搭配食用,能为机体提供丰富的营养,适用于闭经患者。

5. 山楂与红糖　山楂有活血化瘀功效,有助于解除局部瘀血状况,若与红糖搭配食用,适用于血瘀实证闭经患者。

【食疗药膳方】

1. 生姜墨鱼　生姜 50～100 克,墨鱼(去骨)400 克,植物油、食盐各适量。将姜切细丝,墨鱼洗净切片,放植物油、食盐同炒。每日 2 次,佐餐食用。补血通经,益脾胃,散风寒。适用于血虚闭经。

2. 木耳胡桃糖　黑木耳 120 克,胡桃仁 120 克,红糖 200 克,黄酒适量。将木耳、胡桃仁碾末,加入红糖拌和均匀,装瓷罐封藏。每次 30 克,每日 2 次,直至月经来潮。滋肝肾,益气血,养冲任。适用于子宫发育不良之闭经。

3. 鸽肉葱姜粥　鸽肉 150 克,猪肉末 50 克,粳米 100 克,葱姜末、胡椒粉、料酒、香油、食盐、味精各适量。将鸽肉去骨切块，放入碗内，加猪肉、葱姜末、料酒及食盐，拌匀备用。粳米加水1 000毫升，烧开后放鸽肉等共煮成粥，调入香油、味精、胡椒粉即可食用。滋肾补气，祛风解毒，和血悦色。适用于血虚闭经。

4. 墨鱼香菇冬笋粥　干墨鱼1只，水发香菇、冬笋各50克，猪瘦肉、粳米各100克，胡椒粉、料酒、食盐、味精各适量。干墨鱼去骨，用温水浸泡，洗净，切丝；猪肉、香菇、冬笋分别切丝备用。粳米淘洗干净，下锅，加入肉丝、墨鱼、香菇、冬笋、料酒熬至熟烂，最后调入食盐、味精及胡椒粉即可。温热食用。补益精气，通调月经，收敛止血，美肤驻颜。适用于闭经等。

5. 猪蹄葵秆煎　猪蹄250克，向日葵秆10克。先将猪蹄洗净，刮去污垢，放入砂锅内，用小火炖至烂熟，加入向日葵秆，煮沸熬成浓汁，去渣饮汁。每次20～30毫升，每日2～3次。活血行气化瘀。适用于瘀血型闭经。

6. 姜丝炒墨鱼　生姜50克，去骨墨鱼250克，植物油适量。生姜切丝，墨鱼洗净，切片，加植物油同炒，佐餐食用。补血通经，美容。适用于血虚闭经者。

7. 鳖甲炖白鸽　鳖甲30克，白鸽1只，米酒适量。把鳖甲敲碎，置于洗净的白鸽腹内，加清水适量，米酒少许，放瓦盅内隔水炖熟，调味食用。滋肾益气，散结通经，泽肤美颜。适用于因身体虚弱引起的闭经。

8. 糯米内金粥　鸡内金15克，生山药45克，糯米50克。先以小火煮鸡内金1小时后，入糯米及山药再煮成粥。每日分2次食用。活血通经，健胃消食。适用于气滞血瘀所致的闭经及食积不化，脘腹胀满等。

9. 桃仁红花粥　桃仁10～15克，红花6～10克，粳米50～100克，红糖适量。先将桃仁捣烂如泥，与红花一并煎煮，去渣取汁，同粳米煮为稀粥，加红糖调味。每日1～2次，温热食用。活血通经,祛瘀止痛。适用于气滞血瘤经闭,月经不调,以及冠心病、心绞痛、高血压等。用量不宜过大,平素大便稀薄者不宜使用。

10. 姜丝炒墨鱼　生姜 50 克,去骨墨鱼 250 克。生姜切丝,墨鱼洗净切片,加油同炒,佐餐食用。补血通,美容。适用于血虚闭经者。

11. 鸽子姜末肉丁粥　鸽肉 150 克,葱姜末 20 克,猪肉末 50 克,粳米 100 克,胡椒末 1 克,料酒 10 克,香油、食盐、味精各适量。将鸽肉去净骨刺切块,放入碗内,加猪肉、葱姜末、料酒及食盐,拌匀备用。粳米淘洗干净,下锅加水 1 000 毫升,烧开后放进鸽肉等,共煮成粥时调入香油、味精及胡椒粉即可。温热食用。滋肾补气,祛风解毒,和血悦色。适用于血虚闭经者。

12. 墨鱼香菇冬笋粥　干墨鱼 1 只,水发香菇、冬笋各 50 克,猪瘦肉、粳米各 100 克,胡椒粉 1 克,料酒 10 克,食盐、味精各适量。墨鱼干去骨,用温水浸泡,洗净,切成丝状;猪肉、香菇、冬笋也分别切成丝备用。粳米淘洗干净,下锅,加入肉丝、墨鱼、香菇、冬笋、料酒熬至熟烂,最后调入食盐、味精及胡椒粉即可。温热食用。补益精气,通调月经,收敛止血,美肤驻颜。适用于闭经,白带增多,面色无华。

13. 鳖甲炖白鸽　鳖甲 30 克,白鸽 1 只,米酒少许。把鳖甲敲碎,置于洗净的白鸽腹内,加清水适量,米酒少许,放瓦盅内隔水炖熟,调味食用。滋肾益气,散结通经,泽肤美颜。适用于因身体虚弱引起的闭经。

14. 大枣木瓜猪肝汤　大枣 20 枚,木瓜 1 个,猪肝 50 克。大枣去核,木瓜去皮、瓤,切成薄片,猪肝剁碎。3 物共入锅内,加水用大火煮沸,再以小火炖煮 30 分钟,加食盐调味。每日 1 剂,分 2 次饮,连用 15 日。益气养血,通经活络。适用于闭经。

15. 乌鸡丝瓜汤　乌鸡肉 150 克,丝瓜 100 克,鸡内金 15 克。

共煮至烂,吃乌鸡肉、丝瓜,喝汤。每日 1 次。适用于气血虚弱型闭经,症见月经由后期量少而渐至停闭,面色苍白,头晕目眩,心悸怔忡,气短懒言,纳少,舌质淡红,苔白,脉细弱。

16. 黑豆红花糖方 黑豆 50 克,红花 6 克,红糖 30 克,前 2 味先水煎,煎好后入红糖,热饮。适用于肝肾不足型闭经,症见月经超龄未至,量少色淡红,伴头晕耳鸣,腰酸膝软,潮热汗出,五心烦热,舌质红,苔少,脉细弦。

17. 大枣白鸽汤 大枣 50 克(去核),白鸽(去毛及内脏)1 只,炙鳖甲、炙龟甲各 30 克,枸杞子 20 克。先煎鳖甲和龟甲 30 分钟,后放入枸杞子再煎 20 分钟,煎好后去药渣,取药汁煮大枣及白鸽至熟。吃鸽肉、大枣,喝汤。适用于肝肾不足型闭经,症见月经超龄未至,量少色淡红,伴头晕耳鸣,腰酸膝软,潮热汗出、五心烦热,舌质红,苔少,脉细弦。

18. 莲藕桃仁汤 莲藕 250 克,桃仁 12 克。莲藕洗净,切小块,与桃仁同放入铝锅或砂锅内(忌用铁锅)加适量水共煮汤,煮熟后加少量食盐调味食用。适用于闭经或妇女产后恶露排出不畅。

19. 月季花汤 月季花 15 克,红糖适量。将月季花加水适量,用大火煎沸 10 分钟,去渣取汁。随量饮用。疏肝理气,活血通经。适用于闭经。

20. 川芎鸡蛋 川芎 8 克,鸡蛋 2 个,红糖适量。将川芎、鸡蛋加水同煮,鸡蛋熟后去壳再煮片刻,去渣加红糖调味即可。每日分 2 次吃鸡蛋,喝汤,每月连用 5～7 剂。补血活血,活血行气,调经止痛,润肠通便。适用于气血瘀滞型闭经,症见血虚萎黄,眩晕心悸,月经不调。

21. 乌豆双红汤 乌豆(黑豆)50～100 克,红花 5 克,红糖 30～50 克。将前 2 味置于炖盅内,加清水适量,隔水炖至乌豆熟透,去红花,放入红糖调匀。温热饮。滋补肝肾,活血行经,美容乌发。适用于血虚气滞型闭经。

22. 薏苡煎　薏苡仁、薏苡根（切段）各 30 克。2 味水煎，去渣饮汁。早晚空腹饮，连用 10 余剂。利浊去湿，引血下行。适用于痰浊水饮阻滞胞经之闭经。

23. 牛膝炖猪蹄　川牛膝 15 克，猪蹄 2 只，黄酒 80 毫升。猪蹄刮净去毛，切成数小块，与牛膝一起放入大炖盅内，加水 500 毫升，隔水炖至猪蹄熟烂，去牛膝，食猪蹄肉，喝汤。活血通经，美肤。适用于气滞血瘀型闭经。

24. 兰花粥　泽兰 30 克，粳米 50 克。先煎泽兰，去渣取汁，入粳米煮成粥。每日 2 次，空腹食用。活血行水解郁。适用于经闭，产后瘀滞腹痛，身面水肿，小便不利。

25. 凌霄花阿胶粥　凌霄花、阿胶各 10 克，糯米 50 克，红糖适量。先将凌霄花加水煎汁，去渣取汁，加入阿胶、糯米同煮成粥。每日 1～2 次，温热食用。适用于血虚之经闭，面色萎黄。

26. 红花糯米粥　红花、当归各 10 克，丹参 15 克，糯米 50 克，红糖适量。上药先煎汁去渣，与糯米、红糖共煮成粥。每日 2 次，空腹食用。养血活血调经。适应于血虚有瘀型闭经，月经不调。

27. 黑豆羹　黑豆 3 克，益母草 15 克，砂仁 5 克。先将黑豆研碎，益母草、砂仁洗净与黑豆共煎取汁。温热食用。活血化瘀，理气行滞，嫩肤美颜。适用于血虚气滞型闭经。

28. 当归鸡蛋汤　当归 9 克，鸡蛋 2 个。将当归洗净，切成片状，与鸡蛋同入瓦煲中，加水 3 碗同煮，待蛋熟后去壳，用针在蛋周围刺 10 多个孔，放回煲中再煮 15～20 分钟即可。温热食用。益气补血，调经养容。适用于血虚气滞型闭经。

29. 水蛭粥　生水蛭 30 克，生淮山药 250 克，粳米 100 克，红糖适量。水蛭研粉，生淮山药研末备用。粳米洗净，煮粥前将水蛭粉、生淮山药粉一同放入，粥熟后加红糖食用。破血逐瘀，通经美容。适用于青春期体壮血瘀闭经。

30. 鸡血藤煲鸡蛋 鸡血藤 30 克,鸡蛋 2 个,白砂糖少许。鸡血藤和鸡蛋加清水 2 碗同煮,鸡蛋熟后去壳再煮片刻,煮成 1 碗后加白糖少许即可。吃鸡蛋,喝汤。活血补血,舒筋活络,美颜。适用于月经不调,闭经,贫血,面色苍白等。

31. 牛膝炖猪蹄 川牛膝 15 克,猪蹄 2 只,黄酒 80 毫升。猪蹄刮净去毛。剖开两边后切成数小块,与牛膝一起放入大炖盅内,加水 500 毫升,隔水炖至猪蹄熟烂,去牛膝,余下猪蹄肉和汤食用。活血通经,美肤。适用于气滞血瘀型闭经。

32. 苓花红糖饮 茯苓 50 克,红花 6 克。将茯苓、红花放入砂锅,加水同煎,取汁加红糖调味。温热饮,每日 1 次,连用 7 日。运湿化痰,活血通经。适用于闭经。

33. 薏苡仁扁豆粥 薏苡仁 30 克,炒扁豆 15 克,山楂 15 克。薏苡仁、扁豆、山楂一起放入砂锅内加水煮粥,粥成后加红糖调味。温热食用。每日 1 次,连用 7 日。健脾化湿,化瘀通经。适用于闭经。

34. 鸡血藤炖肉 鸡血藤 10 克,猪瘦肉 150 克。加水适量,共炖至肉烂,调味。食猪肉,喝汤,每日 1 次,5 日为 1 个疗程。活血调经。适用于闭经。

35. 香附桃仁粥 桃仁 15 克,香附 30 克,粳米 50 克,红糖 30 克。香附水煎取液;桃仁捣烂加水浸泡,研汁去渣,与粳米、香附煎液、红糖同入砂锅,加水适量,用小火煮成稀薄粥。温热食用,每日 2 次,连用数日。行气活血通经。适用于闭经。

36. 归芪墨鱼片 生姜丝 30 克,当归 10 克,黄芪 20 克,墨鱼 300 克。当归、黄芪水煎,取药液 100 毫升,备用,将墨鱼去骨,切片。炒锅放油烧热,将墨鱼片、姜丝放入锅内同炒,加食盐调味,用归芪药液加少量淀粉勾芡,装盘。佐餐食用。益气养血,活血通经。适用于闭经。

37. 当归大枣粥 当归 15 克,大枣 5 枚,粳米 50 克。当归用温水浸泡片刻,加水 200 毫升,煎取浓汁 100 毫升,入粳米、大枣,加水 300 毫升,煮至粥成,加红糖调味。早晚空腹温热食用,10 日为 1 个疗程。益气养血调经。适用于闭经。

38. 阿胶粥 阿胶 30 克,粳米 50 克。先将阿胶捣烂炒令黄燥,研末。再取粳米煮粥,粥成后下阿胶末搅匀,早晚分食。肾益精,养血润燥。适用于闭经。

39. 党参杞子炖胎盘 党参 30 克,枸杞子 20 克,甘草 3 克,胎盘 1/4 个,猪瘦肉 100 克。将党参、枸杞子、甘草装入纱布袋,猪肉切块,与洗净的胎盘一起放入锅内,加生姜片、料酒、清水适量,大火煮沸,去浮沫,改小火煮 2 小时,调味即可。随量食用。补肝肾,益气血。适用于闭经。

40. 山药土豆汤 山药 30 克,土豆 30 克,黑豆 30 克,鸡血藤 50 克,牛膝 10 克。先将鸡血藤、牛膝煎水 1 小时后,去渣,加入山药、土豆、黑豆煮至熟烂,加入红糖食用。适用于肝肾不足型闭经,症见月经超龄未至,量少色淡红,伴头晕耳鸣,腰酸膝软,潮热汗出、五心烦热,舌质红,苔少,脉细弦。

41. 当归北芪猪肉汤 当归 20 克,北芪 20 克,黄花菜根 15 克,猪瘦肉 200 克,食盐适量。同煮熟,加食盐调味,吃猪肉,喝汤。适用于气血虚弱型闭经,症见月经由后期量少而渐至停闭,面色苍白,头晕目眩,心悸怔忡,气短懒言,纳少,舌质淡红,苔白,脉细弱。

42. 红糖北芪姜枣汤 红糖 100 克,大枣(去核)100 克,生姜(切片)20 克,北黄芪 50 克。水煎代茶饮,连续用。适用于气血虚弱型闭经,症见月经由后期量少而渐至停闭,面色苍白,头晕目眩,心悸怔忡,气短懒言,纳少,舌质淡红,苔白,脉细弱。

43. 王不留行炖猪蹄 王不留行 30 克,茜草根 15 克,牛膝 15 克,猪蹄 250 克。先将上 3 味药煎水 50 分钟后去渣,同猪蹄炖至烂熟,喝汤,吃猪蹄,每日 2 次。适用于气滞血瘀型闭经,症见月经数月不行,精神抑郁,烦躁易怒,胸胁胀满,少腹胀痛或拒按,舌边紫黯或有瘀点,脉沉弦。

44. 丹参鸡蛋汤 丹参 30 克,鸡蛋 2 个。丹参与鸡蛋小火煮 1 小时,吃鸡蛋,喝汤,连续用数月。适用于气滞血瘀型闭经,症见月经数月不行,精神抑郁,烦躁易怒,胸胁胀满,少腹胀痛或拒按,舌边紫黯或有瘀点,脉沉弦。

45. 桑葚红花汤 桑葚 25 克,红花 5 克,鸡血藤 20 克,米酒适量。加水 2 碗煎至 1 碗,每日分 2 次温饮,每次 200 毫升。适用于气滞血瘀型闭经,症见月经数月不行,精神抑郁,烦躁易怒,胸胁胀满,少腹胀痛或拒按,舌边紫黯或有瘀点,脉沉弦。

46. 益母草猪血煎 鲜益母草 200 克,猪血 200 克。煎煮至熟空腹食用。适用于气滞血瘀型闭经,症见月经数月不行,精神抑郁,烦躁易怒,胸胁胀满,少腹胀痛或拒按,舌边紫黯或有瘀点,脉沉弦。

47. 川芎煮鸡蛋 川芎 8 克,鸡蛋 2 个,红糖适量。将川芎、鸡蛋加水同煮,鸡蛋熟后去壳再煮片刻,去渣加红糖调味即可。每日 2 次,吃鸡蛋,喝汤,连用 5～7 剂。活血行气。适用于气血瘀滞型闭经。

48. 益母草黑豆糖水 益母草 30～50 克,黑豆 60 克,红糖适量。水煎取汁,加入黑豆煮至熟烂,用红糖调味食用;亦可加入 1～2 汤匙米酒或糯米酒食用。每日 1 次,连食 7 日为 1 个疗程。活血祛瘀、调经。适用于闭经。

【药物与饮食相克】

1. 甲状腺素与绿色蔬菜 因为绿色蔬菜(如菠菜、卷心菜、芦笋、豌豆、大豆等)中含有致甲状腺肿的物质,可使甲状腺素本来不足的患者病情加重,故服用甲状腺素期间不宜食用绿色蔬菜。

2. 甲状腺素与含钙磷低的食物 因为甲状腺素可促进钙磷

的排泄,易致骨质疏松,故在服用甲状腺素期间不宜食用含钙磷低的食物,以选用牛奶、乳制品、黑木耳等含钙质多的食物及花生仁、葵花籽、核桃仁、水产品等含磷高的食物,以防骨质疏松。

3. 甲状腺素与黑豆　实验研究表明,豆类食物能抑制甲状腺素的产生,故服用甲状腺素期间不宜食用黑豆等豆类食物。

【本病与药物相克】

1. 凝血、止血药物　闭经患者应禁止使用促凝药、止血药(如维生素 K_3、维生素 K_4、氨基己酸、氨基苯酸、氨甲环酸、氨甲苯酸、安洛血、酚磺乙胺、氯化铵、甲吩嗪),以及中药紫草、仙鹤草、白及、棕榈炭、花生衣、藕节、大蓟、小蓟、侧柏叶、血余炭等,因为这类药物会加重血液凝滞瘀阻,阻碍经血畅行,引起闭经或加重闭经症状。

2. 具有收涩作用的中药　闭经患者不宜使用具有收敛固涩作用的中药,如五味子、山茱萸、五倍子、酸枣仁、煅龙骨、煅牡蛎等,以免造成经血凝滞,加重病情;寒性中药,如犀角(代)、生地黄、玄参、牡丹皮、赤芍、金银花、大青叶、板蓝根等,可加重经血瘀滞,不利于经血畅行,从而引起或加重闭经症状,故闭经患者亦应禁用。

3. 苦寒中药　虚症患者不宜使用苦寒败胃去脂的中药,如黄芩、黄连、黄柏、龙胆草、苦参、大黄、甘遂、大戟、商陆、芫花、苦楝皮等,因为这些药物会造成身体更为亏虚,使经血生成障碍而致闭经。

4. 滋补药物　肥胖患者应禁食具有滋补作用的中药(如北沙参、天冬、麦冬、石斛、女贞子、玉竹、熟地黄、阿胶、山茱萸、人参等),以免加重肥胖,阻塞经络,使经血运行不畅,而致闭经症状加重。

5. 盲目用药　闭经的原因是多方面的,对闭经的治疗应尽早找出其原因,根据病情和发病原因、时间、年龄及生育要求,及时妥善处理,切忌盲目用药,延误病情,影响治疗效果。

【药物与药物相克】

1. 甲状腺素

(1)考来烯胺:因为考来烯胺为阴离子型交换树脂,经静电吸附与甲状腺素可形成复合物,妨碍其吸收,降低其疗效,故不宜合用。如需合用,服药时间应间隔 4 小时以上。

(2)胰岛素:因为甲状腺素类药物(如碘赛罗宁、甲状腺素等)可抑制胰腺分泌胰岛素,使用胰岛素后可加速甲状腺素的代谢,从而使病情加重,故不宜合用。

(3)强心苷及口服降糖药:因为甲状腺素可使强心苷及口服降糖药(如地高辛、氯磺丙脲、格列本脲等)的作用增强,不良反应增加,故合用应慎重。

(4)丙米嗪:因为甲状腺素与丙米嗪合用可能引起心律失常,故不宜合用。

(5)苯妥英钠、阿司匹林:因为甲状腺素与苯妥英钠、阿司匹林合用可使甲状腺素的作用增强,不良反应增加,故不宜同用。

(6)双香豆素:因为甲状腺素可与抗凝血药双香豆素竞争结合血浆蛋白,从而使双香豆素在血浆中的游离浓度增加,抗凝作用及其毒性反应均增强,故一般不宜合用。如需合用,双香豆素应适当减量。

2. 其他 有关己烯雌酚详见"老年性阴道炎";黄体酮详见"功能失调性子宫出血"。

十三、围绝经期综合征

绝经是每个妇女生命进程中必然发生的生理过程,是指月经完全停止 1 年以上。卵巢功能衰退呈渐进性,绝经提示卵巢功能衰退,生殖能力终止。我国城市妇女的平均绝经年龄为 49.5 岁,农村妇女为 47.5 岁。围绝经期是指从接近绝经出现与绝经有关的内分泌、生物学和临床特征起至绝经一年的期间,即绝经过渡期至绝经后 1 年。在此期间出现的不同程度的内分泌、躯体和心理方面的一系列症状,称为围绝经期综合征。约 85% 的妇女可出现此征。围绝经期综合征主要是由于卵巢功能减退,使机体内分泌功能失调及自主神经系统功能紊乱,加上心理因素及社会诸多因素的影响所致。临床主要表现为月经紊乱、潮热多汗、心悸胸闷、记忆力减退、失眠多梦、易激怒、腰酸背痛等,甚至可出现骨质疏松,动脉硬化等一系列疾病,严重影响妇女的工作和生活质量。因此,围绝经期综合征的治疗就显得更为重要。围绝经期综合征除应进行心理治疗外,必要时可选用地西泮、谷维素、可乐定、己烯雌酚、雌二醇、雌三醇、甲羟孕酮、钙剂、维生素 D 等药物治疗。

【饮食宜进】

1. 清淡易消化的食物　由于围绝经期综合征患者既有性腺功能减退,又有消化腺功能减退,故应以清淡易消化的食物为宜。

2. 富含优质蛋白的食物　围绝经期综合征患者适宜进食富含优质蛋白的食物,如鸡蛋、牛奶、猪瘦肉、鱼、大豆及其制品。因为这些食物蛋白质含量高,易于机体吸收利用,以修复组织,提供血液生成的营养成分。

3. 富含钙、铁、铜的食物　围绝经期综合征患者适宜进食富含钙、铁、铜的食物,如牛奶、豆类、海鲜、海米、虾皮、绿叶蔬菜、水果、干果等,以补充因雌激素不足而引起的缺钙和失血过多而致的贫血。

4. 富含 B 族维生素、维生素 C 的食物　因为 B 族维生素具有维持神经健康和促进消化的作用,如调节自主神经,促进食欲,增强机体抵抗力;维生素 C 可促进铁的吸收,降低微血管脆性,除有益于纠正贫血外,也能增强机体的抗病能力,故围绝经期综合征患者适宜进食富含维生素 B、维生素 C 的食物,如全麦、糙米、

豆类、猪瘦肉、新鲜蔬菜和水果等。

5. 具有降血压、降血脂作用的食物　围绝经期综合征患者适宜进食具有降血压作用的食物（如玉米、绿豆、芹菜、洋葱、莲子、百合、山楂等）和具有降血脂作用的食物（如糙米、高粱面、玉米面、多纤维蔬菜、水果、豆类及其制品等），以预防因血压、血脂升高而致的动脉硬化及冠心病等。

6. 具有补肾作用的食物　中医学认为,围绝经期综合征是肾气渐衰,天癸将竭,阴阳失衡所致,故围绝经期综合征患者适宜进食具有补肾作用的食物,如猪肾、胡桃肉、黑芝麻、山药、桑葚、甲鱼等。

7. 具有抗衰老作用的食物　因为蜂乳、花粉、大豆及其制品、花生、黑芝麻、核桃肉、牛奶、银耳、香菇、新鲜蔬菜、水果、鱼类及瘦肉等能增强人体免疫功能,且具有延缓衰老的作用,故围绝经期综合征患者适宜进食此类食物。

8. 富含微量元素硼的食物　因骨骼是由钙、磷构成的,如果饮食中缺少含硼的食物,钙质就会大量消耗,骨质疏松加重。研究表明,给绝经的妇女额外补充少量硼,其体内的雌激素水平明显增加,骨骼里的钙的流失量减少了许多,而且体内的镁、磷也保存得相当多了一些。多食含硼的食物可减慢阴道萎缩的进程,亦可减轻围绝经期综合征的症状,故围绝经期综合征患者应注意多选择富含微量元素硼的食物,如苹果、花生等。

【饮食相克】

1. 辛辣食物　因为辛辣食物（如辣椒、咖喱、芥末、花椒、大蒜、葱、姜、韭菜、胡椒等）,能刺激大脑皮质兴奋,使本已兴奋的神经进一步亢进,同时又会伤津耗液,从而加重烦躁激动、潮热汗出等症状,故围绝经期综合征患者不宜食用辛辣食物。

2. 具有提神作用的食物　因为咖啡、可可、白酒、浓茶、可乐饮料、巧克力等具有刺激神经兴奋的提神作用,食用后会加重失眠,造成晚上睡不着,白天无精打采的恶性循环。此外,由于体内雌激素水平下降,可导致骨质疏松,过食咖啡、浓茶、可乐饮料等可增加钙从尿中丢失,从而加重骨质疏松。因此,围绝经综合征患者不宜食用具有提神作用的食物。

3. 煎炒食物 因为围绝经综合征以阴虚内热型居多,凡是经过油种煎炸或高温烤炒的食物如油条、粢饮糕、炸猪排、炸牛排、炸鹌鸭、油氽花生、油氽豆板、烤羊肉串、烤鸭、电烤鸡、炒花生、炒瓜子、炒香榧子、炒蚕豆、炒黄豆、怪味豆等,食后会损伤阴液,加重内热之症,使口干咽燥,手足心热等症状更为突出。故围绝经综合征患者不宜食用煎炒食物。

4. 热性食物 因为围绝经综合征以阴虚内热型居多,热性食物如狗肉、羊肉、牛肉(包括五香牛肉、咖喱牛肉干)虾、鹿肉、公鸡肉、麻雀、香菜、带鱼、桂圆、荔枝、杏、李子、橘子等,食用后会加重内热,出现烘热、失眠、口渴等一系列内热症状,不利于本病的治疗。故围绝经综合征患者不宜食用热性食物。

5. 过咸食物 由于围绝经期综合征者既有性腺功能减退,又有消化腺功能减退,故应以清淡易消化的食物为适宜,切忌食用过咸食物(如咸菜、咸肉、火腿、香肠、豆酱等),以防钠水潴留而出现水肿。

6. 高糖、高脂肪食物 硬化脂蛋白降低,故围绝经期综合征患者应少进食白糖、甜点心及含糖饮料等,以防肥胖、糖尿病的发生同时应禁食肥肉、动物肝脏、各种蛋黄、鱼子、猪脑、牛脑、羊脑等高脂肪、高胆固醇食物,以防动脉硬化及冠心病的发生。

【饮食搭配】

1. 百合与冰糖、粳米 百合与冰糖、粳米搭配熬成百合粥,有润肺调中、镇静止咳、清热养阴的功效,对神经衰弱、慢性支气管炎、围绝经期综合征等有辅助治疗作用。

2. 黑木耳与大枣 黑木耳与大枣都有补气养血的功效,搭配食用,能滋阴活血、补气养血,适宜贫血、肺结核、月经不调、围绝经期综合征等患者食用。

3. 莲子与桂圆 莲子中含有多种生物碱,这些生物碱具有一定的生物活性,能养心安神、补中益气、补肾固精;桂圆是传统的滋补佳品,能养血安神、补脾益胃。两者搭配食用,其补中益气、养心安神功效增强,对围绝经期综合征有一定辅助治疗作用。

4. 银耳与大枣 银耳性平,味甘,能滋阴润肺、养胃生津、补肾益精、强心健脑;大枣含有植物甾醇、皂苷,有镇静催眠、养血安神作用。两者搭配食用,具有滋阴降火、补脾养心之功效,对围绝经期综合征有一定辅助治疗作用。

【食疗药膳方】

1. 莲子百合粥 莲子、百合、粳米各 30 克。同煮成粥,每日早晚各食 1 次。适用于绝经前后伴有心悸不寐,怔忡健忘,肢体乏力,皮肤粗糙者。

2. 枸杞子肉丝冬笋 枸杞子、冬笋各 30 克,猪瘦肉 100 克,猪油、食盐、味精、酱油、淀粉各适量。炒锅放入猪油烧热,投入肉丝和笋丝炒至熟,放入其他作料即可。佐餐食用,每日 1 次。适用于头目昏眩,心烦易怒,经血量多,面色晦暗,手足心热等。

3. 杞枣汤 枸杞子、桑葚、大枣各等份。水煎后食用,早晚各 1 次。适用于更年期有头晕目眩,饮食不香,困倦乏力及面色苍白者。

4. 甘麦饮 小麦 30 克,大枣 10 枚,甘草 10 克。水煎,每日早晚各饮 1 次。适用于绝经前后伴有潮热出汗,烦躁心悸,忧郁易怒,面色无华。

5. 大枣黑木耳汤 大枣 8 枚,黑木耳 20 克,冰糖适量。大枣、黑木耳、冰糖置锅中蒸 1 小时,吃大枣、木耳,喝汤。适用于更年期有肢体水肿,皮肤松弛者。

6. 淮山药瘦肉汤 淮山药 30 克,猪瘦肉 100 克。淮山药与猪瘦肉加水煮熟。喝汤,吃山药与猪肉,每日 1 次。适用于更年期有头晕目眩,饮食不香,困倦乏力及面色苍白者。

7. 枣仁粥　酸枣仁 30 克,粳米 60 克。洗净酸枣仁,水煎取汁,与粳米共煮成粥,温热食用,每日 1 剂,连用 10 日为 1 个疗程。适用于更年期精神失常,喜怒无度,面色无华,食欲欠佳等。

8. 枸杞子肉丝冬笋　枸杞子、冬笋各 30 克,猪瘦肉 100 克,猪油、食盐、味精、酱油、淀粉各适量。炒锅放入猪油烧热,投入肉丝和笋丝炒至熟,放入其他作料即可。佐餐食用,每日 1 次。适用于头目昏眩,心烦易怒,经血量多,面色晦暗,手足心热等。

9. 甘麦大枣粥　大麦、粳米各 50 克,大枣 10 枚,甘草 15 克。先煎甘草,去渣,后入粳米、大麦及大枣同煮为粥。每日 2 次,空腹食用。益气安神,宁心美肤。适用于妇女更年期精神恍惚,时常悲伤欲哭,不能自持或失眠盗汗,舌红少苔,脉细而数者。

10. 桂圆糯米粥　桂圆肉 25 克,糯米 40 克。糯米粥加水煮粥,加入桂圆肉即成。温热食用。如心肾不交,失眠,选加首乌藤、炒酸枣仁、合欢花,有养血安神之功;如有少腹(小腹)冷坠呕逆,选加肉桂、炮姜,有强温经驱寒之功;如体肥脂厚,选加橘红、车前子、川厚朴,有祛痰化湿之效;如腰酸足软,选加杜仲、桑寄生、川续断取其补肾固冲之法。适用于更年期有肢体水肿,皮肤松弛,关节酸痛者。

11. 赤小豆薏苡仁大枣粥　赤小豆、薏苡仁、粳米各 30 克,大枣 10 枚。每日熬粥食之,每日 3 次。适用于更年期有肢体水肿、皮肤松弛、关节酸痛者。

12. 何首乌粳米方　何首乌(布包)10～30 克,粳米(或小米)100 克。放砂锅内共煮粥,每日 1 剂,供早晚餐食用。适用于更年期综合征。

13. 赤小豆薏苡仁大枣粥　赤小豆、薏苡仁、粳米各 30 克,大枣 10 枚。每日熬粥食之,每日 3 次。适用于更年期有肢体水肿,皮肤松弛,关节酸痛者。

14. 附片鲤鱼汤 制附片 15 克,鲤鱼(重约 500 克)1 条,姜末、葱花、食盐、味精各适量。先用清水煎煮附片 2 小时,将鲤鱼收拾干净再将药汁煮鲤鱼,食时入姜末、葱花、食盐、味精等。吃鲤鱼,喝汤。适用于更年期有头目眩晕,耳鸣腰酸,或下肢水肿,喜温恶寒,或白带清冷、小腹冷痛及面色无华等症者。

15. 合欢花粥 合欢花 30 克,粳米 50 克,红糖适量。将合欢花、粳米、红糖同放锅内加水 500 毫升,用小火煮至粥熟即可。每晚睡前 1 小时空腹温热食用。安神解郁,活血悦颜利,水消肿。适用于更年期易怒忧郁,虚烦不安,健忘失眠等。

16. 生地黄精粥 生地黄、制黄精、粳米各 30 克。先将 2 味水煎去渣取汁,用药汁煮粳米粥食之,每日 1 次。适用于头目昏眩,心烦易怒,经血量多,面色晦暗,手足心热等。

17. 黄精山药炖鸡 黄精 30 克,山药 60 克,鸡肉 500 克。鸡肉切块,同放入碗中,加水适量,隔水炖熟,调味后分 2 次食用,隔日 1 剂。适用于肾阴虚者,症见头目眩晕耳鸣,头部脸颊阵发性烘热,汗出,五心烦热,腰膝酸痛,多梦少寐,口干心悸,潮热,甚则血压增高,舌红少苔,脉细数。

18. 当归炖羊肉 当归 30 克,羊肉 250 克。炖熟食用。适用于肾阳虚者,症见月经周期先后不定,量忽多忽少,淋漓不断,或数月不行,头晕,目眩,腰痛,肢寒,口淡,纳少,神疲乏力,水肿,便溏,夜尿多。

19. 黄芪虾仁粥 黄芪 10 克,冬虫夏草 10 克,虾肉 50 克,大米适量。煮粥食用。适用于肾阳虚者,症见月经周期先后不定,量忽多忽少,淋漓不断,或数月不行,头晕,目眩,腰痛,肢寒,口淡,纳少,神疲乏力,水肿,便溏,夜尿多,舌淡苔薄白,脉沉细无力。

【药物与饮食相克】

1. 可乐定与酒及含酒精的饮料 因为可乐定与酒及含酒精

的饮料同服,其中枢抑制作用相互增加,故服用可乐定期间应尽量避免饮酒及含酒精的饮料。

2. 钙剂

(1)牛奶:详见"胎儿宫内发育迟缓"。

(2)含草酸高的食物:详见"胎儿宫内发育迟缓"。

3. 维生素D

(1)米汤:因为米汤中含有一种脂肪氧化酶,能溶解和破坏脂溶性维生素,如果在米汤中加入鱼肝油,容易破坏鱼肝油中的维生素A、维生素D,故服用脂溶性维生素时不宜用米汤送服。

(2)黑木耳:因为黑木耳中含有多种人体易于吸收的维生素,服用维生素时食用黑木耳可造成药物蓄积;木耳中所含的某些化学成分对合成的维生素也有一定的破坏作用,故服用维生素药物时不宜食用黑木耳。

【本病与药物相克】

1. 中枢神经兴奋药物　由于围绝经期综合征患者大脑皮质易于兴奋,神经系统偏于亢进,故应避免使用中枢神经兴奋药物,以免加重病情。

2. 雌激素　围绝经期综合征患者使用己烯雌酚、雌二醇药物的时间不宜过长,剂量不宜过大,否则可引起子宫内膜过度增长、腺体变形或肝脏损害。另外,服己烯雌酚剂量过大易引起恶心、呕吐、厌食等胃肠道反应,故适用于晚上临睡前服用或与维生素B_6同服,以减轻胃肠道反应。此外,雌激素可加速绝经前乳腺癌的生长,对同时患有乳腺癌者,应禁用雌激素或含有雌激素的药物。凡合并血栓栓塞(既往有血栓栓塞史和血栓栓塞倾向)、心血管疾病、高脂血症、肝脏病、卟啉病、原发性高血压等疾病的患者亦应禁用雌激素。

3. 燥热之品　由于围绝经期综合征以阴虚内热型居多,故在用药进补时,应尽量避免燥热之品,如红参、肉桂、附子、干姜、鹿茸、十全大补丸、双龙补膏等,以免加重病情。

【药物与药物相克】

1. 地西泮与含有氰苷的中药　镇静药地西泮与含有氰苷的中药(如桃仁、苦杏仁等)同服,可能造成呼吸中枢抑制,进而损害肝功能,甚至有些患者会死于呼吸衰竭,故不宜合用。

2. 可乐定

(1)三环类抗抑郁药:因为三环类抗抑郁药(如丙米嗪、阿米替林等)具有阻断α受体的药理活性,可对抗可乐定的降压作用,故不宜合用。

(2)α、β受体阻滞药:因为α、β受体阻滞药(如拉贝洛尔)与可乐定合用,可使可乐定的降压作用减弱,故不宜合用。

(3)普萘洛尔:因为可乐定与普萘洛尔合用可相互增强作用,故对一般高血压患者两药合用应慎重,严重高血压患者亦应短期合用。另有两者并用致死的报道,应予以注意。

(4)镇静和抗组胺药物:因为可乐定与镇静和抗组胺药物合用,其中枢抑制作用相互增强,故合用应慎重。

3. 钙剂

(1)洋地黄:因钙剂能增加洋地黄制剂(如地高辛、毛花苷丙)的毒性反应,故合用应慎重。必须合用时应减少洋地黄的剂量。

(2)四环素类药物:因钙离子与四环素类药(四环素等)会结合成络合物,减少吸收,降低疗效,故不宜合用。

4. 维生素 D

(1)液状石蜡:因为维生素 D 与液状石蜡合用,维生素 D 易被溶解于液状石蜡中,不被吸收,从而使血药浓度降低,疗效减弱,故不宜同服。如临床必须合用,则可先服维生素 D 2 小时后再服液状石蜡。

(2)苯巴比妥、苯妥英钠:因为苯巴比妥和苯妥英钠均具有酶诱导作用,能使维生素 D 代谢率增高,从而影响钙的平衡,故不宜

合用。

（3）考来烯胺：因为考来烯胺是阴离子交换树脂，对维生素 D 有干扰作用，两者合用会使维生素 D 疗效减弱，故不宜合用。

（4）新霉素：因为新霉素可减少维生素 D 的吸收，降低维生素 D 的疗效，故不宜合用。

（5）己烯雌酚：有关己烯雌酚详见"老年性阴道炎"。

十四、子宫内膜异位症

正常情况下，子宫内膜覆盖在子宫腔的表面，每月受卵巢激素的影响发生周期性变化。当具有生长功能的子宫内膜组织出现在子宫腔被覆黏膜以外的身体其他部位时称子宫内膜异位症。子宫内膜异位症是一种较常见的妇科疾病，多见于 30～40 岁的育龄妇女，特别是连续 5 年无月经中断的妇女。其发病率近年来有逐年增高的趋势，在因妇科其他疾病行剖腹探查时及对切除的子宫附件标本仔细做病理检查，可发现 20%～25% 的患者有异位的子宫内膜。子宫内膜异位症的病因还不十分清楚，目前有以下几种学说。

1. 种植学说　认为盆腔子宫内膜异位症的发生，系子宫内膜碎片随经血逆流，通过输卵管进入盆腔而种植于卵巢或盆腔其他部位所致。

2. 浆膜学说　认为卵巢和盆腔子宫内膜异位症系由腹膜的间皮细胞层化生而来。

3. 良性转移学说　认为子宫内膜细胞可以像恶性肿瘤细胞一样通过淋巴和（或）血供的途径向远处转移，但在身体各器官组织中生长发育的内膜基本上是良性的。

4. 免疫学说　认为子宫内膜异位症的产生可能由于遗传因素反应的免疫功能障碍所致，T 抑制细胞减少，不能发挥细胞毒作用,以抵抗内膜的侵犯和阻止其种植及发展,发病迟早和病情轻重与免疫功能低落程度有关。

子宫内膜异位症的症状与体征随异位内膜的部位而不同,并与月经周期有密切关系,其主要临床表现为痛经、月经不调、不孕、性交痛及胃肠道症状等。治疗前尽可能明确诊断,并根据患者年龄、症状、对生育要求、病情严重程度及病灶范围等加以全面考虑。常用的方法为期待疗法、激素治疗和手术治疗。常用的药物有吲哚美辛、布洛芬、达那唑、孕三烯酮、促性腺激素释放激素激动药、炔雌醇、炔异诺酮、炔诺酮或甲羟孕酮等。

【饮食宜进】

1. 富含营养、易消化、清淡食物　子宫内膜异位症患者在月经来潮之前,适宜进食富含营养、易消化、清淡食物,主食以谷、豆、麦、薯类为适宜,也可食用禽类、蛋、奶、鱼、瘦肉等;副食宜多吃胡萝卜、菠菜、苋菜、丝瓜、番茄、扁豆等。

2. 富含钙质的食物　足够的钙质可避免由于血钙偏低而引起子宫收缩剧烈,甚至痉挛而导致经血逆流、病情加重。富含钙质的食物:如牛肉、羊肉、鸡肉、带鱼、章鱼、鳗鱼、鳝鱼、红萝卜、菠菜、桂圆、核桃等。

3. 富含纤维的食物　子宫内膜异位症患者适宜多吃富含纤维素的食物,如菠菜、芹菜、韭菜、青菜,以及香蕉、梨、桃、番木瓜等,以防便秘所致的经血逆流、症状加重。

4. 具有养血调经及理气作用的食物　中医学认为,子宫内膜异位症是由于经血瘀滞,凝滞胞宫,流注于经脉、脏腑而成,故子宫内膜异位症患者宜多进食具有养血调经及理气作用的食物,如核桃仁、山楂、萝卜、菠菜、柠檬、陈皮、番石榴、杏仁、韭菜、茄子、甲鱼、荔枝核、马蹄、莲藕、黑木耳、墨鱼、当归、艾叶、益母草、酒等。

5. 具有理气止痛、清热化湿、活血化瘀作用的食物　子宫内膜异位症肝郁湿热者适宜食用具有理气止痛、清热化湿、活血化瘀作用的食物,如橘饼、橘皮、橘络、橘核、橘叶、紫菜、海带、海藻、玫瑰花、绿梅花、佛手、蒲公英、马兰头、马齿苋、绿豆、青萝卜、垂盆草、大豆等。

6. 具有活血化瘀、消症散结作用的食物　子宫内膜异位症气滞血瘀者适宜食用具有活血化瘀、消症散结作用的食物,如陈皮、鲜橘皮、橘叶、橘核、橘络、核桃仁等。

7. 具有补肾助阳、活血化瘀作用的食物　子宫内膜异位症阳虚瘀血者适宜食用具有补肾助阳、活血化瘀作用的食物,如羊肉、核桃仁等。

【饮食相克】

1. 生冷食品　中医学认为,子宫内膜异位症是由于经血瘀滞,凝滞胞宫,流注于经脉、脏腑而成。冷饮、各种冰镇饮料、冰镇酒类和生拌冷菜如拌黄瓜、拌海蜇、拌凉粉、拌萝卜等生冷食物,均会使血液滞凝,从而使经血瘀阻,排泄不畅而致病情加重,故子宫内膜异位症患者经期及行经前后应禁食生冷食品。

2. 寒凉食物　螃蟹、田螺、河蚌、蛏子、海蜇、梨、香蕉、柿子、西瓜、黄瓜、柚、橙子、雪梨、马蹄、石耳、石花、地耳、油菜、茭白、苋菜、荸荠、海带等寒凉食物,经期前后食用会造成寒凝而使血瘀加重,不利于疾病的康复,故子宫内膜异位症患者不宜食用寒凉食物。

3. 辛辣燥香食物及海鲜发物　如辣椒、胡椒、大蒜、姜、葱、韭菜、肉桂、丁香,以及以辛辣调味品为作料的食物如辣腐乳、麻辣豆腐等大部分川湘菜肴、各种酒类;海鲜发物如海虾、河虾、带鱼、鳜鱼、黄鱼、黑鱼、蟹、黄鳝、牡蛎、鲍鱼等均会加重内热、盆腔充血,从而加重病情,故子宫内膜异位症患者不宜食用辛辣燥香食物及海鲜发物。

4. 酸性食物　中医学认为,一般酸性食物具有收敛、固涩的特性,食用酸性食物后易使血液涩滞,经血排出受阻,从而造成经血瘀滞加重,不利于疾病的康复,故子宫内膜异位症患者不宜食用酸性食物(如米醋、以醋为调料的酸辣菜、泡菜)和多种水果(如石榴、青梅、杨梅、樱桃、酸枣、杞果、杏、苹果、李子、柠檬、橘子、橄榄、桑葚等)。

【饮食搭配】

1. 山楂与核桃 山楂性温,味甘、酸,具有调经化瘀,活血止血的作用;核桃性热,甘温,能补血益精、补气养血。两者搭配,具有补肾活血、润肠止痛的作用,对子宫内膜异位症有一定辅助治疗作用。

2. 核桃仁与鳖甲 核桃仁与鳖甲晒干或烘干后制成细粉,蜂蜜水冲服,具有活血化瘀、消癥散结、通经止痛之功效,对子宫内膜异位症有一定辅助治疗作用。

【食疗药膳方】

1. 木耳汤 黑木耳 15 克、红糖适量。共加水 500 毫升煮熟,分 2 次食用,每日 1 剂。适用于血瘀型子宫内膜异位症。

2. 双耳饮 银耳、黑木耳各 15 克,红糖适量。银耳、黑木耳泡发后,加水煮软烂,入红糖调饮。每日 1 次,连用 1 个月。适用于瘀血阻滞型子宫内膜异位症。

3. 黑豆红花饮 黑豆、红糖各 30 克,红花 6 克。同入锅,加水 2 000 毫升,煮沸 10 分钟后取汁。每次 10～20 毫升,代茶饮。适用于血瘀型子宫内膜异位症。

4. 桃仁粥 桃仁 15 克,粳米 50 克,红糖适量。桃仁捣烂,加水浸泡,研汁去渣,与粳米同入砂锅,加水 500 毫升,小火煮成稀粥,调红糖即可。隔日 1 剂,早晚各食 1 次。适用于血瘀型子宫内膜异位症。

5. 鲫鱼汤 血竭、乳香各 10 克,鲫鱼 1 尾。将血竭、乳香装入收拾干净的鱼腹,加水 500 毫升煮汤。每日 1 次,吃鱼肉,喝汤,连用 3～5 日。适用于气滞血瘀型子宫内膜异位症。

6. 粳米桂心粥　粳米 50 克,桂心末 5 克。粳米加水 600 毫升煮粥,半熟时入桂心末煮至粥熟食用。月经前 2 日开始,每日 1 剂,连食 1 周。适用于寒湿凝滞型子宫内膜异位症,症见经行腹痛,得温痛减,面色青白或紫暗。

7. 丹参饮　丹参 30 克,红糖 20 克,丹参 30 克。丹参加水 500 毫升,煮沸后用微火煎 30 分钟取汁,入红糖代茶饮。于经前 3 日开始,连用 10 日。适用于血瘀型子宫内膜异位症。

8. 乌鸡汤　黄芪 100 克,雄乌鸡 1500 克。乌鸡宰杀,去毛杂及肠脏。黄芪切段,入雄乌鸡腹,加水没过鸡面,煮沸后小火炖烂熟,调味食。经前 3 日开始食,5 日食完,隔夜加热。适用于气血虚弱型子宫内膜异位症。

9. 三七鸡肉汤　参三七、干姜各 10 克,丹参 20 克,木香 6 克,鸡肉 150 克,大枣 10 枚。先将三七、干姜、丹参、木香用纱布包扎紧。鸡肉切块,洗净入锅中,加水煮沸,洗去浮沫,加入料酒、葱、姜及药包,用小火煲至鸡肉酥,加食盐、味精等调味。吃鸡肉、大枣,喝汤。参三七,活血化瘀,但不伤正;丹参,活血养血;木香,温脾理气,暖中焦;干姜,散寒理气,温中止痛;鸡肉,能补充蛋白质。化瘀散寒,理气止痛。适用于子宫内膜异位症引起的腹痛。

10. 鸡蛋川芎酒饮　鸡蛋 2 个,川芎 9 克。鸡蛋、川芎加水 600 毫升同煎,蛋熟后去壳略煮。食鸡蛋,喝汤。月经前 3 日开始用,每日 1 剂,连用 5 日 1 个疗程。适用于气滞血瘀型子宫内膜异位症,症见经行腹痛,胀满不适。

11. 玉烛猪肉汤　川芎 12 克,当归 10 克,月季花 5 克,香附 6 克,猪瘦肉 200 克。猪肉,切块用沸水焯一下,去浮沫及腥气;川芎、当归、香附、月季花,用纱布包。猪肉块与药包一并放入锅中,加水、料酒、食盐、胡椒,用小火煮 1 小时,肉熟后,捞去药包,加味精、葱花再煮 10 分钟即可。喝汤,吃猪肉。川芎、当归,活血养血、理冲调经;月季花,芳香理气,活血调经;香附,理气疏肝,行滞止痛;猪肉,补益肾水、滋阴养血。行气活血,祛瘀止痛,活血养血,理气调经。适用于子宫内膜异位症引起的腹痛。

12. 益母草煮鸡蛋 益母草45克,延胡索15克,鸡蛋2个,加水800毫升同煮,蛋熟后去壳略煮,去药渣。月经前2日开始,吃鸡蛋,喝汤,每日1次,连用5日。适用于血瘀型子宫内膜异位症。

13. 王不留行猪肘煲 王不留行20克,当归10克,干姜12克,猪肘250克。猪肘去毛,斩块,洗净;留行子、当归、干姜用纱布包好扎紧。将全部用料放入砂锅中,加清水适量,并加料酒、姜、葱、胡椒,大火煮沸后,撇去浮沫,改用小火慢炖2～3小时,使猪肘酥,加食盐、味精等调味即可。佐餐食用。王不留行活血化瘀,行十二经脉;当归,养血活血,理血调冲;干姜,温经止痛;猪肘,含铁、锌和多种蛋白质。活血养血,化瘀止痛。适用于子宫内膜异位症引起的腹痛。

14. 金针消瘀羹 金针菜(干品)50克,黑木耳(干品)30克,参三七12克,猪肉150克,食盐、味精、植物油各适量。金针菜、木耳用水发透,拣去杂质并去蒂,洗净。参三七入锅中加水,煮30分钟,取汁,去渣。猪肉切片上浆,先用三成热油锅滑炒后,加入金针、木耳及药汁,稍沸,加食盐、味精调味,湿淀粉勾薄芡成羹即可。佐餐食用。金针菜,又名黄花菜、萱草、忘忧草,有疏肝解郁之功;黑木耳,活血降脂,补益肾气,并含蛋白质、锌、硒等微量元素;参三七,活血止血,化瘀益气;猪肉,用以补充蛋白质。疏肝理气,化瘀镇痛。适用于子宫内膜异位症引起的腹痛。

15. 粳米薤白粥 粳米60克,薤白10克。加水1000毫升煮粥。每晨食1次,经前开始,连食1周。适用于气滞血瘀型子宫内膜异位症,症见经行腹痛,胀满不适。

16. 玫瑰花败酱饮 佛手12克,玫瑰花10克,败酱草30克,红糖适量。佛手、败酱草放入锅中,加水适量,煮30分钟后,加入玫瑰花煮沸 4 分钟,去渣取汁,加入红糖溶化后,分次饮。玫瑰花,疏肝理气,疏肝解郁;佛手,和胃调中,芳香顺气;败酱草,清热解毒,活血消肿。清热活血,疏肝理气。适用于子宫内膜异位症引起的腹痛。

17. 阳起石牛肾粥　阳起石 30 克,牛肾 1 个,粳米 50 克。阳起石用纱布包裹,加水 1 500 毫升煎 1 小时,取澄清煎液,入收拾好的牛肾、粳米、适量水,如常法煮粥,粥熟后入食盐调味食用,每日 1 次。适用于阳虚血瘀型子宫内膜异位症。

【药物与饮食相克】

1. 吲哚美辛

(1)果汁或清凉饮料:详见"早产"。

(2)酒类:详见"早产"。

(3)茶水:详见"早产"。

(4)酸性食物:详见"早产"。

2. 口服避孕药

(1)饮酒:因为饮酒可降低口服避孕药的效力,甚至可使避孕失败,故在口服避孕药期间不宜饮酒。

(2)柑橘类水果:因为柑橘类水果可阻碍避孕药的药效,甚至导致避孕失败,故在口服避孕药期间不宜食用柑橘类水果。

(3)富含维生素 A、维生素 D 的食物:因为口服避孕药可增加体内维生素 A 和维生素 D 的含量,若同时食用富含维生素 A、维生素 D 的食物,可导致维生素 A、维生素 D 蓄积中毒,故在口服避孕药期间不宜过食富含维生素 A、维生素 D 的食物。此外,因为口服避孕药会阻碍维生素 B_6、维生素 B_{12}、叶酸和维生素 C 的作用,故在口服避孕药期间宜进食富含维生素 B_6、维生素 B_{12}、叶酸和维生素 C 的食物。

【本病与药物相克】

1. 雌激素　由于异位子宫内膜的生长主要依靠雌激素,过多

应用雌激素可促进异位子宫内膜的生长,从而加重病情,故子宫内膜异位症患者不宜过多应用。

2. 止痛片　继发性痛经是子宫内膜异位症的典型症状。临床研究表明,痛经患者在行经期间服用止痛片,癌症的发病率要比一般人高 6.5 倍,故子宫内膜异位症患者痛经和持续下腹痛者不宜服用。

3. 止血药物　因为子宫内膜异位症患者应保持经血通畅,若在行经期使用促凝药、止血药,如维生素 K_3、维生素 K_4、氨甲环酸、氨甲苯酸、卡巴克络、酚磺乙胺,以及中药紫草、仙鹤草、白及、棕榈炭、花生衣、藕节、大小蓟、侧柏叶、血余炭等,会加重血液凝滞瘀阻,不利于经血畅行,从而加重病情,故子宫内膜异位症患者不宜使用。

4. 具有收涩作用的中药　中医学认为,子宫内膜异位症是由于经血瘀滞,凝滞胞宫,流注于经脉、脏腑而成。具有收敛固涩作用的中药,如五味子、山茱萸、五倍子、酸枣仁、煅龙骨、煅牡蛎等加重经血瘀滞,从而使病情加重,故子宫内膜异位症患者不宜使用具有收涩作用的中药。

【药物与药物相克】

1. 吲哚美辛

(1)阿司匹林:因为阿司匹林能使吲哚美辛在胃肠道的吸收下降,血药浓度降低,作用减弱,同时又可增强其对消化道的刺激,可能引起出血,故应避免合用或慎用。胃溃疡病患者更应严禁合用。

(2)保泰松、泼尼松:因为吲哚美辛是非甾体镇痛药,实践证明,它可增强保泰松及皮质激素的致溃疡作用,故一般不宜合用。

(3)含大量有机酸的中成药:因为含大量有机酸的中成药(如山楂、蒲公英、五味子、乌梅等)会增加吲哚美辛在肾脏中的重吸收,从而增加其毒性,故不宜合用。

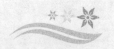

2. 口服避孕药

（1）肝酶诱导药：由于地西泮、苯巴比妥、苯妥英钠、氯氮䓬、甲丙氨酯、扑痫酮、保泰松、灰黄霉素等属于肝脏微粒体酶的诱导剂，可加速口服避孕药在体内的代谢，从而降低其避孕作用，甚至可使避孕失败，故不宜合用。

（2）利福平：因为利福平可使避孕药的主要成分加快代谢，药效降低而致避孕失败，故不宜合用。

（3）抗生素：正常情况下，口服避孕药借助于肠道细菌释放出一种水解酶，在肝肠循环中被重复吸收。由于较长时间应用青霉素、氨苄西林、羟氨苄西林、新霉素、四环素、头孢氨苄红霉素、氯霉素等抗生素会抑制肠道细菌群，影响避孕药在肠道内吸收，使血药浓度下降而致避孕失败，故不宜合用。

（4）糖皮质激素：因为口服避孕药与泼尼松、地塞米松等同时服用，避孕药可增加糖皮质激素的功能，但也能延缓糖皮质激素的代谢，使其不良反应大为增加，故不宜合用。

（5）维生素 E：因为口服避孕药（如炔诺孕酮、甲地孕酮等）可加速维生素 E 的代谢，减弱维生素 E 的作用，故不宜合用。

（6）三环抗抑郁药：因为口服避孕药可使三环抗抑郁药代谢减慢，血药浓度升高，易发生不良反应（如昏睡、恶心、头痛等），故口服不宜合用。

（7）茶碱：由于口服避孕药可使茶碱的总血浆清除率降低，半衰期延长，从而加重茶碱的毒不良反应，故一般不宜合用。如必须合用，应根据血清茶碱浓度调整用量。

3. 达那唑

（1）卡马西平：因为达那唑可抑制卡马西平代谢，使卡马西平血浆清除率降低，半衰期延长，血药浓度升高，从而导致卡马西平急性毒性反应（如眩晕、困倦、视物模糊、运动失调、恶心等），故不宜合用。

（2）环孢素：达那唑可抑制环孢素代谢，使环孢素血药浓度升高，两药联用时必须密切监测器血清浓度，并减少剂量，以避免环孢素的毒性反应。

十五、子宫脱垂

子宫从正常位置沿阴道下降，宫颈外口达坐骨棘水平以下，甚至子宫全部脱出于阴道口以外，称为子宫脱垂。子宫脱垂常合并有阴道前壁和后壁膨出。子宫脱垂的主要原因为多次妊娠与分娩造成宫颈、宫颈主韧带与子宫骶韧带的松弛与损伤及分娩后支持组织未能恢复正常。另外，产后过早劳动，以及慢性咳嗽、习惯性便秘、慢性腹泻引起的腹内压增高、营养条件低下、先天性因素或性激素分泌异常均可能是子宫脱垂的病因。临床上根据脱垂程度分为三度。Ⅰ度：子宫颈外口达坐骨棘水平以下，距处女膜缘＜4厘米；Ⅱ度轻：子宫颈外口脱出于阴道口外，但宫体尚在阴道内；Ⅱ度重：宫颈及部分宫体脱出阴道口外；Ⅲ度：子宫颈及子宫体全部脱出阴道口外。

子宫脱垂患者应加强营养，适当安排休息和工作，避免重体力劳动，经常保持大便通畅，积极治疗慢性咳嗽、习惯性便秘，使用子宫托，内服补中益气汤等中药，针灸，熏洗等非手术疗法及手术修补。因手术后对再次阴道分娩有一定影响，故手术仅适用于严重病例及不再生育的妇女。

【饮食宜进】

1. 高蛋白食物　蛋白质是人体的重要组成成分，也是修复组织的重要材料，故子宫脱垂患者适宜进食高蛋白食物，如母鸡、鸡蛋、猪瘦肉、猪肝、鲤鱼、海参、奶类、核桃、莲子、芡实等，以促进组织恢复。为了便于吸收，最好做成羹汤，如母鸡汤、猪肝蛋花汤、鲤鱼汤、海参汤、粥类等。

2. 富含维生素、无机盐和纤维素的食物　子宫脱垂患者适宜进食富含维生素和无机盐的食物，如番茄、豆芽、卷心菜、油菜、荔枝、桂圆、大枣、莲子、薏苡仁等，以利于疾病康复；同时还应注意进食多纤维蔬菜，如韭菜、芹菜等，以防止便秘，加重子宫脱垂。

3. 具有补肾益气作用的食物　中医学认为，子宫脱垂大多是由气虚、肾虚所致，故子宫脱垂患者适宜进食具有补肾益气作用的食物，如猪腰、猪大肠、荔枝、黑芝麻、山药等。

4. 具有清热利湿作用的食物　子宫脱垂伴有湿热者，宜多进食具有清热利湿作用的新鲜蔬菜及水产品，如菊花脑、荠菜、青菜、紫菜、鱼类等。

【饮食相克】

1. 寒性下坠的水产品　因为蚌肉、田螺、蛏子、海鱼、海带等水产品性质十分寒凉，食用后会损伤脾气，进一步加重中气下陷，升提无力使子宫脱垂难以回复。此外，如螃蟹、梭子蟹、蛇、甲鱼等亦具有寒性下坠的作用，可造成子宫虚寒下垂，故子宫脱垂患者不宜食用寒性下坠的水产品。

2. 性寒滑利食物　因为冬瓜、黄瓜、丝瓜、苦瓜、茭白、茄子、苋菜、葵菜、白菜、菠菜、刀豆等，性味寒凉而滑利，食用后会造成脾胃虚弱、固摄无力，而使子宫下滑，难以回纳，故子宫脱垂患者不宜食用性寒滑利食物。

3. 生冷食物　子宫脱垂患者多为脾胃虚弱、肾阳衰弱，生冷食物和各种冷饮、冰镇食物、生梨、西瓜、柚子、柠檬、甜橙、柑、柿子、香蕉、荸荠、杏、酸枣、山楂、香瓜等性质寒凉冷利，食用后会进一步损伤脾胃阳气，导致脾胃运化无力、中气下陷，从而加重子宫脱垂，故子宫脱垂患者不宜食用生冷食物。

4. 伤气食物　子宫脱垂是由于虚弱疲劳、营养缺乏所致，而白萝卜、咸菜、竹笋、毛笋、大头菜、蕹菜、茶叶、酸醋等食物会伤气破气，损耗营养，使原已虚弱的身体因得不到足够的营养而更加虚弱无力,子宫固摄还纳之力更趋减弱,从而加重子宫脱垂,故子宫脱垂患者不宜食用伤气食物。

5. 损伤脾胃的食物 百合、绿豆等虽为消暑解热之常品,但同时又有损伤脾胃的功效,尤其是脾胃虚弱的患者,食用后会出现气虚下陷的后果,产生大便溏薄、子宫脱垂回纳困难等症状,故子宫脱垂患者不宜食用百合、绿豆等损伤脾胃的食物。

6. 产气食物 因为大豆、豆制品、炒蚕豆、白薯等产气食物可致肠道内气体充盈而造成腹内压力增高,从而使子宫脱垂加重,故子宫脱垂患者不宜食用产气食物。

7. 辛辣刺激性食物 因为辛辣刺激性食物如辣椒、胡椒、咖喱、芥末、过浓的香料、酒等,不仅会加重子宫的炎症改变,也会导致便秘而使腹内压力增高,从而使子宫脱垂加重,故子宫脱垂患者不宜食用辛辣刺激性食物。

【饮食搭配】

1. 韭菜与猪腰 韭菜性温味辛,可温中下气、补肾益阳、健胃提神、调和脏腑、理气降逆、暖胃除湿;猪腰可补肾利尿、壮阳,两者搭配,具有补肾益髓、升提固脱之功效,适宜子宫脱垂患者食用。

2. 人参、大枣与粳米 人参、大枣与粳米搭配煮成米饭,具有补中益气、养血升提之功效,适宜子宫脱垂患者食用。

3. 海鳗与小米 小米性凉味甘,有滋养肾气、健脾胃、补虚损、开胃肠、养心安神、除热解毒、强精壮阳的作用,与海鳗鱼搭配,具有补虚损、清虚热之功效,适宜子宫脱垂患者食用。

【食疗药膳方】

1. 猪肚莲子 莲子250克,猪肚1只,黄酒、食盐各适量。将莲子洗净,冷水浸泡30分钟,备用。猪肚用冷水内外冲洗后,用食盐反复擦洗内壁,再用冷水冲洗干净,肚子剖开1个缺口,将莲子塞入肚腔内,再用线将猪肚封口,肚子的两头也用线扎牢,再把猪肚放入砂锅内,加冷水将猪肚浸没,用大火烧开后,加黄酒,再改用小火慢炖 3～4 小时。如水不够,可再加水,直至肚子酥烂,离火。吃时,将肚子切开,拆线,取出莲子,烘干,磨成粉末,每日 3 次,每次 1 匙,开水吞服。莲子也可加白糖当点心吃;肚子蘸酱油佐餐食,也可切片放入汤内,加食盐 1/2 匙,再烧片刻,连汤吃。适用于气虚型轻度子宫脱垂。

2. 荷叶蒸黑枣　新鲜荷叶 5 张,黑枣 250 克,猪油、黄酒各适量。将荷叶洗净,并把每张荷叶裁剪成 10～12 小方块,备用;将黑枣用温水浸透 30 分钟后,洗净,离水,加黄酒 3 匙拌匀湿润。先在黑枣表面涂上一层熟猪油再用荷叶包起来,荷叶要包紧,不使散开,每小张包 1 只黑枣。包好后放入盆内,最后将荷叶枣用大火隔水蒸 2～3 小时,盆加盖不让水蒸气进入。以后每次可取数只,在饭上蒸热吃。每日 2 次,每次 4～6 只,常食。适用于脾虚下陷所致子宫脱垂。

3. 金樱炖鸡　金樱根 60 克,母鸡 1 只。将鸡宰杀去毛、头足及内脏,洗净,金樱根洗净,切碎,放鸡腹中,加米酒少许,清水适量,放容器内隔水炖熟,调味后喝汤,食鸡肉。适用于肾虚所致子宫脱垂。

4. 升麻龟肉汤　升麻 10 克,大枣 10 枚,龟肉 150 克。将龟肉洗净、切块、与诸药同置锅中,加清水适量煮熟。喝汤,吃龟肉,每日 1 剂。补血益气,升举阳气。适用于气虚下陷所致的子宫脱垂。

5. 何首乌小米粥　鸡蛋 2 个,何首乌 30 克,小米 50 克,白糖适量。将何首乌用纱布包好,与小米同煮粥,快熟时打入鸡蛋,并加白糖,调匀即可,弃何首乌,喝粥,每日 2 次。适用于早期轻度子宫脱垂。

6. 何首乌炖鸡　何首乌 30 克,雌或公鸡 1 只,食盐、姜、料酒各适量。将鸡宰杀,去毛和肠脏,以 2～3 层白纱布包何首乌末

（以免粉末漏出）纳鸡腹内，加清水放锅内煲至鸡肉离骨，取出何首乌末，加食盐、姜、料酒调味。喝汤，吃鸡肉，每日分2次食完。适用于肾虚之子宫脱垂。

7. 鲫鱼黄芪汤 鲫鱼1尾，黄芪20克，枳壳10克，调料适量。将鲫鱼去鳞杂、洗净，与黄芪、枳壳加水同煮沸后，再煮30分钟，去渣取汁，食盐、味精、料酒调味。每次饮200毫升，每日2次。益气升提。适用于气虚下陷所致的子宫脱垂。

8. 党参小米粥 党参30克，升麻10克，小米50克。将党参、升麻水煎取汁，加小米煮为稀粥，每日2次，空腹食用。益气升提。适用于气虚下陷之子宫脱垂，劳则加剧，小腹下坠，四肢无力，少气懒言，面色少华，小便频数，带下量多，质稀色白等。

9. 二麻猪肠汤 升麻10克，胡麻仁100克，猪大肠300克，调料适量。将大肠洗净，升麻布包，与芝麻同放入大肠中，置锅中，加清水适量同炖至大肠熟后，去升麻，食盐、味精调味，喝汤食肠，隔日1剂，连续用3周。益气升提。适用于气虚下陷所致的子宫脱垂。

10. 巴戟炖猪肠 巴戟天、肉苁蓉、枳壳各35克，猪大肠200克，调料适量。将猪肠洗净，纳入诸药与大肠中，放碗中，加清水适量，隔水蒸熟食用，可加少许食盐、味精调味。吃猪大肠，喝汤。补肾益气固脱。适用于肾虚不固之子宫脱垂，腰膝酸软，小腹下坠，小便频数，夜尿频多，头晕耳鸣等。

11. 金樱子粥 金樱子15克，大枣10枚，粳米200克。将大枣去核，先取金樱子水煎取汁，加粳米，大枣煮粥食用，每日1剂。补肾固脱。适用于肾虚不固所致的子宫脱垂。

12. 黄芪甲鱼汤 黄芪30克，枳壳15克，杜仲10克，甲鱼1 000克，调料适量。将甲鱼去甲壳肠杂，洗净，切块，诸药布包，加清水适量同炖至甲鱼熟后，去药包、葱花、姜末、食盐、料酒、味精等调味食用，2日1剂。滋补肾阴，益气固脱。适用于肾气不固

型子宫脱垂。

13. 黄芪粥 黄芪 30 克,粳米适量。两者煮粥食用。适用于气虚型子宫脱垂,症见子宫下移或脱出阴道口外,伴有小腹下坠,精神疲倦,四肢无力,小便次数多,白带量多,质稀色白。

14. 升麻鸡蛋 鸡蛋 1 个,升麻 3 克。将升麻研末,鸡蛋开顶放入升麻末,开口处向上,隔水蒸熟后吃鸡蛋。适用于气虚型子宫下垂,症见子宫下移或脱出阴道口外,伴有小腹下坠,精神疲倦,四肢无力,小便次数多,白带量多,质稀色白。

15. 金樱黄芪瘦肉汤 金樱子 30 克,黄芪 30 克,枸杞子 15克,升麻 12 克,猪瘦肉适量。猪肉与中药共煎汤,吃猪肉,喝汤。适用于肾虚型子宫脱垂,症见子宫下移或脱出阴道口外,伴腰膝酸软,小腹下坠,头晕耳鸣,小便次数多,夜间尤甚,阴道干涩,白带量少。

16. 鸡蛋煲首乌萸肉汤 鸡蛋 3 个,何首乌 30 克,山茱萸 9克。先用水煎后何首乌、山茱萸取汁,入鸡蛋煮熟食用。适用于肾虚型子宫脱垂,症见子宫下移或脱出阴道口外,伴腰膝酸软,小腹下坠,头晕耳鸣,小便次数多,夜间尤甚,阴道干涩,白带量少。

17. 芡实核桃大枣粥 芡实、核桃肉各 20 克,大枣肉 15 克,白糖适量。煮粥加白糖调味食用。适用于肾虚型子宫脱垂,症见子宫下移或脱出阴道口外,伴腰膝酸软,小腹下坠,头晕耳鸣,小便次数多,夜间尤甚,阴道干涩,白带量少。

18. 升麻芝麻炖大肠 升麻 15 克,黑芝麻 100 克,猪大肠 1段(30 厘米长)、葱、姜、食盐、黄酒各适量。将升麻、黑芝麻装入洗净之猪大肠内两头扎紧,放入砂锅内,加葱、姜、食盐、黄酒、清水适量,小火炖 3 小时,至猪大肠熟透即可食用。适用于气虚所致子宫脱垂。

【本病与药物相克】

1. 行气破气类药物 因为行气破气类药物(如青皮、厚朴、佛手、木香、乌药、大腹皮、沉香等)可引起气虚而不利于疾病的治疗,故子宫脱垂患者不宜行气破气类药物。

2. 苦寒驱虫药物　因为苦寒驱虫药物如使君子、苦楝根皮、川楝子、雷丸、鹤草牙、槟榔、鹤虱等,均有一定的毒性,且性味苦寒,在驱虫的同时,也会损伤人体正气,加重子宫脱垂的症状,故子宫脱垂患者不宜使用苦寒驱虫药物。如必须使用时,可选择外用法。

3. 清热泻下药物　因为清热泻下药物,如大黄、芒硝、番泻叶、芦荟、甘遂、大戟、芫花、商陆、牵牛子、巴豆、石膏、知母、栀子、黄连、黄柏、黄芩、龙胆草、大青叶、板蓝根、穿心莲、贯众等,均对人体正气有较大的损伤作用,在泻下或热退以后,人体亦随之大亏,从而使脾胃受损而加重子宫脱垂的症状,故子宫脱垂患者应慎用清热泻下药物。

十六、不 孕 症

凡是在生育年龄的夫妇,未避孕、有正常性生活、同居 2 年以上(美国妇产科教材和不孕协会则把时间定为 1 年)不能受孕者称为不孕症。不孕症是妇科常见病之一,发病率占生育年龄妇女的 8％～17％,平均为 10％左右。不孕可分为原发性和继发性不孕两种。婚后同居 2 年以上未避孕而从未受孕者,称为原发性不孕;曾有过妊娠而后未避孕连续 2 年以上不孕者,称为继发性不孕。不孕症本身并不是一种独立的疾病,而是很多疾病引起的结果。女性不孕的主要原因为:排卵功能障碍,表现为月经周期中无排卵,或虽然有排卵,但排卵后黄体功能不健全;免疫学因素指女性生殖道或血清中存在有抗精子抗体,引起精子丧失活力或死亡,导致不孕或不育。此外,部分不孕妇女的血清中存在有对自身卵子透明带抗体样物质,可阻碍精子穿透卵子受精,亦可引起不孕;生殖器官先天性发育异常或后天性生殖器官病变,阻碍从外阴至输卵管的生殖通道通畅和功能,妨碍精子与卵子相遇,导致不孕;性生活失调、性知识缺乏、全身系统性疾病及不明原因等引起的不孕占不孕症病因的 1/3 左右。近年来的研究发现,随着现代生活压力的加重,环境污染等原因不孕症的发生率呈上升趋势。虽然引起不孕的原因很多,但首先要增强体质和增进健康,纠正营养不良和贫血;戒烟、戒酒;积极治疗病因;掌握科学的性知识,以增加受孕机会。并根据不同病因选用氯米芬、绒促性素、黄体酮、溴隐亭、己烯雌酚、输卵管内注药或人工授精等治疗。

【饮食宜进】

1. 富含蛋白质、维生素和胆固醇的食物　不孕症患者适宜进食富含蛋白质、胆固醇和维生素的食物,如蛋类、奶类、鱼类、肉类、豆类及其制品、动物肝脏、新鲜蔬菜和水果等,以增强体质和增进健康,有利于生育功能的改善。

2. 富含微量元素锌的食物　不孕症患者适宜进食富含微量元素锌的食物,以促进性器官和功能的发育,有利于改善生育功能。动物性食物是锌的主要来源,其中内脏、肉类和一些海产品是锌含量最丰富的来源,各种动物性食物中,以牡蛎含锌最为丰富,此外,牛肉、鸡肝、蛋类、羊排、猪肉等含锌也较多;各种植物植物性食物中含锌量比较高的有豆类、花生、小米、萝卜、大白菜等。

3. 动物内脏　这类食品中含有较多量的胆固醇,其中,10%左右是糖皮质激素和性激素,适当食用这类食物,对增强性功能有一定作用,故不孕症患者适宜多食动物内脏。

4. 具有补肾益精作用的食物　不孕症患者属于肾虚者,可选用鹿肉、鸽肉、鹌鹑肉、黑芝麻、核桃仁、黑大豆、冬虫夏草、鹿角胶、桑寄生、菟丝子等具有补肾益精作用的食物及药食兼用之品,以补肾气、益精血、调养冲任,改善生育功能。

5. 具有疏肝理气作用的食物　不孕症属于肝郁者,可选用金橘饼、青皮、陈皮、萝卜、萝卜子、薄荷、橘叶等具有疏肝理气作用的食物及药食兼用之品,以疏肝解郁、养血理脾,改善生育功能。

6. 具有化痰祛湿作用的食物 不孕症属于痰湿者,可选用薏苡仁、陈皮、半夏、茯苓、橘子、荸荠等具有化痰祛湿作用的药食佳品,以燥湿化痰、理气调经,改善生育功能。

7. 具有活血化瘀作用的食物 不孕症属于血瘀者,可选用生山楂、黄酒、藕节、玫瑰花、月季花、凌霄花、益母草、核桃仁、红花等具有活血化瘀作用的食物及药食兼用之品,以活血化瘀、理气调经,改善生育功能。

【饮食相克】

1. 饮酒 饮酒可以干扰或破坏卵巢的正常功能,而使受孕机会减少,故欲生育的妇女不宜饮酒。

2. 不利于营养精血的食物 因为不利于营养精血的食物,如大蒜、大头菜、茶叶、白萝卜、咸菜、榨菜、冬瓜等,多食后均会造成精血生成受损,而且还可损伤人体正气,对生育有着不利的影响,故不孕症患者不宜食用不利于营养精血的食物。

3. 寒凉食物 螃蟹、田螺、河蚌、蛏子、海蜇、梨、香蕉、柿子、西瓜、黄瓜、柚、橙子、雪梨、马蹄、石耳、石花、地耳、油菜、茭白、苋菜、荸荠、海带等食物,性质非常寒凉,多食后会使月经不调,而影响受孕,故不孕症患者不宜食用寒凉食物。

4. 辛辣刺激性食物 辛辣刺激性食物(如辣椒、胡椒、大蒜、姜、葱、韭菜、肉桂、丁香),以及以辛辣调味品为作料的食物(如辣腐乳、麻辣豆腐等),可使内分泌功能失调,从而使受孕机会减少,故不孕症患者不宜食用辛辣刺激性食物。

5. 胡萝卜 胡萝卜是人们常吃的食物,它含有丰富的胡萝卜素、多种维生素,以及对人体有益的其他营养成分。但有研究发现,妇女过多吃胡萝卜后,摄入的大量胡萝卜素会引起闭经和抑制卵巢的正常排卵功能。因此,欲生育的妇女不宜多吃胡萝卜。

6. 生冷食物　血之运行,贵在按时满盈,经候如常,则能摄精成孕。恣食生冷食物,如各种冰镇饮料、冰镇酒类和生拌黄瓜、拌海蜇、拌凉粉、拌萝卜等,则寒邪内客,血遇寒则凝滞,常可导致月经不调,而影响受孕;经期胞宫胞脉空虚,贪食生冷,还可损伤阳气,久而形成胞宫虚寒之候,造成寒宫不孕。因此,不孕症患者不宜食用生冷食物。

【饮食搭配】

1. 薏苡仁、扁豆与山楂　薏苡仁、扁豆与山楂加水适量煮成粥,加适量红糖食用。具有健脾燥湿、化痰调经之功效,对痰湿型不孕症有一定辅助治疗作用。

2. 鹿茸与乌鸡　乌鸡肉性平,味甘,有相当高的滋补药用价值,特别是富含极高滋补价值的黑色素,具有滋阴、补肾、养血、益肝、填精、补虚、退热之功效;鹿茸炖乌鸡具有补肾益精、养血调经的作用,对肾虚型不孕症有一定辅助治疗作用。

3. 核桃仁与墨鱼　墨鱼肉可滋阴养血、补心通脉;核桃仁能补血益精、补气养血,两者搭配,对血瘀型不孕症有一定辅助治疗作用。

4. 乳鸽与冬虫夏草　鸽子肉性平,味甘、咸,具有滋肾益气、祛风解毒的作用;冬虫夏草炖乳鸽,具有滋阴降火、抑抗助孕等功效,适宜免疫性不孕症患者食用。

5. 紫河车与韭菜　现代报道,紫河车含有多种激素,如雌激素,类固醇激素,促性腺激素,促肾上腺激素,能促进乳腺、子宫、阴道、卵巢发育;韭菜性温味辛,可温中下气、补肾益阳、健胃提神、调和脏腑、理气降逆、暖胃除湿。两者搭配,具有补血益肾等功效,对不孕症有一定辅助治疗作用。

【食疗药膳方】

1. 生姜红糖泥　鲜生姜 500 克,红糖 500 克。姜捣为泥,加入红糖,拌匀,蒸 1 小时,晒 3 日,共九蒸九晒。最好在夏季三伏,每伏各蒸晒 3 次。在经期开始时食用,每次 1 匙,每日 3 次,连用 1 个月。食用药膳期间忌房事。温暖子宫。适用于妇女宫冷不孕。

2. 鲜虾炒韭菜　鲜虾 250 克,鲜嫩韭菜 100 克,植物油、黄酒、酱油、醋、姜丝各适量。韭菜洗净,切寸段。油煸炒虾,加黄酒、酱油、醋、姜丝等,再入韭菜煸炒至嫩熟为度。佐餐食用。常食有补虚助阳功效。适用于不孕症的辅助治疗。

3. 糯米山药粥　糯米 500 克,山药 60 克,砂糖、胡椒末各适量。糯米水浸 24 小时,沥干,炒热,磨细,加山药研末调匀。每日清晨食用时,加砂糖、胡椒末,开水调食。适用于脾虚不孕。

4. 皂角粳米粥　皂角刺 30 克,粳米 50 克。皂角刺加水先煎 20 分钟,去渣取汁,加粳米煮粥食用。每日 1 剂,经期停用。适用于肝郁型不孕。

5. 薏苡仁扁豆粥　薏苡仁 30 克,炒扁豆 15 克,山楂 15 克,大枣 100 克,红糖适量。共煮粥食用。每日 1 剂,排卵期后停服。适用于痰湿型不孕。

6. 韭菜炒鸡肉　韭菜 300 克,鸡肉 100 克,猪肾 60 克,虾米 20 克。将韭菜洗净,切段,炒鸡肉、猪肾、虾米,调味食用。适用于肾虚型婚后不孕,症见月经后期,量少色淡,腰酸腿软,性欲淡漠,小便清长,大便溏,舌质淡红,苔白,脉沉细。

7. 东坡羊肉汤　羊肉 250 克,土豆、胡萝卜各 45 克,植物油、酱油、葱、姜、蒜、花椒、八角、料酒、白糖各适量。把羊肉切成小块,土豆、胡萝卜切成菱角形状。炒勺放植物油,大火烧至油见烟时,放入羊肉块,约炒 5 分钟,肉变成金黄色时捞出,再把土豆、胡萝卜块放入炒勺内,炸至金黄色时捞出。倒去余油,把炒锅放在微火上,倒入炒好的羊肉块,加入清水,放入酱油、葱、姜、蒜、花椒、八角茴香、料酒、白糖,煨至肉烂,再放入炸过的土豆、胡萝卜块,一起煨 5 分钟,倒入汤盘即可。佐餐食用。温肾助阳。适用于不孕症。

8. 后宫粥 制半夏、茯苓、陈皮、苍术各 10 克,香附、神曲各 20 克,川芎 6 克,粳米 100 克。将上述 7 味药加水共煎,留汁去渣,加入洗净的粳米,共煮成粥。每日 2 次,空腹温食。健脾燥湿,化痰祛脂。适用于痰湿型不孕。

9. 温补鹌鹑汤 鹌鹑 2 只,艾叶 30 克,菟丝子 15 克,川芎 10 克。鹌鹑宰杀,去毛和内脏,备用;将 3 味药用清水 3 碗煎至 1 碗,用纱布过滤取汁,然后将药汁和鹌鹑用碗装好,隔水炖熟即可。喝汤,吃鹌鹑食肉。温肾固脉。适用于体虚、子宫寒冷、不受孕者。

10. 三七炖子母鸡 仔鸡 1 只,三七根 20 克。仔鸡宰后洗净,去内脏,在腹腔内填入三七根,小火炖 1 小时以上。佐膳食用。适用于血瘀型不孕。

11. 羊肉苁蓉粥 粳米 100 克,羊肉 100 克,肉苁蓉 15 克,葱白 3 根,生姜 3 片,食盐适量。粳米加清水煮沸,加羊肉、肉苁蓉、葱白、生姜,共剁成浆,煮粥,加食盐分 2~3 次食完。每日 1 剂,10~15 日为 1 个疗程。补肾、助阳、益精血。适用于肾虚阳衰型不孕。

12. 木耳鹿角汤 白木耳 30 克,鹿角胶 6 克,冰糖 15 克。将白木耳用温水泡发,洗净,放砂锅内,加水适量,用小火煎熬,待木耳熟透,加入鹿角胶和冰糖溶化,和匀熬透。每日 1 剂,分次食用。滋阴养血,填精助孕。适用于不孕症。

13. 益母当归煲鸡蛋 益母草 30 克,当归 15 克,鸡蛋 2 个。将药材用清水 2 碗、煎取 1 碗,用纱布滤净渣。鸡蛋煮熟,冷却去壳,插小孔数个。用上药药汁煮片刻后喝药汁,吃蛋,每周吃 2~3 次,1 个月为 1 个疗程。常食可调经养血,使子宫恢复正常功能,增强卵子的排出,提高受孕的机会。

14. 菟丝艾叶川芎炖鹌鹑 菟丝子 15 克,艾叶 30 克,川芎 10 克,鹌鹑 2 只。先将鹌鹑宰杀,去毛和内脏。将药材用清水 3 碗、煎成 1 碗,用纱布滤净渣。用碗将药汁和鹌鹑装好,隔水炖熟。喝汤,吃鹌鹑肉。常食能兴奋冲、任二脉,适用于体质虚损、子宫寒冷,久不受孕者。

15. 鹿角胶粥 粳米 100 克,鹿角胶 15 克,姜末、食盐各适量。粳米煮粥,粥熟加鹿角胶、姜末、食盐调味食用,3～5 日为 1 个疗程。补肾阳益精血。冬季服用,夏季不宜进补。适用于宫冷不孕。

16. 芡实莲子粥 芡实 30 克,莲子 30 克,粳米 60 克。煮粥食用。适用于肾虚型婚后不孕,症见月经后期、量少色淡,腰酸腿软,性欲淡漠,小便清长,大便溏,舌质淡红,苔白,脉沉细。

17. 鹿鞭鸡 鹿鞭 100 克,当归 25 克,枸杞子 15 克,北芪 15 克,生姜 3 片,嫩母鸡 1 只,阿胶 25 克。将嫩母鸡去毛及内脏,洗净,与前 5 味药物同煮。开始用大火煮沸后,改用小火炖至鸡烂,再入阿胶,待阿胶溶化后调味食用,连吃多次。适用于肾虚型婚后不孕,症见月经后期,量少色淡,腰酸腿软,性欲淡漠,小便清长,大便溏,舌质淡红,苔白,脉沉细。

18. 艾叶粥 干艾叶 15 克,粳米 100 克,红糖适量。将艾叶煎汁去渣。将粳米、红糖放入药汁中煮粥。早晚温热食用。但月经期间不宜服。温暖子宫。适用于宫冷不孕等。

19. 肉桂粥 肉桂粉 1～2 克,粳米 100 克,砂糖适量。粳米洗净,加砂糖煮粥。将熟时放肉桂粉,小火再煮,粥稠停火(久煮效果更佳)。每晚睡前空腹温服。温中补阳。适用于宫冷不孕,虚寒痛经等。

【药物与饮食相克】

维生素 B_6 与含硼多的食物,如茄子、南瓜、胡萝卜等同食,可生成络合物,影响维生素 B_6 的吸收和利用,从而降低疗效。

【本病与药物相克】

1. 糖皮质激素 因为长期使用糖皮质激素可使女性发生月

经不调、闭经，使受孕机会减少，故不孕症患者不宜长期应用糖皮质激素。

2. 镇静安眠药物　因为镇静安眠药物长期应用或滥用巴比妥类和非巴比妥类镇静安眠药物，可使女性出现月经失调和排卵障碍，使受孕机会减少，故不孕症患者不宜长期使用或滥用镇静安眠药物。

3. 避孕药和性激素　因为避孕药不仅可抑制排卵，而且可使子宫内膜萎缩，长期应用性激素可影响排卵和导致月经失调，故不孕症患者不宜应用避孕药和性激素。

4. 抗肿瘤药物　因为抗肿瘤药物可直接损害性腺，从而影响性腺发育和排卵，不利于受孕，故不孕症患者不宜应用抗肿瘤药物。

【药物与药物相克】

1. 黄体酮　详见"功能失调性子宫出血"。

2. 己烯雌酚　详见"老年性阴道炎"。

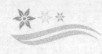
第三章　妇科肿瘤

一、外 阴 癌

外阴癌包括许多不同组织结构的恶性肿瘤,约占女性全身恶性肿瘤的 1％,占女性生殖道癌肿的 3％～5％,常见于 60 岁以上妇女。以外阴鳞状细胞癌最常见,占外阴癌的 80％～90％,近年其发病率有所增加,其他有恶性黑色素瘤、基底细胞癌、前庭大腺癌等。外阴癌的病因尚不完全清楚,但外阴癌患者常并发外阴色素减退疾病,其中仅 5％～10％伴不典型增生者可能发展为外阴癌;其他如外阴受慢性刺激如乳头瘤、尖锐湿疣、慢性溃疡等也可发生癌变;外阴癌可与宫颈癌、阴道癌合并存在。现已公认单纯疱疹病毒Ⅱ型、人乳头瘤病毒、巨细胞病毒等与外阴癌的发生可能有关。外阴癌的症状主要为不易治愈的外阴瘙痒和各种不同形态的肿物,如结节状、菜花状、溃疡状。肿物合并感染或较晚期癌可出现疼痛、渗液和出血。治疗以手术为主,辅以放射治疗与化学治疗。常用的药物有阿霉素类、顺铂类、博来霉素、氟尿嘧啶和氮芥等。

【饮食宜进】

1. 高蛋白、高维生素饮食　对于恶性肿瘤患者,尤其是晚期患者,大多数出现食欲缺乏、饮食无味、食量下降,但肿瘤又过度消耗人体能量,甚至出现恶病质,如果此时营养摄入不足,抗病力会减弱,不利于病情恢复。因此,外阴癌患者应以高蛋白、高维生素饮食为适宜,以弥补肿瘤过分消耗,提高机体的免疫功能和抗癌能力。可根据患者胃肠道功能情况适当给予蛋、奶、瘦肉、鱼类、豆类食物及新鲜蔬菜和水果。

2. 低脂肪饮食 由于恶性肿瘤患者消化功能低下,食欲也较差,若过食高脂肪食物,更会影响消化功能,使必需的营养得不到补充,以致机体抵抗力降低,不利于疾病的康复。因此,恶性肿瘤患者适宜选择低脂肪、易消化的清淡膳食,如新鲜蔬菜、水果、米汤、稀粥、豆浆等。

3. 有利于毒物排泄和解毒的食物 恶性肿瘤患者多表现为热毒、阴虚,各种代谢毒物积聚于体内,可加重病情,不利于疾病的康复,故恶性肿瘤患者适宜多食用有利于毒物排泄和解毒的食物,如绿豆、赤小豆、冬瓜、西瓜等。

4. 食疗与药疗兼备的食物 恶性肿瘤患者适宜多食药食兼备的食物,如黄花菜、马齿苋、山药、百合、菱角、藕、胡萝卜、大蒜、核桃、猕猴桃、桃、杏、香菇、银耳、木耳、海参等。

【饮食相克】

1. 刺激性食物 恶性肿瘤患者的饮食应以清淡而富有营养为适宜,各种刺激性食物,如辛辣之品(辣椒、辣酱、辣油、咖喱粉、芥末、川椒等),助阳发物(猪肉、羊肉、驴肉、鹿肉、狗肉、公鸡肉等),不易消化的蔬菜(韭菜、蒜苗、韭黄、芹菜、竹笋、毛笋、冬笋等)及油煎油炸之品等,均对恶性肿瘤患者有一定的不良刺激作用,使病情恶化,故恶性肿瘤患者应慎食刺激性食物。

2. 腐烂的食物 几乎所有的物质当其腐烂时,都会产生一种恶臭的物质-乙醛,这种物质的致癌率相当高,故癌症应禁食腐烂的物质。

3. 酒与咖啡 酒中所含的酒精可以刺激垂体激素的分泌,从而影响恶性肿瘤的易感性;咖啡中的咖啡因是对人体具有毒性的物质,它可使体内 B 族维生素被破坏,而缺乏 B 族维生素与癌症

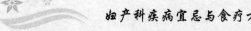

的发生有密切关系,故恶性肿瘤患者不宜饮酒及咖啡。

4. 糖 因为糖,尤其是精白糖,不但缺乏维生素及矿物质,而且会消耗体内本来就不多的矿物质及 B 族维生素,这无疑削弱了机体的抗癌能力。食糖过多还会对机体的免疫系统产生直接的有害影响,会使白细胞的吞噬能力降低,使机体难以消灭癌细胞。此外,癌症患者的血液中含有相当多的乳酸,乳酸是糖酵解作用的产物,癌细胞的生存是靠糖酵解作用维持的,它不像正常细胞那样靠氧气呼吸,故癌症患者应少吃糖,以免造成癌细胞生存的条件。

5. 酸菜、腌菜、腌肉 因为酸菜、腌菜、腌肉在制作过程中容易发霉,其中常含有致癌性真菌及致癌物质亚硝胺,故癌症患者不宜食用酸菜、腌菜及腌肉。

6. 蛋白摄入不足 因为当营养素摄入不足,尤其是蛋白质每日摄入量低于 60 克时,化学治疗易使肝脏受损,故癌症患者切忌营养摄入不足。在化学治疗过程中,一旦发现肝脏受损,如转氨酶升高,应停止化学治疗,并补充蛋白质,待肝功能恢复正常后再继续化学治疗。

7. 高脂肪食物 因为食入过多脂肪不仅可导致体重增加,而且过多脂肪还可导致机体激素发生变化,限制机体免疫监视的效能,影响细胞的代谢式,增加体内镁的排出,这些因素都会促使肿瘤的发生。此外,由于恶性肿瘤患者消化功能低下,食欲也较差,若过食高脂肪食物,更会影响消化功能,使必需的营养得不到补充,以致机体抵抗力降低,不利于疾病的康复,故癌症患者不过食高脂肪食物,如猪肉、肥肉、黄油等。

8. 烟熏烧烤食物 烟熏烧烤食物(如烟熏香肠、熏肉、烤羊肉等)中含有的 3,4-苯并芘为致癌物质,食用该类食物过多,癌症发病率较高。

9. 食盐 世界卫生组织的艾罗拉博士曾以日本为对象研究

了南北地区癌症发病率的差异,研究确定食盐的消费量与癌症发生率存在着一定的关系。过多的钠盐致癌可能是钠会抑制免疫系统,如白细胞减少等,故现在有的专家还提出抗癌食谱就是要求严格控制食盐的摄入量。

10. 荞麦　实验研究表明,荞麦中所含的芦丁及烟酸等成分,有促进肿瘤扩散和生长的作用,故癌症患者不宜食用。

【饮食搭配】

1. 胡萝卜与牛肉　中医学认为,牛肉具有补中益气,滋养脾胃,强筋健骨,化痰息风之功效;胡萝卜性味甘平,其含有的胡萝卜素能转化成维生素 A,可防治夜盲症,增强机体抵抗力,亦能降低肺癌的发病率,研究表明,胡萝卜中含有的叶酸、木质素也具有防癌抗癌功效。两者同食,可防病抗癌,强身健体,适宜外阴癌患者食用。

2. 菜花与蚝油　近年研究证明,菜花中含有多中吲哚衍生物,能增强机体对苯并吡等致癌物的抵抗力,因而具有抗癌作用,已被列入抗癌食谱中,菜花与蚝油同食能健脾开胃、益气壮阳、防癌抗衰,适宜外阴癌症患者食用。

3. 冬瓜与芦笋　芦笋营养丰富,其含有的天冬酰胺能有效地抑制癌肿生长,若配以甘淡微寒、清热利尿、解毒生津的冬瓜,不仅清凉爽口,而且有良好的保健效果,适宜外阴癌等患者食用。

4. 莼菜与鲫鱼　莼菜为睡莲科植物,是珍贵蔬菜之一,富含蛋白质及多种维生素和矿物质,有防癌、降压、调脂作用,与鲫鱼搭配食用,可为机体提供丰富的营养,并能和胃调中、补虚利火、消炎解毒,适宜高血压、高血脂、癌症等患者食用。

5. 平菇与口蘑、草菇　平菇与口蘑、草菇均有滋补、降压、降脂、抗癌功效,适宜体质虚弱、癌症、高血压、高血脂等患者食用。

6. 芦笋与海参　芦笋有明显的抗癌效果,海参亦有抑癌作用,两者搭配,适用于各种癌症患者的辅助治疗。

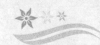
7. 豆腐与金针菇　金针菇有益智强体、防癌抗癌功效；豆腐高蛋白、低脂肪，且含有多种矿物质。两者搭配，适宜营养不良、高血脂、高血压、糖尿病及各种癌症患者食用。

【食疗药膳方】

1. 萝卜煮羊肉河鱼　羊肉 300 克，鲜河鱼 1 条，白萝卜 1 个，植物油、葱、姜、料酒、食盐、香菜、蒜苗、葱末各适量。羊肉切成大块，放入滚水中，同切片的萝卜煮 15 分钟，汤和萝卜弃之。羊肉放入锅内，加水（约为锅容量的 2/3）、葱、姜、料酒，煮至熟透。若汤太少可加适量开水。将鱼用植物油煎透后，放入肉锅内煮 30 分钟。汤中加食盐、香菜、蒜苗、葱末，即可美味可口的羊肉河鱼鲜汤。吃羊肉、河鱼，喝汤。适用于外阴癌术后的调养。

2. 龙胆草蛋　龙胆草 10 克，鸡蛋 3 个，蜂蜜 30 毫升。龙胆草水煎，去渣取汁，磕入鸡蛋成荷包蛋，入蜂蜜，空腹食用，5 日为 1 个疗程。清热敛疮。适用于外阴溃疡恶变，症见外阴灼热疼痛较甚。

3. 蒲公英绿豆汤　蒲公英 10 克，绿豆 50～100 克，冰糖适量。蒲公英水煎取汁，加绿豆煮粥，粥成冰糖搅匀食用。清热解毒消疮。适用于热毒型外阴溃疡恶变。

4. 苦参鸡蛋　苦参 60 克，鸡蛋 2 个，红糖 60 克。苦参浓煎取汁，入打散的鸡蛋、红糖煮熟。吃鸡蛋，喝汤，每日 1 次，6 日为 1 个疗程。清热解毒、燥湿敛疮。适用于湿热火毒型外阴溃疡恶变，症见外阴热痛较甚。

5. 将军蛋　生鸡蛋 1 个，大黄末 3 克。在生鸡蛋顶端敲一小孔，入生大黄末，用纸糊住小孔，水煮至熟。空腹吃，每日 3 次，4～5 日为 1 个疗程。凉血敛疮。适用于外阴溃疡恶变，症见久不愈合，灼热疼痛。

6. 黄瓜土茯苓乌蛇汤　乌蛇 1 条，土茯苓 100 克，赤小豆 60 克，生姜 30 克，大枣 8 枚，黄瓜 500 克。乌蛇剥皮，去内脏，入沸水锅煮熟,取肉去骨,与土茯苓、赤小豆、生姜、大枣去核、黄瓜块同入锅,加清水适量,大火煮沸后改小火煲3小时。调味食用。清热解毒,利湿。适用于湿热下聚型外阴溃疡恶变。

7. 蒲公英汤 蒲公英30克,半边莲、白花蛇舌草各90克,金银花50充,葱白15克,红糖适量。除红糖外,同入锅,加清水适量,大火煮沸后改小火煲1小时,取汁溶化红糖,代茶频饮。清热解毒,散结消疮。适用于热毒壅盛型外阴溃疡恶变。

【本病与药物相克】

1. 攻下法 有人认为,患有肿瘤是体内有毒,应攻下以排毒,但临床并非如此,用攻下法的存活率并不比用调补法高。因此,除火毒内盛者用攻下法外,其他类型患者慎用攻下法,以免重伤元气。

2. 丹参 因为丹参及其复方制剂可促进恶性肿瘤的转移,故恶性肿瘤患者应避免使用。

3. 滥用补药 据临床统计,肿瘤患者使用补法的存活时间要比其他疗法长,但在进补时要注意适当进补,不可滥用补药,应用滴水穿石的进补方法,避免进补过量而产生不良反应。

【药物与药物相克】

1. 多柔比星

(1)环磷酰胺、普卡霉素及其他心脏毒性的药物:因为多柔比星与环磷酰胺、普卡霉素及其他心脏毒性抗肿瘤抗生素(如丝裂霉素)合用,可加重多柔比星介导的心力衰竭和心脏毒性,故不宜合用。

(2)维拉帕米:因为维拉帕米可增加多柔比星在细胞内蓄积,降低其清除率,两药联用可使心功能减退,故不宜合用。

(3)巴比妥类药物:因为巴比妥类药物可降低多柔比星的作用,影响其疗效,故不宜合用。

2. 博来霉素

(1)甲氨蝶呤:因为博来霉素与甲氨蝶呤合用作用增强,但两者若间隔 12～24 小时给药,作用则降低。故若联用时应同时给药。

(2)丹参:动物实验证明,复方丹参制剂以不同途径给药,均能促进恶性肿瘤的转移,当其与博来霉素合用时,在抑制肿瘤生长方面均未显示明显的增效作用,故应避免合用。

3. 顺铂

(1)氨基糖苷类抗生素:因为氨基糖苷类抗生素可加重顺铂的毒性反应,如顺铂联用庆大霉素或妥布霉素,可发生急性肾衰竭,故不宜合用。

(2)抗高血压药:因为抗高血压药与顺铂联用可引起肾衰竭,故不宜合用。

(3)依他尼酸:因为依他尼酸可明显增加顺铂的听神经毒性,故不宜合用。

(4)亚硫酸钠:亚硫酸钠与顺铂发生化学反应使之失活,属于配伍禁忌,故不宜合用。

4. 氟尿嘧啶

(1)丹参:动物实验证明,复方丹参制剂以不同途径给药,均能促进恶性肿瘤的转移,当其与氟尿嘧啶合用时,在抑制肿瘤生长方面均未显示明显的增效作用,故应避免合用。

(2)维生素 C、叶酸:由于维生素 C、叶酸可增强氟尿嘧啶的毒性反应,故不宜合用。

(3)酸性药物:因为氟尿嘧啶注射液为碱性药物,与酸性药物(如阿糖胞苷、地西泮、多柔比星、氨基酸、胰岛素,以及多种维生素)混合应用,可降低其药效,故不宜混合应用。

5. 氮芥

(1)骨髓抑制药:因为骨髓抑制药(如氯霉素等)与氮芥联用

可发生不可恢复的骨髓抑制,故不宜联用。

(2)干扰素:因为氮芥与干扰素联用时,可显示典型的干扰素毒性症状,故不宜联用。

二、宫　颈　癌

宫颈癌是最常见的妇科恶性肿瘤,占女性生殖系统恶性肿瘤的 50% 以上,死亡率为女性恶性肿瘤的首位。宫颈癌患者年龄分布呈双峰状,35～39 岁和 60～64 岁,平均年龄为 52.2 岁。由于宫颈癌有较长癌前病变阶段,因此宫颈细胞学检查可使宫颈癌得到早期诊断与早期治疗。近年来,国内外均已普遍开展宫颈细胞涂片检查,宫颈癌发病率明显下降,死亡率也随之不断下降。迄今为止,宫颈癌的病因尚未完全明了。多数学者认为,其发病与早婚、过早性生活、早年分娩、密产、多产、性生活紊乱、性激素失调、经济状况、种族、环境和精神刺激等因素有关。近年发现,通过性交感染某些病毒(如单纯疱疹病毒Ⅱ型、人乳头瘤病毒、巨细胞病毒等)可能与宫颈癌发病有一定关系。早期宫颈癌大多无任何症状,或仅在阴道检查时发现宫颈糜烂,一旦出现症状已多为中晚期,其主要症状为阴道出血、阴道排液和疼痛。宫颈癌的治疗应根据临床分期、患者年龄、全身情况等决定治疗措施,常用的方法有手术、放射治疗及化学治疗等综合应用。常用的有效药物有顺铂、卡铂、环磷酰胺、氟尿嘧啶、博来霉素、丝裂霉素、长春新碱等,其中以顺铂疗效较好。一般采用联合化学治疗。

【饮食宜进】

1. 高蛋白、高维生素饮食　早期宫颈癌对消化道功能一般影响不大,应尽可能地补给营养物质,蛋白质、糖、脂肪、维生素等均可合理应用。晚期宫颈癌患者,大多数出现食欲缺乏、饮食无味、食量下降,但肿瘤又过度消耗人体能量,甚至出现恶病质,如果此时营养摄入不足,抗病力会减弱,不利于病情恢复,因此晚期宫颈癌患者亦应以高蛋白、高维生素饮食为适宜,以弥补肿瘤过分消耗,提高机体的免疫功能和抗癌能力。可根据患者胃肠道功能情况适当给予蛋、奶、瘦肉、鱼类、豆类食物及新鲜蔬菜和水果。

2. 低脂肪、易消化饮食 由于中晚期宫颈癌患者常有腹部疼痛或腰骶部疼痛,癌肿如压迫或侵犯直肠,可出现排便困难、里急后重、黏液血便等消化道表现,此时患者消化功能低下,食欲也较差,饮食调养十分重要,若过食高脂肪食物,更会影响消化功能,使必需的营养得不到补充,以致机体抵抗力降低,不利于疾病的康复。因此,宫颈癌患者,尤其是中晚期宫颈癌患者适宜选择低脂肪、易消化、新鲜稀软的膳食,如猪瘦肉、猪肝、青菜、菠菜、莲藕、桂圆肉、桑葚、淮山药、薏苡仁、木耳、香菇、新鲜水果、米汤、稀粥、豆浆等。

3. 食疗与药疗兼备的食物 宫颈癌患者适宜多食药食兼备的食物,如黄花菜、马齿苋、山药、百合、菱角、藕、胡萝卜、大蒜、核桃、猕猴桃、桃、杏、香菇、银耳、木耳、灵芝、海参、冬虫夏草等。

4. 具有补血、止血、抗癌作用的食物 宫颈癌患者阴道出血多时,应食用一些具有补血、止血、抗癌作用的食物,如莲藕、薏苡仁、山楂、黑木耳、乌梅、花生内衣、荠菜、金针菜、百合、海螵蛸等。

5. 具有补益气血作用的食物 宫颈癌手术后的患者,气血大伤,适宜选用具有补益气血作用的食物加以调理,如大枣、菠菜、猪肝、桑葚、枸杞子等。

6. 具有健脾和胃作用的食物 宫颈癌化学治疗或放射治疗的患者,由于药物或放射线的作用,出现消化道反应,如食欲缺乏、恶心、呕吐、腹痛、腹泻等,适宜选用具有健脾和胃的食物加以调理,如姜汁、蔗汁、乌梅、金橘等。

7. 具有补气养血、生精补肾作用的食物 宫颈癌患者化学治疗、放射治疗产生骨髓抑制者,可出现白细胞、血小板下降而影响化学治疗、放射治疗继续进行,应配以补气养血、生精补肾的食物调理,如山药、桂圆、桑葚、枸杞子、猪肝、甲鱼、驴皮胶等。

8. 具有清热利湿、滋阴解毒作用的食物 宫颈癌患者放射治疗出现放射性膀胱炎和放射性直肠炎时,应给予具有清热利湿、滋阴解毒作用的食物,如绿豆、赤小豆、冬瓜、西瓜、薏苡仁、莲藕、菠菜、荸荠等。

【饮食相克】

1. 辛辣刺激性食物 因为宫颈癌患者身体虚弱,若食用辣椒、姜、葱、蒜、酒等辛辣及刺激性较强的食物,可刺激癌细胞,从而加重病情,故宫颈癌患者不宜食用辛辣刺激性食物。

2. 营养不良 如果饮食缺乏营养,身体不能获得充足的养分,免疫功能低下,就容易使癌变加重,故宫颈癌患者应忌营养不良。

3. 腐烂的食物 详见"外阴癌"。

4. 酒与咖啡 详见"外阴癌"。

5. 糖 详见"外阴癌"。

6. 酸菜、腌菜、腌肉 详见"外阴癌"。

7. 高脂肪食物 详见"外阴癌"。

8. 荞麦 详见"外阴癌"。

【饮食搭配】

1. 桂圆与乌梅 桂圆味甘性温,其浸出液能有效地抑制宫颈癌细胞的生长;乌梅性平味酸,对宫颈癌亦有治疗作用,两者搭配,作用更强,适宜宫颈癌患者食用。

2. 芦笋与海参 芦笋有明显的抗癌效果,海参亦有抑癌作用。两者搭配,适宜各种癌症患者的辅助治疗。

3. 豆腐与金针菇 金针菇有益智强体、防癌抗癌功效;豆腐高蛋白、低脂肪,且有多种矿物质。两者搭配,适用于营养不良、高血脂、高血压、糖尿病及各种癌症患者食用。

4. 黑木耳、大枣与粳米 黑木耳性平、味甘，其所含有的一种多糖，是一种极好的免疫促进剂，能显著提高机体的免疫力，经常食用，可增强体质，预防癌症发生；大枣不仅营养丰富，而且还具有抑制肿瘤细胞的生长的作用。两者与粳米搭配，具有滋养肝肾、润燥止血、抗癌的作用，适宜宫颈癌患者食用。

5. 百合与大枣、糯米 百合与大枣、糯米搭配，制成汤圆，有健脑益智、防老抗衰、醒脾开胃的功效，亦是癌症患者的理想食品。

6. 栗子与薏苡仁 栗子与薏苡仁均含有丰富的糖类、蛋白质及多种维生素、氨基酸，薏苡仁中还含有阻止癌细胞生长的物质，具有防癌抗癌功效，栗子与薏苡仁搭配食用，营养丰富，能补益脾胃、补肾利尿、利湿止泻、防癌，适宜宫颈癌患者食用。

7. 桑葚、黑芝麻与粳米 桑葚、黑芝麻与粳米三者搭配，具有滋补肝肾、养阴抗癌之功效，适宜宫颈癌患者食用，对癌症患者放化学治疗后脱发、便秘也有一定辅助治疗作用。

【食疗药膳方】

1. 莲子煲甲鱼 白莲子 50 克，甲鱼 1 只，香菇 10 克，味精、食盐各适量。白莲子去心，甲鱼宰杀，去内脏，和香菇、莲子放入砂锅内，小火煮煲 2 小时，加入适量味精，食盐调味。佐餐食用。适用于肝肾阴虚型宫颈癌，症见形体虚弱，气短乏力，面色苍白，腰痛腿软，带下脓血恶臭，舌质淡，苔白，脉细弱。

2. 葡萄干焖墨鱼 黑葡萄干 70 克，猪瘦肉 150 克，新鲜小墨鱼 5 条，植物油、酱油、食盐、白糖、白酒各适量。将墨鱼头部拉出，将体内泥沙、杂物取出，不要将墨鱼剖开，用少许酱油和白酒浸泡之。将猪瘦肉、葡萄干炒熟装入每只墨鱼体内，将墨鱼放入油锅内小火煎熬，再倒入浸泡墨鱼的酱油和酒，焖煮至熟。佐餐食用。适用于肝肾阴虚型宫颈癌，症见形体虚弱，气短乏力，面色苍白、腰痛腿软，带下脓血恶臭，舌质淡，苔白，脉细弱。

3. 鸽子炖鳖甲 家鸽 1 只,鳖甲 30 克,淮山药 30 克,醋、食盐各适量。鸽宰杀,去毛杂及内脏,切碎,与后鳖甲、山药一起加水炖煮烂,加醋、食盐调味。喝汤,吃鳖肉。除适用于宫颈癌外,其他妇科肿瘤也适用。

4. 鞭草鳝鱼汤 白鳝 1 条、鲜马鞭草 60 克(干品 30 克),食盐、植物油各适量。白鳝去内脏,与马鞭草(布包)一起加水适量煮 1 小时,去药,加食盐、植物油调味。喝汤,吃鱼肉。适用于宫颈癌月经不调,带下赤白者。

5. 瘦肉鱼胶粥 猪瘦肉 60 克,鱼胶 30 克,糯米 60 克,食盐、植物油各适量。猪肉及鱼胶(浸泡 1 日后)切丝,和糯米煮粥,加食盐、植物油调味。温热食用。适用于宫颈癌卵巢癌体虚不思饮食者。

6. 菱粉粥 粳米 100 克,菱粉 30～60 克,红糖适量。粳米加适量水同煮,待米粥至半熟后,调入菱粉 3,加红糖同煮为粥。温热食用。适用于宫颈癌、食管癌、胃癌、乳腺癌的辅助饮食。

7. 羊肉河鱼煮萝卜 羊肉 300 克,鲜河鱼 1 条,白萝卜 1 个,葱、姜、白酒、植物油,食盐、香菜、蒜苗各适量。羊肉切成大块,放入滚水中,同切片的萝卜煮 15 分钟,汤和萝卜弃之。羊肉放入锅内,加水(约为锅容量的 2/3)、葱、姜、酒、煮至熟透。若汤太少可加适量开水。将鱼用植物油煎透后,放入肉锅内煮 30 分钟,汤中加食盐、香菜、蒜苗、葱末,即可美味可口的鲜汤。吃河鱼、萝卜,喝汤。适用于宫颈癌术后的调养。

8. 竹笋鸳鸯蛋 鹌鹑蛋 20 个,洋葱 1/2 个,胡萝卜 80 克,芦笋 80 克,青椒 1 个,香茄 4 个,砂糖 40 克,醋 45 毫升,白酒 15 毫升,番茄酱 20 克,香油 5 毫升,五香粉 10 克,植物油适量。鹌鹑蛋煮熟,去壳;蔬菜切成小块;胡萝卜煮至刚熟。碗中依次放入汤料200 毫升,砂糖 40 克,醋 45 毫升,白酒 15 毫升,番茄酱 20 克,香油 5 毫升,五香粉 10 克,调成料汁。锅中放植物油,烧熟后投入蛋和蔬菜秒炒,倒入料汁略煮一下即可食用。适用于宫颈癌慢性出血所致贫血。

9. 薏苡仁菱角粥 薏苡仁 30 克,菱角肉 60 克。薏苡仁、菱角肉加适量的清水煮粥后食用。每日 1 剂,连食 30 剂为 1 个疗程。疏肝理气,解郁排毒。适用于肝郁气滞型宫颈癌伴有心情忧郁,胸胁或小腹胀痛,心烦易怒,周身窜痛,口干,白带增多,宫颈糜烂呈菜花样改变,舌质正常或稍红,舌苔薄白,脉弦或涩等症状。

10. 鱼鳔薏苡仁粥 薏苡仁 30 克,菱角 15 克,大枣 10 枚,鱼鳔 5 克。将薏苡仁、菱角、大枣、鱼鳔一起入锅用清水煮粥后食用,每日 1 剂,可经常食用。补中益气。适用于中气下陷型宫颈癌伴有赤白带下,阴道、肛门有下坠感,腰酸痛,食欲缺乏,大小便不利,舌质淡红,苔薄白和脉细无力等症状。

11. 五花利湿茶 金银花、菊花、葛花、鸡蛋花、槐米花、木棉花各 15 克,土茯苓、生薏苡仁各 30 克,甘草 6 克,冰糖适量。将全部药材浸入 6 碗水中约 10 分钟,大火煮沸,小火煮 40 分钟左右,滤出药渣,加入冰糖即可代茶饮。清热解毒,利湿抗癌。适用于宫颈癌,溃疡合并感染者。体质虚衰,寒证明显者忌用。

12. 鲜鲍洋参汤 鲜鲍鱼 250 克,西洋参 7 克,猪瘦肉 70 克姜、陈皮、食盐各适量。将生鲍鱼外壳擦洗干净,砸碎,连壳带肉放入汤煲内,加上姜、陈皮与西洋参、猪瘦肉及清水适量,小火煲煮 2 小时,加上食盐等调味。喝汤,吃鲍鱼、猪肉。适用于肝肾阴虚型宫颈癌,症见形体虚弱,气短乏力,面色苍白,腰痛腿软,带下脓血恶臭,舌质淡,苔白,脉细弱。

13. 海螵蛸炖乌鸡 乌鸡 250 克、海螵蛸 30 克、葱白 30 克,葱白、食盐、植物油各适量。先将鸡切块,与海螵蛸放入锅中,加水适量,煮至鸡烂熟,入葱白、食盐、植物油,煮 15 分钟即可。喝汤,吃鸡肉。适用于宫颈癌,带下赤白和阴道癌。

14. 艾叶炖公鸡　公鸡 1 只,艾叶绒 12 克,枸杞子 15 克,食盐适量。常法杀鸡,去内脏,纳艾叶(布包)和枸杞子入鸡腹,竹签封口,加水炖熟,去艾叶,加食盐调味。喝汤,吃鸡肉。适用于宫颈癌体虚者。

15. 艾叶煮鸡蛋　艾叶 25 克,鸡蛋 2 个。用瓦罐(忌用铁器)小火煮艾叶及鸡蛋,鸡蛋煮熟后,捞出鸡蛋,去壳,再煮 10 分钟即可。适用于宫颈癌少腹冷痛不止者。

16. 茯苓蜜糖饮　土茯苓 50 克,白糖(或蜂蜜)适量。土茯苓加水 1 000 毫升,小火炖至 400 毫升,用时加白糖(或蜂蜜)调味。适用于宫颈癌白带增多者。

17. 百合田七炖鸽肉　百合 30 克,田七 15 克,乳鸽 1 只,料酒、食盐、味精、五香粉各适量。先将田七拣杂,洗净,晒干或烘干,研成细末,备用;百合拣杂,拌成瓣,洗净,放入清水中漂洗片刻,待用。将鸽子宰杀,去毛及内脏,放入沸水锅中焯透,捞出,转入砂锅,加清水足量(以浸没鸽子为度),放入百合瓣,大火煮沸,烹入料酒,改用小火煨炖至鸽肉熟烂、百合瓣呈开花状,调入田七细末,拌匀,加食盐、味精、五香粉,再煨煮至沸即可。佐餐当菜随意食鸽肉,嚼食百合瓣,喝汤,当日吃完。养阴补气,活血止血。适用于瘀血内阻型、气阴两虚型宫颈癌阴道出血等。

18. 龟甲肉　龟甲 30 克,山药、女贞子各 15 克,山茱萸 9 克,槐蕈 6 克,猪瘦肉 60 克。将龟甲、山药、女贞子、山茱萸和槐蕈一起用清水煎煮,去渣取汁。猪瘦肉用此药汁炖煮,肉熟后吃肉,喝汤,每日 1 剂,可经常食用。滋补肝肾,调经解毒。适用于肝肾阴虚型宫颈癌伴有头晕耳鸣,口苦口干,腰膝酸痛,手足心热,大便秘结,小便短赤,阴道出血,宫颈呈菜花结节样或溃疡空洞样改变,舌质红,苔薄白和脉细数等。

19. 归芪鸡　当归 24 克,黄芪 15 克,公鸡 1 只,食盐、料酒、葱、姜各适量。将公鸡宰杀,去毛杂及内脏,将当归、黄芪放入鸡腹内。再将鸡放入大碗中,加入食盐、酒、葱、姜等调味品,用大火隔水蒸熟后即可。每1剂可分3~4日吃完,可经常食用。补中益气。适用于中气下陷型宫颈癌伴有赤白带下,阴道、肛门有下坠感,腰酸痛,食欲缺乏,大小便不利,舌质淡红,苔薄白和脉细无力等。

20. 薏苡仁芡实冬瓜汤 生薏苡仁50克,芡实50克,排骨100克,冬瓜500克食盐适量。生薏苡仁、芡实洗净,用清水浸泡1小时;排骨斩件,冬瓜切块。生薏苡仁、芡实、排骨放入瓦煲用中火煮1小时左右,然后放入冬瓜再煮30分钟,加入食盐调味即可。吃排骨肉、冬瓜、薏苡仁、芡实,喝汤。健脾利湿。适用于宫颈癌证属湿毒内阻,局部有溃疡或坏死,渗流黄臭液体,小腹坠胀,进食减少者。其他恶性肿瘤证属湿毒内阻者亦可使用。以健脾利湿为主,若久病体质极度虚寒,大便溏泻者慎用。

21. 首乌生地黄乌鸡汤 何首乌60克,生地黄30克,乌鸡500克,生姜5片。将乌鸡洗净,斩件;何首乌、生地黄洗净,切片。把全部用料放入瓦煲内,加水适量,小火煮2小时,调味即可。喝汤,吃鸡肉。滋阴补血。适用于宫颈癌阴虚血亏,贫血,恶病质,症见形体消瘦,面色萎黄无华,爪甲苍白,或阴道不规则出血者。以滋补阴血为主,若有外感发热者忌用;大便溏泻者忌用。

22. 黄芪糯米粥 生黄芪30克,生薏苡仁30克,红小豆15克,鸡内金9克,金橘饼2枚,糯米30克。将黄芪、生薏苡仁、红小豆、鸡内金、糯米分别洗净;先以水1 000毫升煮黄芪30分钟,捞去渣,放入生薏苡仁、红小豆煮30分钟,再放入鸡内金和糯米,煮熟成粥,早晚食用。嚼金橘饼1枚,每日1次。适用于癌症体质虚弱、消化不良的患者。若中晚期宫颈癌或术后,化学治疗后之患者,症见体倦乏力,面色苍白,短气,纳呆,舌淡,苔薄白,脉沉细者。

【本病与药物相克】

1. 攻下法 详见"外阴癌"。

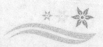

2. 丹参　详见"外阴癌"。

3. 滥用补药　详见"外阴癌"。

【药物与药物相克】

1. 环磷酰胺

(1)氯霉素:因为氯霉素可阻止环磷酰胺在体内转变成有效产物,对抗环磷酰胺的抗癌作用,故环磷酰胺不宜与氯霉素合用。

(2)巴比妥类药物:因为巴比妥类药物(如苯巴比妥、戊巴比妥等)能干扰环磷酰胺的代谢,两者合用可增强环磷酰胺的毒性,故环磷酰胺不宜与巴比妥类药物合用。

(3)别嘌醇、氯喹:因为别嘌醇、氯喹可增强环磷酰胺的骨髓毒性,故环磷酰胺一般不宜与别嘌醇、氯喹合用。

(4)长春新碱:因为环磷酰胺与长春新碱合用,可降低环磷酰胺的抗癌作用,故环磷酰胺一般不宜与长春新碱合用,如两者必需合用时,应先用长春新碱。

(5)丹参:动物实验证明,复方丹参制剂以不同途径给药,均能促进恶性肿瘤的转移,当其与环磷酰胺合用时,在抑制肿瘤生长方面均未显示明显的增效作用,故环磷酰胺应避免与丹参合用。

2. 长春新碱与谷氨酸、辅酶 A　因为谷氨酸、辅酶 A 可拮抗长春新碱的抗癌作用,故长春新碱不宜与谷氨酸、辅酶 A 同时使用。

3. 丝裂霉素与其他对造血功能有损害的药物　因为丝裂霉素对骨髓有抑制作用,可引起白细胞和血小板下降,故在应用丝裂霉素时,不宜同时应用其他对造血功能有损害的药物,如甲氨蝶呤、环磷酰胺等。可与维生素 B_6、维生素 B_4、辅酶 A 合用,以降低其不良反应。

4. 其他　有关博来霉素、顺铂、氟尿嘧啶详见"外阴癌"。

三、子宫肌瘤

子宫肌瘤是女性生殖器最常见的良性肿瘤,是由子宫平滑肌组织增生而形成的纤维肌瘤，又称子宫平滑肌瘤或子宫纤维瘤。子宫肌瘤多发生于 35～50 岁的妇女，恶变率为 0.3%～1.39%。就资料统计，35 岁以上的妇女约 20% 有子宫肌瘤，但多数患者因肌瘤小，无症状而未能发现。有关子宫肌瘤的确切病因，目前尚不清楚。临床发现，子宫肌瘤与女性体内雌性激素过高或性激素水平紊乱有关。专家指出，年轻女性，尤其是年轻白领，已成为子宫肌瘤高危人群。除了传统认为的三高（高蛋白、高脂肪、高热能）饮食习惯易诱发肿瘤外，以下三方面现在也被认为是重要原因。

（1）食用高雌激素污染的食物，如用激素饲料喂养的鸡、鸭、鱼，以及使用生长激素的蔬菜等，这是导致子宫肌瘤发病率高的一个重要社会因素。

（2）白领女性婚育年龄普遍拖后，甚至独身，造成体内雌性激素过多，增加了子宫肌瘤发病的概率。

（3）一些爱美的白领女性为追求时尚而盲目减肥美白，长期吃减肥药、养颜等瘦身药物，长此以往形成依赖，最终扰乱了体内激素的正常代谢，这种"美丽杀手"已成为导致白领女性患子宫肌瘤的重要诱因。

子宫肌瘤的临床表现常随肌瘤生长的部位、大小、生长速度、有无继发变形及并发症等而异。临床上常见的症状为子宫出血、腹部包块、疼痛、邻近器官的压迫症状、白带增多、不孕、贫血和心脏功能障碍。但无症状患者为数亦不少。子宫肌瘤的治疗应根据患者的年龄、生育要求、症状、肌瘤大小等情况全面考虑。肌瘤在 2 个月妊娠子宫大小以内，症状不明显或较轻，近绝经年龄及全身情况不能手术者，可给予雄激素和黄体生成激素释放激素类似物等药物治疗；子宫大于 2.5 个月妊娠子宫大小或症状明显致继发性贫血的 35 岁以下未婚或已婚未生育、希望保留生育功能的患者，可行肌瘤切除术；肌瘤较大，症状明显，经药物治疗无效，不需保留生育功能，或疑有恶变者，可行子宫切除术。

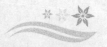

【饮食宜进】

1. 易消化、富有营养的食物　子宫肌瘤患者适宜进食易消化、富有营养的食物，如牛奶、鸡、鸡蛋、猪瘦肉、鲫鱼、鲤鱼、甲鱼、豆类食品等，以增强机体的抗病能力。

2. 富含维生素的食物　子宫肌瘤患者适宜进食富含维生素的食物，如动物肝脏、肾脏、猪瘦肉、鸡蛋、鹌鹑蛋、牛奶、胡萝卜、菠菜、白菜、韭菜、荠菜、雪里蕻、金针菇、紫菜、芹菜、冬瓜、黄瓜、香菇、苹果等新鲜蔬菜和水果。

3. 富含铁质的食物　由于黏膜下子宫肌瘤长期月经量过多而致继发性贫血，故可多食动物肝脏、乌鸡、黑木耳、黑芝麻、花生、瓜子等含铁量多的食物，以增强造血功能。

4. 低脂肪食物　由于子宫肌瘤的形成与长期大量雌激素刺激有关，动物实验表明，高脂肪食物促进了某些激素的生成和释放，故肥胖妇女子宫肌瘤的发生率明显升高。而低脂肪饮食对子宫肌瘤有一定的抑制作用。因此，子宫肌瘤患者适宜低脂肪饮食。

【饮食相克】

1. 酒　由于酗酒及含酒精饮品，如人参酒、鹿茸酒等，可使瘤体增大，加重病情，故子宫肌瘤患者不宜饮酒。

2. 辛辣煎炸及热性食物因为辛辣煎炸食物　如辣椒、胡椒、茴香、花椒、洋葱、生葱、生蒜、油条、烤羊肉、炸猪排等；热性食物，如牛肉、羊肉、狗肉及落花生等，食后引起瘤体充血，症状加重，故子宫肌瘤患者不宜食用辛辣煎炸及热性食物。

3. 海鲜发物　由于海鱼、海蜇、海参、蟹、虾、鳗鱼、咸鱼、黑鱼、白鱼等水产品多属发物，食用后不利于疾病的康复，故子宫肌瘤患者不宜食用海鲜发物。

4. 高雌激素污染的食物　由于子宫肌瘤与女性体内雌性激素过高或性激素水平紊乱有关，故子宫肌瘤患者不宜食用高雌激素污染的食物，如用激素饲料喂养的鸡、鸭、鱼，以及使用生长激素的蔬菜等。

【饮食搭配】

1. 田七与乳鸽 鸽子肉性甘,味咸、平,具有滋肾益气、祛风解毒的作用。田七炖乳鸽,不仅营养丰富,而且具有补气活血、化瘀散结之功效,适宜子宫肌瘤患者食用。

2. 山药、核桃仁与鸡 山药、核桃仁与鸡搭配,具有补气健脾、活血化瘀之功效,适宜子宫肌瘤患者食用。

3. 海米与白萝卜 萝卜性平,味甘,具有顺气消食、散瘀解毒之功效,与营养丰富的海米搭配,具有行气散结的作用,对子宫肌瘤有一定辅助治疗作用。

【食疗药膳方】

1. 炒莴笋 莴笋 500 克,鱼丝 12 克,植物油,调料各适量。莴笋切丝,与鱼丝用植物油炝锅,入调料炒熟。佐餐食用,每日 1 次。滋补强壮,抑制肿瘤生长,调节内分泌功能。适用于子宫肌瘤所致月经量多,小腹疼痛,气短乏力等。

2. 银耳藕粉 银耳 25 克,藕粉 10 克,冰糖适量。将银耳水发后加适量冰糖炖烂,入藕粉冲饮,每日 1 次。止血除湿清热。适用于子宫肌瘤引起月经过多,久不止血,血色鲜红,烦躁不寐等。

3. 猪肝炒黄豆芽 猪肝 300 克,鲜黄豆芽 250 克,植物油适量。将猪肝、黄豆芽加植物油,调味炒熟食用,每晚 1 次。补肝肾,益气血。适用于由子宫肌瘤引起月经过多,继发贫血,疲乏无力,头晕心慌,面色苍白,腰腿酸软等。

4. 二鲜汤 鲜藕 120 克,鲜茅根 120 克。鲜藕切片,鲜茅根切碎,用水煮汁当茶饮。滋阴凉血,祛瘀止血。适用于月经量过多,血热瘀阻型子宫肌瘤。

5. 山楂木耳红糖煎 黑木耳 50 克,山楂 100 克,红糖 30 克。山楂加入 500 毫升煎熬去渣,然后加入泡发的黑木耳用小火煮,最后加入红糖吃木耳,喝汤。活血散瘀,健脾补血。适用于子宫肌瘤,月经不畅,或伴有妇科炎症者。

6. 桃银蚌肉汤煎　鲜河蚌肉 50 克,桃仁 10 克,去壳银杏 15 克。鲜河蚌肉、桃仁、银杏加水炖熟。喝汤,吃蚌肉、桃仁、银杏。活血去瘀,软坚散结。适用于子宫肌瘤,有经多出血量不大者。

7. 桃树根炖猪瘦肉　桃树根 100 克,猪瘦肉 150 克,葱、姜、食盐、酱油各适量。桃树根洗净;猪瘦肉洗净,切成 2.4 厘米长、1 厘米宽的条。将猪瘦肉和桃树根共放入砂锅内,加葱、生姜、食盐、水、酱油,用大火烧沸后,转用小火炖熬上肉熟烂即可。吃猪肉,喝汤,每 2 日 1 剂,15 日为 1 个疗程。适用于子宫肌瘤。

8. 三丝芦笋　鲜芦笋 10 克,胡萝卜 1/2 个,冬笋尖 3 块,鸡胸肉 2 片,橄榄油 2 匙,姜、葱各 5 克,食盐、黄酒、白糖各适量。鲜芦笋洗净,去粗皮,切丝;胡萝卜去外皮,刨丝;冬笋尖清漂,切丝;鸡胸肉去肥脂,切丝,放黄酒、生粉糊少量中浸泡 5 分钟。炒锅倒入橄榄油,待油八分热时,放入姜、葱各略爆,即倒入鸡丝急炒,再放入芦笋、胡萝卜、冬笋等同炒,再放入食盐、黄酒、白糖,调匀后起锅即可。佐餐食用。益气散结。适用于肝气郁结型子宫肌瘤。

9. 阿胶鱼肚羹　阿胶 10 克,鱼肚(泡发好的)200 克,枸杞子 15 克,虾仁 50 克,黄酒、葱、食盐、味精各适量。阿胶加水及少许黄酒先煎溶化,鱼肚切成条状,与虾仁一起放入油锅中爆一下,加鲜汤、枸杞子及已溶阿胶膏汁同煮 5～10 分钟,加葱、食盐、味精后即可。可作菜肴吃,每日 1 次,连吃 5～7 日。补肾养阴,补血健脾,和营软坚。适用于子宫肌瘤,症见经血淋漓不尽,月经量多,体质虚弱者。

10. 人参蒲黄红糖饮　白参 5 克,炒蒲黄 15 克,五灵脂 15 克,红糖 20 克。白参洗净,晒干或烘干,切片后,研成极细末,备用。炒蒲黄、五灵脂分别拣去杂质,同放入砂锅,加水浸泡片刻,大火煮沸,改用中火煎煮 30 分钟,用洁净纱布过滤,收取滤汁,回入洗净的砂锅,视需要可酌加温开水,混匀,用小火煮沸,加入红糖,待其完全溶化,停火,调入白参细末,搅拌均匀。温饮。上下午分饮。益气固冲,活血化瘀。适用于气虚血瘀型子宫肌瘤,症见经血淋漓不尽,久病贫血者。

11. 桃红鳝鱼汤 桃仁 12 克,红花 6 克,鳝鱼丝 250 克,生姜、酒、葱、味精各适量。桃仁、红花加水煎汁去渣。鳝鱼丝油略爆炒后加鲜汤及药汁同煮,加生姜、酒、葱、味精少许煮成汤。喝汤,吃鳝鱼丝。活血消瘤,补肾养血。适用于子宫肌瘤,症见经血有块,经血不畅者。

12. 牛蛙丹参汤 牛蛙 250 克,丹参 30 克,党参 15 克,食盐、香油、植物油各适量。将牛蛙去皮,内脏,洗净;丹参、党参用纱布包好。油锅烧热,入牛蛙爆炒一下,加适量水及药包,小火炖煮 30 分钟,加食盐,香油调味即可。吃牛蛙,喝汤,每日 1 次,连用 2 周。活血化瘀,补气化癥。适用于气虚血瘀型子宫肌瘤,体质虚弱者。

13. 归芎山楂牛肉汤 鲜牛肉 50 克,鲜山楂 15 克,当归 10 克,川芎 15 克,葱段、姜片、食盐各适量。鲜牛肉洗净,切成丁;鲜山楂洗净,切成片。当归、川芎洗净,放入砂锅中,加入葱段,姜片和适量清水,用小火煎煮 20 分钟,去渣取汁,加水 600 毫升,将牛肉丁,山楂片放入锅中,用小火炖煮至牛肉熟烂,加入食盐调味,稍煮即可。吃牛肉,喝汤。活血化瘀,补气散结。适用于气血虚夹杂型子宫肌瘤血瘀者。

14. 消瘤蛋 鸡蛋 5 个,壁虎 5 只,莪术 9 克。将鸡蛋、壁虎、莪术加水 400 毫升共煮,待蛋熟后剥皮再煮,弃药吃鸡蛋,每晚 1 个。适用于血瘀气滞型子宫肌瘤。

15. 化瘕蛇羹 白蛇肉 250 克,青鱼 250 克,调料适量。将白蛇肉、青鱼洗净,加水 1 000 毫升,加调料共煮熟。食蛇肉,喝汤,每日 1 次。适用于腹内瘕聚,经行量多,小腹胀痛,疲乏无力,食

少便溏等气虚血瘀型子宫肌瘤,可抑制肌瘤生长。

【本病与药物相克】

1. 含有雌激素的保健品、药物　由于子宫肌瘤与女性体内雌性激素过高或性激素水平紊乱有关,长期服用含有雌激素的保健品、药物(如减肥药、瘦身药等)或应用含有雌激素的化妆品,会使瘤体增大,病情加重,故子宫肌瘤患者应禁用含有雌激素的保健品、药物。

2. 补药　如人参、补骨脂、鹿茸、桂圆、大枣、阿胶浆、蜂王浆等多性热,可使瘤体增大、充血、症状加重,故子宫肌瘤患者不宜应用中医补药。

【药物与药物相克】

1. 甲睾酮、丙酸睾酮与巴比妥类药物　因为巴比妥类药物(如苯巴比妥、戊巴比妥)可诱导肝药酶,可使甲睾酮、丙酸睾酮在体内的代谢加快,作用减弱,故甲睾酮、丙酸睾酮应尽量避免与巴比妥类药物合用。

2. 甲睾酮、丙酸睾酮与四环素　因为甲睾酮、丙酸睾酮与四环素合用时对肝脏的毒性增加,尤其对肾功能不全患者,可使四环素的半衰期延长,毒性损害明显增强,故甲睾酮、丙酸睾酮应尽量避免与四环素合用。

四、子宫内膜癌

子宫内膜癌是指子宫内膜发生的癌,绝大多数为腺癌,为女性生殖道常见三大恶性肿瘤之一,仅次于宫颈癌,占女性生殖系统恶性肿瘤的 20%～30%,约占女性癌症总数的 7%。由于原发于子宫体部,故又称子宫体癌。本病多发于 50 岁以上绝经前后的妇女,但其高发年龄为 58～61 岁。子宫内膜癌的确切病因仍不清楚,可能与月经初潮早、延迟绝经、长期月经不调、未婚或婚后不孕、肥胖、高血压、糖尿病、长期服用雌激素等因素有关。绝经前后，不规则阴道出血为子宫内膜癌的主要临床症状，还可有阴道排液、疼痛等症状。治疗应根据子宫大小、肌层是否被浸润、宫颈管是否被累及、癌细胞分化程度及全身情况而定。主要的治疗为手术、放射治疗及药物治疗，可单用或综合应用。对晚期或复发癌患者、不能手术切除或年轻、早期、要求保留生育功能者，可考虑孕激素（如甲羟孕酮等）或抗雌激素制剂（如他莫昔芬等）治疗。晚期不能手术或治疗后复发者可考虑使用化学治疗，常用的化学治疗药物有多柔比星、氟尿嘧啶、环磷酰胺、丝裂霉素等，可以单独应用，也可以几种药物联合应用，也可以与孕激素合并应用。

【饮食宜进】

1. 高蛋白饮食　对于子宫内膜癌患者，尤其是晚期患者，大多数出现食欲缺乏、饮食无味、食量下降，但肿瘤又过度消耗人体能量，甚至出现恶病质，如果此时营养摄入不足，尤其是蛋白质摄入不足，抗病力会减弱，不利于病情恢复。因此，子宫内膜癌患者应以高蛋白饮食为宜，以弥补肿瘤过分消耗，提高机体的免疫功能和抗癌能力。可根据患者胃肠道功能情况适当给予蛋、奶、瘦肉、鱼类、豆类食物及新鲜蔬菜和水果。

2. 富含维生素的食物　子宫内膜癌患者适宜多进食富含维生素的新鲜蔬菜和水果，如油菜、菠菜、小白菜、番茄、山楂、鲜枣、猕猴桃等。维生素 C 可保护细胞间质结构完整，还可阻断亚硝酸胺的产生，从而起到防癌作用；维生素 A 的主要功能是维持上皮组织的正常结构，刺激机体免疫系统，调动机体抗癌的积极性。

3. 低脂肪饮食　由于子宫内膜癌患者消化功能低下，食欲也较差，若过食高脂肪食物，更会影响消化功能，使必需的营养得不到补充，以致机体抵抗力降低，不利于疾病的康复；此外，有资料表明，高脂肪饮食还可诱发子宫内膜癌。因此，子宫内膜癌患者适宜选择低脂肪、易消化的清淡膳食,如新鲜蔬菜、水果、米汤、稀粥、豆浆等。

4. 食疗与药疗兼备的食物 子宫内膜癌患者,宜多食药食兼备的食物,如蓟菜、甜瓜、菱角、霹荔果、乌梅、牛蒡菜、牡蛎、甲鱼、海马等;出血者,适用于吃鱼翅、海参、鲛鱼、黑木耳、香菇、淡菜、蚕豆等;水肿者,适用于吃鲟鱼、石莼、赤小豆、玉蜀黍、鲤鱼、鲮鱼、泥鳅、蛤、鸭肉、莴苣、椰子浆等;腰痛者,适用于吃莲子、核桃肉、薏苡仁、韭菜、梅子、栗子、芋艿、甲鱼、海蜇、蜂乳、梭子蟹等;白带多者,适用于吃墨鱼、淡菜、蛏子、龟、海蜇、红豆、白果、胡桃、莲子、芹菜、芡实等。

5. 防化学治疗、放射治疗不良反应的食物 子宫内膜癌行放射治疗、化学治疗时适用于多进食防化学治疗、放射治疗不良反应的食物,如豆腐、猪肝、青鱼、鲫鱼、墨鱼、鸭、牛肉、田鸡、山楂、乌梅、绿豆、无花果等。

6. 滋阴生津的甘凉食物 子宫内膜癌患者放射治疗后往往有口舌干燥、舌红少苔等津液耗损的表现,可多食一些滋阴生津的甘凉食物,如藕汁、荸荠汁、梨汁、绿豆汤、冬瓜汤、西瓜等。

7. 升高白细胞及健脾和胃食物 子宫内膜癌患者化学治疗期间,免疫力下降,白细胞减少,食欲缺乏,可进食枸杞子、大枣、黄鳝、牛肉等有助于升高白细胞的食物,以及山楂、萝卜、姜汁、蔗汁、乌梅、金橘等健脾和胃的食物。

8. 补气养血的食物 子宫内膜癌患者手术后气血亏虚,此时可多进食人参、银耳、山药、大枣、桂圆、莲子等以补气养血。

【饮食相克】

1. 刺激性食物 详见"外阴癌"。

2. 营养不良 如果饮食缺乏营养,尤其是蛋白质摄入不足,身体不能获得充足的养分,免疫功能低下,就容易使癌变加重,故子宫内膜癌患者应忌营养不良。

3. 腐烂的食物　几乎所有的物质当其腐烂时,都会产生一种恶臭的物质——乙醛,这种物质的致癌率相当高,故子宫内膜癌患者应禁食腐烂的食物。

4. 酒与咖啡　详见"外阴癌"。

5. 糖　详见"外阴癌"。

6. 高脂肪食物　详见"外阴癌"。

7. 荞麦　详见"外阴癌"。

【饮食搭配】

1. 墨鱼与瘦肉　墨鱼肉可滋阴养血、补心通脉,常食墨鱼能提高机体的免疫力,与猪瘦肉搭配,具有养血益精、滋阴抗癌之功效,适宜子宫内膜癌患者食用。

2. 核桃仁与猪腰　核桃仁富含不饱和脂肪酸及多种维生素,能降低胆固醇,所含有的维生素 C、维生素 E 能抗氧化,防老抗癌,若与补肾气、益精髓的猪腰搭配,补肾壮阳的功效更强,适宜肾虚型子宫内膜癌患者食用。

3. 扁豆与大枣　扁豆含有植物血凝素,能提高白细胞和巨噬细胞的吞噬功能;大枣不仅营养丰富,还具有抑制肿瘤细胞生长的作用。两者搭配,对子宫内膜癌有一定辅助治疗作用。

4. 菱角、乌梅与薏苡仁　菱角甘平无毒,因其含有 β-谷甾醇和麦角甾四烯,故有防癌抗癌功效,并已得到研究证实;乌梅性平味酸,对子宫内膜癌亦有治疗作用;薏苡仁中含有阻止癌细胞生长的物质,具有防癌抗癌功效。三者搭配,抗癌作用更强,适宜子宫内膜癌患者食用。

【食疗药膳方】

1. 羊泉枣汤　羊泉 30 克,大枣 10 个。羊泉、大枣加水煎。每日 1 剂,吃大枣,喝汤。清热解毒。适用于热毒型子宫内膜癌。

2. 豆腐蛋　豆腐锅巴 60 克,豆腐皮 1 张,鸡蛋 1 个,白糖适量。豆腐锅巴、豆腐皮、鸡蛋加水煮熟,鸡蛋去皮,入白糖食用。

清热利湿。适用于子宫内膜癌,症见带下不止。

3. 阿胶杞子粥 枸杞子 20 克,粳米 60 克,阿胶 20 克。枸杞子洗净,与粳米加水煮粥,熟后入阿胶使其溶化,再煮 2～3 分钟。温热食用,每日 1 次,15 日 1 个疗程,可长期食用。适用于子宫内膜癌术后贫血。

4. 扁豆大枣汤 白扁豆 30 克,大枣 10 个,冰糖适量。白扁豆、大枣加水煎汤,豆熟后加冰糖调味。喝汤,吃白扁豆、大枣,早晚各 1 次。适用于绝经后脾虚型子宫内膜癌。

5. 猪肚炖扁豆 扁豆 100 克,猪肚 1 个。猪肚收拾干净,扁豆纳入猪肚内,加水炖熟透。喝汤,吃扁豆、猪肚片,每日 1 次。适用于绝经后脾虚型子宫内膜癌。

6. 冬瓜子饮 冬瓜子 30 克,冰糖 30 克。冬瓜子捣烂,入冰糖,放碗中,冲入沸水 300 毫升,小火隔水炖熟。代茶饮,每日 1 剂,7 日 1 个疗程。适用于湿毒型子宫内膜癌。

7. 木耳炖藕节 黑木耳(泡发)、冰糖各 15 克,藕节 30 克,猪瘦肉末 100 克。黑木耳、冰糖、藕节、猪瘦肉末共加水 1 000 毫升炖熟。每日 1 剂,分 2 次食用。适用于肝肾阴虚型子宫内膜癌。

8. 桃核枝鸡蛋 鲜核桃核 30 厘米,鸡蛋 3 个。鲜核桃核、鸡蛋加水同煮,蛋熟后敲破壳再煮 4 小时。每次吃鸡蛋 1 个,每日 3 次,连汤喝。清热解毒,抗癌。适用于绝经后子宫内膜癌。

9. 猪腰核桃 猪腰 1 对,杜仲 30 克。猪腰去白筋,切片,与核桃仁、杜仲同入锅,加水 800 毫升煮熟,然后去杜仲,猪腰切片再入汤,煮 3 分钟至熟。喝汤,吃腰片、核桃仁,隔日 1 次。适用于肾虚型子宫内膜癌。

10. 菱肉汤 生菱肉 30 个,核桃枝 30 克。生菱肉、核桃枝去杂质,加水适量,小火煮浓褐色汤。每日 1 剂,分 2～3 次饮完。健胃安中。适用于脾胃虚弱型子宫内膜癌,症见口淡,食欲差。

11. 苦瓜茶 鲜苦瓜 1 个,茶叶适量。鲜苦瓜上端切开,去瓤,入绿茶,瓜悬于通风处阴干。然后将阴干的苦瓜外部洗净、擦干,连同茶叶切碎,混匀。每次 10 克,沸水冲泡,代茶饮,每日 3 次。清热解毒,解暑,生津止渴。适用于宫颈癌,子宫内膜癌,症见口干口渴者。

12. 酸石榴汁 酸石榴 1/2 个。酸石榴带皮捣汁,顿饮,每日 3 次,连用 3～5 日为 1 个疗程,至出血止时停服。生津,收敛止血。适用于子宫内膜癌,症见出血不止。胃及十二指肠溃疡者不宜用。

13. 鲜藕柏叶汁 鲜莲藕 250 克,侧柏叶 60 克。鲜莲藕、侧柏叶捣汁,冲凉开水饮,每日 2～3 次,连饮 7 日。凉血止血。适用于血热型子宫内膜癌,症见出血量多、色赤等。

14. 田七藕蛋羹 田七粉 5 克,鸡蛋 1 个,鲜莲藕 250 克。田七粉、鸡蛋调成糊。鲜莲藕切碎,绞汁约 30 毫升,加水 30 毫升,煮沸后入田七粉蛋糊,加食盐调味。吃蛋羹,每日 1 次。适用于瘀热型子宫内膜癌。

15. 参芪大补汤 党参、炙黄芪、肉桂、熟地黄、炒白术、炒川芎、当归、酒白芍、茯苓、炙甘草各 30 克,生姜 100 克,猪瘦肉、猪肚各 500 克,鲜墨鱼 150 克,杂骨(砸碎)适量。党参、炙黄芪、肉桂、熟地黄、炒白术、炒川芎、当归、酒白芍、茯苓、炙甘草、生姜共装入纱布袋扎口,与猪瘦肉、猪肚鲜墨鱼、杂骨同入锅,加清水适量,大火煮沸撇沫,移小火炖 2 小时。,每日 1 剂,分 2～3 次喝汤,吃猪肉,适用于常食。大补气血。适用于子宫内膜癌,症见体质虚弱。

16. 马齿苋饮 鲜马齿苋 60 克,白果仁 7 个,鸡蛋(用蛋清)3 个。鲜马齿苋、白果仁捣烂如泥,加鸡蛋清调匀,沸水冲熟。早晨空腹食,每日 1 剂。适用于湿热型子宫内膜癌。

17. 马齿苋粥 马齿苋 30 克,粳米 50 克。马齿苋、粳米共加适量水,如常法煮粥食用。每日 2～3 次,连用 3～5 日。清热解毒,止血。适用于血热型子宫内膜癌,症见出血不止,色鲜红

【本病与药物相克】

1. 攻下法　详见"外阴癌"。

2. 丹参　详见"外阴癌"。

3. 滥用补药　详见"外阴癌"。

【药物与药物相克】

1. 黄体酮

（1）氨基比林：黄体酮有抑制肝微粒体酶的作用，可减慢氨基比林的代谢灭活，从而增加其作用和毒性，故不宜合用。

（2）巴比妥类、苯妥英钠、卡马西平：因巴比妥类（主要是苯巴比妥）、苯妥英钠、卡马西平可诱导肝脏微粒体酶，加速黄体酮类化合物的灭活，从而降低其疗效。因此，不宜合用。

（3）郁金、姜黄：因为郁金、姜黄与黄体酮存在药理性拮抗作用，故不宜合用。

2. 其他　有关多柔比星、氟尿嘧啶详见"外阴癌"；环磷酰胺、丝裂霉素详见"宫颈癌"。

五、卵巢囊肿

卵巢囊肿是妇科常见病，各种年龄均可患病，但以 20～50 岁最多见。良性卵巢肿瘤占卵巢肿瘤的 75％，多数呈囊性，表面光滑，境界清楚，可活动。其常见类型有：浆液性囊腺瘤，约占卵巢良性肿瘤的 25％，常见于 30～40 岁患者；黏液性囊腺瘤，占卵巢肿瘤的 15％～25％，最常见于 30～50 岁；成熟畸胎瘤，又称囊性畸胎瘤或皮样囊肿，占卵巢肿瘤 10％～20％，占畸胎瘤的 97％，大多发生在生育年龄。卵巢囊肿的确切原因尚不完全清楚，目前认为可能与内分泌功能失调、促黄体素分泌不足、排卵功能受到破坏有关。卵巢囊肿在早期并无明显的临床表现，患者往往因其他疾病就医在行妇科检查时才被发现，以后随着肿瘤的生长，患

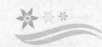

者有所感觉,其症状与体征因肿瘤的性质、大小、发展、有无继发变性或并发症而不同,临床上多表现有小腹疼痛,小腹不适,白带增多,白带色黄,白带异味,月经失常,而且通常小腹内有一个坚实而无痛的肿块,有时性交会发生疼痛;当囊肿影响到激素生产时,可能出现诸如阴道不规则出血或体毛增多等症状;囊肿发生扭转时,则有严重腹痛腹帐、呼吸困难、食欲降低、恶心及发热等;较大的囊肿会对膀胱附近造成压迫,引起尿频和排尿困难。由于部分卵巢囊肿可发生恶变。因此,应引起足够的重视。一经确诊,应手术治疗,根据患者年龄,症状,是否恶变,囊肿的部位、体积、大小、生长速度,对侧卵巢情况,是否保留生育功能及患者的主观愿望等因素决定手术范围。发现恶变者,术后应辅以化学治疗、放射治疗及中药综合治疗。

【饮食宜进】

1. 清淡、富有营养的食物　卵巢囊肿患者宜进食清淡、富有足够营养的食物,如牛奶、瘦肉、鲫鱼、鲤鱼、甲鱼、豆类及其制品等,并纠正偏食及不正常的饮食习惯,以增强机体的抗病能力。

2. 富含维生素和矿物质的食物　卵巢囊肿患者宜进食富含维生素和矿物质的食物,如动物肝脏、肾脏、瘦肉、鸡蛋、鹌鹑蛋、牛奶、胡萝卜、菠菜、白菜、荠菜、油菜、金针菇、紫菜、花生、山药、鸭梨、大枣、香菇、苹果等,有利于疾病的恢复。

3. 低脂肪食物　由于卵巢囊肿的形成与内分泌功能失调、促黄体素分泌不足、排卵功能受到破坏有关。动物实验表明,高脂肪食物可促进某些激素的生成和释放,易致内分泌功能失调,因此卵巢囊肿患者适宜低脂肪饮食。

4. 疏肝理气、化痰散结作用的食物　中医学认为,卵巢囊肿主要由气血凝滞或产后受寒,寒凝血滞,或内伤情志,抑郁伤肝,气机运行不畅,气滞血也滞,气血瘀凝而致;或痰瘀凝结,忧思伤脾,虚生痰,痰饮停聚而阻滞气机,引起气滞血瘀、痰饮与血瘀结成块。因此,卵巢囊肿患者宜多食具有疏肝理气、化痰散结作用的食物,如橘叶、橘核、橘络、橘饼、丝瓜、桃、鲜藕、陈皮、青皮、海带、紫菜、海藻、牡蛎、贝母、全瓜蒌、佛手、玫瑰花、绿梅花、代代花等。

【饮食相克】

1. 酒 酗酒及含酒精饮品,如人参酒、鹿茸酒等,可使瘤体增大,加重病情,故卵巢囊肿患者不宜饮酒。

2. 辛辣及热性食物 辛辣食物,如辣椒、胡椒、茴香、花椒、洋葱、生葱、生蒜等;热性食物,如牛肉、羊肉、狗肉、鹅肉及桂圆、橘子等,食后引起瘤体充血,症状加重,故卵巢囊肿患者不宜食用辛辣及热性食物。

3. 海鲜发物 由于海鱼、海蜇、带鱼、海参、蟹、虾、鳗鱼、咸鱼、黑鱼、清鱼等水产品多属发物,食用后不利于疾病的康复,故卵巢囊肿患者不宜食用海鲜发物。

4. 高雌激素污染的食物 由于卵巢囊肿的形成与内分泌功能失调、促黄体素分泌不足、排卵功能受到破坏有关,故卵巢囊肿患者不宜食用高雌激素污染的食物,如用激素饲料喂养的鸡、鸭、鱼,以及使用生长激素的蔬菜等,以免造成内分泌功能紊乱,加重病情。

【饮食搭配】

1. 莲藕与桃仁 生莲藕性寒,味甘;熟藕性温,味甘,有解渴、醒酒、止血、散瘀的功效。桃仁性平,味苦、甘,具有破血行瘀、润燥滑肠等功效。两者搭配,有活血化瘀、理气散结的作用,适宜卵巢囊肿患者食用。

2. 桃与牛奶 桃性温,味甘、辛、酸,具有益气血、活血消积等作用,与牛奶搭配,不仅能为机体提供丰富营养,而且具有疏肝理气、活血散结的作用,适宜卵巢囊肿患者食用。

【食疗药膳方】

1. 核桃仁粥 胡桃仁 15 克,鸡内金 12 克,粳米 100 克。先将胡桃仁、鸡内金捣烂如泥,加水研汁去渣。同粳米煮为稀粥。上为一日量,分顿食用,连食 10 日为 1 个疗程。破瘀行血,通络消症。适用于气滞血瘀型卵巢囊肿、子宫肌瘤,症见腹中瘀滞疼痛,月经量不甚多。

2. 山楂黑木耳红糖汤 山楂 100 克,黑木耳 50 克,红糖 30 克。将山楂水煎约 500 毫升去渣,加入泡发的黑木耳,小火煨烂,加入红糖即可。每日可饮 2～3 次,5 日饮完,连饮 2～3 周。活血散瘀,健脾补血。适用于气滞血瘀型卵巢囊肿伴有月经不畅,痛经,经前为甚,伴下腹刺痛拒按,且有血块、块出痛减者。

3. 菱角薏苡仁花胶粥 菱角 500 克,生薏苡仁 100 克,花胶(鱼肚)150 克,陈皮 1/2 个,糯米、食盐各适量。将各材料分别用清水洗净备用;菱角去壳取肉,花胶先用清水浸透发开并切块。瓦煲内加适量清水,猛火煲至水滚后放入材料,候水再滚起改用中火继续煲至糯米开花成稀粥,调味即可食用。健脾去湿,解毒散结,滋养肝肾。适用于脾虚湿盛型卵巢囊肿,并见肥胖,带下量多、黏稠,色黄有异味,阴痒,舌淡红胎白腻,脉滑者。

4. 山药核桃仁炖母鸡汤 母鸡 1 只,山药 40 克,核桃仁 30 克,水发香菇 25 克,笋片 25 克,火腿 25 克,黄酒、食盐各适量。将山药去皮,切薄片;核桃仁洗净;净母鸡用沸水焯去血秽,放在汤碗内,加黄酒 50 毫升,食盐适量,鲜汤 1 000 毫升。将山药、核桃仁、香菇、笋片和火腿片摆在鸡面上,上笼蒸 2 小时左右,待母鸡酥烂时即可。吃鸡肉、山药、核桃仁、香菇,喝汤。补气健脾,活血化瘀。适用于气虚血瘀型卵巢囊肿,症见神疲体倦,气短懒言,乏力,动则益甚,下腹隐痛喜按,月经后期量少,舌淡暗,边有齿印,脉细涩者。

5. 阿胶鱼肚羹 阿胶 10 克,鱼肚(泡发好的)200 克,枸杞子 15 克,虾仁 50 克,黄酒、植物油、葱、食盐、味精各适量。阿胶加水及少许黄酒先煎溶化,鱼肚切成条,与虾仁一起放入油锅中爆一下,加鲜汤、枸杞子及已溶阿胶膏汁同煮5～10分钟,加葱、食盐、味精后即可。当菜每日吃1次,连吃5～7日。补肾养阴,补血健脾,和营软坚。适用于子宫肌瘤,卵巢囊肿,月经不畅者。

6. 丹桃紫草粥 丹参30克,赤芍15克,紫草根20克,大黄6克,甘草6克,薏苡仁60克,白糖适量。将丹参、赤芍、紫草根、大黄、甘草煎汤去渣,入薏苡仁、白糖煮成粥。每日1剂,分2次食,连食15～20日为1个疗程。清热解毒,活血消瘤。适用于气滞血瘀、湿热瘀阻型卵巢囊肿。

7. 核桃仁三棱莪术蜜饮 核桃仁15克,三棱15克,莪术15克,当归10克,丹参30克,枳壳10克,鳖甲30克,蜂蜜30毫升。核桃仁、三棱、莪术、当归、丹参、枳壳分别拣去杂质,洗净,晒干或烘干,切成片或切碎,同放入碗中,备用。将鳖甲洗净,晾干后,敲碎,放入砂锅,加水浸泡片刻,大火煮沸,改用中火煎30分钟,将盛入碗中的其他6味药物倒入砂锅,拌和均匀,视需要可酌加适量温开水,煎煮30分钟,用洁净纱布过滤,收取滤汁放入容器,待其温热时,加入蜂蜜拌和均匀即可。上下午分饮。活血化瘀,行气消癥。适用于卵巢囊肿。

【本病与药物相克】

1. 含有雌激素的保健品、药物 由于卵巢囊肿的形成与内分泌功能失调、促黄体素分泌不足、排卵功能受到破坏有关,长期服用含有雌激素的保健品、药物(如减肥药、瘦身药等)会导致内分泌功能紊乱,从而使瘤体增大,病情加重,故卵巢囊肿患者应禁用含有雌激素的保健品、药物。

2. 中医补药 因为中医补品,如人参、补骨脂、鹿茸、桂圆、大枣、阿胶浆、蜂王浆等多性热,可使瘤体增大、充血,症状加重,故卵巢囊肿患者不宜应用中医补药。

六、卵 巢 癌

卵巢癌是女性生殖器官常见的三大恶性肿瘤之一,发病率占妇科恶性肿瘤的 29％,仅次于宫颈癌和子宫内膜癌而位居第三,随着宫颈癌及子宫内膜癌诊断和治疗的进展,因卵巢癌致死者却占各类妇科肿瘤的首位,卵巢癌已日益成为严重威胁妇女健康甚至生命的恶性肿瘤。卵巢癌可发生于任何年龄,一般多见于更年期和绝经期的妇女,高发阶段在 40～70 岁,20 岁以下发病者较少。迄今为止,其 5 年存活率仍较低(徘徊在 25％～30％)。卵巢癌确切病因至今未明,目前认为主要与生育状况、遗传或基因变化、血型、精神因素及高脂饮食等因素有关。具体可分为以下几种。

1. 内分泌因素 独身或未孕、生育少的妇女发病危险性相对较高。有人统计,独身者的卵巢癌发病率较已婚者高 60％～70％,口服避孕药、生育≥4 次、哺乳对卵巢癌有保护作用。

2. 遗传和家族因素 在患者中,家族性卵巢癌占 5％,提示遗传和家族因素在其发病上有重要影响。

3. 血型 有人分析发现,A 型血者卵巢癌发病率高,O 型血者的发病率较低。

4. 精神因素 精神因素对卵巢癌的发生、发展有一定的影响,性格急躁,长期的精神刺激可导致宿主免疫监视系统受损,对肿瘤生长有促进作用。

5. 环境及其他因素 工业发达国家卵巢癌发病率高,可能与饮食成分(胆固醇含量高)有关。卵巢对香烟也很敏感,每日吸 20 支香烟的妇女,闭经早,卵巢癌发病率高。经常接触滑石粉、石棉的妇女患卵巢癌的机会较多。

卵巢癌早期常无特异性症状,出现症状常表现为腹胀、腹部肿块、腹腔积液及月经异常,晚期可表现消瘦、严重贫血等症状。

因此,对于 40 岁以上妇女,如果出现腹胀、消化不良、消瘦等情况,建议在妇科肿瘤专科就诊以明确排除卵巢癌。卵巢癌的治疗原则是手术为主,加用化学治疗、放射治疗的综合治疗,常用的化学治疗药物有顺铂、环磷酰胺、氟尿嘧啶、噻替哌、长春新碱和放线菌素 D 等。

【饮食宜进】

1. 高蛋白饮食　对于恶性肿瘤患者,尤其是晚期患者,大多数出现食欲缺乏、饮食无味、食量下降,但肿瘤又过度消耗人体能量,甚至出现恶病质,如果此时营养摄入不足,尤其是蛋白质摄入不足,抗病力会减弱,不利于病情恢复。因此,卵巢癌患者应以高蛋白饮食为宜,以弥补肿瘤过分消耗,提高机体的免疫功能和抗癌能力。可根据患者胃肠道功能情况适当给予蛋类、牛奶、瘦肉、鱼类、豆类食物及新鲜蔬菜和水果。

2. 富含维生素、微量元素及纤维素的食物　卵巢癌患者饮食不应偏嗜,宜多食用富含维生素、微量元素及纤维素的新鲜蔬菜和水果,如油菜、菠菜、小白菜、番茄、山楂、鲜枣、猕猴桃、香菇、黄豆、冬菇及甲鱼和海产品等。维生素 C 可保护细胞间质结构完整,还可阻断亚硝酸胺的产生,从而起到防癌作用;维生素 A 的主要功能是维持上皮组织的正常结构,刺激机体免疫系统,调动机体抗癌的积极性。研究表明,若每日服用 90 毫克的维生素 C 和30 毫克的维生素 E,患卵巢癌的概率就会减少 50%。

3. 清淡、低脂肪饮食　由于卵巢癌患者消化功能低下,食欲也较差,若过食高脂肪食物,更会影响消化功能,使必需的营养得不到补充,以致机体抵抗力降低,不利于疾病的康复;此外,有资料表明,高脂肪饮食(特别是高胆固醇饮食)与卵巢癌的发生与发展密切相关。因此,卵巢癌患者宜选择低脂肪、易消化的清淡膳食,如新鲜蔬菜、水果、米汤、稀粥、豆浆等。

4. 高钙饮食　美国最新的研究显示,每日摄取高钙食物可降低卵巢癌的发生率。有数据显示,每日摄取高钙食物的人会比摄取钙质不足的人降低 46% 的卵巢癌的发生率。

5. 富含叶酸的饮食　增加富含叶酸的食物,可降低女性卵巢癌的发生率。瑞士的研究人员发现,常吃富含叶酸食物的女性,其发生卵巢癌的概率比很少吃叶酸食物的女性将减少 74%。至于叶酸,它是一种水溶性的 B 族维生素,富含于绿色蔬菜、柑橘类水果及全谷类食物中。

6. 多吃胡萝卜　英国的营养学家发现:每周平均吃 5 次胡萝卜的女性,其患卵巢癌的可能性比普通女性降低 50%,而美国的专家也得出了类似的结论。

【饮食相克】

1. 刺激性食物　详见"外阴癌"。

2. 烟熏烧烤食物　详见"外阴癌"。

3. 腐烂的食物　详见"外阴癌"。

4. 糖　详见"外阴癌"。

5. 酸菜、腌菜、腌肉　详见"外阴癌"。

6. 煎蛋　详见"外阴癌"。

7. 高脂肪食物　详见"外阴癌"。

8. 烟、酒与咖啡　详见"外阴癌"。

9. 荞麦　详见"外阴癌"。

【饮食搭配】

1. 鲫鱼与赤小豆　鲫鱼性甘、温,无毒,能益气散结,补虚羸,益五脏,消水肿,温中和胃,健脾利湿,解热毒等,与赤小豆搭配,具有补气血、益脾胃、利水湿等功效,适用于卵巢肿瘤有腹腔积液的辅助治疗。

2. 山楂与鲍鱼　山楂性温,味甘、酸,具有开胃止痛、消食化积、活血化瘀、防癌抗癌等功效,与鲍鱼搭配,具有活血散瘀、消食化积、防癌抗癌的作用,适宜卵巢癌患者食用。

3. 牛奶与麦片　牛奶与麦片搭配,具有补钙、养血、安神等功效,适宜卵巢癌等患者手术后或放化学治疗期间食用。

4. 荠菜与肉片　荠菜与肉片搭配,具有健胃消食、补血止血的作用,适宜卵巢癌等患者手术后或放化学治疗期间食用。

【食疗药膳方】

1. 紫草鹑蛋　紫草根 60 克,鹌鹑蛋 4 枚。紫草与鹌鹑蛋加水共煮,至蛋熟透,去紫草。每日 1 剂,吃鹌鹑蛋,连用 15 日。适用于卵巢癌。

2. 胖大海蜜滋　胖大海 1 个,大枣 3～5 枚,核桃仁 10 个,蜂蜜适量。胖大海加水浸泡发起后去核,大枣去核,然后与核桃仁一起浸入蜜中,调匀,用杵捣烂,制成蜜滋。每日早晨空腹喝 1 汤勺,连喝 2～3 个月为 1 个疗程。清咽解毒,润肺化痰。适用于卵巢癌。

3. 黑豆海参老鸭　黑豆 60 克,海参 60 克,老鸭 1 只,食盐适量。海参用清水反复浸泡 1 日,洗净(或再用少许食用碱水煮沸海参以去其灰味后再用清水浸泡);老鸭宰杀,去毛杂及内脏,切成块。将鸭块加水与黑豆、海参炖烂,食盐调味。佐餐食用。适用卵巢癌体虚者。

4. 大蒜枸杞子饮　生大蒜 1 000 克,枸杞子茎叶 150 克,柠檬汁 100 毫升,38 度酒精 1 800 升,果糖 3 000 克,柠檬香精 50 毫升,苹果酸 50 克,清水 6 500 毫升。大蒜置蒸锅中蒸 15～20 分钟,除去恶臭,然后加入酒精、枸杞子茎叶、柠檬叶,搅匀后在 20～25 度室温放置 10～15 日。浸泡后离心分离,将浸出液置蒸馏瓶中,于60～80 度蒸馏,挥发除去酒精,并过滤馏出液。在滤液中加入果糖、柠檬香精、苹果酸、清水,混匀后再进行过滤,滤液即成大蒜枸杞子饮料。大蒜有阻断亚硝胺作用,枸杞子又富含微量元素锗,故常饮本品,可预防肿瘤。消坚解毒,滋阴补精。适用于卵巢癌,症见阴虚毒热者。

5. 花参田三七瘦肉汤 花旗参7克,田三七20克,淮山药25克,枸杞子28克,桂圆肉20克,猪瘦肉300克,食盐、胡椒各适量。花旗参等中药放入布袋扎紧,和猪肉放在一起,加入清水,先大火后小火,煮2小时,加入食盐、胡椒即可。捞除布袋,吃猪肉,喝汤,每次1小碗,每日1次。活血益气,生血养阴。适用于气虚血瘀型卵巢癌,症见有全身乏力,头晕目眩,形体消瘦,舌质青紫等症状。

6. 夏枯草清凉茶 白茅根22.9克,夏枯草11.3克,白菊花5.6克,生甘草5.6克,淡竹叶11.3克,冰糖适量。先将白茅根、夏枯草等中药浸入10碗水中约10分钟,然后小火煮至1小时,过滤,加入冰糖调味即可。每次饮1碗,每日2次。清热养阴,明目散结。适用于卵巢癌。

7. 益母草煮鸡蛋 益母草50克,鸡蛋2枚。益母草洗净,切段,与鸡蛋加水同煮,鸡蛋熟后去壳取蛋再煮片刻即可。每日1剂,吃鸡蛋,喝汤。适用于卵巢癌。

8. 陈香牛肉 陈皮30克,香附子15克,牛肉500克,葱、姜、食盐各适量。将陈皮与香附子加水2 000毫升煎30分钟去渣,放入牛肉,加葱,姜,食盐等调料,小火炖至酥烂,凉透切片食之。疏肝理气,健脾益气。适用于卵巢癌。

9. 参芪健脾排骨汤 高丽参10克,黄芪10克,党参18克,山药18克,枸杞子15克,当归10克,陈皮5克,桂圆肉14克,猪排骨300克(或整光鸡1只)食盐、胡椒各适量。高丽参,黄芪等中药洗净,放入布袋中扎口,和排骨(或鸡)一起加水先大火后小火煮2～3小时,捞出布袋,加入食盐,胡椒等调味品即可。每次1小碗,吃排骨肉,喝汤,每日1次。以上物料可做出5小碗,多余的放入冰箱保存。健脾益肺,开胃壮神。适用于卵巢癌手术后的调理。

10. 商陆粥 商陆10克,粳米100克,大枣5枚。先将商陆用水煎汁,去渣,然后加入粳米、大枣煮成粥。空腹食之,微利为度,不可过量。健通利二便,利水消肿。适用于卵巢癌排尿困难所致腹腔积液。

【本病与药物相克】

1. 攻下法 详见"外阴癌"。

2. 丹参 详见"外阴癌"。

3. 滥用补药 详见"外阴癌"。

【药物与药物相克】

1. 噻替哌与氯霉素、磺胺类药 因为噻替哌与氯霉素、磺胺类药合用可加重骨髓抑制,故不宜合用。

2. 其他 有关顺铂、氟尿嘧啶详见"外阴癌";环磷酰胺、长春新碱详见"宫颈癌"。

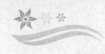

第四章 乳腺疾病

一、急性乳腺炎

急性乳腺炎是乳房的急性化脓性感染,绝大部分发生在产后哺乳期的妇女,尤其是初产妇更为多见,通常发生于产后 3～4周。急性乳腺炎形成的主要原因为产后机体全身及局部免疫力下降、乳汁郁积、致病菌侵入(主要是金黄色葡萄球菌和链球菌)等。其主要临床表现为初期乳房肿胀疼痛,患处出现有压痛的硬块,表面皮肤红热,同时可有发热等全身症状。炎症继续发展,则上述症状加重,此时疼痛呈搏动性,患者可有寒战、高热、脉率加快等,患侧腋窝淋巴结常肿大,并有压痛,白细胞计数明显增高及核左移。炎块常在数日内软化而形成脓肿,表浅脓肿可触及波动,感染严重者可致乳房组织大片坏死,甚至并发败血症。急性乳腺炎在未形成脓肿前的治疗主要包括:患侧乳房暂停哺乳,以免影响婴儿健康,同时采取措施促使乳汁通畅排出(可借助于吸乳器),去除乳汁郁积因素;局部理疗、热敷,有利于炎症早期消散,水肿明显者可用 25％硫酸镁湿热敷;用含有 100 万单位青霉素的生理食盐水 20 毫升在炎性肿块周围封闭,或用 0.5％的普鲁卡因溶液 60～80 毫升在乳房周围和乳房后封闭以促使早期炎症消散;全身应用广谱抗生素(如青霉素、头孢菌素或红霉素等)及以疏肝清热、化滞通乳为主的中药(如蒲公英、野菊花等)。脓肿一旦形成,应及时切开引流,排出积脓。

第四章　乳腺疾病

【饮食宜进】

1. 富有营养、易消化的清淡食物　由于产后胃肠张力及蠕动均较弱,特别是急性乳腺炎伴有高热时,产妇的胃肠功能更差,此时产妇宜进食富有营养、易消化的清淡饮食,如牛奶、米汤、藕粉、鸡蛋汤、菜汁、水果汁、面条、馄饨、蒸蛋羹等。

2. 富含优质高蛋白质的食物　蛋白质是人体的重要组成成分,也是修复组织、产生抗体的重要材料,如果蛋白质摄入不足,则会使机体抵抗力降低,不利于感染的控制,同时也不利于子宫损伤组织的修复。因此,急性乳腺炎患者应进食足够的富含优质蛋白质的食物,如鸡肉、鱼类、猪瘦肉、鸡蛋、牛奶、豆类及其制品等。

3. 富含维生素及矿物质的食物　谷类、豆类、新鲜蔬菜、水果及蛋黄中含有丰富的维生素 E、维生素 C、B 族维生素及微量元素锌、锡、铜等,有利于炎症的控制,故急性乳腺炎患者宜多进食富含维生素及矿物质的食物。

4. 高热能饮食　摄入足量的糖类和脂肪,以供给人体足够的热能,这样就能减少蛋白质为提供热能而分解,有利于炎症的控制和组织的修复,故急性乳腺炎患者恢复期宜食用甜薯、芋头、土豆、苹果、马蹄粉、淮山药粉、莲藕粉等。

5. 具有疏肝清热、化滞通乳作用的食物　中医学认为,急性乳腺炎多因情志影响,愤怒忧郁,肝气不舒,以致乳汁排泌不畅,气滞血瘀所致,故急性乳腺炎患者宜食用具有疏肝清热、化滞通乳作用的食物,如蒲公英、野菊花、马兰头、枸杞子头、马齿苋、西瓜、绿豆、赤小豆、青萝卜等。

【饮食相克】

1. 辛辣燥热的食物　如韭菜、辣椒、胡椒、花椒、生姜、葱、蒜、芥末、酒等,食后易生热化火,使本病火热邪毒更炽,病势更甚。初期阶段,会使红肿热痛明显加重;中期阶段,会使脓肿增大,脓血黏稠不易排出;恢复期,易致愈合延缓或初愈热毒未尽,病情反复而加重。

2. 油腻食物 如猪头肉、肥猪肉、猪油、黄油、奶油、鸡汤、鸭汤、油煎炸食物等,最易生痰化热,动火耗血,使病情因痰热血燥而加重。此外,由于急性乳腺炎患者发热,乳房肿胀,胃纳不佳,食用油腻食物后会使食欲减退,营养成分摄入不足,而影响疾病康复,故急性乳腺炎患者不宜食用油腻食物。

3. 热性食物 因为急性乳腺炎为热毒之证,本病患者若再食用羊肉、狗肉、鹿肉、公鸡肉等热性食物,则会增加内热,使病情加重,故急性乳腺炎患者不宜食用热性食物。

4. 海腥河鲜发物 如黑鱼、鲤鱼、鲫鱼、鳝鱼、海鳗、海虾、梭子蟹、带鱼、淡菜、墨鱼等,易生痰助火、生风动血、风燥散血,使炎症不易控制,故急性乳腺炎患者不宜食用海腥河鲜发物。

5. 具有催乳作用的食物 急性乳腺炎患者不宜食用具有催乳作用的食物,如猪蹄、虾、鲫鱼、鲤鱼、骨头汤、家禽、金针菇、香菜等,以免加重乳房红、肿、热、痛等症状。

6. 饮酒 因为酒精具有助长湿热的作用,不利于炎症的控制。故急性乳腺炎患者不宜饮酒,如黄酒、白酒、葡萄酒、啤酒及酒酿等。

【饮食搭配】

1. 绿豆、粳米与蒲公英 蒲公英是一种颇受欢迎的野菜,含有蛋白质、脂肪、粗纤维及大量的钙、铁和多种维生素,还含有蒲公英甾醇、胆碱、菊糖等有效成分,蒲公英性寒味甘,能清热解毒、利尿散结,若与清热解毒的绿豆和健脾和胃、补中益气的粳米同食,其功效大增,可清热解毒、泻火利湿、消疮除烦,对急性乳腺炎有一定辅助治疗作用。

2. 油菜、粳米与虾米 油菜与粳米、虾米等制成油菜粥,有清热解毒、散血消肿、调中下气的作用,对急性乳腺炎及产后瘀血腹痛均有辅助治疗作用。

3. 绿豆与海带　绿豆能清热解毒、生津止渴;海带能软坚散结、清热利水。两者搭配,具有清热解毒、软坚散结之功效,对急性乳腺炎有一定辅助治疗作用。

4. 螃蟹与香芹　螃蟹与香芹均有清热解毒之功效,两者搭配,对急性乳腺炎有一定的辅助治疗作用。

【食疗药膳方】

1. 黄花菜(金针)根炖猪蹄　黄花菜鲜根 60 克(或用干金针菜 24 克),猪蹄 1 只,食盐适量。将黄花菜根洗净,与洗净的猪蹄同放入砂锅中,加水适量,先用大火烧沸,继续用小火炖煮至猪蹄熟烂,加食盐少许煮沸即可。喝汤,吃猪蹄,每日 1 剂,连食数日。解毒通乳。适用于乳腺炎早期,乳房胀甚,乳汁排泄不畅,伴有畏寒发热者。

2. 鳝鱼头灰　鳝鱼头数个。鳝鱼头煅灰,每次 3 克,白酒送下;或鳝鱼皮烧灰,每次 3 克,空腹以暖酒调饮。适用于乳腺炎。

3. 甜橙酒　鲜甜橙数只,黄酒 1～2 汤匙。甜橙去毛、核,切块,榨汁 250 毫升即可。用甜橙汁冲入黄酒 1～2 汤匙饮用,每日 1 次,连饮 3～4 日。解毒,行气,消胀。适用于乳腺炎早、中期尚未化脓者。

4. 蒲公英粥　蒲公英 60 克,金银花 30 克,粳米 50～100 克。先煎蒲公英、金银花,去渣取汁,再入粳米煮成粥。任意食用。清热解毒。适用于乳腺炎。

5. 蒲公英皂角刺蜜饮　蒲公英 120 克(或干品 60 克),皂角刺 20 克,蜂蜜 10 克。将蒲公英、皂角刺分别洗净,晾干或晒干,蒲公英切成碎小段,皂角刺切碎。同放入砂锅,加水浸泡片刻,大火煮熟,改用中火煎煮 30 分钟,用洁净纱布过滤取汁,放入容器中,趁温热加入蜂蜜拌匀即可。早晚分饮。清热解毒。适用于急性乳腺炎肿块较大者。

6. 归芪炖乳鸽　当归 15 克,黄芪 30 克,乳鸽 1 只,料酒、食盐、味精、葱花、姜末、火腿末、鸡汤、香油各适量。先将当归、黄芪洗净,晒干或烘干,切成片,同放入纱布袋,扎紧袋口,备用;乳鸽宰杀,去毛杂及内脏,洗净,入沸水锅焯烫片刻捞出。乳鸽转入煨炖的砂锅,加清水适量,放入当归、黄芪药袋,大火煮沸,烹入料酒,改用小火炖 1 小时,待乳鸽熟烂,取出药袋,加葱花、姜末,以及鸡汤、火腿末等,继续用小火煮至乳鸽熟烂,汤汁浓香,加食盐、味精煨炖至沸,淋入香油即可。佐餐当菜,随意食用,当日吃完,连食 5～7 剂。补气养血。适用于急性乳腺炎溃后出现体虚者。

7. 参芪乳鸽 太子参、枸杞子、黄芪各 30 克,乳鸽 1 只,葱、食盐、味精、黄酒各适量。将太子参、枸杞子、黄芪用纱布包好,封口;乳鸽宰杀,除去毛、脏、洗净,剁成小块,放入砂锅内,加入药袋、葱丝、食盐、黄酒和适量清水,先用大火煮沸后,改用小火煮 2 小时,至鸽肉烂熟,去药袋即可,加味精调。趁温热时吃鸽肉,喝汤,每日 1 剂,连食 7～10 剂。补益气血。适用于乳腺炎后期脓成已溃或手术切开引流后,邪毒已去而正气未复,创面尚未收口者,可以加速乳腺疮口的恢复。

8. 石膏银花粥 生石膏 100 克,金银花 30 克,橘皮 15 克,金石斛 30 克,粳米 100 克。将 4 味药物放入砂锅内,加水适量,大火煮沸,改用小火煎煮 30 分钟,取汁后再加水煎煮,共取汁 2 次,合并煎汁,入粳米煮粥,至米烂粥成停火。早晚分食,每日 1 剂,连食 3～5 剂。清热泻火,解毒消肿,行气止痛。适用于乳腺炎早期,乳房肿胀、疼痛、皮红、发热等。

9. 蒲公英绿豆粥 蒲公英 10 克,绿豆 50～100 克,冰糖适量。蒲公英加水 600 毫升煎取汁,加绿豆煮为粥,粥成后入冰糖。每日 3 次,连用 3～7 日。清热解毒,泻火利湿,消疮除烦。适用于产妇排乳不畅,早期急性化脓性乳腺炎,症见乳房胀痛,或觉热盛,口干烦躁,大便干结,或伴发热。

10. 蒲公英粳米粥 蒲公英 60 克,金银花 30 克,粳米 50～

100克。先煎蒲公英、金银花,去渣取汁,再入粳米煮成粥。任意食用。清热解毒。适用于乳腺炎。

【药物与饮食相克】

1. 头孢菌素类

(1)酒类:详见"产褥感染"。

(2)果汁:详见"产褥感染"。

(3)饭后服:详见"产褥感染"。

2. 红霉素

(1)酒类:详见"产褥感染"。

(2)酸性食物与饮料:详见"产褥感染"。

(3)富含钙、磷、镁的食物:详见"产褥感染"。

(4)海味食物:详见"产褥感染"。

(5)果汁:详见"产褥感染"。

【本病与药物相克】

1. 糖皮质激素 急性乳腺炎患者往往出现发热等中毒症状,在没有应用足量抗生素时,应忌用糖皮质激素,如醋酸可的松、氢化可的松、地塞米松等,以免使炎症进一步扩散,而加重病情。

2. 补药 急性乳腺炎大多属于气滞热郁型,多发于产后产妇体虚者,虽然产后产妇体虚,但不可泛用补药(如人参、鹿茸、阿胶、枸杞子、海马、肉桂等),以免助火生毒,加重病情。

3. 收涩药物 急性乳腺炎多因肝郁热毒或吮乳吹风而致乳络不通、乳汁壅积、湿热郁结而发病。治疗若用收涩药物,如五味子、五倍子、石榴皮、乌梅、山茱萸、酸枣仁、煅龙骨、煅牡蛎等,可导致气血壅滞,阻塞乳络,而使病情缠绵。故急性乳腺炎患者不宜使用收涩药物。

【药物与药物相克】

1. 青霉素及头孢菌素类 详见"妊娠合并急性阑尾炎"。

2. 红霉素

(1)溴丙胺太林:因为溴丙胺太林为抗胆碱药,具有松弛胃肠道平滑肌的作用,能延长胃排空时间,而碱性药物红霉素在胃酸影响下易被破坏失效,两药合用可延长红霉素在胃中的停留时间,而使其疗效降低或失效,故不宜合用。两者若需合用,可在红霉素疗程结束后再服用溴丙胺太林,或服用红霉素2小时后再服用溴丙胺太林,也可同时加服碳酸氢钠或复方氢氧化铝等碱性药物以中和胃酸。

(2)月桂硫酸钠:因为月桂硫酸钠能促使红霉素在肠道中的吸收,增加对细胞的穿透力,使红霉素对肝脏的毒性增强,结果易导致黄疸及转氨酶升高,故不宜合用。

(3)氯霉素、林可霉素:因为红霉素与氯霉素或林可霉素合用时,都与细菌核糖蛋白体50-s亚单位结合,使核糖体的构型发生变化,彼此影响疗效。另外,氯霉素在弱酸或中性条件下其活性增强,而红霉素在碱性条件下活性较强,两者合用易可产生拮抗作用,故不宜合用。

(4)维生素C、阿司匹林:因为维生素C、阿司匹林均为酸性药物,而红霉素在酸性条件下呈解离型,不易吸收,而且排泄快,在胃肠道中不稳定,易被破坏,使红霉素疗效降低,故不宜合用。

(5)氯丙嗪、保泰松、苯巴比妥:因为氯丙嗪、保泰松、苯巴比妥等药物对肝脏都具有毒性作用,与红霉素合用,会加重肝脏毒性,故不宜合用。

(6)乳酶生:由于红霉素能抑制乳酸杆菌的活性,使乳酶生药效降低,同时也耗损了红霉素的有效浓度,故不宜合用。

(7)四环素:因为红霉素与四环素合用会增加红霉素对肝脏的不良反应,故不宜合用。

(8)含鞣质的中成药:因为含鞣质的中成药,如四季青片、虎杖浸膏片、感冒片、复方千日红片、长风槐角丸、肠连丸、紫金粉、舒痔丸、七厘散等可使红霉素失去活性、疗效降低,故不宜合用。

(9)含有机酸的中药:因为红霉素在碱性条件下抗菌作用才得以发挥,而含有机酸的中药(如山楂、五味子、山楂丸、保和丸等)口服可酸化胃液,提高酸度,使红霉素的单键水解而失去抗菌作用,故不宜合用。

(10)穿心莲片:中药穿心莲是清热解毒药,具有清热解毒、燥湿之功效,可用于肺脓肿。其作用不是直接抑菌,但能提高机体白细胞吞噬细菌的能力,发挥消炎解毒之作用。红霉素等抗生素具有抑制穿心莲促白细胞吞噬功能的作用,从而降低其疗效,故不宜合用。

3. 其他 详见"产褥感染"。

二、乳腺囊性增生病

乳腺囊性增生病又称慢性囊性乳腺病,是女性最常见的乳腺疾病,发病率占乳腺疾病的首位。有报道认为,在城市妇女中,每20人就有1人可能在绝经前发现此病。乳腺囊性增生病可发生于青春期后任何年龄的女性,但以30～50岁的妇女最为常见。其特点是乳腺实质的良性增生,增生可发生于腺管周围并伴有大小不等的囊肿形成;或腺管内表现为不同程度的乳头状增生,伴乳管囊性扩张,也有发生于小叶实质者,主要为乳管及腺泡上皮增生。乳腺囊性增生病的发病原因主要是由于内分泌激素失调所致,尤其是雌、孕激素比例失调,使乳腺实质增生过度和复旧不全和(或)部分乳腺实质成分中女性激素受体的质和量异常,使乳房各部分的增生程度参差不齐。近年来,许多学者认为,催乳素升高也是引起乳腺囊性增生病的一个重要因素。其主要临床表现是乳房胀痛和肿块,部分患者具有周期性,常有一侧或两侧乳房胀痛,轻者如针刺样,可累及到肩部、上肢或胸背部,一般在月经来潮前明显,月经来潮后疼痛减轻或消失。由于乳腺囊性增生病患者发展成为乳腺癌的发病率为 2%～4%,应引起足够的重视。乳腺囊性增生病的治疗主要是对症治疗,可用中药疏肝理气以缓解疼痛,必要时可适当应用甲睾酮、黄体酮及达那唑等药物治疗;对局限性乳腺囊性增生病,应在月经后 1 周至 10 日内复查,若病灶有恶性病变可疑时,应给予手术切除并做病理检查。

【饮食宜进】

1. 富有营养、低脂肪易消化的食物 因为乳腺囊性增生病患者多有乳房胀痛,胃纳不佳,食用高脂肪食物后会损伤脾胃,使食欲缺乏,营养成分摄入不足,而影响疾病康复,故乳腺囊性增生病患者宜进食富有营养、低脂肪易消化的食物,如牛奶、米汤、藕粉、鸡蛋汤、菜汁、水果汁、面条、馄饨、蒸蛋羹等。

2. 维生素、矿物质和纤维素的食物 谷类、豆类、新鲜蔬菜、水果及蛋黄、小麦胚芽油中含有丰富的维生素 E、维生素 C、B 族维生素及微量元素锌、锡、铜等,可提高机体免疫力,增强抗病能力,保护乳房组织,加强乳房细胞的正常代谢,有利于疾病的康复,故乳腺囊性增生病患者宜多进食富含维生素及矿物质的食物。此外,乳腺囊性增生病患者还应多食富含纤维素的食物,如菠菜、芹菜、韭菜、青菜、白菜,以及香蕉、梨、桃、番木瓜等以调节内分泌失调,保持大便通畅会减轻乳腺胀痛。

3. 豆及其制品 因为大豆(黑豆、黄豆)及其制品、核桃、黑芝麻、黑木耳、蘑菇等含有的植物雌激素进入人体内可抑制人体雌激素的分泌,对乳腺的组织有一定的保护作用,并可防止乳腺癌的发生,故乳腺囊性增生病患者宜多食大豆及其品。

4. 疏肝理气、化痰散结作用的食物 中医学认为,肝郁气滞、情志内伤在乳腺囊性增生病的发病过程中有重要影响。平素情志抑郁,气滞不舒,气血周流失度,蕴结于乳房胃络,乳络经脉阻塞不通,不通则痛而引起乳房疼痛;肝气横逆犯胃,脾失健运,痰浊内生,气滞血瘀挟痰结聚为核,循经留聚乳中,故乳中结块。因此,乳腺囊性增生病患者宜多食具有疏肝理气、化痰散结作用的食物,如橘叶、橘核、橘络、橘饼、丝瓜、桃、鲜藕、陈皮、青皮、海带、紫菜、海藻、牡蛎、贝母、全瓜蒌、佛手、玫瑰花、绿梅花、代代花等。

5. 调理冲任作用的食物　中医学认为,冲任失调则气血滞,积瘀聚于乳房,或乳房疼痛而结块,即冲任失调也是引起乳腺囊性增生的重要原因,故乳腺囊性增生患者宜进食具有调理冲任的食物,如鹿肉、肉苁蓉、巴戟天、当归、赤少、金橘叶等。

【饮食相克】

1. 辛辣刺激性食物　辛辣刺激性食物,如韭菜、辣椒、胡椒、花椒、生姜、葱、蒜、芥末等,可使内分泌功能失调,从而诱发或加重乳腺囊性增生病,故乳腺囊性增生病患者不宜食用辛辣刺激性食物。

2. 油腻食物　因为油腻食物如猪头肉、肥猪肉、猪油、黄油、奶油、鸡汤、鸭汤及油炸食物如炸羊排、炸鸡、炸油饼等,易损伤脾胃,使其受纳、运化功能失常,从而引起湿痰凝聚,加重乳腺囊性增生病的病情,故乳腺囊性增生病患者不宜食用油腻食物。

3. 生冷、寒凉食物　中医学认为,乳腺囊性增生病多为肝郁气滞、情志内伤所致,冷饮、各种冰镇饮料、冰镇酒类和生拌冷菜如拌黄瓜、拌海蜇、拌凉粉、拌萝卜等生冷食物,螃蟹、田螺、河蚌、蛏子、海蜇、梨、柿子、西瓜、黄瓜、柚、橙子、雪梨、马蹄、石耳、石花、地耳、油菜、茭白、苋菜、荸荠、海带等寒凉食物,均可导致肝瘀气滞、情志内伤,从而加重病情,故乳腺囊性增生病患者不宜过食生冷、寒凉食物。

4. 高雌激素污染的食物　由于乳腺囊性增生病与女性体内雌性激素过高或雌激素、孕激素比例失调有关,故乳腺囊性增生病患者不宜食用高雌激素污染的食物,如用激素饲料喂养的鸡、鸭、鱼、兽类,以及使用生长激素的蔬菜等。

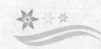
5. 富含黄嘌呤的食物　因为咖啡、可可、巧克力等食物中含有大量的黄嘌呤,可导致乳腺囊性增生病的发生与发展,而且随着黄嘌呤的大量摄入,乳腺癌发生的危险性也会大大增加,故乳腺囊性增生病患者不宜食用富含黄嘌呤的食物。

6. 高糖饮食　因为过食高糖食物如巧克力、糖果、甜点心等,不仅可因摄入能量太多而产生饱腹感,影响对其他富含蛋白质、维生素、矿物质和膳食纤维食品的摄入,不利于疾病的康复,而且还会使胰岛素分泌过多、糖类和脂肪代谢紊乱,引起人体内环境失调,促发乳腺癌,故乳腺囊性增生病患者不宜进食高糖饮食。

7. 饮酒　因为酒精可刺激脑垂体前叶催乳素的分泌,而催乳素又与乳腺囊性增生病和乳癌发生有关,故乳腺囊性增生病患者不宜饮酒。

【饮食搭配】

1. 萝卜与海蜇皮　萝卜与海蜇皮搭配,具有疏肝理气、解郁散结之功效,对乳腺囊性增生病有一定辅助治疗作用。

2. 青皮、山楂与粳米　青皮、山楂与粳米搭配煮成粥食用,具有疏肝理气、解郁散结之功效,对乳腺囊性增生病有一定辅助治疗作用。

【食疗药膳方】

1. 红烧鳝鱼　鳝鱼2～3条,黑木耳3小朵,大枣10枚,生姜3片,调料适量。如常法红烧食用。适用于乳腺囊性增生病。

2. 海带鳖甲猪肉汤　海带、鳖甲、猪瘦肉各65克,食盐、香油各适量。海带清水洗去杂质,泡开切块;鳖甲打碎。海带、鳖甲与猪瘦肉共煮汤,汤成后加入食盐、香油调味即可。每日分2次吃海带、猪肉,喝汤。适用于乳腺囊性增生病,也可用于预防乳腺癌。

3. 玉米丝瓜络羹　玉米粒100克,丝瓜络50克,橘核10克,鸡蛋1个,水淀粉、冰糖各适量。玉米粒、丝瓜络、橘核加水熬1

小时,起锅前加入蛋花、水淀粉、冰糖调匀食用,每周 2 次。疏肝理气,解郁散结。适用于肝郁气滞型乳腺囊性增生病。

4. 海带生菜煲　海带 100 克,生菜 100 克,姜、葱末、香油各适量。用清水先煲海带 30 分钟,起锅前放入生菜、姜、葱末、香油。每日食 1 次。疏肝理气,解郁散结。适用于肝郁气滞型乳腺囊性增生病。

5. 凉拌芹菜海带　海带 100 克,芹菜 100 克,姜、葱末、香油各适量。海带、芹菜焯熟,捞盘中加入姜、葱末、香油。每日食 1 次。疏肝理气,解郁散结。适用于肝郁气滞型乳腺囊性增生病。

6. 海带豆腐　海带 2~3 尺,豆腐 1 块,食盐、味精、食醋各适量。海带、豆腐煮沸汤,加食醋,饮食之。适用于乳腺囊性增生病。

7. 橘饼饮　金橘饼 50 克。将金橘饼洗净,控水,切碎,放入砂锅,加适量水,用中火煎煮 15 分钟即可。早晚饮汁的同时,嚼食金橘饼。疏肝理气,解郁散结。适用于肝郁气滞型乳腺囊性增生病。

8. 刀豆木瓜肉片汤　先将猪肉 50 克洗净,切成薄片,放入碗中加食盐,湿淀粉适量,抓揉均匀,备用。将刀豆 50 克,木瓜 100 克洗净,木瓜切成片,与刀豆同放入砂锅,加适量水,煎煮 30 分钟,用洁净纱布过滤,取汁后同入砂锅,视滤液量可加适量清水,大火煮沸,加入肉片,拌匀,烹入黄酒适量,再煮至沸,加葱花、姜末适量,并加少许食盐,拌匀即可。可当汤佐餐,随意食用。当日吃完。疏肝理气,解郁散结。适用于肝郁气滞型乳腺囊性增生病。

9. 萝卜拌海蜇皮　白萝卜 200 克,海蜇皮 100 克,植物油 50毫升,香油 10 毫升,葱花、食盐、白糖各适量。将白萝卜洗净,切成细丝,用食盐拌透。将海蜇皮切成丝,先用凉水冲洗,再用冷水漂清,挤干,与萝卜丝一起放碗内拌匀。炒锅上火,下植物油烧热,放入葱花炸香,趁热倒入碗内,加白糖、香油拌匀即可。佐餐食用。疏肝理气,解郁散结。适用于肝郁气滞型乳腺囊性增生病。

10. 芝麻核桃蜜 黑芝麻10~15克,核桃仁5枚,蜂蜜1~2匙冲食之。适用于乳腺囊性增生病。

11. 玫瑰蚕豆花茶 将玫瑰花6克,蚕豆花10克分别洗净,沥干,一同放入茶杯中,加开水冲泡,盖上茶杯盖,闷10分钟即可。可代茶饮,或当饮料早晚分饮。疏肝理气,解郁散结。适用于肝郁气滞型乳腺囊性增生病。

12. 山楂橘饼茶 生山楂10克,橘饼7枚沸水泡之,待茶沸热时,再加入蜂蜜1~2匙,当茶频食之。适用于乳腺小叶增生及乳腺囊性增生病。

13. 夏枯草当归粥 夏枯草、当归、香附各10克,加水适量煎20分钟,取汁加入白粥、红糖拌匀食用,每周2次。

14. 肉苁蓉归芍蜜饮 肉苁蓉15克,当归10克,赤芍10克,柴胡5克,金橘叶10克,半夏10克,蜂蜜30毫升。分别拣去药物杂质,洗净、晾干或切碎,同放入砂锅,加适量水,浸泡片刻,煎煮30分钟,用洁净纱布过滤,取汁放入容器,待其温热时,加入蜂蜜,拌和均匀即可。上、下午分饮。调理冲任,活血散结。适用于冲任失调型乳腺囊性增生病。

15. 香附路路通蜜饮 香附20克,路路通30克,郁金10克,金橘叶15克,蜂蜜30毫升。将上药洗净,入锅,加适量水,煎煮30分钟,去渣取汁,待药汁转温后调入蜂蜜搅匀即可。上、下午分饮。疏肝理气,解郁散结。适用于肝郁气滞型乳腺囊性增生病。

16. 夏枯草当归粥 夏枯草、当归、香附各10克,白粥、红糖各适量。先将药物加水适量煎20分钟,取汁加入白粥、红糖拌匀,每周食粥2次。疏肝理气,解郁散结。适用于肝郁气滞型乳腺囊性增生病。

17. 青皮山楂粥 青皮 10 克,生山楂 30 克,粳米 100 克。先将前 2 味分别洗净,切碎后一起放入砂锅,加适量水,浓煎 40 分钟,用洁净纱布过滤,取汁待用。将粳米淘洗干净,放入砂锅,加适量水,用小火煨煮成稠粥,粥将成时,加入青皮、山楂浓煎汁,拌匀,继续煨煮至沸,即可。早晚分食。疏肝理气,解郁散结。适用于肝郁气滞型乳腺囊性增生病。

18. 天合大枣茶 天冬 15 克,合欢花 8 克,大枣 5 枚。泡茶食之,加蜂蜜少许。代茶饮。适用于乳腺囊性增生病。

19. 侧柏菊花饮 生侧柏叶 30 克,橘子核 15 克,野菊花 15 克。煎汤饮用。适用于乳腺囊性增生病。

【本病与药物相克】

1. 雄激素用量过大 雄激素(如甲睾酮、丙酸睾酮)可抑制雌激素,使乳腺腺叶增生减少,但其不良反应较大,可引起头晕、恶心、水肿等,也可损害肝脏,出现黄疸,大剂量使用时,可使女性患者发生男性化现象,故乳腺囊性增生病患者不宜过量应用雄激素,每月用药总量不宜超过 300 毫克。

2. 具有收涩作用的中药 中医学认为,乳腺囊性增生病多因情志内伤、肝郁痰凝、思虑伤脾、气滞痰凝所致,而五味子、五倍子、石榴皮、乌梅等具有收涩作用的中药可加重患者气血痰湿瘀滞,加速乳腺腺叶的增生,故乳腺囊性增生病患者不宜应用具有收涩作用的中药。

3. 黄嘌呤及其他结构相似的药物 因为黄嘌呤可导致乳腺囊性增生病的发生与发展,而且随着黄嘌呤的大量摄入,乳腺癌发生的危险性也会大大增加,故乳腺囊性增生病患者不宜应用黄嘌呤及其他结构相似的药物。

4. 口服避孕药 有学者认为,口服避孕药可能会诱发或加重乳腺囊性增生病,故乳腺囊性增生病患者应慎用口服避孕药。

5. 含有雌激素的面霜和药物 由于乳腺囊性增生病与女性

体内雌性激素过高或雌激素、孕激素比例失调有关,有的妇女为了皮肤美容或减肥,长期使用含有雌激素的面霜和药物,致使体内雌激素水平相对增高或雌激素、孕激素比例失调,久之可诱发乳腺囊性增生,故乳腺囊性增生病患者不宜长期应用含有雌激素的面霜和药物。

【药物与药物相克】

1. 甲睾酮、丙酸睾酮

(1)巴比妥类药物:详见"子宫肌瘤"。

(2)四环素:因为甲睾酮与四环素合用时对肝脏的毒性增加,尤其对肾衰竭患者,两者合用可使四环素的半衰期延长,毒性损害明显增加,故不宜长期合用。

2. 黄体酮

(1)氨基比林:黄体酮有抑制肝微粒体酶的作用,可减慢氨基比林的代谢灭活,从而增加其作用和毒性,故不宜合用。

(2)巴比妥类、苯妥英钠、卡马西平:因巴比妥类(主要是苯巴比妥)、苯妥英钠、卡马西平可诱导肝脏微粒体酶,加速黄体酮类化合物的灭活,从而降低其疗效,因此不宜合用。

(3)郁金、姜黄:因为郁金、姜黄与黄体酮存在药理性拮抗作用,故不宜合用。

3. 达那唑

(1)卡马西平:因为达那唑可抑制卡马西平代谢,使卡马西平血浆清除率降低,半衰期延长,血药浓度升高,从而导致卡马西平急性毒性反应(如眩晕、困倦、视物模糊、运动失调、恶心等),故不宜合用。

(2)环孢素:达那唑可抑制环孢素代谢,使环孢素血药浓度升高,两药联用时必须密切监测器血清浓度,并减少剂量,以避免环孢素的毒性反应。

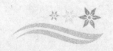

三、乳　腺　癌

　　乳腺癌是乳腺小叶和导管上皮细胞在各种内外致癌因素的作用下,细胞失去正常特性而异常增生,以致超过自我修复的限度而发生癌变的疾病。乳腺癌是女性最常见的恶性肿瘤之一,也是危害妇女健康的主要恶性肿瘤。虽然我国是乳腺癌的低发地区,但其发病率正逐年上升,尤其沪、京、津及沿海地区是我国乳腺癌的高发地区,以上海为最高。乳腺癌的病因目前尚未完全明确,可能与遗传易感性、内分泌功能失调、机体免疫功能低下、病毒感染、电离辐射、饮食结构不合理及肥胖等因素有关;当今女性新的生理现象,如月经初潮提前、绝经推迟、不育晚育等大大增加了乳腺癌的发病率。此外,独身、婚姻持续时间短、性伴侣多,以及初产年龄>30岁,女性乳腺囊性增生病患者增多等,也可能是乳腺癌发病率增高的原因。乳腺癌早期多无自觉症状,多为偶然发现乳房内无痛性肿块,肿块最常见于乳房的外上象限及中心部位(约70%),有时可发现单侧性乳头血性溢液,中晚期可出现疼痛、皮肤及乳头乳晕改变、腋窝淋巴结肿大。乳腺癌的治疗以早期手术为主,同时配合化学治疗(常用药物如噻替哌、环磷酰胺、氨鲁米特等),放射治疗及中草药等疗法。

　　【饮食宜进】

　　1. 多样化平衡饮食　对于乳腺癌患者,尤其是晚期患者,大多数出现食欲缺乏、饮食无味、食量下降,但肿瘤又过度消耗人体能量,甚至出现恶病质,如果此时营养摄入不足,机体抗病力会减弱,不利于病情恢复。平衡膳食是乳腺癌患者保持正常体重、提高机体抗病能力的最好办法。平衡膳食包括粗粮与杂粮搭配,富含热能,适量蛋白,富含纤维素、高无机盐及富含维生素A、维生素C、维生素E、维生素K、叶酸等易于消化吸收的食物,如玉米、糙米、全麦面、植物油、蜂蜜、蔗糖、蜂王浆、瘦肉、蛋类、豆类、鲜奶、菌菇类、胡萝卜、竹笋、南瓜、黄瓜、菜花、菠菜、白菜、芹菜、黄花菜、番茄、大蒜、海带、紫菜、海鱼、动物肝、肾,以及新鲜水果等。

2. 具有抗乳腺癌作用的食物 因为海马、眼镜蛇肉、抹香鲸油、蟾蜍肉、蟹、文蛤、牡蛎、玳瑁肉、海带、芦笋、石花菜等具有抗乳腺癌作用,故患者宜多进食。

3. 具有增强免疫力、防止复发作用的食物 因为桑葚、猕猴桃、芦笋、南瓜、大枣、洋葱、韭菜、薏苡仁、菜豆、山药、香菇、虾皮、蟹、青鱼、对虾、蛇等具有增强免疫力、防止复发的作用,故患者宜多进食。

4. 白菜和豆制品 因为白菜中含有一种化合物,约占白菜重量的 1%,能帮助分解雌激素;豆类及其制品中则含有异黄酮,能有效抑制乳腺癌的发生,故乳腺癌患者宜多进食白菜和豆制品。此外,玉米、食用菌类、海藻类、大蒜、番茄、橘类和浆果类水果等蔬果也有作用,乳腺癌患者应多食。

5. 鱼类 由于鱼类中含有一种脂肪酸,具有抑制癌细胞增殖的作用,经常适当地多吃些鱼,对防治乳腺癌十分有益,故患者宜多吃鱼。

6. 具有化痰软坚散结功能的食物 中医学认为,乳腺癌多由情志失调、肝气郁结或因冲任失调、气滞血瘀,凝聚乳房成块所致,故乳腺癌患者宜多进食具有化痰软坚散结功能的食物,如海带、海蜇、海藻、紫菜、海参、淡菜、芋艿、芦笋、荸荠、茭白、冬瓜、蘑菇、香菇、猴头菇、番茄、橘子、苹果、山楂、鲜猕猴桃、甲鱼、墨鱼、木耳等。

7. 具有益气养血、理气散结作用的食物 乳腺癌手术后,可给予益气养血、理气散结之品,巩固疗效,以利康复,如山药粉、糯米、菠菜、丝瓜、海带、鲫鱼、泥鳅、大枣、橘子、山楂、玫瑰花等。

8. 具有甘凉滋润功效的食物 乳腺癌放射治疗时,易耗伤阴津,故宜食用甘凉滋润食品,如杏仁霜、枇杷果、白梨、乌梅、莲藕、香蕉、胡萝卜、橄榄等。

9. 具有和胃降逆、益气养血作用的食物　乳腺癌化学治疗时,若出现消化道反应及骨髓抑制现象,可食和胃降逆、益气养血之品,如鲜姜汁、甘蔗汁、鲜果汁、佛手、番茄、生薏苡仁、粳米、白扁豆、灵芝、黑木耳、向日葵子等。

【饮食相克】

1. 刺激性食物　乳腺癌患者的饮食应以清淡而富有营养为宜,各种刺激性食物,如辛辣之品(辣椒、辣酱、辣油、咖喱粉、芥末、川椒等),助阳发物(母猪肉、羊肉、驴肉、鹿肉、狗肉、公鸡肉等),不易消化的蔬菜(韭菜、蒜苗、韭黄、芹菜、竹笋、毛笋、冬笋等),以及油煎油炸之品等,均对乳腺癌患者有一定的不良刺激作用,使病情恶化,故乳腺癌患者应禁食刺激性食物。

2. 腐烂、霉变的食物　详见"外阴癌"。

3. 饮酒　酒中所含的酒精可以刺激垂体前叶催乳素的分泌,而催乳素又与乳腺癌发生有关,从而影响乳腺癌的易感性,故乳腺癌患者不宜饮酒。

4. 咖啡、可可、巧克力　因为咖啡、可可、巧克力中含有大量的咖啡因、黄嘌呤。咖啡因、黄嘌呤可促使乳腺增生,而乳腺增生又与乳腺癌发生有关,女性特别是绝经前妇女,如果过多地摄取这类食物,随着咖啡因、黄嘌呤的大量摄入,乳腺癌发生的危险性就会大大地增加。此外,咖啡中的咖啡因可使体内B族维生素被破坏,而缺乏B族维生素与癌症的发生有密切关系,故乳腺癌患者不宜食用咖啡、可可和巧克力。

5. 糖　详见"外阴癌"。

6. 酸菜、腌菜、腌肉　详见"外阴癌"。

7. 高脂肪食物　详见"外阴癌"。

8. 烟熏烧烤食物　详见"外阴癌"。

9. 食盐过多 详见"外阴癌"。

10. 荞麦 详见"外阴癌"。

11. 高雌激素污染的食物 由于乳腺癌的发生、发展与雌激素有关,雌激素水平越高越易患乳腺癌。研究也表明,长期服用雌性激素补充药的妇女,乳腺癌的发病危险会增大,故乳腺癌患者不宜食用高雌激素污染的食物,如用激素饲料喂养的鸡、鸭、鱼、兽类,以及使用生长激素的蔬菜等。

【饮食搭配】

1. 芦笋与百合 芦笋营养丰富,是理想的保健食品,能有效地抑制癌细胞的生长、繁殖,并能降压、降脂,若再配以能润肺止咳、清热解毒的百合,则能清热祛燥、镇静安神,适用于乳腺癌等肿瘤、高血压、高血脂、冠心病、糖尿病等病症的辅助治疗。

2. 芦笋与海参 芦笋有明显的抗癌效果,海参亦有抑癌作用,两者搭配,适用于乳腺癌等各种癌症患者的辅助治疗。

3. 红薯与莲子 红薯性平,味甘,其所含有的脱氢异雄固酮(DHEA)对乳腺癌、结肠癌有预防作用,红薯、莲子搭配做成粥,适宜乳腺癌等患者食用。

4. 白菜与豆腐 白菜性平,味甘,所含有的硒、钼和维生素 C 能增强机体的免疫功能,有防癌抗癌功效;豆腐中则含有异黄酮,能有效抑制乳腺癌的发生,两者搭配食用,适用于乳腺癌患者。

【食疗药膳方】

1. 蒜苗肉包子 鲜大蒜苗 240 克,猪瘦肉 100 克,面粉 500 克,植物油、食盐、酱油各适量。先将大蒜苗洗净,切成极细末;猪肉洗净,剁成肉末。起锅烧热片刻,倒入大蒜苗、猪肉和植物油、食盐、酱油少许,同炒熟制成馅备用。再将面粉加水适量,慢慢搓成条。以蒜苗、肉馅做成包子,然后上蒸笼蒸熟。供早晚餐食用。清热解毒,健胃消食,滋阴补血,防癌抗癌。适用于热毒蕴结型乳腺癌、宫颈癌、白血病、骨肉瘤等恶性肿瘤。

2. 紫草绿豆汤 紫草 15 克,绿豆 30 克,白糖少许,清水适量。将紫草加水煎汤,煮沸 10 分钟滤去头汁,再加水煎沸 15 分钟,滤取二汁。将头汁、二汁混合,放入绿豆同煎煮,待绿豆熟烂时,加白糖少许调味。吃绿豆,汤分 2 次饮,每日 1 剂。解毒凉血,活血透疹。适用于乳腺癌。

3. 蟹壳散 生螃蟹壳 250 克。先将生螃蟹壳去杂,洗净,焙黄焙脆后研细末,装瓶备用。每次 6 克,每日 2 次,温开水送下。软坚散结,防癌抗癌。适用于乳腺癌各期,对乳腺癌末破溃者尤佳。

4. 紫茄猪瘦肉汤 紫茄(切片)2 个,猪瘦肉 60 克,鸡蛋 1 个,食盐、味精、植物油各适量。将紫茄与猪瘦肉放入锅中煎汤。然后将鸡蛋打破入汤调匀散开,熟时加入食盐、味精、植物油即可食用。适用于气滞血瘀型乳腺癌,症见乳房硬块肿痛,乳头下陷,消瘦,神疲乏力,低热,食欲缺乏,舌质暗红,苔黄腻,脉弦滑。

5. 芋头菱米羹 芋头 250 克,菱角肉 50 克。从菱角中取出果肉,烘干研细粉。芋头去皮,切碎,置砂锅中加水爆煮约 1 小时至熟烂如酥,再兑入菱粉共煮 10 分钟,可加白糖调味,每日早晚进食。益气健脾,通络散结。适用于各期乳腺癌患者。

6. 山楂陈皮瘦肉丁 猪瘦肉 100 克,山楂 100 克,黄瓜 100 克,葱、姜、植物油、调料各少许。猪瘦肉洗净,切丁;山楂去核,切丁;黄瓜洗净,切丁;葱、姜切丝。炒锅置大火上,加入少许植物油,烧至七成熟时下肉丁,略炒,加入黄瓜等料,同炒,再加调料炒熟即可。佐餐食用。活血化瘀,开胃健脾。适用于乳腺癌术后,伤口愈合不良,胸痛,食欲不佳者。

7. 腊味萝卜糕 糯米粉 250 克,萝卜 1 500 克,腊肉 100 克,虾米 30 克,白糖 50 克,生油 2 汤匙,生酱油 2 茶匙,芫荽 30 克,胡萝卜 1 个。将虾米浸透,剁成蓉,腊肉切粒,萝卜去皮刨幼丝,倒下烧热之锅中,加油与清水同煮,煮至萝卜完全变色时,加入炒熟虾米及腊肉,再加调料拌匀,连汁水盛起盆内,糯米粉撒于盆中之混合物,不时快手以铲兜匀,倒入已涂油之糕盆内,隔水猛火蒸 1 小时,用筷子插入糕,如无粉粘即可。适量食用。适用于肝郁气滞型乳腺癌,症见乳房肿块胀痛,乳头下陷,消瘦,胸闷不舒,嗳气,月经不调,舌质淡红,苔薄白,脉弦。

8. 枸橘山楂蜜饮 枸橘 20 克,蜂蜜 15 克。将枸橘、山楂洗净,切片,入锅加水适量,煎煮 30 分钟,去渣取汁,待药液转温后调入蜂蜜,搅匀即可。上下午分食。疏肝解郁,理气活血抗癌。适用于气滞血瘀型、肝郁化火型乳腺癌。

9. 莲子薏苡仁炖牡蛎肉 莲子 20 克(去心),薏苡仁 20 克,牡蛎肉 100 克,一起放入锅内,加水适量,加少许姜丝、油、食盐,煮沸后转小火炖 50 分钟即可食用。适用于气血虚弱型乳腺癌,症见乳房肿块已久,乳头下陷,消瘦,心慌气短,神倦乏力,面色苍白,腰酸腿软,头晕目眩,舌淡,少苔,脉沉细。

10. 大枣炖兔肉 大枣 60 克,兔肉 250 克。先将大枣拣杂,洗净,放入碗中,备用。再将兔肉洗净,入沸水锅中焯透,捞出,清水过凉后,切成小方块,与大枣同放入砂锅,加水适量,大火煮沸,烹入料酒,改用小火煨炖 40 分钟;待兔肉熟烂如酥,加入葱花、姜末、食盐、味精、五香粉,拌匀,再煨煮至沸,淋入香油即可。佐餐当菜,随意吃兔肉,喝汤汁,嚼食大枣,当日吃完。双补气血,恢复体力。适用于气血两虚型乳腺癌等癌症患者术后神疲乏力,精神不振等。

11. 香菇蒸螃蟹 香菇 50 克,螃蟹 1 只,味精、食盐、植物油各适量。香菇水发,切丝,螃蟹洗净,去肠杂,放在盘上,加味精、食盐、植物油配料入锅内蒸熟食用,每日 1 次。适用于气滞血瘀型乳腺癌,症见乳房硬块肿痛,乳头下陷,消瘦,神疲乏力,低热,食欲缺乏,舌质暗红,苔黄腻,脉弦滑。

12. 山药桂圆炖甲鱼 山药 200 克,桂圆肉 25 克,甲鱼 1 只(约重 500 克)鸡汤、料酒、葱花、姜末、食盐、味精、五香粉、香油各适量。先将甲鱼放入沸水锅中烫死,剁去头、爪,揭去甲鱼壳盖,抽去气管、内脏,洗净,切成 1 厘米见方的小块,备用。将家山药放入清水中洗净,刨去薄层外表皮,剖开,切成薄片,与洗净的桂圆肉、甲鱼小方块一同放入炖盅内,加鸡汤(或鲜汤)适量,并加料酒、葱花、姜末,上笼,用大火炖至甲鱼肉熟烂如酥,取下,加食盐、味精、五香粉及香油拌匀即可。随意佐餐吃甲鱼肉,喝汤汁,嚼食山药、桂圆肉。健脾益气,养阴生津。适用于乳腺癌术后气阴两虚,神疲乏力,精神不振。

13. 南瓜蒂散 取南瓜蒂 2 个烧为炭,研细末,以黄酒送下,早晚各 1 次。适用于乳腺癌初期。

14. 橘皮、青橘叶 橘皮、青橘叶各 25 克,加入黄酒与清水,煎取汁,温饮,每日 2 次,适用于乳腺癌初起及乳腺良性肿瘤。

15. 干贝竹笋沙参汤 干贝 20 克,鲜竹笋 150 克,沙参 20 克,葱花、姜末、食盐、味精、香油各适量。先将沙参入锅,加水浓煎 40 分钟,去渣取浓缩汁备用。再将干贝放入冷水中泡发 1 小时,洗净,盛入碗中,待用;将鲜竹笋剥去外壳膜,洗净,切成"滚刀块儿",与干贝同放入砂锅,加入沙参汁,再加水适量,大火煮沸,烹入料酒,改用小火煨煮 30 分钟,加葱花、姜末、食盐、味精再煨煮至沸,淋入香油即可。佐餐当汤,随意喝汤汁,嚼食干贝、竹笋。养阴生津,防癌抗癌。适宜于各期乳腺癌,对乳腺癌出现低热、口干、舌红等阴虚证者尤为适宜。

16. 猪蹄龟参汤 乌龟肉 500 克,人参 15 克,姜 10 克。乌龟肉洗净,切块,与猪蹄、人参、姜共入锅中,酌加清水后小火煨炖至肉烂熟,酌加调味品后食用。适用于乳腺癌放射治疗化学治疗或手术后,体质虚弱,短气,贫血,舌淡脉虚者。

17. 山药桂圆炖甲鱼 甲鱼肉 500 克,丹参 25 克,桂圆肉 20 克,姜 10 克。甲鱼肉洗净,切块,与山药、丹参、桂圆肉、姜共入锅内,酌加清水,小火炖至肉烂熟,然后去除丹参,酌加食盐后食用。

滋阴补虚。适用于乳腺癌手术后体质较弱者。

18. 当归煮猪肚　猪肝 250 克,当归 15 克,鸡血藤 20 克,赤芍 10 克,姜 10 克,食盐适量。猪肝洗净,切块,煮熟。将当归、鸡血藤、姜、赤芍水煎取汁,药汁与猪肚用小火煨炖 20 分钟后,加食盐调味食用。生血开胃,活血化瘀。适用于乳腺癌。

19. 鹿角薜荔散　鹿角尖 100 克,薜荔果 100 克,黄砂糖、陈醋各适量。上鹿角尖、薜荔果共研末。每日 10 克,陈醋送下。补肾固精,活血通络。偏阳虚型乳腺癌。

20. 当归炖穿山甲肉　当归 15 克,川芎 6 克,穿山甲肉 50 克。将上料放入砂锅内大火煮沸,然后用小火隔水炖 2 小时,喝汤,吃穿山甲肉(肿块破溃者禁用)。适用于气滞血瘀型乳腺癌,症见乳房硬块肿痛,乳头下陷,消瘦,神疲乏力,低热,食欲缺乏,舌质暗红,苔黄腻,脉弦滑。

21. 佛手甲鱼汤　佛手 10 克,蛇舌草 30 克,半边莲 20 克,大枣 10 枚,甲鱼 500 克。甲鱼去肠杂,洗净,切块,将前 4 味药用水浓煎 2 次,取汁 300 毫升和甲鱼炖熟食用。适用于肝郁气滞型乳腺癌,症见乳房肿块胀痛,乳头下陷,消瘦,胸闷不舒,嗳气、月经不调,舌质淡红,苔薄白,脉弦。

22. 灵芝腐丝汤　灵芝粉 15 克,豆腐皮 2 张,枸杞子 20 克,番茄 50 克,水发香菇 30 克,猪排骨汤 1 000 毫升,食盐、味精各适量。将猪排骨汤倒入砂锅内,入灵芝粉、豆腐皮丝、枸杞子、香菇丝及食盐煮熟,再加入番茄、味精即可食用。适用于气血虚弱型乳腺癌,症见乳房肿块已久,乳头下陷,消瘦,心慌气短,神倦乏力,面色苍白,腰酸腿软,头晕目眩,舌淡,少苔,脉沉细。

23. 当归川芎粥　当归 15 克,川芎 15 克,粳米 100 克。将当归、川芎洗净,切片,装入纱布袋中,扎紧袋口,与淘洗的粳米同入锅中,加水适量,用小火煮成稠粥,粥成时取出药袋即可。早晚分食。活血化瘀,行气抗癌,散结消肿。适用于气滞血瘀型乳腺癌。

24. 皂角刺橘皮蜜饮 用皂角刺 30 克,青皮 20 克,陈皮 20 克,王不留行子 20 克,郁金 15 克,蜂蜜 30 克。先将皂角刺、青皮、陈皮、郁金分别拣杂,洗净,晒干或烘干,切碎或切成片,备用。将王不留行子择洗干净,晾干后敲碎或研碎,与切碎的皂角刺、青皮、陈皮、郁金一同放入砂锅,加水浸泡片刻,煎煮 30 分钟。用洁净纱布过滤,去渣,取滤汁放入容器,待其温热时兑入蜂蜜,拌和均匀即可。早晚 2 次分服。活血化瘀,行气止痛。适用于气滞血瘀型乳腺癌疼痛者。

25. 附蒌鲫鱼汤 郁金、香附、白芍、当归各 9 克,橘叶 6 克,瓜蒌 15 克,鲜鲫鱼 1 条,食盐适量。前 6 味药煎汤后去渣,加入洗净的鲫鱼、食盐煮熟。喝汤,吃鲫鱼,每日 1 剂,连用 15～20 剂为1 个疗程。调理冲任,疏肝理气。适用于冲任失调型乳腺癌。

26. 猴头黄芪鲜汤 鸡(重约 750 克)1 只,猴头菇 120 克,黄芪 30 克,生姜 3 片,食盐适量。将活鸡宰杀去毛及内脏,洗净,切块。黄芪洗净,与鸡肉、生姜一同放入锅内,加清水适量,大火煮沸后,小火炖 2 小时,去黄芪,再将洗净的猴头菇切片放入鲜汤内煮熟,加食盐调味即可。佐餐吃猴头菇及鸡肉,喝汤。补气养血,扶正抗癌。适用于气血两虚型乳腺癌等。

27. 二参炖乌鸡 西洋参 3 克,太子参 20 克,乌鸡 1 只,料酒、食盐、味精、五香粉、葱花、姜末、香油各适量。先将西洋参、太子参分别洗净,晒干或烘干,西洋参研成极细末,太子参切成饮片,备用。将乌鸡宰杀,去毛及内脏,洗净,入沸水锅焯透,捞出,用清水过凉,转入煨炖的砂锅,加足量清水(以浸没乌鸡为度),大火煮沸,烹入料酒,加入太子参饮片,改用小火煨炖 1 小时;待乌鸡肉熟烂如酥,加食盐、味精、五香粉,并放入适量葱花、姜末,拌和均匀,再煨煮至沸,调入西洋参细末,搅匀,淋入香油即可。佐餐当菜,随意吃乌鸡,喝汤汁,嚼食太子参,当日吃完。补气养阴,提高血象。适用于气阴两虚型乳腺癌患者放射治疗、化学治疗后身体虚弱,头昏乏力,血象下降等。

28. 金银花蒲公英糊　金银花 30 克,鲜蒲公英 100 克。先将金银花拣杂,洗净,放入冷水中浸泡 30 分钟,捞起,切成碎末,备用。将鲜蒲公英全草择洗干净,切碎,捣烂成泥状,与金银花碎末同放入砂锅,加清水适量,大火煮沸后,改用小火煎煮成糊状即可。早晚分食。清热解毒,防癌抗癌。适用于各期乳腺癌。

29. 全蝎蜂蜜露　全蝎 50 克,白糖 100 克,蜂蜜 250 克。先将捕捉的全蝎杀死,晒干或烘干,研成极细末,放入蒸碗中,加白糖、蜂蜜及清水少许,搅拌均匀,加盖,隔水蒸 1.5 小时,离火,晾凉后装瓶,防潮,备用。每次 10 克,每日 3 次,温开水送下。解毒通络,防癌抗癌。适用于各期乳腺癌。

30. 橘核乳没蜜饮　橘核 30 克,乳香 10 克,没药 10 克,蜂蜜 30 克。将橘核拣杂,洗净,晒干或烘干,与拣杂后的乳香、没药一起用微火再烘片刻,共研为细末,瓶装。每日 3 次,每次取研末 10 克,用 10 克蜂蜜调饮。行气通络,化瘀止痛。适用于气滞血瘀型乳腺癌疼痛者。

31. 蒲公英元胡蜜饮　蒲公英 30 克,延胡索 30 克,夏枯草 30 克,川楝子 20 克,白芷 10 克,蜂蜜 30 克。先将蒲公英、延胡索、夏枯草、川楝子、白芷分别拣杂,晒干或烘干,切碎或切成碎小段,一同放入砂锅,加水浸泡片刻,煎煮 30 分钟,用洁净纱布过滤,去渣,收取滤汁放入容器,待其温热时,调入蜂蜜,拌匀即可。早晚 2 次分饮。清热解毒,行气止痛。适用于热毒内积、气滞血瘀型乳腺癌引起的疼痛等。

32. 天冬茶　天冬 8 克,绿茶 1 克。将天冬剪成碎片,与茶共置杯中,用沸水浸泡 5 分钟,代茶饮。有抗癌作用。适用于乳腺癌早期。

【本病与药物相克】

1. 激素类避孕药　目前大多数避孕药都是雌激素和孕激素

的合成药物,乳腺癌细胞容易在激素类避孕药的作用下加速转移和复发。因此,乳腺癌患者不宜使用激素类药物避孕。

2. 丹参　动物实验证明,丹参制剂无论以何种途径给药均能促进恶性肿瘤的转移,故乳腺癌患者不宜应用。

3. 黄嘌呤及其他结构相似的药物　因为黄嘌呤可导致乳腺囊性增生病的发生与发展,而且随着黄嘌呤的大量摄入,乳腺癌发生的危险性也会大大增加,故乳腺癌患者不宜应用黄嘌呤及其他结构相似的药物。

4. 含有雌激素的面霜和药物　由于乳腺癌的发生、发展与雌激素有关,雌激素水平越高越易患乳腺癌,长期服用雌性激素补充剂的妇女,乳腺癌的发病危险会增大,故乳腺癌患者不宜长期应用含有雌激素的面霜和药物,以免促进癌肿的转移和复发。

【药物与药物相克】

1. 环磷酰胺

(1)氯霉素:因为氯霉素可阻止环磷酰胺在体内转变成有效产物,对抗环磷酰胺的抗癌作用,故不宜合用。

(2)巴比妥类药物:因为巴比妥类药物(如苯巴比妥、戊巴比妥等)能干扰环磷酰胺的代谢,两者合用可增强环磷酰胺的毒性,故不宜合用。

(3)别嘌醇、氯喹:因为别嘌醇、氯喹可增强环磷酰胺的骨髓毒性,故一般不宜合用。

(4)长春新碱:因为环磷酰胺与长春新碱合用,可降低环磷酰胺的抗癌作用,故一般不宜合用。如两者必需合用时,应先用长春新碱。

(5)丹参:动物实验证明,复方丹参制剂以不同途径给药,均能促进恶性肿瘤的转移,当其与环磷酰胺合用时,在抑制肿瘤生长方面均未显示明显的增效作用,故应避免合用。

2. 噻替哌与氯霉素、磺胺类药　因为噻替哌与氯霉素、磺胺类药合用可加重骨髓抑制,故不宜合用。

3. 氨鲁米特

(1)抗凝药、降糖药及地塞米松:因为香豆类抗凝药(如双香豆素、醋硝香豆素)、口服降糖药(如甲苯磺丁脲、格列本脲)及地塞米松可加快氨鲁米特的代谢,使血药浓度降低,疗效减弱,故不宜合用。

(2)他莫昔芬:因为氨鲁米特与抗雌激素药他莫昔芬合用可增加不良反应,故不宜合用。

2018年（戊戌 狗年 2月16日始）

1

一	二	三	四	五	六	日
1 十五	2 十六	3 十七	4 十八	5 大寒	6 廿	7 廿一
8 廿二	9 廿三	10 廿四	11 廿五	12 廿六	13 廿七	14 廿八
15 廿九	16 三十	17 十二月	18 初二	19 初三	20 大寒	21 初五
22 初六	23 初七	24 初八	25 初九	26 初十	27 十一	28 十二
29 十三	30 十四	31 十五				

7

一	二	三	四	五	六	日
						1 十八
2 十九	3 二十	4 廿一	5 廿二	6 廿三	7 小暑	8 廿五
9 廿六	10 廿七	11 廿八	12 廿九	13 六月	14 初二	15 初三
16 初四	17 初五	18 初六	19 初七	20 初八	21 初九	22 初十
23 十一	24 十二	25 十三	26 十四	27 十五	28 十六	29 十七
30 十八	31 十九					

2

一	二	三	四	五	六	日
			1 十六	2 十七	3 十八	4 立春
5 二十	6 廿一	7 廿二	8 廿三	9 廿四	10 廿五	11 廿六
12 廿七	13 廿八	14 廿九	15 除夕	16 正月	17 初二	18 初三
19 雨水	20 初五	21 初六	22 初七	23 初八	24 初九	25 初十
26 十一	27 十二	28 十三				

8

一	二	三	四	五	六	日
		1 二十	2 廿一	3 廿二	4 廿三	5 廿四
6 廿五	7 立秋	8 廿七	9 廿八	10 廿九	11 七月	12 初二
13 初三	14 初四	15 初五	16 初六	17 初七	18 初八	19 初九
20 初十	21 十一	22 十二	23 处暑	24 十四	25 十五	26 十六
27 十七	28 十八	29 十九	30 二十	31 廿一		

3

一	二	三	四	五	六	日
			1 十四	2 十五	3 十六	4 十七
5 惊蛰	6 十九	7 二十	8 廿一	9 廿二	10 廿三	11 廿四
12 廿五	13 廿六	14 廿七	15 廿八	16 廿九	17 二月	18 初二
19 初三	20 初四	21 春分	22 初六	23 初七	24 初八	25 初九
26 初十	27 十一	28 十二	29 十三	30 十四	31 十五	

9

一	二	三	四	五	六	日
					1 廿二	2 廿三
3 廿四	4 廿五	5 廿六	6 廿七	7 廿八	8 白露	9 三十
10 八月	11 初二	12 初三	13 初四	14 初五	15 初六	16 初七
17 初八	18 初九	19 初十	20 十一	21 十二	22 十三	23 秋分
24 十五	25 十六	26 十七	27 十八	28 十九	29 二十	30 廿一

4

一	二	三	四	五	六	日
						1 十六
2 十七	3 十八	4 十九	5 清明	6 廿一	7 廿二	8 廿三
9 廿四	10 廿五	11 廿六	12 廿七	13 廿八	14 廿九	15 三十
16 三月	17 初二	18 初三	19 初四	20 谷雨	21 初六	22 初七
23 初八	24 初九	25 初十	26 十一	27 十二	28 十三	29 十四
30 十五						

10

一	二	三	四	五	六	日
1 廿二	2 廿三	3 廿四	4 廿五	5 廿六	6 廿七	7 廿八
8 寒露	9 三十	10 九月	11 初二	12 初三	13 初四	14 初五
15 初六	16 初七	17 初八	18 初九	19 初十	20 十一	21 十二
22 十三	23 霜降	24 十五	25 十六	26 十七	27 十八	28 十九
29 二十	30 廿一	31 廿二				

5

一	二	三	四	五	六	日
	1 十六	2 十七	3 十八	4 十九	5 立夏	6 廿一
7 廿二	8 廿三	9 廿四	10 廿五	11 廿六	12 廿七	13 廿八
14 廿九	15 四月	16 初二	17 初三	18 初四	19 初五	20 初六
21 小满	22 初八	23 初九	24 初十	25 十一	26 十二	27 十三
28 十四	29 十五	30 十六	31 十七			

11

一	二	三	四	五	六	日
			1 廿四	2 廿五	3 廿六	4 廿七
5 廿八	6 廿九	7 立冬	8 初一	9 初二	10 初三	11 初四
12 初五	13 初六	14 初七	15 初八	16 初九	17 初十	18 十一
19 十二	20 十三	21 十四	22 小雪	23 十六	24 十七	25 十八
26 十九	27 二十	28 廿一	29 廿二	30 廿三		

6

一	二	三	四	五	六	日
				1 十八	2 十九	3 二十
4 廿一	5 廿二	6 廿三	7 廿四	8 廿五	9 廿六	10 廿七
11 廿八	12 廿九	13 五月	14 初二	15 初三	16 初四	17 初五
18 初六	19 初七	20 初八	21 夏至	22 初十	23 十一	24 十二
25 十三	26 十四	27 十五	28 十六	29 十七	30 十八	

12

一	二	三	四	五	六	日
					1 廿四	2 廿五
3 廿六	4 廿七	5 廿八	6 廿九	7 大雪	8 初二	9 初三
10 初四	11 初五	12 初六	13 初七	14 初八	15 初九	16 初十
17 十一	18 十二	19 十三	20 十四	21 十五	22 冬至	23 十七
24 十八	25 十九	26 二十	27 廿一	28 廿二	29 廿三	30 廿四
31 廿五						

2019年（己亥　猪年 2 月 5 日始）

1月

一	二	三	四	五	六	日
	1 廿六	2 廿七	3 廿八	4 廿九	5 小寒	6 腊月
7 初二	8 初三	9 初四	10 初五	11 初六	12 初七	13 初八
14 初九	15 初十	16 十一	17 十二	18 十三	19 十四	20 大寒
21 十六	22 十七	23 十八	24 十九	25 二十	26 廿一	27 廿二
28 廿三	29 廿四	30 廿五	31 廿六			

7月

一	二	三	四	五	六	日
1 廿九	2 三十	3 六月	4 初二	5 初三	6 初四	7 小暑
8 初六	9 初七	10 初八	11 初九	12 初十	13 十一	14 十二
15 十三	16 十四	17 十五	18 十六	19 十七	20 十八	21 十九
22 二十	23 大暑	24 廿二	25 廿三	26 廿四	27 廿五	28 廿六
29 廿七	30 廿八	31 廿九				

2月

一	二	三	四	五	六	日
				1 廿七	2 廿八	3 廿九
4 立春	5 正月	6 初二	7 初三	8 初四	9 初五	10 初六
11 初七	12 初八	13 初九	14 初十	15 十一	16 十二	17 十三
18 十四	19 雨水	20 十六	21 十七	22 十八	23 十九	24 二十
25 廿一	26 廿二	27 廿三	28 廿四			

8月

一	二	三	四	五	六	日
			1 七月	2 初二	3 初三	4 初四
5 初五	6 初六	7 初七	8 立秋	9 初九	10 初十	11 十一
12 十二	13 十三	14 十四	15 十五	16 十六	17 十七	18 十八
19 十九	20 二十	21 廿一	22 廿二	23 处暑	24 廿四	25 廿五
26 廿六	27 廿七	28 廿八	29 廿九	30 八月	31 初二	

3月

一	二	三	四	五	六	日
				1 廿五	2 廿六	3 廿七
4 廿八	5 廿九	6 惊蛰	7 二月	8 初二	9 初三	10 初四
11 初五	12 初六	13 初七	14 初八	15 初九	16 初十	17 十一
18 十二	19 十三	20 十四	21 春分	22 十六	23 十七	24 十八
25 十九	26 二十	27 廿一	28 廿二	29 廿三	30 廿四	31 廿五

9月

一	二	三	四	五	六	日
						1 初三
2 初四	3 初五	4 初六	5 初七	6 初八	7 初九	8 白露
9 十一	10 十二	11 十三	12 十四	13 十五	14 十六	15 十七
16 十八	17 十九	18 二十	19 廿一	20 廿二	21 廿三	22 廿四
23 秋分	24 廿六	25 廿七	26 廿八	27 廿九	28 三十	29 九月
30 初二						

4月

一	二	三	四	五	六	日
1 廿六	2 廿七	3 廿八	4 廿九	5 清明	6 初二	7 初三
8 初四	9 初五	10 初六	11 初七	12 初八	13 初九	14 初十
15 十一	16 十二	17 十三	18 十四	19 十五	20 谷雨	21 十七
22 十八	23 十九	24 二十	25 廿一	26 廿二	27 廿三	28 廿四
29 廿五	30 廿六					

10月

一	二	三	四	五	六	日
	1 初三	2 初四	3 初五	4 初六	5 初七	6 初八
7 初九	8 寒露	9 十一	10 十二	11 十三	12 十四	13 十五
14 十六	15 十七	16 十八	17 十九	18 二十	19 廿一	20 廿二
21 廿三	22 廿四	23 霜降	24 廿六	25 廿七	26 廿八	27 廿九
28 十月	29 初二	30 初三	31 初四			

5月

一	二	三	四	五	六	日
		1 廿七	2 廿八	3 廿九	4 三十	5 四月
6 立夏	7 初三	8 初四	9 初五	10 初六	11 初七	12 初八
13 初九	14 初十	15 十一	16 十二	17 十三	18 十四	19 十五
20 十六	21 小满	22 十八	23 十九	24 二十	25 廿一	26 廿二
27 廿三	28 廿四	29 廿五	30 廿六	31 廿七		

11月

一	二	三	四	五	六	日
				1 初五	2 初六	3 初七
4 初八	5 初九	6 初十	7 十一	8 立冬	9 十三	10 十四
11 十五	12 十六	13 十七	14 十八	15 十九	16 二十	17 廿一
18 廿二	19 廿三	20 廿四	21 廿五	22 小雪	23 廿七	24 廿八
25 廿九	26 冬月	27 初二	28 初三	29 初四	30 初五	

6月

一	二	三	四	五	六	日
					1 廿八	2 廿九
3 五月	4 初二	5 初三	6 芒种	7 初五	8 初六	9 初七
10 初八	11 初九	12 初十	13 十一	14 十二	15 十三	16 十四
17 十五	18 十六	19 十七	20 十八	21 夏至	22 二十	23 廿一
24 廿二	25 廿三	26 廿四	27 廿五	28 廿六	29 廿七	30 廿八

12月

一	二	三	四	五	六	日
						1 初六
2 初七	3 初八	4 初九	5 初十	6 十一	7 大雪	8 十三
9 十四	10 十五	11 十六	12 十七	13 十八	14 十九	15 二十
16 廿一	17 廿二	18 廿三	19 廿四	20 廿五	21 廿六	22 冬至
23 廿八	24 廿九	25 三十	26 腊月	27 初二	28 初三	29 初四
30 初五	31 初六					